AF346749

XV Congrès International de Médecine

Lisbonne — 19-26 Avril 1906

Section X

Médecine et Chirurgie des Voies Urinaires

1.er FASCICULE

LISBONNE
Imprimerie Adolpho de Mendonça
1906

XV Congrès International de Médecine

LISBONNE, 19-26 AVRIL 1906

X

XV Congrès International de Médecine

LISBONNE, 19-26 AVRIL 1906

Section X

Médecine et Chirurgie des Voies Urinaires

LISBONNE

IMPRIMERIE ADOLPHO DE MENDONÇA

1906

Organisation de la Section

Présidents d'honneur

MM.

TUFFIER, professeur agrégé à la Faculté de médecine, chirurgien des Hôpitaux, Paris.

J. ALBARRAN, professeur agrégé à la Faculté de médecine de Paris.

FÉLIX LEGUEU, professeur agrégé à la Faculté de médecine, chirurgien des Hôpitaux, Paris.

G. KAPSAMMER, Vienne.

C. POSNER, professeur à l'Université de Berlin, président de l'Association internationale de la presse médicale, Berlin.

BARTHÉLEMY GUISY, professeur agrégé à l'Université d'Athènes.

MARCOS B. CAVALCANTI, professeur à la Faculté de médecine de Rio de Janeiro.

MANUEL BARRAGÁN Y BONET, Madrid.

REGINALD HARRISON, F. R. C. S., Londres.

MICHELE PAVONE, docent des maladies des voies urinaires à l'Université de Palerme.

FERD. C. VALENTINE, professeur, New York.

PEDRO ALBARRÁN, La Havane.

Comité d'organisation de la Section

Président .... M. Arthur Furtado.

Secrétaire responsable .... M. José Manoel Ribeiro.

Secrétaire adjoint .... M. Arthur Ravara.

Membres .... MM. Affonso Mendes Cid et Henrique Bastos.

Rapports officiels

1. — L'uréthrite chronique et son traitement.
   Rapporteurs: MM. F. M. Oberländer, Dresde; K. A. Kollmann, Leipzig; K. F. Keydel, Dresde; Gabriel Nobl, Vienne; Barthélemy Guisy, Athènes.
2. — Traitement chirurgical de l'hypertrophie de la prostate.
   Rapporteurs: MM. Albert Freudenberg, Berlin; Félix Legueu, Paris; Henrique Bastos, Lisbonne; Tuffier, Paris.
3. — Intervention chirurgicale dans les néphrites médicales.
   Rapporteurs: MM. Davide Giordano, Venise; Alfred Pousson, Bordeaux; Reginald Harrison, Londres.
4. — Diagnostic fonctionnel des reins.
   Rapporteur: M. G. Kapsammer, Vienne.
5. — Calculs urinaires.
   Rapporteur: M. E. Kalliontzis, Athènes.

Sujets recommandés

1. Tuberculose prostato-vésiculaire (traitement chirurgical).
2. Calculs de la vessie.
3. Progrès de l'urologie dans le diagnostic des maladies des reins.
4. Tuberculose du testicule et de l'épididyme; traitement.
5. Prostatites chroniques, diagnostic et traitement.
6. Cystites douloureuses.

XV CONGRÈS INTERNATIONAL DE MÉDECINE

LISBONNE — AVRIL 1906

SECTION

DE

MÉDECINE ET CHIRURGIE
DES VOIES URINAIRES

Rapports officiels

THÈME I. — L'URÉTRITE CHRONIQUE ET SON TRAITEMENT

Par M. le Dr. BARTHÈLEMY GUISY

Professeur agrégé à l'Université d'Athènes

L'extrême fréquence de l'urétrite chronique et la difficulté presque désespérante de sa guérison, d'une part; ses conséquences très importantes, tant pour l'homme que pour la femme, aux points de vue coïtal, individuel, matrimonial et social, d'autre part, justifient amplement une étude longue et minutieuse de cette affection. Les travaux très savants de plusieurs auteurs, tels les drs. Guiard, Noguès, Wassermann et Halle, Oberländer-Kollmann, etc., etc., nous dispensent presque de tous les détails de la question qui nous paraissent sombres.

Avant d'entrer en matière, je tiens à remercier tous ceux qui ont bien voulu me fournir des renseignements utiles. Je cite les drs. L. Imbert, professeur agrégé à la Faculté de Montpellier, G. Loys, assistant du service des voies urinaires à l'Hôpital Lariboisière; les très distingués microbiologistes d'Athènes, drs. Démétriadis, C. Mentzelopoulos, D. Sotiriadis et Baos.

DÉFINITION DE L'URÉTRITE CHRONIQUE

On désigne en général sous le nom d'*urétrite chronique* toute inflammation chronique de la muqueuse urétrale, indolore, d'origine gonococcique, microbienne ou non microbienne, qui se prolonge au delà des termes habituels de l'état aigu, ou s'établissant insidieusement, sans stade aigu et d'emblée, comme chronique, et qui est caractérisée par des altérations urétrales, tantôt superficielles (épithéliales et sous-muqueuses) en foyers, ou en étendue, ou en cylindre, etc. Le siège et l'étendue des altérations de toute urétrite chronique se dénotent soit par une sécrétion urétrale, dont la consistance et la couleur varient selon le degré de la chronicité et la nature de l'affection de l'urètre, soit par des flocons ou de petits grumeaux ou des filaments, de longueur, de forme et de densité différentes, qui apparaissent dans l'urine de chaque miction.

On voit bien qu'il n'y a point une urétrite chronique, mais des urétrites chroniques, lesquelles se répartissent en trois grandes catégories:

a) *Urétrites chroniques gonococciques.*

b) *Urétrites chroniques microbiennes non gonococciques.*

c) *Urétrites chroniques non microbiennes ou aseptiques.*

Dans la première partie de notre rapport il ne sera question que des urétrites chroniques à gonocoque; les deux autres catégories des urétrites formeront l'objet de la seconde partie du présent rapport.

PREMIÈRE PARTIE

URÉTRITES GONOCOCCIQUES CHRONIQUES

L'anatomie, la physiologie et l'embryologie, comme le disent, d'ailleurs, le professeur Guyon et le dr. Imbert, nous autorisent, de commun accord, à considérer l'urètre comme un canal formé de deux parties bien distinctes et séparées par le sphincter membraneux, lequel, comme il est bien connu, est situé dans la région membraneuse de l'urètre; ce qui fait que l'urètre se divise en *urètre antérieur* et en *urètre postérieur*, ou autrement dit, d'après l'expression bien juste du dr. Imbert, le canal de l'urètre semble se constituer par deux segments de tuyaux différents, le *segment postérieur* et le *segment antérieur* soudés entre eux par un *segment mitoyen* qui constitue la portion membraneuse. Ces deux parties urétrales se comportent différemment vis-à-vis de l'infection.

Bien que l'urètre, suivant les recherches bactériologiques de Lustgarten et Mannaberg, de Petit et de Wassermann, soit l'abri de plusieurs espèces de microbes, il présente, à l'instar de la vessie, une grande résistance à tous ces agents infectieux dont le rôle se réduit à celui des saprophytes. Sans citer les résultats auxquels sont arrivés plusieurs savants expérimentateurs, je me borne à mes observations personnelles. Plus d'une fois, par intérêt d'expérimentation, j'ai laissé séjourner dans le canal urétral des bougies et des sondes souillées par des liquides virulents et très septiques (pus d'abcès ganglionnaire de l'aine, pus abondant de staphylocoques et de streptocoques, écoulement vaginal très fétide provenant de femmes atteintes de flueurs blanches purulentes); j'ai fait, en outre, des injections urétrales d'une culture microbienne; j'ai remarqué aussi que l'infection de l'urètre ne s'est point produite chez des maris qui, en état d'ivresse, avaient eu des relations avec leurs femmes au cours même de la période des lochies, ou atteintes de pertes blanches abondantes, purulentes et fétides.

Mais si l'urètre paraît réfractaire à l'action de tous ces agents infectieux, il n'en est point de même pour l'infection gonococcique: la muqueuse urétrale a une grande réceptivité pour la culture des gonocoques. L'infection gonococcique est la seule infection spécifique, qui peut provoquer l'infection urétrale: les gonocoques pénétrant dans les glandules de Littre et les lacunes de Morgagni, dissocient les cellules épithéliales et prolifèrent dans le tissu conjonctif sous-muqueux et plus loin encore, dans les tissus profonds péri-urétraux.

Nous sommes donc absolument d'accord avec le dr. Imbert quant au fait que le gonocoque infecte l'urètre antérieur et se rencontre constamment dans les urétrites antérieures; mais nous n'abondons point dans son sens que le gonocoque ne se trouve que rarement dans l'urètre postérieur. Au contraire, nos observations personnelles bactériologiques et cliniques nous permettent d'assurer que le gonocoque se trouve souvent au niveau de l'urètre postérieur dans les urétrites gonococciques récentes antérieures et constamment dans les urétrites postérieures. Nous admettons que le gonocoque, une fois installé dans l'urètre antérieur, peut se propager spontanément, plus ou moins vite, à l'urètre postérieur, grâce à ses mouvements actifs et à ses propriétés prolifératives. Cette propagation se fait, le plus souvent, *à la période prodromique* de la blennorragie, entre les 2 à 4 premiers jours avant l'apparition des phénomènes inflammatoires, parfois même plus vite, entre les 36 et 48 premières heures. L'action mécanique du sphincter membraneux, qui sépare nettement l'urètre antérieur de l'urètre postérieur, joue un rôle tout à fait secondaire, ou minime, ou, enfin, n'offre point un obstacle à la propagation spontanée de l'infection d'une portion urétrale à l'autre. Sur 59 de mes malades atteints d'urétrite blennorrhagique aiguë, *33* portaient le gonocoque dans l'urètre postérieur dès les premiers jours de l'infection blennorrhagique aiguë (entre les 3 et 6 premiers jours); *20*, entre les 8 et 10 premiers jours; *3* entre les 12 et 14 premiers jours, et les autres *3* avaient le gonocoque dans l'urètre postérieur dès le 2ème jour avant le début de l'inflammation blennorrhagique (Sotiriadis), c'est-à-dire à la période des prodromes. Nous n'oublions pas d'ajouter que tous ces malades n'avaient subi, jusqu'au moment de l'examen bactériologique, aucun traitement local, en dehors du traitement intérieur approprié. Il est vrai que le nombre des gonocoques de l'urètre postérieur était inférieur à celui des gonocoques de l'urètre antérieur.

Une fois que le gonocoque, dit Imbert, a pu franchir le sphincter membraneux, ce n'est plus du côté de la vessie qu'il se dirige, mais il s'engage, d'ordinaire, dans les conduits éjaculateurs, les vésicules séminales, les canaux déférents et aboutit à l'épididyme. De l'urètre postérieur, le gonocoque peut souvent atteindre aussi la prostate et très rarement la vessie. Deux fois, nous avons observé le gonocoque, associé au diplocoque, infecter la vessie et produire l'inflammation gonococcique de l'appareil urinaire.

L'urètre normal présente donc, par sa disposition anatomique, un terrain complexe et en même temps favorable pour la culture et la prolifération des gonocoques.

Selon l'éminent dr. Finger et plusieurs autres savants auteurs étrangers, les gonocoques possèdent des *mouvements actifs* et des *propriétés prolifératices*, grâce auxquels ils se meuvent avec une vitesse marquée, et pénètrent de la surface épithéliale dans les interstices ou intervalles des faisceaux du tissu conjonctif. Il y a aussi la théorie phagocytaire pour l'explication du phénomène de l'émigration des gonocoques dans la profondeur des tissus urétraux.

Théorie phagocytaire. — Suivant l'opinion du savant dr. Horteloup et du dr. Daum, on peut admettre l'ingénieuse théorie phagocytaire de l'éminent microbiologiste Metchnikoff pour expliquer, d'une façon plus ou moins parfaite, l'émigration des gonocoques dans la profondeur des tissus urétraux. «Pour la blennorrhagie, si l'on voulait se guider, dit le dr. Horteloup, sur cette théorie, le gonocoque pénétrant dans l'urétre trouve dans les cellules épithéliales un milieu de culture, puisque, sous l'influence de la réaction, se produit la diapédèse des globules du pus, lesquels jouant le rôle des cellules microphages (globules blancs) englobent les gonocoques, mais sont incapables de les digérer. La virulence du gonocoque passe-t-elle par une série de modifications et par conséquent les leucocytes, cellules microphages, peuvent-elles acquérir la propriété de les digérer? c'est possible; mais la présence des cellules embryonnaires à gros noyaux, qui apparaissent à une certaine période de la blennorrhagie, prouve que ces grandes cellules jouent le rôle de *macrophages*, puisqu'on les trouve contenant soit des cocci, soit des globules de pus emprisonnant eux-mêmes des gonocoques.»

Metchnikoff admettait en effet que les animaux supérieurs possédaient deux espèces de cellules: les *unes migratrices* qu'il appelait *microphages* et qui n'étaient autres que les globules blancs; les autres *fixes* auxquelles il donnait le nom de *macrophages* et qui n'étaient autre chose que les cellules du tissu conjonctif à gros noyau. Pour la blennorrhagie, les globules de pus (leucocytes) étaient, par conséquent, les *cellules migratrices et microphages*, et les cellules épithéliales ou les cellules embryonnaires à gros noyau étaient les *cellules fixes macrophages*. Les gonocoques, une fois entrés dans l'urétre, se trouvent en contact avec les cellules épithéliales, qui constituent un bon terrain de culture pour ces derniers micro-organismes; il se produit une réaction suivie d'une émigration des leucocytes à travers les parois des vaisseaux; ces leucocytes comme autant de cellules migratrices microphages englobent les gonocoques sans pouvoir les digérer en même temps. Mais comme le gonocoque trouve dans le protoplasme leucocytaire un milieu de culture favorable à son développement, il se pourrait que les leucocytes, cellules microphages, acquissent la propriété de digérer les gonocoques. Grâce alors aux propriétés chimiotaxiques positives des gonocoques et des leucocytes entre eux, ces cellules migratrices ou microphages sortant des capillaires dilatés par diapédèse pourraient s'emparer des gonocoques et s'absorber en profondeur par la voie des vaisseaux lymphatiques. Les gonocoques se multipliant ainsi à l'intérieur des leucocytes et faisant éclater ces derniers, se répandent dans le tissu conjonctif.

Mouvements actifs des gonocoques. — Nous avons vu plus haut que le dr. Finger et plusieurs autres auteurs étrangers, pour expliquer le phénomène de l'émigration des gonocoques et de l'extension de l'infection blennorrhagique de l'urètre antérieur à l'urètre postérieur, ont voulu évoquer les mouvements constants et très vifs que présentent les gonocoques englobés dans les globules blancs. Ces mouvements sont réels et leur intensité tient à l'état vital des leucocytes qui les contiennent. On obtient la complète abolition de ces mouvements par l'addition de quelques gouttes d'une solution antiseptique dans les diverses préparations microscopiques.

Les gonocoques, grâce à ses mouvements actifs et à ses propriétés prolifératives, d'une part, et à la phagocytose, d'autre part, passent des couches superficielles de la muqueuse urétrale à la profondeur du tissu conjonctif en traversant la muqueuse et la sous-muqueuse. Cette émigration des gonocoques a été, pour la première fois, démontrée par Bumm, qui avait constaté, dans la conjonctivite blennorrhagique, que les gonocoques traversent très rapidement l'épithélium pour se multiplier dans les couches superficielles du tissu conjonctif. Ensuite Frisch, en étudiant quelques cas de blennorrhagie rectale, avait rencontré les gonocoques dans les glandes et le tissu périglandulaire de la muqueuse rectale. De même Wertheim, ayant inoculé une culture neisserienne dans le péritoine, put trouver les gonocoques après 24 heures dans le tissu conjonctif et même dans les muscles des parois abdominales. Grippa, dans deux cas de blennorrhagie aiguë, a pu déceler la présence du gonocoque dans le liquide d'œdème prépucial obtenu par piqûres. Finger et Schlagenhaufer ayant fait une inoculation de culture neisserienne dans l'urètre antérieur de deux malades tuberculeux, purent constater la présence du gonocoque dans la muqueuse, la sous-muqueuse et les couches superficielles du tissu conjonctif, 36-46 heures après le début de l'infection. De ma part aussi je pus démontrer le phénomène de l'émigration gonococcique de la façon suivante. Chez un malade, âgé de 32 ans, atteint de blennorrhagie aiguë de l'urètre, et mort par fracture du crâne le quatrième jour après le début de l'infection, j'ai constaté, dans les sécrétions des deux urètres et dans les préparations microscopiques des différents segments de l'urètre, la présence d'une quantité notable de gonocoques dans les globules blancs ainsi que sur la surface épithéliale et glandulaire; le tissu conjonctif péri-glandulaire, le tissu du derme de la muqueuse et le tissu conjonctif sous-muqueux contenaient quelques couples de gonocoques; dans l'urètre postérieur, des couples de gonocoques existaient englobées par des leucocytes et disséminées à la surface épithéliale et dans le tissu conjonctif sous-épithélial, ainsi que dans la cavité de quelques glandes superficielles et prostatiques. Un autre malade, âgé de 53 ans, atteint d'urétrite blennorrhagique aiguë, mourut, par suite d'une péritonite traumatique, le sixième jour après le début de l'infection gonococcique. Quelques paires de gonocoques intra-cellulaires disséminées sur l'épithélium de l'urètre entier; bon nombre de gonocoques libres dans les conduits excréteurs des glandes superficielles et profondes des deux portions urétrales et surtout plus abondants dans l'urètre antérieur; quelques couples de gonocoques dans le tissu conjonctif profond et péri-glandulaire des deux urètres et surtout de l'urètre antérieur.

Ces observations nous autorisent à penser que la blennorrhagie en général, dans le premier temps de son évolution, peut être localisée à la surface épithéliale de l'urètre antérieur; ce temps passé, les gonocoques commencent à se propager spontanément sur l'urètre entier et à pénétrer selon la vitalité des tissus dans la cavité glandulaire et lacunaire et ensuite dans la profondeur des tissus péri-urétraux. Le phénomène de la pénétration ou de la propagation des gonocoques au bout des 2-5 premiers jours de l'infection, constitue, pour moi, un fait plus que certain. La rapidité avec laquelle se fait cette émigration interstitielle dépend, comme nous l'avons dit plus haut, de la vitalité des tissus, c'est-à-dire de l'état général constitutionnel du malade (état lymphatique, rhumatismal, herpétique, arthritique, etc.).

Ordinairement chez les personnes affaiblies par une longue maladie, chez les personnes lymphatiques, scrofuleuses, tuberculeuses, et enfin, chez les individus ayant un organisme affaibli, les gonocoques, une fois installés à la surface épithéliale de l'urètre, pénètrent spontanément et avec une vitesse marquée dans les tissus muqueux, sous-muqueux et dans la profondeur au bout des 2 à 6 ou 8 premiers jours de l'évolution aiguë de la blennorrhagie, c'est-à-dire pas avant l'apparition des phénomènes aigus de la blennorrhagie. Sur 15 cas d'urétrite gonococcique subaiguë, observés par nous tout dernièrement, la présence du gonocoque a été constatée quatre fois dans le pus d'un abcès prostatique ouvert par le rectum, trois fois dans le pus d'un abcès péri-urétral ouvert à la paroi inférieure du pénis et dans le pus d'un abcès urineux. Un grand nombre de gonocoques étaient extracellulaires et en amas autour des leucocytes; quelques couples seulement étaient intracellulaires. Dans trois autres cas d'urétrite gonococcique aiguë compliquée d'abcès péri-urétraux, nous avons constaté microscopiquement la présence d'un assez grand nombre de gonocoques libres extracellulaires, en chaînettes et en amas, qui infiltraient le tissu conjonctif profond.

Les complications de la blennorrhagie en général semblent dépendre du nombre des gonocoques libres ou extracellulaires. Les complications apparaissent au moment où les gonocoques se rencontrent libres, extracellulaires, ou le deviennent par infiltration et destruction cellulaires ou leucocytaires. Les complications sont, au contraire, rares ou nulles lorsque les gonocoques sont intracellulaires, ou bien lorsque les gonocoques extracellulaires sont en très petit nombre. Aussi sur 19 cas d'urétrite gonococcique avec *un grand nombre de gonocoques libres ou extracellulaires* avons-nous observé *13 complications* (prostatite, épidydimite, adénite inguinale, abcès péri-urétral, abcès urineux). Sur 17 cas d'urétrite gonococcique subaiguë avec *gonocoques libres ou extracellulaires peu nombreux* nous n'avions que *deux complications* (angioleucite du pénis, abcès péri-prostatique). Sur cinq cas d'urétrite gonococcique subaiguë avec gonocoques libres très nombreux, trois complications (épididymite, cowpérite, prostatite). Parmi 23 autres cas d'urétrite avec gonocoques extracellulaires nombreux, 11 complications (prostatite, épididymite, abcès péri-urétral, cystite du col, cystite totale).

Sur 247 cas d'urétrites gonococciques totales, 189 étaient des urétrites gonococciques subaiguës à gonocoques disséminés dans les deux urètres; 58 étaient des urétrites gonococciques chroniques avec des gonocoques décelés dans la sécrétion des deux portions urétrales, avec cette différence que les gonocoques de la portion antérieure étaient en plus grand nombre.

Dans les 189 cas d'urétrites gonococciques subaiguës la sécrétion urétrale a été examinée: dans 66 cas, le 25—29ème jour; dans 31 cas, le 31—35ème jour; dans 28 cas, le 36—39ème jour; dans 19 cas le 39—45ème jour; dans 9 cas, le 48—53ème jour; et, enfin, dans 36 cas, le 55—58ème jour, après le début de la blennorrhagie aiguë. La plupart de ces malades n'avaient été soumis, jusqu'au jour de l'examen bactériologique, à aucun traitement local, sauf au traitement intérieur antiphlogistique et balsamique.

La statistique que je viens de mentionner indique, à mon idée, que le gonocoque, une fois installé à l'urètre antérieur, peut, sans aucune résistance du côté du sphincter membraneux, se propager spontanément à l'urètre postérieur et provoquer la contamination de ce dernier. Dans la plupart des cas les phénomènes irritatifs font complètement défaut du côté de l'urètre profond, même si la contamination de ce dernier s'est déjà effectuée; mais il n'en est point de même chez les neurasthéniques ou les personnes d'une constitution nerveuse, chez qui, dès que l'inflammation gonococcique a atteint le tissu glandulaire, et plus rarement le tissu péri-glandulaire du veramontanum (crête-urétrale), de l'utricule et de ses glandes, des canaux éjaculateurs, etc., on voit apparaître, du côté de l'urètre postérieur, des symptômes d'irritation très accusés (troubles de miction et d'éjaculation, prostatorrhée, spermatorrhée, pollution, paralysie génitale, phénomènes de neurasthénie sexuelle). Aussi, parmi les 247 malades mentionnés plus haut et atteints d'urétrite gonococcique totale, 162 n'accusaient aucun symptôme d'irritation du côté de l'urètre profond (excepté quelques-uns qui avaient, de temps à autre, des érections répétées); 69 avaient une certaine pollakiurie et des pollutions plus ou moins fréquentes, 11 accusaient fréquence de miction, prostatorrhée et troubles d'éjaculation, 5 enfin (sujets hystériques et neurasthéniques avérés) présentaient des phénomènes neurasthéniques et hypochondriaques avec tendance au suicide.

ÉTIOLOGIE DES URÉTRITES GONOCOCCIQUES CHRONIQUES

Comme plusieurs savants auteurs se sont occupés en détail de l'étiologie de l'urétrite gonococcique chronique et ont même trop insisté sur cette question, de ma part je ne ferai, dans le présent rapport, que mentionner les plus importantes des causes de cette affection qui sont les suivantes :

a) Les états constitutionnels ou diathésiques (scrofulose, lymphatisme, tempérament strumeux, débilités constitutionnelles congénitales ou acquises prédisposant à la tuberculose, herpétisme, arthritisme, rhumatisme, neurasthénie).

b) Certaines dispositions anatomiques spéciales, congénitales ou acquises, du canal urétral, ou modifications profondes dans la structure de l'urètre (rétrécissements urétraux, cryptes, diverticules, fissures, fistules, abcès de la fosse naviculaire et du méat, végétations papillomateuses ou excroissances intra-urétrales, polypes intra-urétraux, lésions des glandes prostatiques, des glandes de Littre et des lacunes de Morgagni).

On peut, en effet, incriminer, avec raison, les états diathésiques ou infectieux pour expliquer, d'une part, la chronicité des urétrites gonococciques, la persistance, parfois désespérante, de l'écoulement urétral, et la grande tendance de l'infection gonococcique à se propager spontanément de l'urètre antérieur à l'urètre profond; et d'autre part, la pénétration ou l'émigration interstitielle des gonocoques de gagner les glandes et les lacunes de Morgagni et d'envahir les tissus profonds des parois.

Les états diathésiques ou infectieux, tels que le lymphatisme, la débilité constitutionnelle, le tempérament strumeux, les rhumatismes, la goutte, l'herpétisme, l'état typhique, le diabète, etc., contribuent à la diminution de la vitalité des tissus en général, et des tissus épithéliaux et sous-épithéliaux, en particulier; les tissus des parois du canal urétral se trouvant ainsi modifiés n'offrent aucune résistance à la pénétration, de plus en plus facile, du gonocoque dans la profondeur, ce qui donne la chronicité à l'infection gonococcique. Parmi les 247 malades mentionnés plus haut, 79 avaient un tempérament lymphatique; 57 étaient rhumatisants; 47 de tempérament strumeux, 31, diathèse arthritique et herpétique; 5 enfin avaient une constitution hystéro-neurasthénique. Cinq autres malades atteints d'urétrite gonococcique chronique et que nous visitâmes tout dernièrement étaient tous des rhumatisants.

On a aussi incriminé, pour la chronicité de l'infection gonococcique et pour la persistance de l'écoulement urétral, un grand nombre de dispositions anatomiques spéciales et de modifications profondes de la structure du canal urétral et de ses annexes.

Les rétrécissements serrés, aussi bien que les rétrécissements larges (Otis, de New-York), auxquels on attribue généralement un rôle important dans la chronicité des urétrites gonococciques et la persistance de l'écoulement urétral, ne jouent, selon mon avis, qu'un rôle nul ou tout à fait insignifiant. Si l'on voit quelquefois les rétrécissements, et surtout les rétrécissements larges, coexister avec un écoulement persistant de l'urètre, cela ne pourrait être *qu'une simple coïncidence* et l'on ne qualifierait point, avec raison, ces rétrécissements comme cause immédiate de la chronicité de l'affection et de la persistance de l'écoulement. Parmi 247 cas d'urétrites gonococciques totales, 11 présentaient une diminution réelle de l'urètre (rétrécissements serrés) et 20 une diminution moyenne (rétrécissements larges). Parmi 29 autres cas d'urétrites gonoc. chroniques, deux seulement présentaient une diminution notable du calibre de l'urètre. Par contre, parmi 165 malades rétrécis que j'ai traités de 1900 à 1904, onze seulement étaient porteurs d'un écoulement urétral contenant des gonocoques et divers autres microbes saprophytiques. Malgré la disparition complète des rétrécissements, chez ces derniers malades, par la dilatation progressive ou l'urétrotomie interne, l'écoulement blennorrhagique continuait à persister pendant longtemps. Parmi 21 autres rétrécis que j'ai traités tout dernièrement, il n'y a eu qu'un seul qui accusait un écoulement urétral persistant, lequel contenant divers microbes saprophytiques et surtout un grand nombre de diplocoques (gonocoques) de Neisser, n'a point voulu disparaître après l'urétrotomie interne et la guérison complète des rétrécissements.

Évidemment il ne s'agit pas ici de quelques cas de rétrécissements urétraux accompagnés d'un écoulement ne contenant pas de gonocoques qui disparaissent au moyen d'une *dilatation progressive* ou *d'une urétrotomie interne ou externe*. En effet, comme il est bien connu de l'anatomie pathologique, le canal urétral en arrière du rétrécissement subit une dilatation; alors la muqueuse dans cet endroit s'enflamme, soit sous l'influence de la distension mécanique, soit sous l'influence du contact prolongé d'une urine infectée et altérée, subit toutes les altérations desquamatives épithéliales bien connues et donne ainsi issue à un écoulement blanchâtre plutôt purulent.

On ne pourrait, pourtant, nier le fait que certains rétrécis donnent refuge aux gonocoques dans leur urètre et entretiennent, de cette façon, l'écoulement urétral, grâce aux plis plus ou moins profonds et aux enfoncements qui se forment, aux dépens de la muqueuse, au point de la coarctation urétrale, ou grâce à une lumière très anormale, sinueuse, de certains rétrécissements serrés.

Les lésions glandulaires et lacunaires, c'est-à-dire la contamination gonococcique des *glandes de Littre* et des *cryptes ou lacunes de Morgagni*, qui, comme il est bien connu, se trouvent sur tout le parcours du canal, mais en plus grande quantité sur la paroi supérieure de la région pénienne de l'urètre, peuvent jouer le rôle de causes très importantes pour la chronicité de l'urétrite, et la persistance de l'écoulement. «Les lacunes de Morgagni, dit le dr. Lays, sont de véritables hottes, dans le fond desquelles le gonocoque peut pulluler pendant très longtemps et constituer des foyers qui restent tout à fait à l'abri des lavages médicamenteux, lesquels passeront sur eux sans avoir pu les atteindres. En effet, la contamination de quelques glandes de Littre, ou d'une ou plusieurs lacunes de Morgagni, au cours d'une infection gonococcique, produit d'abord une *inflammation desquamative épithéliale* des conduits excréteurs des glandes ou des orifices lacunaires, et ensuite leur *occlusion complète ou incomplète*. Dans l'occlusion complète, les produits inflammatoires enfermés dans la cavité des glandes ou des lacunes déterminent la *dilatation glandulaire ou lacunaire et la transformation des glandes en petits kystes* qui contiennent les gonocoques enfermés. Si, au contraire, l'occlusion est incomplète, les produits inflammatoires se déversent en partie sur le canal urétral et les gonocoques, sortant de leur crypte, renouvellent l'infection de l'urètre. Les petits kystes même peuvent parfois s'ouvrir et déverser leur contenu infectieux. On voit bien par ces détails que la contamination des glandes de Littre et des lacunes de Morgagni peut constituer dans l'avenir une source de réinfection et de récidives continuelles de l'urétrite gonococcique chronique. Le traitement par les lavages ne fait chaque fois qu'effacer l'écoulement qui peut très bien revenir à plusieurs reprises. Dans des cas semblables il faut recourir à l'urétroscopie pour faire disparaître l'urétrite et l'écoulement d'une façon définitive.

Une autre cause importante qui peut entretenir la chronicité de l'urétrite et de l'écoulement est *la présence de polypes et de végétations ou productions papillomateuses ou excroissances polypiformes intra-urétrales*. Ce n'est que l'urétroscopie qui permettra de reconnaître ces lésions sur la muqueuse du canal urétral. Les petits polypes et les diverses végétations siègent ordinairement au fond des lacunes de Morgagni. Plus d'une fois, comme il sera dit, d'ailleurs, au sujet du traitement des urétrites gonococciques chroniques, nous avons reconnu, au moyen de l'urétroscope, l'existence de petits polypes et de végétations papillomateuses au fond d'une ou de deux grandes lacunes de Morgagni.

Parmi les causes les plus importantes de la chronicité des urétrites sont aussi *les dépressions plus ou moins profondes de la muqueuse urétrale, les canaux ou les cryptes ou les diverticules para-urétraux plus ou moins longs de la région pénienne de l'urètre, l'étroitesse du prépuce, les fissures et les fistules du méat urinaire et de la fosse naviculaire*. Toutes ces lésions exercent, en effet, une influence réelle donnant un vrai refuge aux gonocoques. Les *végétations préputiales, balaniques ou urétrales* peuvent également servir d'abri aux gonocoques et aux diverses espèces des microbes urétraux. Il faut encore citer comme causes importantes de la persistance de l'écoulement et de la chronicité des urétrites gonococciques *les lésions des glandes de Cowper, des glandes prostatiques, des canaux éjaculateurs, des vésicules séminales et de l'épididyme*. L'inflammation gonococcique ou contamination des conduits éjaculateurs et des vésicules séminales, l'oblitération des orifices des conduits éjaculateurs et de l'utricule à la suite de cicatrices interstitielles sous-épithéliales, sont des causes très intéressantes pour la persistance désespérante de l'infection gonococcique de l'urètre entier. Les altérations importantes, les exsudats inflammatoires aigus, et surtout les callosités scléreuses qui leur succèdent, peuvent comprimer, au niveau du verumontanum, l'un ou tous les deux conduits éjaculateurs, lesquels s'oblitérant de la sorte restent remplis de sperme, de leucocytes, de pigments et de globules rouges, se dilatent peu à peu, et cette dilatation s'étend en même temps aux diverticules de ces conduits et aux glandes allongées qui leur sont annexes. C'est ainsi que les gonocoques restant enfermés peuvent pulluler pendant longtemps dans les canaux éjaculateurs et leurs annexes et constituer des foyers gonococciques à l'abri de l'influence des lavages urétro-vésicaux antiseptiques qui passent sur eux sans pouvoir pénétrer dans les canaux. Dans des cas semblables, il va de soi que ni les lavages urétro-vésicaux, ni la dilatation urétrale ne pourraient faire disparaître l'urétrite. Il faut avoir recours à *l'urétroscopie* de la portion profonde de l'urètre pour reconnaître les lésions du verumontanum et de l'utricule et attaquer de suite ces foyers gonococciques à l'aide de fines pointes de galvanocautère ou au moyen du badigeonnage par la teinture d'iode (au $^{1}/_{10}$); et en même temps aux lavages urétro-vésicaux antiseptiques, après avoir pratiqué le massage de la prostate, digital ou avec le masseur de Finger.

ANATOMIE PATHOLOGIQUE DE L'URÉTRITE GONOCOCCIQUE CHRONIQUE

La question de l'anatomie pathologique de l'urétrite gonococcique chronique fut amplement et minutieusement traitée par plusieurs savants auteurs et surtout par les éminents spécialistes drs. Wassermann et Halle, Finger, Oberländer et Kollmann, etc.

De ma part, je me bornerai à éclaircir certains points sur les lésions anatomo-pathologiques qui semblent avoir été plus fréquemment observées dans l'urétrite gonoc. chronique.

Sans nier la fréquence des *granulations de Thiry et de Désormaux* dans l'urétrite gonoc. chronique, nous ne pouvons en admettre la constance dans cette affection. En 1901, sur 63 cas d'urétrites gonoc. chroniques examinés urétroscopiquement, je ne pus trouver ces granulations que dans 11 cas; sur 9 autres cas observés dernièrement par moi, les granulations furent constatées seulement sur 6 cas; elles occupaient la plus grande partie du canal, depuis le bulbe jusqu'au col vésical. Par contre, j'ai souvent observé ces granulations dans des urétrites chroniques non gonococciques. Dernièrement nous avons rencontré l'urétrite granuleuse dans 5 cas d'urétrite sans gonocoques, microbienne, primitive, dans 6 cas d'urétrite non gonococcique microbienne secondaire et dans 2 cas d'urétrite aseptique primitive, c'est-à-dire dans l'urètre d'un arthritique ainsi que dans l'urètre d'un herpétique, qui n'avaient jamais contracté la blennorrhagie et qui avaient remarqué, sans cause appréciable, après un accès douloureux et fiévreux, un écoulement séro-purulent presque journalier qui collait les lèvres du méat et qui dura 12-15 jours. Cette légère sécrétion urétrale a complètement disparu au moyen de bains généraux au sous-carbonate de soude, pour le premier des malades, et au sulfure de potassium, pour le second. Les granulations qui avaient plutôt la conformation en plaques siégeaient sur toute l'étendue du canal urétral.

Nous ne pouvons donc admettre la manière de voir de Désormaux et d'autres savants auteurs qui prétendent que toutes les urétrites granuleuses sont d'origine gonococcique.

La sclérose urétrale constitue une lésion caractéristique de l'infection gonococcique de l'urètre, mais elle ne se rencontre pas aussi fréquemment qu'ont voulu l'écrire certains auteurs spécialistes. La sclérose urétrale ou bien les épaississements de l'urètre envahissent habituellement une faible partie du canal; tantôt elle peut être limitée à la surface de la muqueuse urétrale et constituer ainsi des brides urétrales; tantôt, la sclérose franchit les limites de la muqueuse et se propage aux tissus sous-jacents, à la couche cellulaire, au tissu spongieux et même jusqu'aux corps caverneux de l'urètre qu'elle envahit. Comme il s'agit de la sclérose urétrale en général, je crois utile de parler ici de la *sclérose longitudinale* ou des *épaississements longitudinaux* de l'urètre qui s'étendent parallèlement à l'axe du canal urétral. Cette forme de sclérose n'occupe pas un segment du cylindre urétral, ne constitue pas une virole autour du canal ; elle envahit longitudinalement une partie de la muqueuse urétrale et de préférence la muqueuse de la paroi supérieure. Elle est limitée à la tunique muqueuse et musculeuse, ou, en même temps, à la tunique spongieuse de la région pénienne de l'urètre. Cette altération est relativement rare et n'est jamais accompagnée d'écoulement, malgré son origine purement blennorrhagique. Elle est constituée d'un tissu fibroïde, fibro-cartilagineux, dur et inextensible ; de là s'expliquent les troubles, quelquefois persistants, de l'érection du pénis qui, au moment d'une surexcitation sexuelle, se conforme en arc ; si la sclérose occupe la paroi supérieure de l'urètre, le pénis se courbe en arc avec concavité supérieure. La sclérose longitudinale n'apparaît que tardivement, 8—10 et même 15 à 20 ans après le début de l'infection blennorrhagique. L'urétroscopie montre la muqueuse pâle avec ou sans petits plis au niveau de la sclérose. En tirant à soi le tube endoscopique, on voit que les parois urétrales ne s'accolent pas complètement les unes aux autres à cause du tissu fibreux du canal qui constitue la forme de Γ. Dernièrement nous eûmes l'occasion d'examiner trois individus, âgés de 43 à 58 ans et atteints de sclérose longitudinale de la muqueuse de la paroi supérieure et de la tunique spongieuse du canal urétral. Tous les trois avaient la déformation du pénis en arc au moment de chaque érection ; la sclérose était d'origine blennorrhagique et avait une étendue de 3 à 5 centimètres sur la paroi supérieure de l'urètre. L'examen local par une bougie exploratrice à boule conique N° 20-21 ne démontra aucune coarction dans la portion pénienne de l'urètre.

Quant aux lésions glandulaires, lacunaires, péri-glandulaires, péri-lacunaires, etc., etc., des deux urètres, je n'ai rien à ajouter aux magnifiques travaux qu'en ont fait les éminents auteurs Wassermann et Hallé, Finger, etc., etc. Il ne nous reste plus qu'à dire quelques mots sur les diverticules urétraux et trajets para-urétraux qui constituent souvent des causes importantes pour la chronicité des urétrites et la persistance de l'écoulement. Les anomalies urétrales furent l'objet de travaux intéressants de la part d'un grand nombre d'auteurs tels que les drs. Le Fort, Koermücker, Verhoogen, Pasteau, Kollmann et Oberländer, Paul Delbet et Jules Janet. De ma part, je me contente de relater trois cas dignes de citation.

X..., malade âgé de 17 ans, urétrite gonoc. chronique, depuis 5 ans, avec écoulement plutôt matinal. Le traitement par les lavages urétro-vésicaux et par la dilatation progressive avait complètement échoué. L'urétroscopie montra, à quelques millimètres de la valvule de Guérin et avant la seconde lacune de Morgagni (il y en avait cinq), l'existence d'une dépression muqueuse avec un orifice au milieu. Au moyen d'un très fin stylet borgne on arrivait par cet orifice à une profondeur de 4—5 centim. Il s'agissait apparemment d'un trajet fistuleux ou d'un canal accessoire parallèle à l'urètre; l'orifice laissait sortir du pus plein de gonocoques. Un autre malade, que j'ai traité l'année dernière, âgé de 35 ans et porteur depuis 3 ½ ans d'une urétrite chronique avec écoulement urétral, avait visité plusieurs médecins qui essayèrent sans succès les lavages urétro-vésicaux et la dilatation urétrale. L'urétroscopie, pratiquée par nous, révéla l'existence de deux seules lacunes de Morgagni de dimensions normales. Un stylet borgne très fin introduit au fond de la seconde lacune morgagnienne, siégeant au milieu de la région pénienne, put avancer à une profondeur de 2 à 3 centim.; de l'intérieur de ce trajet suintait du pus contenant une grande quantité de gonocoques intracellulaires et quelques-uns extracellulaires. Un troisième malade, garçon d'hôtel, âgé de 28 ans, porteur, depuis une année et demie, d'une urétrite gonoc. chronique avec écoulement presque journalier, se présenta à notre consultation, il y a quelques mois. L'examen local nous démontra l'existence d'une dépression dans la commissure supérieure du méat; au fond de cette dépression existait un orifice qui laissa avancer le stylet jusqu'à une profondeur de 3 centim. parallèlement à la paroi supérieure de la muqueuse de l'urètre antérieur; par cet orifice sortait, à la pression, du pus contenant des gonocoques en abondance.

SYMPTOMES DE L'URÉTRITE GONOCOCCIQUE CHRONIQUE

Au sujet des symptômes de l'urétrite gonococcique chronique de l'urètre antérieur, aussi bien que de l'urètre profond, je me borne à indiquer la grande importance de la présence, dans l'urine, des filaments épais et lourds qui gagnent immédiatement le fond du verre et qui contiennent des gonocoques ou d'autres microbes d'une infection secondaire; quant aux filaments légers qui surnagent et sont plus ou moins transparents et très fins, ils ne contiennent ni gonocoques, ni autres microbes, sauf une minime quantité de cellules épithéliales; ces filaments appartiennent aux urétrites simples non gonococciques, c'est-à-dire à une congestion de la muqueuse urétrale à la suite de surexcitations génésiques, de masturbation, etc., etc.

Les filaments lourds peuvent exister dans les *urétrites latentes* ou sans écoulement; ils sont aussi le signe caractéristique de l'infection de l'urètre profond.

Il faut attacher une grande importance à *la constatation des symptômes physiques obtenus par le ramonage avec l'explorateur à boule conique creuse* (procédé B. Guisy); *par l'examen du premier jet d'urine après lavages répétés* (à l'eau stérilisée) *de l'urètre antérieur*; *par l'examen de la seconde portion d'urine*; *par l'étude macroscopique et microscopique des filaments et des grumeaux recueillis*, et, enfin, *par le massage de la prostate en examinant la sécrétion pathologique qu'on en a obtenue.*

Il y a aussi un autre mode d'examen très important, *l'urétroscopie*, à l'aide de laquelle on peut se rendre compte des diverses lésions anatomo-pathologiques de l'urètre entier.

DIAGNOSTIC DE L'URÉTRITE GONOCOCCIQUE CHRONIQUE.

Pour diagnostiquer une urétrite gonococcique chronique avec ou sans écoulement apparent, il faut que l'examen microscopique de la sécrétion urétrale pathologique ou des filaments épais, des grumeaux ou des flocons qu'on a recueillis dans le premier jet de l'urine, démontre la présence de leucocytes ou globules de pus, de cellules épithéliales en quantité notable et de gonocoques seuls ou associés à d'autres microbes saprophytiques.

Une fois la nature de l'infection démontrée microscopiquement, il faut ensuite en déterminer le siège et voir si l'une ou toutes les deux portions de l'urètre y sont intéressées. Pour nous convaincre parfaitement de l'infection gonococcique de l'urètre postérieur nous avons recours aux procédés qui suivent.

1) *Examen de l'urine d'une miction en trois ou quatre verres après expression ou massage de la prostate à l'aide du doigt introduit dans le rectum* ou avec le masseur spécial de Finger. Le premier verre contiendra des filaments épais de l'urètre antérieur charriés par le premier jet d'urine; le second ou troisième ou quatrième verre contiendra les produits pathologiques de l'urètre postérieur.

Ce mode d'examen ne donne pas toujours de résultats sûrs. Il y a des cas où la sécrétion pathologique de l'urètre est très peu considérable ou nulle; alors l'on ne verra que quelques filaments dans le premier verre et rien dans les autres verres. Il arrive aussi, parfois, que la sécrétion de l'urètre antérieur, étant minime et bien adhérente aux parois urétrales, ne soit expulsée que par le second jet d'urine dans le second ou troisième verre. On voit bien qu'on n'est pas toujours sûr de la provenance des filaments du second jet d'urine. Le procédé se montre quelquefois insuffisant et peut induire en erreur sur l'infection ou la non infection de l'urètre postérieur.

2) *Ramonage avec l'explorateur en gomme souple et à boule conique ou olivaire.* Ce procédé, étant pratique et précieux, nous donne des renseignements sur l'état du canal, sur le calibre urétral, sans pouvoir, malheureusement, nous instruire suffisamment de l'origine de la sécrétion urétrale. Pour être sûr que la sécrétion ramenée par l'explorateur provienne de l'urètre postérieur, il faut, au préalable, pratiquer des lavages abondants de l'avant-canal jusqu'au sphincter membraneux, à l'eau stérilisée et à l'aide d'un instillateur de Guyon largement perforé et à boule conique ou olivaire (N.° 13–14); après ces lavages et après le massage de la prostate, on recueille le premier jet d'urine qui contiendra les filaments ou les flocons. Pour être encore mieux renseigné sur l'origine de la sécrétion et l'infection gonococcique de l'urètre postérieur, on doit recourir à mon propre procédé: après avoir fait uriner le malade et après avoir abondamment lavé, comme plus haut, l'urètre antérieur, on introduit, jusqu' au col vésical et même plus loin, un explorateur souple à boule conique creuse N.° 22–24 (fig. 1, pag. 32), on pratique l'expression ou le massage digital de la prostate, et après on retire l'explorateur, lequel ramène, dans la gouttière de la base creuse de sa boule conique, une partie plus ou moins petite de la sécrétion rétro-sphinctérienne ou urétro-prostatique. Je préfère de faire le ramonage, comme il vient d'être expliqué, longtemps après la première miction du réveil matinal. Pour le même but je me suis servi d'une sonde métallique, (fig. 2, pag. 32) tout à fait analogue au porte-caustique du dr. Dittel. Cette sonde porte un mandrin métallique dont l'extrémité vésicale a une boule conique à base creuse et qui proémine du bec de la sonde. Après lavage de l'urètre antérieur et massage de la prostate soit à l'aide du doigt, soit à l'aide d'un masseur mécanique spécial de Finger, on introduira cette sonde jusqu' au col vésical, on poussera immédiatement le mandrin afin que son bout vésical glisse dans le col

de la vessie, on retirera ensuite la sonde jusqu'à ce que son bec s'arrête près du bulbe, et, enfin, après avoir retiré aussi le mandrin afin que sa boule creuse se cache dans le bout du bec de la sonde, on enlèvera la sonde avec son mandrin.

TRAITEMENT DE L'URÉTRITE GONOCOCCIQUE CHRONIQUE

Traitement abortif de l'urétrite gonococcique aiguë.

Le traitement abortif, qui implique une intervention thérapeutique rapide et immédiate au sujet de la blennorrhagie, doit être appliqué à la période des prodromes et suivant la méthode de Janet et Motz un peu modifiée. Je me déclare partisan du traitement abortif, d'autant plus que j'admets que les gonocoques se cultivent, dès les premiers jours de l'infection, sur toute l'étendue de la muqueuse urétrale, de même que j'admets que les gonocoques atteignent, plus ou moins vite, tous les replis et les enfoncements de l'urètre ainsi que les embouchures des glandes urétrales.

1) Grands lavages urétro-vésicaux, dans les premières 36 ou 48 heures après l'infection gonococcique, durant la période pré-inflammatoire, avant que l'écoulement perde son aspect opalescent et muqueux et devienne blanchâtre et purulent. On emploie pour ces lavages une solution de permanganate de potasse 1:5,000 ou 1:10,000; mais préalablement, il faut par des lavages abondants laver l'urètre antérieur au sublimé corrosif (1:10,000); la cocaïnisation préalable des deux urètres est nécessaire, avec une solution de 2 ou 3 ou 4 %. — 2) Avant chaque lavage le malade doit uriner. — 3) Il faut tenir compte de la plus ou moins grande réaction du sphincter urétral et avoir recours même, chez les individus nerveux, à la cocaïnisation préalable de l'urètre et à l'administration des bromures à l'intérieur. — 4) Pour les urètres qui se trouvent pour la première fois visités par les gonocoques, il faut employer des solutions faibles pour obvier à la grande impressionabilité et éviter les grandes réactions sphinctériennes. — 5) Les lavages doivent se faire tout doucement et jamais avec force, sans provoquer la tension violente de la muqueuse et donner lieu à une réaction intense ou à une rupture. — 6) La position horizontale du corps et la cocaïnisation des deux urètres s'imposent pour avoir, d'une part, le relâchement musculaire, et pour supprimer, d'autre part, les contractions réflexes du sphincter membraneux,

ce qui facilite la pénétration du liquide antiseptique dans l'urètre postérieur. — 7) Les grands lavages urétro-vésicaux se font à l'aide d'une seringue à injection vésicale qui doit être bonne et légère, d'un glissement doux, de contenance de 80-100-120 grammes au plus; c'est la seringue qui nous fait sentir la moindre résistance sphinctérienne à la progression du liquide; c'est elle qui nous permet d'augmenter doucement et graduellement la pression, de la diminuer ou de la suspendre complètement, selon les circonstances. — 8) Les solutions du permanganate de potasse sont préparées dans l'eau ordinaire bouillie et filtrée et sont servies plus ou moins chaudes ou tièdes et jamais froides. On ne doit pas user du permanganate en cristaux ni dissoudre au moment de l'usage: les cristaux se dissolvent lentement, et il se peut que certains cristaux très petits passent dans le canal urétral et y produisent des douleurs intenses par cautérisation. — 9) Quelques minutes avant les lavages urétro-vésicaux il faut laver abondamment l'urètre antérieur au sublimé corrosif (1:10,000), ou au permanganate de potasse (1:2,000 ou 1:1,000) à l'aide de l'instillateur de Guyon (Nº 13-14) qu'on introduit jusqu' auprès du bulbe; le lavage préalable doit se faire avec la même seringue (80-100 gr.) que le lavage urétro-vésical. — 10) Les lavages urétro-vésicaux seront institués d'emblée et systématiquement dans les 36 ou 48 premières heures du début de l'infection. Les solutions à employer seront de 1:10,000 à 1:5,000, 1:4,000, 1:2,000, et la quantité du liquide à injecter de 500-600 grammes. Pour éviter les réactions intenses, on peut employer le matin une solution de 1:4,000 ou de 1:3,000, et le soir, 12 heures après, une solution plus faible de 1:5,000 ou de 1:10,000. Ordinairement, pendant les 3 ou 4 premiers jours nous faisons une séance le matin (1:4,000 ou 1:5,000), et une autre séance le soir (1:8,000 ou 1:10,000). Les jours suivants, nous faisons une seule ou quelquefois deux séances avec les solutions 1:3,000, 1:2,000, 1:1,500, selon les circonstances. Les réactions sont, en général, combattues par des instillations cocaïniques (2 ou 3 ou 4 %). Après quelques séances (4-6) la sécrétion devient séro-muqueuse ou presque séreuse, mais on aperçoit souvent un peu de sang à la fin de chaque miction. — 11) Il faut espacer les séances et faire une séance tous les deux ou tous les trois jours lorsqu'on voit que l'écoulement a presque disparu et ne se présente que comme une gouttelette tout à fait transparente et qui humecte le méat. Si, en même temps, l'examen microscopique de la sécrétion du méat et des filaments des urines est négatif pour les gonocoques, on doit suspendre le traitement local antiseptique. — 12) Quelque temps après la suspension du traitement, on fait un nouvel examen microscopique, et si l'on retrouve des gonocoques, on doit reprendre les lavages urétro-vésicaux une ou deux fois dans la journée avec une solution de 0,50 — 0,75 — 1,00 sur 1,000. — 13) En cas d'infection secondaire, ordinaire pendant la durée des lavages urétro-vésicaux, il faut employer, pour les lavages urétro-vésicaux, une solution de sublimé (1:20,000 à 1:30,000) et laver préalablement le méat avec une solution plus forte de sublimé (1:5,000). — 14) Après la disparition de l'écoulement (après 10-12 jours), il faut conseiller aux malades de recourir à l'épreuve de la bière et du coït avec condom. Si après l'ingestion d'une grande quantité de bière et l'abus du coït, l'écoulement ne fait de nouveau son apparition et que les filaments ou les flocons urinaires ne contiennent pas de gonocoques, on peut dire que le malade est complètement guéri. Sur 79 cas d'urétrite blennorrhagique aiguë, 66 furent guéris complètement par cette méthode à la période des prodromes de la blennorrhagie; dans 31 cas le traitement dura 12-14 jours; dans 11 cas la guérison parfaite survint en 10-12 jours; dans 3 cas le traitement a duré 8-9 jours et dans 22 cas, 15-16 jours. Comme complications, je n'ai observé qu'une *urétrorrhagie* à la fin de la miction, une *épididymite* et deux œdèmes préputiaux.

Les 12 malades, qui restent du total de 79, ne furent guéris qu'au bout de 30-36 jours, et cela parce que le traitement avait commencé le 6ème ou le 7ème jour après le début de l'infection gonococcique, c'est-à-dire au début de la période inflammatoire. Sur 9 autres cas traités dernièrement par cette méthode, la durée du traitement abortif était de 9-12 jours dans 6 cas, et de 13-16 jours dans 3 cas.

On ne doit cesser le traitement abortif que lorsque l'écoulement urétral et les gonocoques ont bien disparu et que les premières gouttes de l'urine sont complètement claires.

Traitement des urétrites gonococciques chroniques.

Lorsque l'examen de la sécrétion, ramenée par l'explorateur à boule conique creuse (fig. 1) ou par la sonde métallique spéciale (fig. 2) révèle la présence des gonocoques, on se comportera comme s'il s'agissait d'une blennorrhagie aiguë commençante. On instituera le traitement des grands lavages urétro-vésicaux au permanganate de potasse, ou, pour dire autrement, on aura recours à la méthode thérapeutique du Dr. Janet, laquelle mérite bien une explication.

Indication de la méthode Janet. — Avant que de procéder aux grands lavages urétro-vésicaux, il faut s'assurer qu'il n'existe au méat, ni dans le canal urétral, aucun vice de conformation, ni cryptes, ni diverticules, ni fistules, abcès du méat et de la fosse naviculaire, ni végétations intra-urétrales faisant saillie dans le canal. Plus d'une fois nous avons observé dans les diverticules du méat et de la fosse naviculaire enflammés, ainsi que dans le abcès du méat, la présence des gonocoques, ce qui nous obligea à les débrider et de laver largement avant de pratiquer les lavages urétro-vésicaux. Il faut aussi détruire le plus tôt possible toute végétation qu'on rencontrerait soit sur le gland, soit dans la rainure balano-prépuciale, parcequ'elle pourrait servir comme cause d'une réinfection. En cas de suppuration de l'urètre profond, il faut se préoccuper des *glandes prostatiques*, qui contiennent des gonocoques, et donner issue à la sécrétion prostatique par l'expression ou par le massage. Il faut aussi se rendre compte, à l'aide de l'urétroscope ou d'un explorateur à boule souple, de l'état du canal urétral, pour voir s'il y a ou non des rétrécissements larges ou serrés. Un urètre avec des rétrécissements offre, d'une part, des obstacles à la pénétration du liquide antiseptique des grands lavages et, d'autre part, peut donner lieu à une urétrorrhagie parfois excessive par rupture urétrale à la suite de la distension que provoque la pression du liquide dans les grands lavages. Ayant donc éliminé toutes les contre-indications de la méthode de Janet, nous procédons aux grands lavages urétro-vésicaux (des deux urètres en même temps) en utilisant des doses variables de permanganate de potasse (1: 5,000 à 1, 2,000). Les premiers jours nous faisons deux séances par jour, matin et soir, au permanganate de potasse (1:5,000) après cocaïnisation de tous les deux urètres par instillation (1 %, 2 %, 3 %). Les jours suivants nous continuons à faire deux séances par jour avec une solution plus forte de permanganate (1:2,000). Après une douzaine de jours nous faisons un seul lavage par jour. Depuis 1897, je me sers, au lieu de l'appareil à pression atmosphérique de Janet, d'une seringue légère, en caoutchouc durci, d'un fonctionnement parfait, d'un glissement doux, d'une capacité de 120 à 150 et même 160 grm., et je m'en suis très bien trouvé. On peut bien utiliser à cet effet la seringue d'Albarran ou de Guyon. Le Dr.

Guiard qui emploie aussi la seringue depuis longtemps s'exprime comme suit: «La grande supériorité de cette méthode par la seringue consiste en ce que, entre des mains tant soit peu expérimentées, elle devient un instrument admirablement sensible et intelligent, qui sait apprécier exactement la résistance du sphincter, augmenter à propos et sur le champ la pression, ou la diminuer suivant des indications qui varient d'un moment à l'autre, exercer, par conséquent, une action douce, méthodique et par cela même inoffensive. Au contraire, l'appareil à pression atmosphérique exerce, sans aucune espèce de discernement, une action uniforme, continue, aveugle en quelque sorte, qu'il est impossible de modifier instantanément suivant les besoins».

Les détails du traitement par les grands lavages urétro-vésicaux sont les suivants: Cocaïnisation préalable des deux urètres pour éviter toute douleur par irritation locale et empêcher les contractions du sphincter membraneux chez les sujets très impressionnables et surtout chez les neurasthéniques; remplir plusieurs fois la seringue dans chaque séance pour pouvoir injecter une quantité de solution de permanganate de 500 à 600 ou 700 grm.; faire deux séances par jour; tâcher de surmonter la résistance du sphincter par pression méthodique; position couchée ou du moins assise du malade, pour éviter les syncopes chez les sujets nerveux ou hystériques. Si la rétraction du sphincter est très forte et le liquide, une fois arrivé jusqu'à ce niveau-là, ne peut plus avancer et arriver à l'urètre postérieur, le médecin doit attendre quelques instants, répéter ensuite la pression en conseillant, en même temps, au malade de faire l'effort de la miction. S'il arrive que, une fois la résistance du sphincter abolie, le doigt qui presse sur le piston de la seringue soit averti qu'une nouvelle rétraction du sphincter est survenue, nous devons diminuer la pression et attendre jusqu'à ce que la contraction sphinctérienne cède par relâchement.

Les effets de ces lavages sont très satisfaisants: au bout de 12, 14, ou 16 séances, la guérison s'effectue complètement. J'ai pris l'habitude, de ma part, de procéder avant chaque séance au massage urétral au moyen d'une bougie plombée en gomme (N.° 20 ou 22 et plus grosse encore) ou d'un ou deux numéros 1 de Béniqué métallique pour éviter les déchirures du canal urétral et les hémorrhagies qui y succèdent chez les neurasthéniques ou les personnes à calibre urétral rétréci ou chez les personnes qui ont subi l'urétrotomie interne. Pour empêcher l'entrée de la canule de la seringue dans l'urètre et éviter les irritations du méat et de la fosse naviculaire, irritations qui peuvent être suivies de quelques gouttelettes de sang, nous devons coiffer la canule, comme dit Guiard, à l'aide d'un embout de caoutchouc durci ou de verre, de forme olivaire. Si, après les 12-16 premières séances, la guérison ne survient point et que l'écoulement persiste et contient des gonocoques; ou encore, si l'écoulement, après disparition complète, réapparaît au bout de 2 ou 3 mois, sans cause appréciable, et contient des gonocoques; si l'urine est trouble sans qu'il y ait ni cystite, ni prostatite, ni pyélonéphrite, nous avons recours aux lavages urétro-vésicaux avec une solution de permanganate plus forte (1:3,000 ou même 1:2,000 ou encore 1:1,000). De cette façon, on ne trouvera plus de gonocoques après la 10e ou la 12e séance. Si l'écoulement persiste avec cela, sans contenir pourtant des gonocoques, nous faisons pendant 6-8 jours des instillations au nitrate d'argent (1:500 ou 1:50) une fois tous les deux jours, en agissant à la fois sur l'urètre et la vessie. Si après ces instillations l'écoulement, qui avait fait défaut, réapparait au bout de 10-12 ou 20 ou 30 jours, et qu'il contient des gonocoques seuls ou associés à d'autres microbes, nous ferons des lavages avec un mélange d'une ou deux parties de permanganate (1:3,000 ou 1:2,000) et une ou deux parties d'une solution au sublimé corrosif (1:30,0000 ou 1:20,000). On fera une ou deux séances par jour jusqu'à complète disparition de l'écoulement. Si, malgré cela, les urines continuent à être troubles et que l'écoulement, quelque petit qu'il soit, persiste, sans pourtant contenir des gonocoques, mais seulement des nombreux microbes saprophytes, nous ferons deux séances par jour au sublimé seul (1:30,000 ou 1:20,000), ou au nitrate d'argent en lavages urétro-vésicaux (1:10,000 ou 1:5,000 ou 1:4,000) renouvelés tous les jours et en instillations (1:500 ou 1:50) renouvelées tous les deux jours. On a aussi utilisé, en de pareilles circonstances, la résorcine, l'ichthyol, le cyanure et l'oxycyanure de mercure, l'arhéol, l'acide picrique. De ma part, je donne la préférence au sublimé corrosif et au nitrate d'argent. Le dr. Guiard préfère le vieux traitement méthodique: bains prolongés quotidiens, tisanes bicarbonatées, balsamiques à doses élevées (4-6 capsules de 0,40—0,50 d'extrait hydroalcoolique éthéré de cubèbe ou d'essence de santal citrin) dont l'usage continuera pendant trois semaines à doses décroissantes. Sous l'action de ce traitement, dit le dr. Guiard, les urines reprennent leur limpidité et les filaments urinaires disparaissent complètement. Si, au bout de 8-10 jours, restent encore quelques vestiges de la maladie, le dr. Guiard renforce l'action balsamique par le traitement local; il recourt aux instillations argentiques (1:500 ou 1:50), aux lavages urétro-vésicaux de permanganate de potasse (si le gonocoque continue à exister) et au sublimé corrosif (si la place des gonocoques occupent d'autres microbes saprophytes); et, enfin, au nitrate d'argent seul (si l'on ne rencontre que très peu de microbes saprophytes).

De ma part, ce n'est qu'après complète ou incomplète disparition de l'écoulement que je donne avec succès les balsamiques (le santal citrin de préférence) ou l'arhéol ou l'urotropine.

Traitement de l'urétrite gonococcique chronique par les instillations au protargol.— Depuis que Neisser recommanda l'emploi du protargol pour le traitement de l'urétrite gonococcique chronique, plusieurs travaux furent publiés sur cette médication. De ma part, ayant employé ce médicament en instillations dans les deux urètres, je n'eus que des résultats très médiocres: sur 43 malades je n'ai obtenu que deux guérisons. Depuis 1900, j'emploie le protargol dissout dans de la vaseline liquide (1-2 % et même 5 %); sur 23 malades atteints d'urétrite gonoc. chronique à des périodes variables, j'ai eu 11 réussites et 12 insuccès; sur 17 malades atteints d'urétrite microbienne non gonococcique, j'ai eu 13 guérisons presque complètes et 4 insuccès. J'en conclus que le protargol ne pourrait remplacer le permanganate de potasse, à moins qu'il ne s'agisse d'urétrite non gonococcique secondaire ou primitive, ou d'urétrite non microbienne primitive ou secondaire, dans lesquelles ce médicament semble avoir une action plus efficace.

Traitement de l'urétrite gonococcique chronique par l'oxycyanure ou le cyanure de mercure.—La puissance antiseptique des sels mercuriels est bien connue depuis les travaux de Chibret sur l'ophthalmologie publiés en 1887. Le dr. Albarran a, le premier, employé le cyanure de mercure dans le traitement de l'urétrite gonoc. chronique. Sur 11 malades atteints de cette maladie à des périodes variables, j'ai employé le cyanure et l'oxycyanure de mercure en injections (0,50-1:1,000) et en lavages urétro-vésicaux (1-2:1,000) après cocaïnisation de l'urètre entier, et je n'ai eu que deux guérisons; dans les autres, les gonocoques avaient disparu, mais l'écoulement continuait blanchâtre, séro-purulent, pendant 18-22 jours et ne s'est tari que par des instillations au protargol dissous dans de la vaseline liquide. En résumé, j'estime que l'oxycyanure et le cyanure de mercure ont une valeur antiseptique analogue à celle du sublimé corrosif, comme le dit d'ailleurs le dr. Monod (de Paris). Je recours à son emploi en cas d'urétrite non gonococcique microbienne ou aseptique.

Traitement de l'urétrite gonococcique chronique par les pommades et les suppositoires urétraux. — Le dr. Janet ayant en vue le fait que les médicaments actifs incorporés aux substances grasses perdent en partie leur action irritante; que, d'autre part, les corps gras possèdent la propriété de pénétrer dans les replis et dans les lacunes urétrales, tandis que les solutions aqueuses peuvent glisser sur les parois urétrales recouvertes de mucosités, sur les orifices glandulaires obstrués par des bouchons muqueux, se décida à utiliser les pommades urétrales dans le traitement de l'urétrite gonococcique chronique, en y incorporant des substances actives. Dès lors, quelques spécialistes éminents (Casper, Ultzmann) se sont servis de la lanoline, de l'huile d'olives stérilisée, de la glycérine et de la vaseline liquide comme véhicules du nitrate d'argent (1‰-2‰), du sulfate de cuivre (1-5‰); d'autres spécialistes ont employé les suppositoires en forme de bougies fondantes et dont l'excipient était tantôt le beurre de cacao, et tantôt la glycérine solidifiée. J'avoue, de ma part, que toutes ces pommades et tous ces suppositoires ne sont que peu de chose. Sur cinq cas traités de la sorte, je n'eus aucun succès. Le nitrate d'argent et le protargol incorporé à la vaseline liquide en instillations urétrales générales m'ont donné, comme je viens de le dire plus haut, quelques rares succès et cela dans les urétrites chroniques non gonococciques.

Traitement de l'urétrite gonococcique chronique par l'acide picrique. — C'est le Dr. Chéron qui a étudié, en 1876, l'acide picrique et reconnu les propriétés analgésiques et antiseptiques de cette substance. J'ai moi-même employé la solution aqueuse (1 — 1½ : 1,000) de l'acide picrique (dissous préalablement à l'alcool ou à l'éther) en injections et instillations urétrales et en lavages urétro-vésicaux (solution saturée de 2 — 3 : 1,000), mais le succès en fut nul. Dernièrement j'ai de nouveau employé l'acide picrique, en lavages urétro-vésicaux, à des doses plus élevées (5 — 7 : 1,000), sur 3 cas d'urétrite gonococcique avec un seul succès et sur 5 cas d'urétrite sans gonocoques avec 2 succès; un suintement séro-purulent resta pendant trois semaines après la guérison et ne s'est tari que par un traitement argentique local.

Traitement de l'urétrite gonococcique chronique par l'eau oxy-

génée et l'acide picrique. — Mon ami et très honoré confrère, Mr. Castan, dit avoir obtenu de bons résultats dans le traitement de l'urétrite gonoc. chronique en employant des instillations d'eau oxygénée et d'acide picrique. Malheureusement, je ne suis pas à même d'émettre mon opinion sur cette médication n'en ayant pas une expérience suffisante.

TRAITEMENT DIRIGÉ CONTRE LES ALTÉRATIONS ANATOMIQUES DES PAROIS URÉTRALES

On entend par *altérations anatomiques des parois urétrales* les modifications de structure qui peuvent provoquer, tôt ou tard, une diminution plus ou moins considérable du canal urétral. Ce sont alors les *infiltrations molles d'Oberländer et Kollmann*, c'est-à-dire des exsudats embryonnaires qui, dans le stade aigu de l'urétrite, peuvent se déposer dans l'épaisseur des tissus muqueux, sous-muqueux, glandulaire et spongieux et même dans les corps caverneux; ce sont, d'autre part, les *infiltrations dures d'Oberländer et Kollmann*, c'est-à-dire la transformation du tissu embryonnaire en tissu fibreux ce qui constitue les rétrécissements. Il est pourtant à remarquer que ces infiltrations n'amènent pas toujours et nécessairement le rétrécissement du canal urétral et ne forment pas un obstacle à l'émission de l'urine (Guiard).

Plusieurs éminents spécialistes (Otis, Oberländer, Kollmann, Finger, Janet, etc.), qui voyaient dans les infiltrations molles et les infiltrations dures la cause de la persistance de l'écoulement et de la chronicité de l'urétrite gonococcique, conseillaient *la dilatation à extrêmes limites et l'urétrotomie interne même.* Il faut aussi mentionner les autres obstacles de la guérison de l'urétrite gonoc. chronique, tels que la *contamination des glandes, les plaques granuleuses, les polypes, les végétations polypiformes, les érosions, les ulcérations, les excroissances papillomateuses, les fissures, la dilatation kystique des glandes, les diverticules, les abcès et les fistules de la fosse naviculaire et du méat et enfin les prostatites.*

La dilatation appliquée au traitement des urétrites chroniques. — Lorsqu'on soupçonne l'existence d'une des altérations citées plus haut, on doit recourir d'abord à l'urétrométrie et l'urétroscopie et puis à la dilatation. L'urétrométrie se fera non à l'aide de l'urétromètre, mais au moyen d'un explorateur à boule conique ou olivaire et nous donnera des renseignements sur la diminution plus ou moins grande du canal urétral. L'urétroscopie qui depuis les importants travaux des Oberländer et Kollmann, Keersmaecher et Verhoogen, a fait un grand pas dans la science, nous renseignera, d'une façon précise, sur les lésions de l'urètre, l'état des glandes de Littre et des lacunes de Morgagni, etc.

La dilatation peut se pratiquer soit à l'aide de bougies en gomme à boule olivaire ou plutôt de bougies olivaires plombées en gomme; soit à l'aide des cathéters métalliques de Béniqué, soit, enfin, à l'aide du dilatateur d'Oberländer et Kollmann. Comme plusieurs méats ne permettent pas de pousser la dilatation au delà des N.os 22 et 24, on est forcé de débrider le méat pour arriver au but thérapeutique par la dilatation. Cette circonstance a fait inventer plusieurs instruments spéciaux ou dilatateurs qui permettent la dilatation à part des régions périnéo-bulbaire et prostatique sans inciser ou forcer ni le méat, ni la portion pénienne de l'urètre. Nous nous contentons de citer le dilatateur d'Oberländer construit sur quatre modèles, dont deux pour la dilatation de la région pénienne, un pour la région bulbaire et un, en forme de Béniqué, pour l'urètre postérieur. Le dilatateur de Kollmann, qui est le plus commode, est une modification du dilatateur d'Oberländer et il est construit sur trois modèles, dont l'un rectiligne est réservé pour l'urètre antérieur et les deux autres pour l'urètre postérieur.

La méthode de la dilatation Oberländer-Kollmann a quelques inconvénients qu'on doit éviter à tout prix. On aura soin de ne pas pincer la muqueuse entre les deux branches de l'instrument au moment où on les rapproche pour pouvoir l'enlever de l'urètre; il faudra, à cet effet, encapuchonner l'instrument par une gaîne serrée en caoutchouc; les gaînes larges sont à rejeter à cause du danger qu'on encourt, malgré toutes les précautions qu'on prendrait, de pincer la muqueuse et provoquer par cela même une hémorrhagie abondante. Pour éviter les syncopes, il faut coucher le malade au temps de la dilatation; la cocaïnisation de l'urètre entier est nécessaire pour rendre les sensations moins pénibles. Quelquefois la dilatation en elle-même donne lieu à un écoulement de sang ou à une hémorrhagie qui passe, souvent, d'elle-même, ou exige parfois un bandage enroulé compressif autour du pénis en avant du gland. Après chaque séance de dilatation, on fera tous les trois jours un lavage urétro-vésical au nitrate d'argent (1:2.000); Oberländer est d'avis que la dilatation doit se répéter tous les 12 ou les 15 jours. La dilatation ne doit être augmentée, à chaque séance, de plus de deux numéros, sous peine d'avoir une réaction inflammatoire bien intense.

Le mécanisme de la guérison par la dilatation progressive s'expliquerait, d'après le prof. Oberländer, par la déchirure et la dissociation des foyers cellulaires qu'elle détermine, et il l'applique à tous les cas d'urétrite chronique à infiltrations molles ou dures, sans aucun compte de la nature microbienne de l'écoulement. Pour moi, qui accepte que la persistance de l'écoulement et la chronicité de l'affection sont dues principalement à l'inflammation gonococcique des glandes urétrales et à la propagation de l'infection dans l'urètre entier, je donne une autre explication des effets thérapeutiques de la dilatation: savoir que l'irritation du canal urétral déterminée par la dilatation engendre, par réflexe, une contraction énergique de la couche musculaire dans laquelle, comme on sait, se trouvent plongées les glandes urétrales, lesquelles s'expriment de la sorte et déversent leur contenu dans le canal urétral; ce contenu plein de gonocoques ou de microbes différents est influencé et charrié par les grands lavages qui suivent la dilatation.

De ma part, sans pouvoir reprocher en rien la précieuse méthode d'Oberländer-Kollmann par les dilatateurs spéciaux, je préfère pratiquer la dilatation à l'aide des bougies plombées et des cathéters métalliques de Béniqué, parce que non seulement aucune complication sérieuse ne m'est jamais arrivée, non seulement je n'y trouve aucun inconvénient, mais parce qu'encore la stérilisation de ces instruments peut se faire parfaitement, l'introduction est bien plus facile et la dilatation s'effectue d'une manière plus douce. Dans le cas où le méat ne me permettrait pas d'employer des numéros plus gros, je n'hésite pas à le débrider et même largement quelquefois, sans aucun inconvénient. Avec les dilatateurs d'Oberländer-Kollmann j'ai eu des complications sérieuses (deux hémorrhagies urétrales abondantes, un accès de fièvre urineuse, une infiltration urineuse, deux œdèmes prépuciaux). De plus, j'ai remarqué que l'irritation et la sensibilité du canal urétral, qui surviennent à la suite de la dilatation, sont plus intenses et plus prolongées (8—12 jours) avec les dilatateurs spéciaux d'Oberländer-Kollmann qu'avec les bougies en gomme plombées, avec les béniqués métalliques. En outre, l'ancienne méthode a l'avantage de pouvoir renouveler la dilatation tous les deux ou tous les trois jours et pratiquer les lavages urétro-vésicaux plus souvent et sans aucun inconvénient.

Traitement des altérations anatomiques des parois urétrales par l'urétroscopie. — En effet, il y a des cas d'urétrites chroniques rebelles qui résistent non seulement aux grands lavages urétro-vésicaux avec des solutions antiseptiques les plus variées, non seulement aux instillations urétrales avec les substances médicamenteuses les plus variées, mais malheureusement à la dilatation elle-même pratiquée, soit avec les bougies en gommes et les béniqués métalliques, soit avec les dilatateurs spéciaux d'Oberländer-Kollmann.

C'est alors qu'on est forcément conduit à se demander si la cause de la persistance de l'écoulement ou de la chronicité de l'urétrite ne serait due, non aux infiltrations molles ou aux infiltrations dures, mais bien à quelques lésions du canal bien localisées, comme p. e. au catarrhe des glandes urétrales, ou des cryptes de Morgagni, aux infiltrations dures longitudinales, aux papillomes urétraux, aux glandes prostatiques et, enfin, à l'hypertrophie du verumontanum. L'urétroscopie seule peut nous donner des renseignements sur toutes ces lésions. Nous nous servons de l'urétroscope, dit le Dr. Luys, lorsque tous les autres moyens d'investigation restent muets. L'explorateur à boule olivaire n.° 24 ou 25 ou même 26 ne nous révèle aucune trace d'induration de la muqueuse urétrale; le massage de la prostate ne ramène qu'un liquide normal, et pourtant le malade nous montre un écoulement à son méat plus ou moins abondant ou même des filaments lourds dans son premier verre d'urine. Il n'y a alors que l'urétroscope qui pourra venir à notre aide. Il faut se rappeler de toutes les particularités anatomiques du canal urétral et surtout des lacunes de Morgagni, dont la plus développée est celle qu'on appelle valvule de Guérin, pour pouvoir se rendre compte des services que nous rend l'urétroscopie. Lorsque j'étais, il y a longtemps, à Paris, j'ai eu l'occasion d'observer sur un cadavre, après ouverture de l'urètre, que la valvule de Guérin communiquait avec la seconde valvule morgagnienne par laquelle coulait un liquide abondant, purulent, plein de gonocoques; en outre, sur le même cadavre, j'ai observé, au fond de la quatrième lacune de Morgagni, deux ou trois petits polypes de couleur violacée qui étaient longuement pediculés et proéminaient dans le canal (fig. 3). Au moyen de l'urétroscope j'ai observé, chez un malade atteint depuis 3 ans d'une urétrite gonococcique rebelle, qu'il n'y avait, sur la paroi supérieure de l'urètre, qu'une seule lacune de Morgagni, du fond de laquelle proéminaient des excroissances papillomateuses saignant au contact du tube urétroscopique (fig. 4). Un autre malade, de Constantinople, âgé de 31 ans, souffrant, d'un écoulement surtout matinal depuis 3 $\frac{1}{2}$ ans, et de passage à Athènes, vint à notre consultation après avoir subi chez d'autres confrères le traitement par les lavages urétro-vésicaux, les instillations urétrales et la dilatation au moyen des béniqués métalliques et des dilatateurs spéciaux; mais malgré tous ces efforts l'écoulement persistait et le premier jet d'urine contenait de nombreux filaments.

Au moyen de l'urétroscope, je découvris, au milieu de la paroi supérieure de la portion pénienne de l'urètre, une seule et grande lacune de Morgagni du fond de laquelle proéminait à peine un petit polype du volume d'un grain de poivre (fig. 6); après enlèvement de ce polype par une anse galvano-caustique très fine, le malade fut soumis aux grands lavages urétro-vésicaux au permanganate de potasse et à la dilatation au moyen des bougies en gomme plombées; au bout de 10 jours l'écoulement disparut et le malade se trouva complètement guéri. Un autre malade, marié, âgé de 37 ans, souffrant d'urétrite chronique depuis 3 $\frac{1}{2}$ ans, avait en vain subi tous les modes de traitement; l'écoulement persistait et le premier jet d'urine contenait des flocons et des filaments lourds. L'urétroscopie révéla l'existence, sur la paroi supérieure de l'urètre pénien, de trois lacunes profondes, congestionnées, à bords saillants et à orifice rétréci; une de ces trois lacunes, celle du fond de l'urètre antérieur, était recouverte de végétations polypiformes (fig. 4). Après destruction de ces lésions au moyen d'un très petit constricteur et cautérisations du point d'implantation au galvanocautère, nous avons fendillé, à l'aide d'un petit et très fin couteau urétroscopique, les orifices rétrécis des lacunes de Morgagni. Le malade guérit complètement, dans la suite, avec quelques lavages urétro-vésicaux au permanganate de potasse. Un autre malade de Brousse (Asie Mineure), célibataire, âgé de 27 ans, atteint d'urétrite gonococcique depuis deux ans et demi, de passage à Athènes, se présenta à notre consultation. Tous les moyens thérapeutiques essayés jusqu'alors par d'autres confrères, avaient complètement échoué. J'ai trouvé, par l'urétroscopie, de nombreux petits kystes transparents de couleur louche qui proéminaient dans le canal de l'urètre antérieur et surtout au fond de la portion pénienne (fig. 5). Ces kystes étaient des glandes de Littre dont les conduits excréteurs s'étaient complètement oblitérés à la suite de l'inflammation glandulaire.

L'écoulement purulent qui se présentait dans la lumière du canal contenait des leucocytes et quelques couples de gonocoques.

FIGURE 1

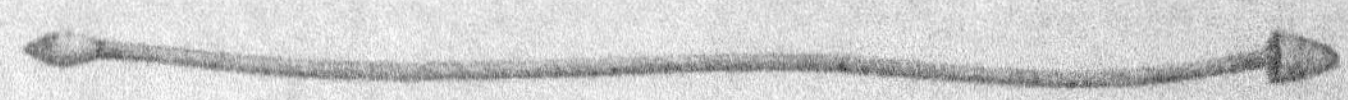

Explorateur souple à boule conique creuse.

FIGURE 2

Sonde métallique avec mandrin portant à l'extrémité vésicale une petite boule creuse.

FIGURE 3

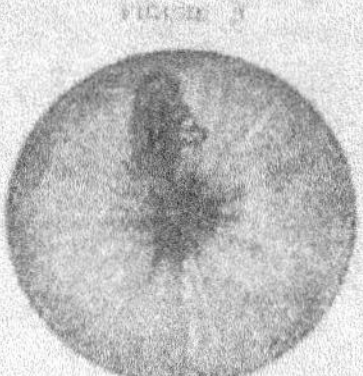

Un orifice d'une lacune enflammée, implantation au fond de la lacune de trois petits polypes, ou végétations polypiformes.

FIGURE 4

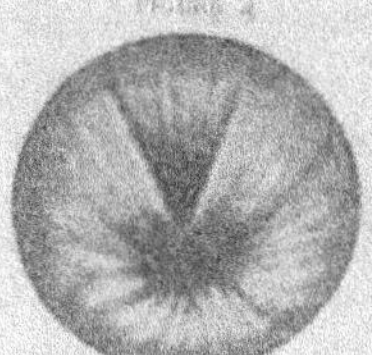

Excroissances papillomateuses au fond d'une lacune de Morgagni.

FIGURE 5

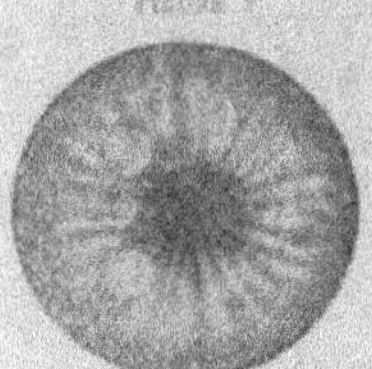

Petits kystes transparents de la muqueuse urétrale.

FIGURE 6

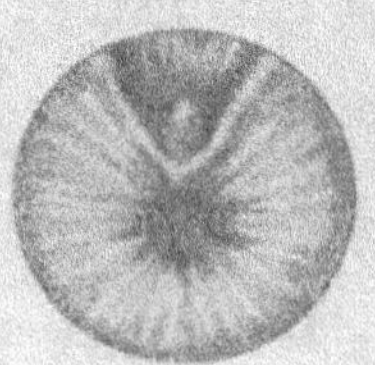

Petit polype situé au fond d'une lacune de Morgagni.

Les kystes furent détruits par une fine pointe de galvanocautère portée au rouge. Quelques lavages urétro-vésicaux au permanganate de potasse et au nitrate d'argent suffirent à faire disparaître l'écoulement et guérir le malade complètement. Nous pourrions multiplier à l'infini les exemples de notre propre expérience, où des urétrites gonococciques chroniques qui avaient résisté aux grands lavages urétro-vésicaux, aux instillations des deux urètres et même à la dilatation progressive, ne se conservaient que grâce aux particularités anatomiques de la muqueuse urétrale et qui disparurent complètement dès que les moyens urétroscopiques étaient mis en œuvre et avaient détruit toutes les lésions de cette muqueuse. Ce n'est que le traitement urétroscopique à l'aide de fines pointes de galvanocautère qui peut mettre fin à des urétrites gonococciques chroniques résistant à tous les moyens thérapeutiques ordinaires.

SECONDE PARTIE

URÉTRITES NON GONOCOCCIQUES

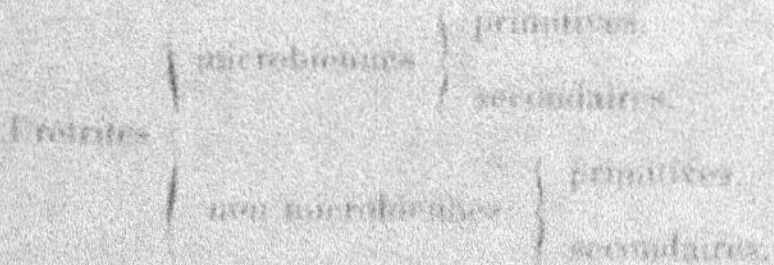

Pour compléter l'étude que j'ai faite de l'urétrite gonococcique chronique, dans la première partie de mon rapport, et pour en faciliter le diagnostic et le traitement, il me reste à exposer, le plus brièvement possible, dans cette seconde partie, tout ce que nous savons, à l'heure actuelle, sur les urétrites non gonococciques tant microbiennes que non microbiennes ou aseptiques. Nous aurons donc en vue l'inflammation de la muqueuse urétrale déterminée par des causes internes ou externes, par le contact ou l'absorption de certains médicaments, par l'ingestion de certains aliments, et enfin par le traumatisme ou l'infection vénérienne.

I. Urétrites non gonococciques microbiennes primitives

D'accord avec les drs. Guiard et Noguès, nous croyons que ces urétrites, au point de vue de l'étiologie, sont liées à des états divers diathésiques ou infectieux qui exercent une influence marquée sur la muqueuse urétrale indemne de toute inflammation gonococcique ou non, et de tout traumatisme préalable, etc., et la rendent apte à un catarrhe. A la suite de cette modification diathésique du terrain urétral, les microbes normaux de l'urètre se mettent en action et, de saprophytes qu'ils étaient, deviennent virulents et provoquent, par conséquent, l'irritation de la muqueuse urétrale et la sécrétion plus ou moins abondante de l'urètre. Parmi ces divers états diathésiques, tiennent un rang important la tuberculose, la syphilis, le paludisme, le diabète, l'arthritisme, le rhumatisme, la goutte, l'herpétisme, les oreillons, la fièvre typhoïde. Les urétrites en question, qu'on observe exclusivement sur des urètres indemnes de toute inflammation et de tout traumatisme antérieurs, sont assez rares, parce que nous connaissons aujourd'hui, et surtout après les observations de Voillemier, Welander et Legrain, que l'urètre normal qui n'a jamais été visité par le gonocoque présente habituellement une grande résistance aux infections microbiennes non gonococciques; au contraire, l'urètre qui a, dans le temps, donné domicile au gonocoque, acquiert une remarquable réceptivité aux infections microbiennes non gonococciques. On voit souvent l'urètre traversé par l'urine la plus chargée de pus ou de microbes pathogènes de diverses espèces, soit dans les affections suppuratives de la vessie ou des reins, soit dans les collections purulentes du voisinage des organes urinaires ou génito-urinaires, soit enfin dans les maladies infectieuses générales. On voit couramment des femmes atteintes de pertes blanches, manifestement purulentes et fétides, ne jamais communiquer, par le coït, d'infection ou d'irritation quelconque à l'urètre de l'homme bien portant. Les microbes différents qui habitent normalement, d'après les travaux de Lustgarten et Mannaberg, de Petit et Wassermann, l'urètre de l'homme et de la femme ne sont point du tout pathogènes. Nous voyons néanmoins, dans certains cas tout à fait exceptionnels, l'urètre des enfants des deux sexes, parfois même des adolescents et des adultes, héréditairement diathésiques, être atteint par une infection secondaire, sans qu'ils se soient jamais livrés au coït ou qu'ils aient subi quelque traumatisme ou irritation par un corps étranger ou par une sonde à demeure. Ces urétrites microbiennes procèdent des microbes saprophytes qui existent normalement et qui sous l'influence d'une diathèse innée ou acquise ou d'une infection générale de l'économie revêtent des propriétés virulentes. Il faut ranger dans ce chapitre toutes les urétrites dont l'écoulement urétral paraît être indépendant de la contagion génitale, comme l'urétrite typhique, l'urétrite tuberculeuse, syphilitique, paludéenne, rhumatismale, goutteuse, diabétique, arthritique, herpétique, ourlienne, etc., etc.

1) *Urétrite typhique.* — Au cours de la dernière épidémie d'Athènes, nous avons observé 6 cas d'urétrite typhique survenue pendant la convalescence; quatre malades, âgés de 22 à 28 ans, sans avoir jamais souffert de blennorrhagie, présentèrent dans la convalescence de la fièvre typhoïde un écoulement urétral plus ou moins abondant, d'une couleur blanche jaunâtre, contenant des globules de pus, des cellules épithéliales de la couche superficielle de l'urètre et un grand nombre de microbes saprophytes et surtout des diplocoques, sans contenir ni gonocoques, ni bacilles d'Eberth. Cet écoulement dura 13 — 18 jours et disparut sans aucun traitement local; les deux autres typhiques, gravement malades, âgés de 16 à 31 ans, accusaient, dans le déclin de l'infection typhique, une fréquence remarquable de miction et un écoulement très abondant de couleur gris-jaunâtre ou plutôt verdâtre; cet écoulement mélangé à l'urine contenait des globules de pus, des cellules polygonales pavimenteuses de la couche superficielle de l'épithélium vésical et urétral, des traces d'albumine et quelques cylindres hyalins et granuleux; la recherche bactériologique révéla la présence de divers microbes saprophytes associés au colibacille et aux autres microbes pyogènes; le bacille d'Eberth existait, mais le gonocoque n'existait pas. Cet écoulement d'origine purement typhique disparut au bout de 17 jours sans aucun traitement local. Dernièrement, j'ai visité une fillette de 13 ans atteinte de fièvre typhoïde grave et qui présenta, dans la convalescence de sa maladie, un écoulement urétral abondant d'une couleur jaunâtre et une pollakiurie douloureuse; les urines étaient tout à fait troubles, mais je n'en ai pu faire l'examen microscopique et bactériologique.

2) *Urétrite tuberculeuse.* — Comme primitive, d'après mes observations personnelles, elle ne se rencontre pas chez l'homme, peut-être rarement chez la femme. Deux fois seulement j'ai rencontré la tuberculose localisée exclusivement dans l'urètre féminin; il y avait cuisson vive et un écoulement séro-purulent avec quelques gouttelettes de sang à la fin de la miction; l'urètre était plein d'excroissances polypiformes; la vessie, les reins et les poumons examinés cliniquement et microscopiquement ne pré-

sentaient aucune lésion tuberculeuse, tandis que la recherche bactériologique de l'écoulement urétral, faite à plusieurs reprises, révéla la présence du bacille de Koch. Je n'ai jamais rencontré l'urétrite tuberculeuse primitive chez l'homme, quoique j'aie examiné minutieusement l'écoulement d'un grand nombre d'urétrites suspectes. Toutes les fois que j'ai trouvé le bacille de Koch, il s'agissait toujours d'une urétrite tuberculeuse secondaire; la lésion primitive était la tuberculisation tantôt dans les reins ou la vessie, tantôt dans la prostate, les vésicules séminales ou les épididymes. D'après les recherches et les travaux de Durand et Fardel, de Clado, de Cayla, de Guyon et de Boursier, il est hors de doute que la tuberculose uro-génitale s'installe dans les reins, la vessie, la prostate, etc., par la voie circulatoire, et non par les voies inférieures des organes génito-urinaires, c'est-à-dire par le coït, puisqu'on a pu vérifier la tuberculose uro-génitale chez des petits enfants ou chez des adolescents et des adultes qui ne s'étaient jamais livrés au coït.

3) *Urétrite syphilitique.* — Cette urétrite est bien rare. Une seule fois nous avons eu l'occasion d'observer une urétrite syphilitique accompagnée d'une cystite syphilitique; le diagnostic en était fait à l'aide de la cystoscopie et de l'urétroscopie. Par la cystoscopie j'ai constaté, à la partie inférieure de la paroi postérieure de la vessie deux fongosités polypiformes du volume d'une noisette. Par l'urétroscopie j'ai découvert l'existence de granulations rouges et d'ulcérations tout à fait analogues à celles de l'herpès balanique, disséminées sur la muqueuse urétrale de la paroi inférieure et latérale de la région pénienne. Le malade qui souffrait de l'urétrite et de la cystite syphilitique était âgé de 43 ans et syphilitique avéré depuis longtemps. Après un abus d'alcool il eut une fréquence de miction sans douleur et une hématurie qui dura quelques heures. Durant plusieurs mois l'hématurie n'a fait de nouveau son apparition que deux fois. Un jour il s'est aperçu d'un écoulement d'abord séro-muqueux, puis séro-purulent, en petite quantité, collant presque toujours les lèvres du méat et provoquant une démangeaison presque continue. L'urine était trouble et contenait des leucocytes, des cellules épithéliales de la couche superficielle et profonde de l'épithélium vésical et des globules sanguins bien nets et non altérés; la recherche bactériologique révéla la présence de divers microbes saprophytes; il n'y avait ni gonocoques, ni autres microbes pathogènes. Tous les désordres fonctionnels du côté de la vessie ainsi que l'écoulement urétral

disparurent sous l'influence des injections intra-musculaires de l'huile biiodurée de Panas.

4) *Urétrite paludéenne.*—Elle est assez rare. Je n'ai à relater qu'un seul cas: un homme, âgé de 48 ans, incommodé depuis trois ans par des fièvres intermittentes qui cédaient à l'usage de la quinine. Au moment, où ce malade se présenta à notre consultation, il avait un écoulement muco-purulent. Avant ce temps et durant les accès intermittents, il souffrait, quelques jours après chaque accès, d'une parotidite et d'une épididymite avec une poussée d'orchite du même côté sans aucun écoulement urétral. Dernièrement, au lieu de tout cela, il lui apparaissait, après chaque accès de fièvre, un écoulement urétral qui durait 3—5 jours et disparaissait sans aucun traitement local. Les urines étaient très claires; l'examen microscopique de l'écoulement révéla la présence d'un petit nombre de leucocytes et de cellules épithéliales de la couche superficielle de l'épithélium urétral. La recherche bactériologique démontra l'absence des gonocoques et la présence de divers microbes saprophytes et parmi ceux-ci quelques rares diplocoques analogues aux gonocoques, mais un peu plus gros que ces derniers. Ce malade avait passé la blennorrhagie à l'âge de 21 ans, c'est-à-dire 27 ans auparavant.

5) *Urétrite rhumatismale.*—Il est vrai, d'après les observations de plusieurs auteurs spécialistes et les miennes propres, que la diathèse rhumatismale exerce une grande influence sur la chronicité de l'infection gonococcique et ses complications et surtout sur la persistance de l'écoulement; mais nous ne pourrions soutenir que cette diathèse, à elle seule, puisse engendrer une urétrite tout à fait analogue à l'inflammation aiguë produite par les gonocoques. Deux fois seulement nous avons observé une sécrétion urétrale à peine visible au niveau du méat et qui était survenue à un excès prolongé de rhumatisme. Il s'agissait de deux rhumatisants qui s'étaient livrés plusieurs fois à un coït suspect et qui, depuis 9-12 ans qu'ils avaient contracté la blennorrhagie, n'avaient point eu un écoulement. L'examen microscopique révéla la présence de globules de pus et de cellules épithéliales superficielles de l'urètre; la recherche bactériologique démontra la présence de quelques rares diplocoques et l'absence des gonocoques. L'apparition d'une légère sécrétion urétrale chez les rhumatisants pendant un ou deux jours serait due à une congestion ou hyperhémie de la muqueuse urétrale déterminée soit par l'état congestif du tissu musculeux sous-jacent et mé-

me une contraction du sphincter membraneux douloureuse), comme cela arrive au cours d'un accès de rhumatisme prolongé; soit par le réveil d'une urétrite jusqu'alors latente, ou par une infection saprophytique secondaire à la suite des excitations génésiques réitérées et prolongées; soit, enfin, par une modification du terrain urétral procédant de l'action modificatrice de la diathèse elle-même sur la vitalité de la muqueuse urétrale. Le passage d'une urine concentrée et très acide, ce qui caractérise la diathèse urique ou rhumatismale, à travers le canal urétral normal, peut, comme a d'ailleurs soutenu le dr. Bazin, produire, peut-être, une irritation de la muqueuse; mais cette irritation ne serait point suffisante, selon mon avis, pour provoquer une sécrétion abondante analogue à l'écoulement blennorrhagique aigu. Malgré les observations cliniques probantes de plusieurs auteurs spécialistes qui ont bien étudié les urétrites rhumatismales, mon expérience personnelle ne me permettrait point d'admettre l'existence de véritables urétrites rhumatismales, à moins que ce ne soit une hypersécrétion glandulaire due à l'hyperémie de la muqueuse urétrale, laquelle tient à la diathèse elle-même.

6) *Urétrite goutteuse.* — Il y a trois ans, nous avons visité un malade marié, âgé de 49 ans, de descendance goutteuse, goutteux lui-même, et qui constata, 9 jours après un accès de goutte, un écoulement purulent abondant et qui a duré 8 jours. Dès lors, chaque attaque de goutte était suivie de l'apparition d'un écoulement urétral qui durait 1—4 jours et était accompagné de cuisson légère. L'examen microscopique et bactériologique démontra la présence de leucocytes, de cellules épithéliales de l'urètre, d'un grand nombre de parasites multiformes extra-cellulaires, et l'absence des gonocoques. Dernièrement j'ai eu à visiter une fillette âgée de 14 ans, issue d'une famille goutteuse et goutteuse elle-même, qui, au cours d'une attaque goutteuse, constata un abondant écoulement urétral, accompagné d'une cuisson plus ou moins vive, et qui, analogue tout à fait à un écoulement blennorrhagique aigu, dura 6 jours. L'examen microscopique et bactériologique révéla l'absence des gonocoques et la présence de nombreux leucocytes, de cellules épithéliales de l'urètre et de divers microbes saprophytes de formes multiples. Mes propres observations ne me permettent d'accepter qu'avec réserve les urétrites goutteuses, dont la pathogénie tiendrait à l'augmentation de l'état congestif ou inflammatoire de la muqueuse urétrale à la suite de l'irritation que provoque une urine bien acide et très chargée en passant à

travers un canal urétral diversement modifié par la diathèse. N'oublions point que les états diathésiques sont capables de modifier les muqueuses et les séreuses, lesquelles deviennent plus impressionnables et réagissent à la moindre irritation.

7. *Urétrite arthritique et urétrite herpétique.* — L'arthritisme et l'herpétisme constituent des causes diathésiques qui pourraient contribuer à l'apparition d'un suintement urétral, plus ou moins abondant, plutôt muqueux ou séro-muqueux, acompagné d'une légère rougeur du méat et de la fosse naviculaire et d'une démangeaison du canal. Particulièrement, la diathèse herpétique, qui préside à l'apparition de l'herpès prépucial, peut provoquer une hyperémie inflammatoire intense de la muqueuse urétrale exprimée par des phénomènes inflammatoires du méat et de la fosse naviculaire et par un écoulement urétral.

Je me souviens d'avoir visité, il y a neuf ans, un sujet de 43 ans, de diathèse herpétique, et qui après un accès embarrassant fut pris de douleurs vives de l'urètre s'accentuant par la miction et, quelques jours après, par une sécrétion séro-muqueuse ou séro-purulente qui humectait les lèvres du méat urinaire. Cet état qui est depuis devenu permanent, cédait aux bains ou au traitement thermal d'Ypati et réapparaissait surtout sous l'influence des aliments salés ou excitants et des boissons alcooliques.

8. *Urétrite diabétique.* — Pour moi, il n'y a pas d'urétrites diabétiques véritables. Je n'ai jamais observé l'inflammation de la muqueuse urétrale avec des altérations desquamatives épithéliales profondes. Ce n'est qu'une légère irritation et une rougeur de la fosse naviculaire et du méat avec un suintement muqueux ou séro-purulent nullement analogue à un écoulement vraiment urétritique. Outre que la diathèse diabétique peut provoquer une modification du terrain urétral et mettre en action les microbes normaux de l'urètre jusqu'alors inoffensifs et le rendre ainsi plus impressionnable et plus apte aux irritations et aux congestions, il est à considérer aussi le fait que, chez la femme surtout, une certaine partie d'urine chargée de sucre et humectant la vulve et les parties extra-urétrales, se met en rapide fermentation hors de l'urètre et peut irriter les régions cutanées ou muqueuses voisines du méat urinaire.

9. *Urétrite au cours des oreillons.* — Pendant la dernière épidémie d'oreillons à Athènes j'ai eu l'occasion d'observer 7 cas d'écoulement urétral jaunâtre d'apparence blennorrhagique et suivi, chez quelques-uns, d'une poussée d'orchite du même côté.

Aucun de ces sept malades n'avait eu, dans le passé, une atteinte gonococcique de l'urètre. L'examen microscopique et bactériologique démontra l'absence des gonocoques et la présence de globules de pus, de cellules épithéliales et de nombreux diplocoques associés au streptocoque.

10) *Urétrite par cathétérisme.* — Le plus souvent, cette urétrite provient d'un traumatisme (à cause d'une diminution prononcée du calibre urétral) et d'une infection simultanée (à cause de l'introduction d'instruments malpropres). Plus d'une fois nous avons constaté que l'introduction seule d'un instrument ou d'une sonde malpropres ou même souillés de matière septique ne suffit pas à engendrer une urétrite dans un urètre libre et normal, grâce à la grande résistance qu'offre l'urètre normal aux infections microbiennes non gonococciques. Mais lorsque l'urètre présente une diminution bien prononcée de son calibre et qu'on est obligé, pour l'explorer ou le dilater au moyen d'une sonde ou d'un cathéter, d'exercer une pression exagérée ou déterminer un traumatisme quelconque de la muqueuse urétrale, il est alors possible de se trouver devant une irritation desquamative épithéliale de la muqueuse urétrale qui donnera lieu à un écoulement, grâce à une infection secondaire, soit par les micro-organismes qui se seraient trouvés, par hasard, sur la surface extérieure des instruments introduits, soit par les microbes eux-mêmes de l'urètre normal qui peuvent acquérir une virulence.

11) *Urétrite par corps étrangers et par la sonde à demeure.* — La sonde à demeure, même si elle n'exerce aucune pression, peut produire une sécrétion de l'urètre plus ou moins abondante à cause de son séjour prolongé dans le canal urétral ou encore par les microbes vulgaires qui purent s'introduire avec la sonde et se trouver en contact avec la muqueuse. Le séjour prolongé d'une sonde, même aseptique, dans l'urètre peut agir d'une façon irritative et produire, à l'instar des corps étrangers, une congestion locale par irritation et une hypersécrétion consécutive. On ne doit point oublier que ces conditions d'irritation et de congestion sont suffisantes pour faire des microbes saprophytes de l'urètre normal des microbes virulents capables d'engendrer une irritation muqueuse avec desquamation épithéliale. De même l'urétrite par corps étrangers est également fréquente, soit parce que les microbes normaux de l'urètre en sont devenus virulents, soit parce que des micro-organismes pathogènes communs se sont insinués du dehors. L'examen bactériologique de l'urétrite par sonde

à demeure ne décèle parfois que peu ou pas de microbes (Guiard, Noguès). Dans l'urétrite par corps étrangers, la sécrétion séro-purulente contient parfois des microcoques pyogènes, des staphylocoques pyogènes dorés ou des coli-bacilles.

12) *Urétrites par injection ou instillation de substances irritantes.* Les injections et les instillations de substances médicamenteuses ou chimiques très fortes peuvent, si elles sont répétées et prolongées, produire une urétrite avec écoulement purulent. De ma part, j'ai toujours remarqué que les injections ou les instillations de nitrate d'argent (3-4-5 ‰) et de sulfate de cuivre (10-20 ‰) fréquemment répétées augmentent, au lieu de diminuer, la sécrétion urétrale, laquelle diminue et même disparaît quelquefois, dès que nous eûmes cessé les injections ou les instillations. L'examen bactériologique démontre tantôt l'absence complète de microbes et tantôt la présence soit de bactéries et cocci (Aubert), soit de nombreux diplocoques analogues aux gonocoques, même un peu plus gros, soit, enfin, de coli-bacilles.

13) *Urétrite vénérienne.* — Elle peut se produire à la suite de l'abus coïtal et des excitations vénériennes prolongées (érections prolongées, masturbation). De ma part, je crois que les excitations vénériennes et l'abus de coït qui peuvent déterminer une simple irritation de la muqueuse urétrale, suivie d'un léger suintement séro-muqueux ou muqueux, ne parviennent jamais à engendrer une véritable urétrite vénérienne avec écoulement purulent plus ou moins abondant. Les lèvres du méat sont humectées d'une sécrétion à peine visible; elles sont tuméfiées et rouges; il y a cuisson parfois très vive, pendant les mictions. Nous abondons dans le sens du Dr. Guiard que les urétrites qu'on constate après abus de coït ou excitations génésiques prolongées sont d'origine gonococcique, et leur infection a été effectuée dans des conditions exceptionnelles (incubation démesurément prolongée, état latent ou introduction indéterminée du virus gonococcique). Il y a sept ans, un étudiant, âgé de 22 ans, avait un écoulement urétral qui avait fait son apparition 19 jours après le dernier coït effectué avec une femme suspecte. De même, un garçon d'hôtel, âgé de 17 ans, se plaignait, l'année dernière, d'un écoulement apparu 21 jours après un coït suspect auquel il s'était livré pour la première fois dans sa vie. Dans ces deux cas, la recherche bactériologique révéla la présence des gonocoques. Il y a quelques années j'ai visité un enfant de 7 ans souffrant d'un écoulement urétral purulent très abondant suivi de mictions douloureuses; il s'agissait bien

d'une urétrite gonococcique contractée par le contact d'un morceau de gaze souillé de pus blennorrhagique. Quelquefois on peut prendre une urétrite herpétique pour une urétrite vénérienne; mais la première se distingue par un suintement (et non un écoulement véritable) à peine visible, humectant les lèvres du méat et accompagné de mictions et d'érections très douloureuses à cause de la poussée herpétique sur la surface du canal urétral prédisposée, peut-être, par des blennorrhagies antérieures. On peut aussi prendre l'urétrorrhée (quelques heures ou 1-3 jours après le coït) pour une urétrite vénérienne. L'urétrorrhée, qui s'exprime par un écoulement léger, clair, grisâtre, indolore, est attribuée, sans beaucoup de raison, à une contamination par le sang cataménial ou par des pertes blanches. Le sang menstruel normal est de lui-même inoffensif, mais il peut devenir dangereux et produire un écoulement urétral ou un simple échauffement, lorsque les femmes sont atteintes d'une blennorrhagie latente ou d'une blennorrhagie à incubation très prolongée et que la congestion cataméniale vienne donner le réveil momentané aux gonocoques.

14) *Urétrites «ab ingestis» ou par absorption.* — Selon mon avis, ces urétrites ne pourraient avoir lieu que chez des personnes goutteuses, arthritiques et herpétiques sous l'influence de certains aliments salés (écrevisses, asperges, essence de moutarde, etc.) ou de boissons fortes ou alcooliques et enfin sous l'influence de l'absorption de certains médicaments (iodure de potassium, huile de foie de morue, etc.).

II. Urétrites microbiennes non gonococciques secondaires

Ces urétrites s'observent dans les cas où le canal urétral fut atteint d'une inflammation gonococcique antérieure; elles sont fréquentes parce que, une fois que l'urètre, endommagé par le gonocoque, a perdu sa résistance normale, le passage et la pullulation des diverses espèces microbiennes deviennent faciles et déterminent l'infection secondaire de l'urètre. On range, dans ce chapitre, les urétrites mixtes, celles qui succèdent habituellement à un coït suspect, ou celles qui s'installent après le coït avec une femme propre et saine, et elles sont alors attribuables à une infection extérieure par le contact avec une pièce de pansement ou le bec d'une seringue à injections infecté. Le mode d'infection le plus fréquent est lorsque les agents infectieux s'installent dans un urètre aseptique mais *humide* par une sécrétion qui existe déjà et qui, à l'occasion d'un coït ou de toute autre circonstance, devient infecté par l'apparition de microcoques ou autres micro-organismes infectieux. L'autre mode d'infection, où le canal antérieurement sec vient à devenir humide à cause de l'infection secondaire, est de beaucoup plus rare. Une urétrite microbienne secondaire peut bien succéder soit immédiatement après la phase gonococcique de la blennorrhagie, soit plus tardivement; elle s'énonce par la recrudescence des phénomènes inflammatoires, par l'œdème et la rougeur des lèvres du méat. Elle peut s'étendre, à l'exemple de l'infection gonococcique, non seulement à l'urètre antérieur, mais aussi à sa partie profonde; par conséquent, on ne doit point se contenter d'examiner bactériologiquement la sécrétion seule qui se trouve au niveau du méat; il faut ramener aussi, au moyen de la bougie exploratrice à boule conique creuse, une certaine quantité de sécrétion du fond de l'urètre postérieur, ou encore recueillir les filaments du premier jet d'urine, d'autant plus que la recherche bactériologique de la sécrétion du méat demeure, parfois, négative. Les microbes qu'on rencontre ordinairement dans la sécrétion du méat ou de la partie profonde de l'urètre ou enfin dans les filaments et les flocons du premier jet d'urine sont tantôt des microcoques arrondis ou des diplocoques; tantôt des microcoques allongés (bactéries, etc.); tantôt, enfin, des micro-organismes de diverses espèces. Ce qui est caractéristique, dans les urétrites en question, c'est l'absence absolue des gonocoques. L'écoulement urétral apparaît entre le 1er et le 3e jour de l'infection; il est muco-purulent, grisâtre, moins épais et moins jaune que le pus blennorrhagique et ne dure ordinairement que 8—12 jours. L'examen microscopique démontre la présence de leucocytes et de cellules épithéliales plus ou moins abondantes. Les complications sont rares.

III. Urétrites non microbiennes ou aseptiques primitives

Ce sont des urétrites dont la sécrétion, examinée soit au microscope, soit au moyen des cultures, semble ne contenir aucune espèce pathogène capable d'engendrer l'infection. D'après Noguès, on ne doit en outre refuser cette étiquette d'urétrites non microbiennes aux cas où le microscope et l'ensemencement ont permis de rencontrer quelques rares éléments ou colonies bactériens, parce que, pour qu'il y ait infection véritable, les agents infectieux doivent se trouver en abondance et constituer une véritable culture locale; lorqu'ils se trouvent en très petit nombre, ils n'ont d'autre valeur que celle des saprophytes qui vivent au niveau de l'antre des cavités naturelles. Les urétrites aseptiques se caractérisent, au sens clinique du mot, comme non microbiennes, parce que la sécrétion urétrale ne contient aucune forme des micro-organismes qui caractérisent une véritable infection. Dans le présent chapitre, on peut ranger toutes les urétrites dont l'écoulement urétral paraît être indépendant de la contagion génitale, à savoir: les urétrites diathésiques (tuberculeuse, goutteuse, arthritique, herpétique, diabétique, syphilitique, paludéenne, typhique, ourlienne, etc.) ainsi que *l'urétrorrhée ex libidine* de Fürbringer dans laquelle il ne s'agit, à proprement parler, d'une vraie urétrite, mais d'une hyperémie intense de la muqueuse urétrale causée par le coït en excès ou par les excitations génésiques répétées et prolongées.

IV. Urétrites non microbiennes secondaires ou post-gonococciques

Ces urétrites, évoluant toujours sur un urètre altéré par une blennorrhagie antérieure, ne sont point rares et peuvent se distinguer, au point de vue pathogénique, en urétrites déterminées par irritation et en urétrites consécutives à des lésions anatomiques post-gonococciques.

a) Urétrites par irritation. — Elles sont dues à des causes soit internes, soit externes.

Causes internes. — L'abus ou l'emploi prolongé du bicarbonate de soude peut donner lieu à une urétrite non microbienne; le passage, par l'urètre, d'une urine chargée de carbonates et de phosphates non dissous peut irriter la muqueuse urétrale et produire une sécrétation, comme cela arrive, d'ailleurs, chez les goutteux et les rhumatisants dont l'urine est chargée d'acide urique et d'urates. Les foyers d'infection extra-urétrale, siégeant plus ou moins loin du canal, les auto-infections (catarrhe intestinal aigu ou chronique, coprostasie, appendicite suppurée, abcès de divers organes), la présence du coli-bacille dans l'urine, toutes sont des causes internes capables de produire, quelquefois, une urétrite post-gonococcique. Parmi un grand nombre de cas relatifs observés par nous-mêmes, nous nous contentons de citer les suivants.

X..., marié, de 49 ans, urétrite gonococcique il y a 19 ans, et complètement guéri depuis cette époque; au cours d'un catarrhe intestinal chronique, un écoulement fit son apparition; absence de gonocoques et présence de quelques microcoques; l'écoulement fut précédé par une pollakiurie douloureuse; l'examen bactériologique démontra la présence de nombreux coli-bacilles dans l'urine; l'écoulement disparut complètement au bout de 8 jours sous l'influence des lavages urétro-vésicaux au sublimé (1:20,000) et au nitrate d'argent (1:4,000 à 1:1,000).

X..., abcès du cou accompagné d'un écoulement urétral purulent et abondant; aucune espèce de micro-organisme dans la sécrétion; présence de nombreux leucocytes et de cellules épithéliales superficielles de l'urètre; guérison au bout de six jours avec trois lavages urétro-vésicaux au sublimé (1:25,000) et un au nitrate d'argent (1:10,000).

Le passage continuel à travers l'urètre d'une urine contenant des toxiques suffit seul à déterminer par irritation une hyperémie et produire un écoulement urétritique.

Causes externes. — Parmi ces causes on peut ranger comme principales, les injections concentrées de permanganate de potasse répétées et prolongées, les instillations des solutions fortes de nitrate d'argent et de sulfate de cuivre, la reprise hâtive des abus vénériens seuls ou accompagnés de l'abus des boissons alcooliques. Voilà des causes qui pourraient, sur un urètre travaillé préalablement par l'infection gonococcique et les lavages urétro-vésicaux, produire une irritation et une congestion génératrice de l'écoulement.

b) Urétrites par lésions anatomiques. — Quand on ne trouve, pour expliquer la persistance d'un écoulement, ni un foyer infectieux extra-urétral, ni aucune des causes mentionnées plus haut, il faut songer, dit le dr Noguès, aux lésions anatomiques du canal urétral. Ces lésions ont été bien étudiées dans la première partie de ce rapport, au sujet de l'urétrite gonococcique chronique, et nous croyons superflu d'y insister.

COMPLICATIONS

On a prétendu, mais non avec raison, que les complications du côté des canaux éjaculateurs, des vésicules séminales et des épididymes, sont sous la dépendance exclusive de l'infection gonococcique. Legrain, Bockhart, Macaigne, Vauvert, Noguès et nous-même, nous avons observé des cas où les vésicules séminales étaient infectées par le colibacille sans qu'il y ait aucun écoulement urétral. Citons les cas suivants qui proviennent de notre propre observation.

X..., marié, 31 ans, ne présentant aucun écoulement depuis 18 ans, a vu, sans cause appréciable, son épididyme se gonfler d'emblée. Urètre libre; urine claire, seulement quelques filaments lourds gagnant le fond du verre. Le ramonage nous donne une minime quantité de sécrétion qui contenait le colibacille associé au streptocoque; pas de gonocoques.

X..., marié, 51 ans, ne présentant aucun écoulement depuis 30 ans qu'il avait eu la blennorrhagie. Épididymite avec une poussée d'orchite; urètre libre; prostate un peu plus grosse; urine claire avec quelques filaments lourds qui se précipitent au fond du verre. Vésicules séminales infectées. Une minime quantité de sécrétion ramenée de la profondeur contient des diplocoques associés à d'autres microcoques pyogènes; point de gonocoques.

X..., marié, 46 ans, n'a jamais eu la blennorrhagie. Écoulement urétral purulent, presque journalier, au cours d'une constipation opiniâtre; l'écoulement disparu dans 3 ou 4 jours, se présenta une épididymite. La sécrétion urétrale contenait des colibacilles associés aux staphylocoques et diplocoques; point de gonocoques. L'examen de la prostate et des vésicules séminales vérifia l'infection.

Je n'ai jamais observé de complications au cours des rhumatismes ou de la goutte. Une seule fois j'ai observé une orchite presque indolente après un accès de paludisme.

CONTAGIOSITÉ

L'urètre, comme il est bien connu, est habité par divers microbes saprophytes inoffensifs; il est rare de rencontrer des cas de métrites ou des salpingites développées sous l'influence exclusive de ces saprophytes. Il n'en est pourtant pas de même de l'association de ces microbes avec des espèces pyogènes, car elle leur fait acquérir une certaine virulence et contribuer, de la sorte, à une infection véritable. Il y a encore la modification du terrain, l'influence des états diathésiques et infectieux, qui contribue par la modification de la vitalité de la muqueuse urétrale à ce que ces saprophytes normaux prennent un pouvoir de contagiosité et déterminent les complications et les sécrétions plus ou moins abondantes de l'urètre. Le canal urétral, qui montre une grande résistance à toutes les infections, excepté celle des gonocoques.

paraît perdre cette propriété après une infection gonococcique. On a aussi prétendu que le sang cataménial, par son alcalinité ou par son acidité, peut produire une inflammation de la muqueuse urétrale ou une urétrite chez l'homme. Il s'agit probablement d'une erreur.

Toutes les fois qu'on a vu apparaître, chez l'homme, à la suite d'un coït accompli pendant les règles, une urétrite, je pense qu'elle était due à un *gonococcisme latent* chez la femme; le gonocoque, dont la virulence affaiblit peu à peu avec le temps, peut pénétrer et se cacher au fond de quelques glandes cervico-utérines, vulvaires ou urétrales. Il peut donc, sous l'impulsion des phénomènes congestifs qui existent avant, pendant et après la période cataménale, ou pendant la grossesse, ou qui accompagnent les excès vénériens et les surexcitations prolongées, ou qui suivent aux écarts de régime, à l'abus des liqueurs fortes, aux danses prolongées, sortir de son nid, reprendre l'intensité de sa virulence et produire l'infection chez l'homme. Un homme nouvellement marié avec une veuve contracta une urétrite le lendemain d'un coït avec sa femme pendant la période des menstrues; l'homme n'avait jamais fait une blennorrhagie; la sécrétion urétrale du malade contenait des gonocoques intra-cellulaires et quelques couples extra-cellulaires; la sécrétion du vagin et de l'urètre de la femme ne contenait point de gonocoques, mais une minime quantité de sécrétion prise au niveau du col de la matrice se trouva contenir quelques couples gonococciques. Un autre cas intéressant est le suivant: Un jeune homme, 26 ans, marié depuis 9 mois, qui n'avait jamais contracté la blennorrhagie, qui ne s'était livré au coït qu'avec sa femme seule, constata, après un coït accompli à la fin de la période cataménale, le lendemain, l'apparition d'un écoulement urétral abondant qui finit par devenir purulent et tout à fait blennorrhagique. Le coït avait eu lieu après de longues surexcitations et au milieu d'excessives sensations voluptueuses de la part de la femme; l'examen bactériologique révéla des gonocoques intra et extra-leucocytaires; l'examen bactériologique de la sécrétion vaginale était négatif. L'examen ensuite d'une minime quantité de sécrétion prise dans la cavité cervico-utérine et urétrale fut positif, pour la femme, c'est-à-dire révéla la présence de quelques couples rares de gonocoques. Certains micro-organismes, jouant le rôle des saprophytes ordinairement, peuvent devenir pathogènes pendant ou même quelques jours après la période cataménale. Deux malades que nous visitâmes dernièrement n'avaient jamais contracté la blennorrhagie. L'un d'eux, âgé de 38 ans, marié depuis quelques mois, remarqua, deux jours après un coït accompli, pendant la période cataméniale, une poussée d'épididymite. L'autre, marié depuis un mois, vit, au lendemain d'un coït accompli pendant les menstrues, un écoulement urétral accompagné d'une légère cuisson. Dans ces deux cas le gonocoque ne jouait et ne pouvait jouer aucun rôle.

Faut-il interdire le mariage ou les rapports sexuels à des personnes atteintes d'urétrite microbienne non gonococcique? Il le faut, selon mon avis, jusqu'à ce que l'écoulement, par suite d'un traitement approprié, devienne aseptique, c'est-à-dire, cesse de contenir des micro-organismes pathogènes ou une grande quantité de leucocytes et de cellules épithéliales altérées. Au cas où il n'y a point d'écoulement, après le traitement, il faut, avant que de conseiller le mariage, vérifier s'il n'y a pas de filaments épais, denses et nombreux dans l'urine, gagnant le fond du verre, car l'existence des filaments pleins de leucocytes et de cellules épithéliales énonce que le processus inflammatoire n'est pas encore éteint et que l'état de réceptivité persiste.

TRAITEMENT DES URÉTRITES NON GONOCOCCIQUES

a) *Urétrites microbiennes.* — Il faut suivre le même traitement que dans l'urétrite gonococcique: grands lavages urétro-vésicaux au permanganate de potasse, additionnés, en cas d'infection secondaire, d'une ou de deux parties égales d'une solution (1:30,000 ou 1:20,000) au sublimé corrosif. Ce mélange fait une solution homogène et sans précipitation; les deux solutions agissent isolément. Les drs. Janet et Noguès conseillent, au lieu du sublimé corrosif, l'emploi de l'oxycyanure de mercure, comme étant moins irritant, à la même dose que le permanganate de potasse. De ma part, je préfère le sublimé en le considérant comme de beaucoup supérieur et plus efficace contre l'infection secondaire. En cas d'infection microbienne non gonococcique récente, on aura recours aux lavages urétro-vésicaux avec une solution de sublimé à l'eau bouillie (1:30,000, 1:20,000 ou même 1:10,000). La guérison complète survient au bout de 6 à 7 jours, les lavages se faisant, d'abord, toutes les 24 heures, et puis toutes les 48 heures. Lorsque l'infection n'est pas localisée au canal urétral, mais bien à la prostate, ou à la vessie, ou aux vésicules séminales, ou encore plus loin, le traitement doit être dirigé contre ces foyers infectieux. Dans l'infection vésicale on s'adressera contre la cystite infectieuse et l'on fera des lavages vésicaux à l'aide d'une sonde et jamais sans celle-ci, à l'aide de la seringve à pression ou du siphon. Dans la prostatite ou infection de la prostate, aussi bien que dans la séminalite ou infection des vésicules séminales, on aura recours d'abord au massage de la prostate et des vésicules pendant 4-5 minutes, à chaque séance; et puis immédiatement aux lavages urétro-vésicaux avec un mélange de permanganate de potasse et de sublimé, comme plus haut. Si, enfin, l'on soupçonne l'existence dans la prostate d'une cavité unique ou d'un sinus prostatique vaste, alors, pour y faire pénétrer la solution antiseptique, il vaudra mieux, comme le conseille d'ailleurs le dr. Nogués, pratiquer quelques lavages à l'aide d'une sonde dont le bec ou plutôt la portion oculaire sera maintenue immédiatement en arrière du sphincter membraneux, de sorte que la solution antiseptique, après avoir distendu l'urètre profond, pénètre dans la cavité prostatique et la lave convenablement. De ma part, je préfère, après un préalable massage de la prostate par le masseur Finger prolongé, les lavages urétro-vésicaux comme plus efficaces, et ensuite les instillations au nitrate d'argent (2 °/oo), au sulfate de cuivre (10 °/o) ou enfin, à la teinture d'iode ($^1/_4$); ces substances sont incorporées dans la vaseline liquide stérilisée. Après le traitement local, il est bon d'administrer, à l'intérieur, l'arhéol ou l'urotropine ou le santal citrin.

c) *Urétrites non microbiennes ou aseptiques.* — Si l'urétrite est récente, si elle suit, c'est-à-dire de très près, la phase gonococcique, il s'agira évidemment d'une congestion ou hyperémie glandulaire; pour provoquer une exsudation séreuse très abondante et pour décongestionner et évacuer les culs-de-sac intra-urétraux, il faut avoir recours aux instillations ou aux lavages urétro-vésicaux, surtout lorsque la sécrétion urétrale est épaisse, purulente et d'une couleur jaunâtre. Une ou deux instillations de cette substance suffiront pour la transformation de la sécrétion purulente en un liquide aqueux, fluide et à peine coloré; et, comme l'infection atteint toujours tous les deux urètres, il faudra que le traitement s'applique en même temps le long de l'urètre entier au moyen des grands lavages. Si l'urine du premier jet est trouble, il faut procéder aux lavages urétro-vésicaux avec une solution (1:20,000, 1:10,000, 1:4,000, 1:2,000) au nitrate d'argent à l'aide du siphon, ou mieux encore, à l'aide d'une seringue à injection. Si l'urine, tout en étant claire, contient des filaments, il vaudra mieux recourir aux instillations de nitrate d'argent (2-1 %). L'écoulement est-il muqueux ou séreux, presque translucide et abondant, recourir aux grands lavages urétro-vésicaux avec une solution de chlorure de zinc (1:5,000 à 1:1,000), de sulfate de zinc (1:3,000 à 1:2,000) ou de sublimé corrosif (1:30,000 à 1:20,000). L'écoulement est-il peu abondant, on emploiera avec succès une solution d'ichthyol (1:1,000 à 1:500) ou d'acétate de plomb (1:1,000). A la fin du traitement local, on administrera l'arhéol et l'urotropine à l'intérieur.

En cas d'urétrites aseptiques chroniques dont la chronicité et la persistance de l'écoulement sont dues à des lésions anatomiques de l'urètre entier, on aura recours à la dilatation soit au moyen des bougies en gomme plombées, soit au moyen des béniqués métalliques, soit enfin à l'aide du dilatateur spécial d'Oberländer-Kollmann et de l'urétroscopie. En cas de sclérose urétrale ou de lésions épithéliales, sous-épithéliales, muqueuses, sous-muqueuses, glandulaires, lacunaires, etc., la dilatation méthodique ou l'urétroscopie convenablement faite donne de très bons résultats. En même temps, et si l'écoulement est épais, purulent, il faudra pratiquer, avec de bons effets, les lavages urétro-vésicaux à l'acide salicylique ($^1/_2$ — 1:1,000), ou à la resorcine aux mêmes doses. Si, au contraire, l'écoulement est aqueux et plein de leucocytes et de cellules épithéliales polygonales, c'est au nitrate d'argent qu'il faudra recourir, soit en instillations, soit en lavages urétro-vésicaux.

Nous sommes complètement d'accord avec le Dr Nogués en ce que, pendant le traitement local, on ne donne, à l'intérieur, ni le salol, ni le benzoate de soude, ni les substances balsamiques. Il est vrai que sous l'influence de ces médicaments l'écoulement disparaît; mais il n'en est pas moins vrai qu'une fois leur usage suspendu, l'écoulement fait de nouveau son apparition. De ma part, je me trouve toujours bien en donnant, à l'intérieur, l'arhéol et l'urotropine après la suspension du traitement local.

Quant aux urétrites par lésions localisées, elles seront traitées merveilleusement par l'urétroscopie comme méthode thérapeutique. Par l'urétroscopie, on pourra faire non seulement le diagnostic, mais appliquer aussi, à chaque cas, le traitement convenable. C'est ainsi que nous diagnostiquons les altérations de la muqueuse, les lésions urétrales localisées (polypes, végétations polypiformes, granulations, etc.), que nous pouvons détruire aisément à l'aide du fil de platine électrolytique, et guérir complètement les urétrites en question.

CONCLUSIONS

I

Sur les urétrites gonococciques

1° D'après mes recherches bactériologiques et cliniques le gonocoque une fois installé dans la muqueuse urétrale par le coït, ne reste pas cantonné à l'urètre antérieur, mais se propage spontanément dès les premiers jours de l'infection, c'est-à-dire dans les 36 à 48 ou 50 premières heures qui suivent l'infection, ou à la période des prodromes, de l'avant-canal à l'urètre profond sans que le sphincter membraneux puisse lui opposer un obstacle. L'urétrite donc postérieure est loin d'être une complication, on doit au contraire la considérer comme règle surtout au point de vue thérapeutique.

2° Le gonocoque, après s'être installé dans la surface épithéliale du canal, traverse, *selon la vitalité des tissus urétraux*, plus ou moins vite et spontanément, quelquefois non avant l'apparition des symptômes aigus, la muqueuse, sous-muqueuse, et pénètre dans le tissu conjonctif pour y proliférer, ou dans les tissus profonds péri-urétraux, grâce *à ses mouvements actifs, à ses propriétés prolifératives et à la phagocytose*.

3° A cause des propriétés émigratives du gonocoque, il faut combattre le gonocoque dès les premières heures de son installation à la surface épithéliale de l'urètre, c'est-à-dire à la période des prodromes, dans les 36 à 48 premières heures, au moment où apparait un écoulement opalescent, muqueux ou séromuqueux, et avant que celui-ci devienne purulent.

4° Les causes les plus importantes qui entretiennent la chronicité de l'urétrite gonococcique et la persistance de l'écoulement sont *quelques états diathésiques ou infectieux*, à cause d'une action modificatrice sur la vitalité des tissus urétraux, c'est-à-dire à cause de la diminution de la vitalité des tissus urétraux, de la modification ainsi du terrain urétral et de la transformation des microbes normaux de l'urètre en parasites, etc.; *quelques dispositions anatomiques de tout urètre ou des modifications profondes dans la structure urétrale et surtout quelques lésions de la prostate, du veru-montanum, de l'utricule, des canaux éjaculateurs et des vésicules séminales* (lésions glandulaires et lacunaires, formation de petits kystes, polypes, excroissances ou végétations papillomateuses, productions polypiformes intra-urétraux, trajets ou diverticules para-urétraux, fistules du méat et de la fosse naviculaire, hypertrophie du veru-montanum, etc.).

5) Pour que le diagnostic de l'urétrite gonococcique soit exact, il faut examiner bactériologiquement *l'écoulement urétral et les filaments épais*, lourds, qui se présentent dans l'urine et qui gagnent le fond du verre. Car il peut arriver quelquefois que l'examen bactériologique de la goutte urétrale soit négatif au point de vue gonococcique, tandis qu'au contraire l'examen des filaments révèle la présence de quelques couples de gonocoques.

6) Pour être encore mieux renseigné sur l'origine de la sécrétion et sur l'infection gonococcique de l'urètre profond, en même temps qu'il y a une urétrite antérieure, il faut, après avoir fait uriner le malade et avoir largement lavé l'urètre antérieur à l'eau stérilisée, etc., introduire jusqu'au col et même plus loin mon explorateur souple à boule conique creuse, N.° 22 à 24, de sorte que quand l'explorateur est tiré en dehors, il entraîne par sa base creuse, cachés dans sa gouttière, des flocons ou des grumeaux de la sécrétion de la partie urétro-prostatique de l'urètre profond tant si peu qu'elle soit, en ayant soin, après l'introduction de l'explorateur, de pratiquer le massage de la prostate, digital ou par le masseur spécial de Finger. Il est évident que les produits de la sécrétion pathologique de l'urètre postérieur, ramenés par le talon d'un explorateur à boule olivaire ou conique, restent en avant du sphincter membraneux, ne peuvent pas arriver jusqu'à l'avant-canal et le peu de la sécrétion qui reste à examiner peut provenir de l'urètre antérieur, tandis qu'avec mon explorateur à boule conique creuse la sécrétion ramenée est cachée dans la gouttière et provient sûrement de l'urètre profond.

7) Toutes les fois qu'on se trouve en présence d'une urétrite gonococcique chronique rebelle, résistant à tous les moyens d'une médication ordinaire et convenable et même aux lavages urétro-vésicaux au permanganate, etc., il faut avoir recours à *la dilatation méthodique, poussée jusqu'à ses plus hautes limites* au moyen soit des bougies plombées en gomme, soit des béniqués métalliques, soit enfin des dilatateurs spéciaux d'Oberländer—Kollmann, ou à *l'urétroscopie*, car celle-ci nous permet de constater les lésions urétrales, auxquelles nous avons fait allusion, et de les détruire à leur place par les moyens urétroscopiques électrolytiques.

II

1) La confusion des diplocoques (pseudo-diplocoques) avec les véritables diplocoques ou gonocoques de Neisser est à présent impossible, après les belles recherches bactériologiques et les travaux de Heimann, de Petit et Wassermann et d'autres savants auteurs étrangers.

2) On appelle *urétrite microbienne ou non microbienne primitive* quand l'urètre est indemne de toute inflammation ou de toute espèce de traumatisme préalable; *urétrite microbienne ou non microbienne secondaire* quand l'urètre a été visité préalablement par le gonocoque dans un intervalle relativement court. Les premières sont rares, car, comme il est bien connu, l'urètre normal montre une résistance marquée aux infections microbiennes non gonococciques.

Les secondes sont, au contraire, bien plus fréquentes, car l'urètre a été préalablement endommagé par le gonocoque, etc.

Parmi les causes les plus importantes des urétrites non gonococciques sont: *a)* quelques états diathésiques ou infectieux qui à cause de leur influence modificatrice sur la vitalité des tissus urétraux déterminent une modification du terrain urétral; *b)* le traumatisme de l'urètre déterminé par des bougies ou des sondes afin d'explorer le canal urétral ou la vessie; *c)* la *sonde à demeure et les corps étrangers*, les *injections ou instillations* répétées et prolongées par des solutions bien *concentrées au nitr. d'argent* 2 %, 3 % à 4 % ou au sulfate de cuivre 10 %-20 %, etc., c'est-à-dire *les irritations permanentes de l'urètre et surtout les lésions épithéliales du canal urétral*. Pour le diagnostic est indispensable l'examen histologique et bactériologique de la sécrétion urétrale en même temps que des filaments. Les complications au cours des urétrites non gonococciques peuvent aussi, mais rarement, être observées et surtout une poussée d'orchite. La contagiosité des écoulements chroniques ne peut être établie qu'après l'examen histologique et bactériologique de la sécrétion et des filaments.

Il faut interdire les rapports sexuels ou le mariage jusqu'à ce que l'écoulement par un traitement approprié devienne aseptique, c'est-à-dire cesse de contenir des microorganismes pathogènes ou une grande quantité de leucocytes et de cellules épithéliales altérées. Le traitement varie suivant que l'écoulement contient ou non des microbes.

THÈME 3 — INTERVENTION CHIRURGICALE DANS LES NÉPHRITES MÉDICALES

(Surgical interference in medical nephritis)

Par M. REGINALD HARRISON (Londres)

Past Vice-President and Hunterian Professor of Pathology and Surgery Royal College of Surgeons

On January 4 th, 1896, I published a paper in the «Lancet» *On some forms of albuminuria associated with kidney tension and their treatment.* Before the paper appeared in print the late Sir William Roberts wrote me that he believed «it will be the starting point of important things in the treatment of inflammatory infections of the kidney.» This has proved to be the case for since its publication the surgical treatment of nephritis has received a large amount of attention from this standpoint and much valuable literature relating to the subject has appeared which should be studied in its chronological order as indicating the transitional stages which have so far been reached.

In presenting the subject to this Congress, which I have pleasure in doing, it is hardly necessary for me to point out that the present state of renal pathology and treatment relating to the large group of inflammatory affections of the kidney justify the attempts that have been and are being made to deal with some forms and stages of them on principles which are successfully applied to external parts of the body which can be brought within reach of the sight and the touch. Antiseptic surgery has practically disposed of those distinctions which previously existed between operations performed on the surface of the body and on its internal organs.

Probably the most striking illustration of the application of these principles will be found in the eye itself. The recognition of the pathology of glaucoma and the adoption of surgical means for the removal of tension and the arrest of degenerative changes thus initiated at once resulted in the preservation of sight which otherwise would have been lost. By this means Von Graefe converted an incurable affection into a curable one and at the same time demonstrated the true nature of the disease. Hence it has been suggested that the term «renal glaucoma» is not inappropriate. Could any thing be more disastrous and permanently damaging to kidney tissue than the tension of nephritis as described by Dr. Dickinson «as characterized by extravagant congestion and rapid swelling of the gland so that I have seen at least in one instance the kidneys have burst their capsules[1].»

Time and experience have shown that there are many pathological conditions of the kidney which are quite beyond the reach of any medicines that have been tried and which have passed into these hopeless states by the continued presence of mechanical agencies which might have been arrested by mechanical means. Some of the most disastrous conditions of advanced kidney disease and the complications arising out of them are directly due to the continuance of mechanical causes which hitherto have only been imperfectly recognised. A more advanced pathology will doubtless appreciate more fully the effects of inflammatory tension as a factor in the production of permanent kidney disease.

For instance: (1) In the direct damage that is done to the renal tissue by the excessive pressure which is caused by acute inflammation occurring within the area of the unyielding capsule of the kidney and the compartments it forms as is so often seen in cases of acute scarlatinal nephritis. Here as is well known these organs are thus not infrequently permanently damaged.

(2) In the damage inflicted on the kidney structure by the continued contraction of its thickened and abnormal capsule. In this way, I believe, the small granular, contracted or cirrhotic kidney is produced and the organ is thus permanently destroyed so far as normal excretion is concerned.

(3) The tension which commencing in the kidney spreads to the entire circulatory apparatus and eventually leads to hypertrophy of the heart. This as we all know is caused by the increased efforts of the heart to drive the blood through the obstructed kidneys.

On these grounds, as well as upon others that might be mentioned, I consider that surgical intervention for the purpose of relieving tension is indicated in some forms of renal inflammation. In these circumstances it has frequently led to the complete

(1) Allbutt's System of Medicine, Vol. IV, p. 94.

restoration of these organs, after other methods of treatment have failed.

The following may be regarded as some indications for relieving tension surgically in cases of nephritis however arising:

(1) Progressive signs of kidney deterioration as shewn by the persistence or increase of albumen when it should be disappearing from the urine as in the natural course of inflammatory disorders ending in resolution.

(2) Suppression of urine or the approach of this state.

(3) Where a marked disturbance of the heart and circulatory system occurs in the course of inflammatory renal disorders.

The question in a case of nephritis sometimes arises as to which organ should be selected for operation. Unless there is something to indicate it, such as the presence of pain, my experience leads me to believe that this is not absolutely material to the issue. Both organs are usually involved in the same degree. In double nephritis the relief of tension in one kidney aids the other, and thus, as I have noticed, the normal amount and constitution of the urine may become re-established.

Similarly, aid to an injured kidney by the removal of direct pressure caused by the accidental extravasation of blood either within or around it has been shown to assist the opposit one and to restore the balance of the urinary excretion when this has been diminished or entirely suppressed.

These features were in evidence in a case where acute suppression of urine followed an operation for internal urethrotomy. Guided by the intense pain on one side over the region of the kidney, I performed a renal capsulotomy which was followed by the restoration of the urinary excretion and the recovery of the patient. During the 54 hours which intervened between the operation on the urethra and the simple division of the capsule of the kidney only three or four ounces of bloodstained urine had been passed, and uræmia was evidently imminent.

I will pass on to notice the nature of the operation that should be practised, as a rule, in these cases.

The kidney having been exposed by an incision through the loin and if necessary for fuller exploration withdrawn through the wound, a linear incision through the capsule should be made to the extent of two or three inches and sufficient to relieve any tension that exists. The desired object being effected whether limited to the division of the tense capsule or the thorough exploration of the organ should a stone be suspected, a drainage tube is inserted so as to remain in contact with the kidney and the wound is then closed with sutures and dressed.

More recently Dr. Edebohls, of New York, has advocated and practised what he designates as «decapsulation of the kidney» for nephritis. It seems to me that Dr. Edebohls' method is open to a serious objection — I refer to the removal of more or less of the capsule of the kidney. How it is expected that anything better in the way of tissue should be substituted for the capsule removed, I certainly fail to comprehend. A new capsule formed in constant relation with a urinous surface is almost sure to be thick and contractile as I shewed in my Lettsomian Lectures (1888) in connection with observations made on the healing of wounds in contact with urine.

I do not think I can better express my views in reference to the operation of decapsulation of the kidney for nephritis than in the following passage from a letter of an eminent surgeon in America, with whom I have been in correspondence on this subject.

He thus writes:

In the many discussions I have had upon the reports of those operations (decapsulation) I have taken the position that the only benefit derived was from the relief of tension and that this could be better obtained by nephrotomy or even by incision of the capsule over the convex border. The assumption that the nutrition of the kidneys is increased following decapsulation because of penetration of vessels from the fatty capsule cannot be sustained histologically, anatomically or pathologically. The new capsule following the operation is of a tough, contracting, fibrous structure that will cause more tension than the one removed. No vessels enter the kidney from the fatty capsule, and the vessels from the renal arteries are terminals, only a few sprigs entering the capsule. My results in these cases have been good and I believe that if the incision is properly made in well selected cases many good results will follow in most instances.

This is a weighty opinion in favour of nephrotomy as against decapsulation, and with its endorsement I will bring my remarks to a close.

THÈME 2 — TRAITEMENT CHIRURGICAL DE L'HYPERTROPHIE DE LA PROSTATE

(Traitement chirurgical de l'hypertrophie prostatique)

Par M. le Dr. FELIX LEGUEU (Paris)

Professeur agrégé à la Faculté de Médecine de Paris; chirurgien de l'hôpital Tenon

Depuis quelques années, la chirurgie de l'hypertrophie prostatique s'est orientée vers une direction définitive. En 1900, lors du Congrès international de Paris, la prostatectomie n'était pas née encore, en Europe du moins; mais l'écho de ses premiers succès était déjà parvenu jusqu'à nous, et dans un rapport que je présentais à cette époque sur le traitement chirurgical de l'hypertrophie prostatique [1], il ne m'était pas difficile d'établir à la fois la faillite des méthodes jusqu'alors préconisées comme radicales et d'entrevoir dans un avenir prochain la réalisation des espérances que nous apportait la prostatectomie naissante.

Quelques années à peine nous séparent de cette époque; et déjà la chirurgie a définitivement réalisé cette nouvelle conquête. Ce qui n'était qu'une espérance est devenu une réalité, et la prostatectomie a tout de suite conquis sa place, et une place définitive dans le traitement de l'hypertrophie prostatique. Elle a dépassé toutes les autres méthodes, et même cette prostatectomie partielle qui n'avait que le nom de commun avec la prostatectomie actuelle. Et puisque aujourd'hui comme en 1900, le même sujet revient sous la plume du même rapporteur, vous me permettrez, Messieurs, de ne pas remonter au delà de l'époque à laquelle je fais allusion, de ne pas remettre en discussion des jugements qui me semblent acquis, et de consacrer ce rapport seulement à l'étude de la prostatectomie moderne.

Si en effet dans le traitement d'une affection aussi complexe que l'est l'hypertrophie prostatique, aucune méthode de traitement ne doit être absolument rejetée, nous devons néanmoins reconnaître et admettre que seule la prostatectomie est vraiment

---

[1] F. Legueu. Des résultats éloignés des traitements opératoires de l'hypertrophie prostatique. XIIIe Congrès international de médecine, Paris, 1900. Comptes rendus, p. 219. — Paris, Masson, éditeur.

curative. Les autres méthodes ne sont que palliatives; les guérisons qu'elles procurent rarement, sont incertaines et fragiles; les améliorations qu'elles réalisent plus souvent, ne sont que partielles. Et seule la prostatectomie totale donne des résultats parfaits, durables, supérieurs à tous les autres, et dont le temps a déjà éprouvé la valeur et vérifié la solidité. Si donc la prostate a imposé pendant longtemps à la chirurgie des hésitations sans nombre et des tâtonnements décourageants, on ne peut aujourd'hui se défaire de cette impression qu'en inaugurant la prostatectomie les chirurgiens ont pour la première fois touché juste et trouvé enfin la cure radicale de l'hypertrophie prostatique.

La prostatectomie fut d'abord périnéale; mais à peine cette opération venait-elle de s'imposer à l'attention du monde, que déjà une méthode rivale de prostatectomie se dresse devant elle. Voici la prostatectomie transvésicale qui surgit au jour des brumes de l'Angleterre, avec un tel cortège de gloire et de succès, qu'en quelques mois Freyer tout seul lui fait conquérir le terrain qu'avait déjà gagné la voie périnéale. Et entre ces deux méthodes la faveur des chirurgiens commence déjà à se départager.

C'est à ces questions brûlantes que sera consacré ce rapport: je m'efforcerai 1.° de montrer par des résultats que la prostatectomie est la seule opération à adresser à l'hypertrophie prostatique; 2.° de définir rapidement quelques vues des principales indications de l'opération; 3.° enfin d'établir que la prostatectomie hypogastrique donne des résultats auxquels la voie inférieure ne saurait prétendre, et qu'elle s'annonce déjà comme l'opération de choix dans l'avenir (1).

I

Résultats généraux de la prostatectomie.

Les résultats de la prostatectomie varient un peu suivant la voie suivie et l'opération pratiquée; pour l'instant je les envisage

(1) Le nombre considérable des travaux parus tout récemment encore sur cette question me dispense de présenter à nouveau une bibliographie étendue. Les discussions qui se sont poursuivies à Paris au Congrès d'urologie, celle qui s'est élevée cette année au premier Congrès international de chirurgie à Bruxelles, les rapports d'Escat et de Proust au Congrès de 1904 à Paris faisant suite au livre de Proust (1), l'ouvrage de Mariani (2) forment un ensemble très riche et très complet auquel j'emprunterai beaucoup sans cependant remettre en discussion les points acquis et surtout sans publier à nouveau la liste des travaux parus sur la question.

(1) Proust. La prostatectomie dans l'hypertrophie prostatique. Paris, Masson, 1904.
(2) Carlo Mariani. La chirurgia della prostata. Bologna, 1904.

dans leur ensemble ayant surtout l'intention de montrer leur supériorité par rapport à ceux que donnent toutes les autres méthodes.

1° C'est dans les *rétentions complètes chroniques* que l'opération donne les résultats les plus démonstratifs. Dans les *quatre cinquièmes* des cas environ, la miction spontanée reparaît et la vessie se vide complètement.

Ce résultat parfait et durable s'obtient presque immédiatement et alors même que depuis des années la miction spontanée était complètement supprimée. Des rétentions de dix, de douze ans ont été ainsi guéries par l'opération dans les conditions les plus variées d'âge: un de ces malades était en rétention complète depuis dix-sept ans. Dix ans avant je l'avais opéré par la prostatectomie partielle, telle qu'on la faisait alors, il n'en avait retiré aucun résultat, et avait repris l'usage constant de la sonde, dont il pensait devoir se servir jusqu'à la fin de ses jours. Je l'opérai en juin 1905 et, depuis, sa vessie se vide si bien, qu'il ne s'est jamais servi à nouveau de la sonde.

Et je ne connais pas actuellement d'observation plus probante pour établir à la fois l'insuffisance de la prostatectomie partielle et la supériorité de la prostatectomie totale.

L'âge du malade n'est pas plus que l'âge de la rétention susceptible d'amoindrir le résultat opératoire. Freyer [1] a opéré plusieurs vieillards de plus de 80 ans: chez eux, le résultat s'est rencontré aussi constamment favorable que chez les malades plus jeunes.

La santé générale s'améliore en même temps que la miction spontanée reparaît et que la vessie se vide. L'appétit revient, la langue s'humidifie, le teint est meilleur, les forces reviennent, et la prostatectomie enfin en rendant à ces vieillards la miction spontanée leur restitue aussi tout ce qu'ils avaient perdu par le résidu de force et de santé. Ces résultats sont durables; des malades sont déjà opérés depuis deux, trois ans et qui n'ont rien perdu du résultat primitif.

Et en somme à ce double point de vue, perfection et permanence du résultat obtenu, la prostatectomie est supérieure à toutes les autres méthodes, et aucune ne peut lui être comparée.

Dans un cinquième des cas, il est vrai, ce résultat n'est pas absolument parfait au point de vue de la rétention. Il persiste encore

---

(1) Freyer: Total enucleation of the prostate in advanced old age. *The Lancet*, February 25, 1905.

au résidu, la rétention de complète est devenue incomplète: ces malades sont encore obligés de se sonder de temps en temps. Les urines restent troubles; il faut encore pratiquer des sondages ou laver la vessie.

Ces résultats imparfaits ou défectueux sont surtout observés à la suite de la prostatectomie périnéale, et souvent beaucoup moins à l'opération elle-même qu'à la manière dont elle est pratiquée. Je pense en effet que ces opérations périnéales sont souvent incomplètes et l'abandon ignoré ou voulu des quelques fragments de tissu prostatique hypertrophié impose encore à l'urèthre un obstacle d'où résulte la rétention incomplète. Par la voie hypogastrique au contraire, cette inégalité dans les résultats est plus rare et le retour de la contractilité vésicale s'effectue d'une façon à peu près constante et parfaite.

2° *Dans les rétentions incomplètes* le résultat est inconstant et variable, et à la suite de la prostatectomie périnéale, en particulier, on observe suivant les sujets des différences très grandes.

D'après mes observations personnelles, d'après celles de la plupart des chirurgiens français dont les observations sont complètes et édifiantes à ce point de vue, la proportion des succès est à peu près la suivante: on obtient un tiers de résultats nuls, un tiers d'améliorations, un tiers de guérisons complètes.

On discute sur le pourquoi de ces différences; d'une façon générale, on les attribue plus à l'état de la vessie qu'à celui de la prostate, plus à la profondeur de la cystite qu'à l'ancienneté de la rétention. Mais ce qui est encore très remarquable, c'est que ces différences ne se voient guère ou pas du tout à la suite de la prostatectomie hypogastrique: après cette opération la rétention disparaît complètement, de sorte qu'ici encore la différence dans les résultats incombe moins à l'opération qu'à la méthode adoptée. Et la prostatectomie est ici encore capable de donner des guérisons qu'aucune méthode n'a égalées.

3° Dans les *rétentions incomplètes chroniques avec distension*, la prostatectomie a été encore peu pratiquée, mais là encore elle a prouvé sa supériorité. Nicolich (de Trieste), frappé des résultats déplorables que donne le cathétérisme suivant la formule classique, a pratiqué la prostatectomie sus-pubienne, et tous ses malades ont guéri. La rétention datait de quelques mois, autant qu'on en peut juger d'après l'ancienneté de l'incontinence nocturne. Pauchet, Hartmann ont de même pratiqué avec succès la prostatectomie en ces circonstances. Ces résultats sont intéressants et encourageants : ils montrent comment on peut avec l'opération prévenir l'infection qui résulte à peu près fatalement du cathétérisme. La gravité de cette modalité de la rétention autorise ces tentatives, que j'enregistre sans oser affirmer l'indication constante de la prostatectomie dans ces circonstances.

4.° *Dans les rétentions aiguës complètes*, la prostatectomie a donné et donnera encore des résultats excellents, des guérisons complètes et parfaites. Mais ce n'est pas avec ces cas, que nous aurions pu juger la valeur de cette opération : la rétention complète aiguë fut toujours celle qui donna à toutes les méthodes de bons résultats. Il en fut ainsi avec la castration, la vasectomie, parce qu'ici l'élément congestif a le rôle primordial. Il en est ainsi avec la prostatectomie : et là encore et surtout l'opération donne la guérison durable. Quelques malades, cependant, ont même dans ces cas conservé un faible résidu après l'opération : ce résidu est en général très faible et mérite d'être négligé.

5.° *Accidents divers autres que la rétention*. Dans quelques cas rares, la prostatectomie a été basée sur une autre indication que la rétention : et là encore les résultats ont répondu à l'attente.

Dans quelques cas, où l'on opérait pour *dysurie*, la miction est redevenue normale.

De même disparaissent encore les *phénomènes congestifs* qui accompagnent l'évolution du prostatisme ainsi que les hémorrhagies. Dans un cas qui m'est personnel des hémorrhagies épouvantables et indépendantes de la rétention avaient été pour moi la raison de l'opération : elles ne se sont pas reproduites après, et le malade est resté parfaitement guéri.

Au point de vue des *calculs*, la prostatectomie donne également des résultats favorables, en ce sens qu'elle met les malades dans de meilleures conditions pour éviter la récidive calculeuse. Le bas fond sera supprimé, les pierres descendant du rein trouvant plus facilement à s'échapper à l'extérieur ; et la stagnation diminuant, les calculs ont moins de raison de se produire.

J'ai vu cependant quelques récidives de calculs après la prostatectomie, il est possible qu'au cours de l'opération une pierre ait été laissée, car la recherche des calculs est très difficile par le périnée [1] — ou bien l'opération ayant été incomplète, une

---

(1) F. Legueu. — *Taille périnéale et prostatectomie. Ann. des mal. des org. génito-urinaires* 1902, p. 196.

dépression persiste en arrière du col, une pierre s'est reformée dans le bas fond et il faut intervenir à nouveau.

Ces récidives ne sont cependant que l'exception et ne sauraient atténuer l'influence heureuse qu'on peut attribuer et reconnaître à la prostatectomie sur la production ultérieure des calculs vésicaux.

II

Indications et contre-indications

Avec ces résultats, il est facile de tracer, provisoirement au moins, les indications de la prostatectomie.

Les prostatiques se présentent à nous dans trois conditions différentes: 1.° avec hypertrophie sans rétention, 2.° avec une hypertrophie et une rétention et 3.° avec une rétention sans hypertrophie.

1.° *Hypertrophie sans rétention*

Les malades de cette catégorie sont légion, car la prostate reste longtemps hypertrophiée sans gêner la vessie. Il n'y a pas de proportion entre le volume de la prostate et le degré de la rétention, notre maître M. Guyon a depuis longtemps remarqué et signalé que ce ne sont pas les plus grosses prostates qui font le plus obstacle à l'urine. Par conséquent la question de l'opération ne se pose donc pas en ces circonstances, actuellement au moins. Quelque bien assise que soit la prostatectomie à l'heure actuelle, il est trop tôt pour l'appliquer préventivement: elle a ses dangers, elle a ses inconvenients, et il faut attendre pour la pratiquer qu'un indice témoigne de sa dégénérescence ou que la vessie soit troublée dans son fonctionnement.

Je ne verrais qu'une raison pour me départir de cette attitude, ce serait la présence de calculs qui nécessiteraient par leur présence une opération sanglante. Actuellement encore, la lithotritie permet admirablement de guérir ces malades avec un minimum de traumatisme et de gravité; mais lorsque le volume de la prostate, ou l'imperméabilité de l'urèthre ou le volume de la pierre obligent à recourir à une opération sanglante, je croirais devoir proposer au malade l'ablation simultanée d'une prostate grosse avant même toute réaction de la vessie. Pour préventive qu'elle soit, l'opération dans ce cas n'en est pas moins très légitime, à mon sens, puisqu'elle met le malade à l'abri des récidives calculeuses, des atteintes ultérieures du prostatisme, tout cela au prix d'une opération un peu plus étendue et un peu plus grave.

2° *Hypertrophie avec rétention*

C'est ici surtout que la prostatectomie reprend sa place et ses droits. C'est la vessie qui fait le prostatique. C'est par la vessie que la prostatectomie est indiquée.

Dans les *rétentions aiguës* je ne pense pas et pour les mêmes raisons que tout à l'heure, qu'il soit sage de profiter du premier accident pour poser l'indication de l'opération. Dans les rétentions aiguës tout réussit, même la sonde; la récidive peut mettre des mois, des années à se produire. Et en opérant de bonne heure, on s'expose à obtenir un résultat qu'on aurait pu acquérir plus simplement et à moins de frais.

Je ne raisonnerais plus tout à fait de la même façon, lorsque la rétention aiguë récidive, lorsqu'elle se reproduit à plusieurs mois de distance. Sans doute elle relève alors d'un élément surtout congestif et par conséquent transitoire; mais elle indique aussi la marche progressive de l'affection, elle révèle l'atteinte à la musculature vésicale, et plutôt que d'attendre la faillite complète, j'admets que l'on mette le malade en présence de la perspective qui l'attend et des bénéfices certains d'une prostatectomie pratiquée de bonne heure.

Dans les rétentions chroniques et complètes au contraire, la prostatectomie me paraît toujours indiquée et pour les raisons que voici. La maladie a une évolution constante et progressive: lorsque la rétention s'est installée à demeure, il n'y a pas d'exemple qu'elle diminue, qu'elle cesse ou qu'elle disparaisse. Le malade est donc condamné à la vie de soins et de sondages journaliers. Certains chirurgiens s'étonnent qu'on puisse pratiquer la prostatectomie chez des malades qui se sondent correctement et facilement. Je pense cependant que c'est un devoir pour nous de chercher à faire bénéficier tout individu des progrès de la chirurgie: que le malade prévenu des avantages et aussi des inconvénients, voire même des dangers d'une prostatectomie, préfère recourir à l'usage de la sonde, à cela rien que de très naturel. Et beaucoup de malades manifesteront cette préférence, surtout lorsque, prostatiques depuis longtemps, ils se sont fait du sondage une habitude inséparable de l'existence. Mais j'ai vu aussi souvent les malades qui commençaient leur rétention, qui n'avaient pas encore commencé sans protestation cette habitude de la sonde, accepter, que dis-je: réclamer même l'opération dont ils avaient entendu par ailleurs vanter les avantages.

Je ne demande donc pour l'indication de la prostatectomie aucune complication, mais seulement la rétention complète et chronique.

A plus forte raison, l'opération me paraît-elle indiquée si le sondage est difficile, si les fausses routes sont fréquentes, si les calculs récidivent. L'indication alors s'impose pour tout le monde et la prostatectomie est seule capable de donner à tous ces maux une guérison sans égale.

Dans la rétention incomplète chronique, il est plus difficile d'avoir la même, absolue sécurité. Et cependant, je considère que la prostatectomie est ici encore bien nettement indiquée lorsque la prostate est nettement hypertrophiée, sans être par trop volumineuse. L'ancienneté de la rétention, la profondeur de la cystite sont des facteurs de mauvais augure: mais après tout je ne sais si les résultats opératoires que nous avons vus en pareille circonstance ne seront pas tout à fait supprimés le jour où la voie haute sera substituée à la voie basse. D'ailleurs même si le résultat n'est pas parfait, il y a toujours amélioration, et le malade a beaucoup à y gagner.

Dans la rétention incomplète chronique avec distension je serais très tenté pour ma part de suivre l'exemple de Nicolich et d'appliquer la prostatectomie d'emblée à cette catégorie de malades. Les résultats décourageants que donne le cathétérisme progressif, l'infection fatale qu'il entraîne sont trop connus de tous pour qu'on ne cherche pas à guérir ces malades avant l'infection à laquelle ils sont si exposés. Il en est cependant parmi eux, chez lesquels la rétention a duré si longtemps que l'urémie est bien menaçante: ce sont ces intoxiqués dont M. Guyon a bien montré l'aptitude à l'infection, et chez ceux-là, distendus depuis très longtemps, dilatés de leurs uretères et de leurs reins, je ne sais si la prostatectomie ne donnerait pas des déboires. Il faudra donc user ici de prudence; mais je pense cependant déjà qu'il y a moins à faire avec la prostatectomie chez beaucoup d'entre eux qu'avec les sondages les mieux faits et les plus proprement exécutés.

3.° *Rétention sans prostate*. Voici maintenant la catégorie difficile et délicate des prostatiques sans prostate. Que faut-il en penser, et dans quelle mesure ces malades sont-ils justiciables de la prostatectomie?

Je pense que souvent on pourra tenter l'opération, mais sans avoir la sécurité du résultat parfait. Delbet, Albarran et nous-même avons eu quelquefois des résultats heureux: à la suite de ces prostatectomies, qui ne sont que «des libérations de l'urèthre profond», de ces opérations dans lesquelles on ne ramène que dix, quinze ou vingt grammes du tissu prostatique, on a vu le retour de la contractilité vésicale et la guérison se produire, contre toute prévision.

Je me demande cependant si ces guérisons sont durables; et bien que l'anatomie pathologique ait montré que ces vessies avaient les mêmes lésions que les autres [1], je crois qu'il faut être très réservé en ces circonstances, et ne se lancer dans une aventure d'où on peut tirer un échec complet que si le malade l'exige et avec toutes les réserves nécessaires.

C'est dans ces limites que j'entrevois les indications très rares de la prostatectomie.

Je serai bref sur les *contre-indications*. Car celles-ci sont des contre-indications *générales*. L'état du cœur, des poumons, du foie commande l'opération comme s'il s'agissait de toute autre intervention.

Mais les *lésions des reins* méritent une attention particulière: elles sont très communes chez le vieillard, et entraînent la mort après la prostatectomie dans la proportion de 35 % d'après les chiffres relevés par Watson.

On s'attachera donc en particulier à vérifier le fonctionnement des reins, chez ces vieillards qui vivent souvent en équilibre instable et chez lesquels le taux insuffisant de la dépuration urinaire conduirait à un désastre. Quant aux lésions suppuratives et infectieuses, elles sont quelquefois améliorées par l'opération; mais quand elles sont prononcées il vaut mieux s'abstenir de la prostatectomie et conseiller alors, s'il y a lieu de pratiquer une de ces opérations dites palliatives, telle que le Bottini, la cystostomie, dont je ne parle pas parce que je n'envisage que les opérations radicales, mais qui trouvent bien leur place dans les contre-indications de la prostatectomie.

---

(1) Motz et Arrese. *Sur les vessies des prostatiques sans prostate. Ann. des mal. des org. gén. urin.* 1903, p. 184.

Chez les vieillards, qui ont de la *fièvre*, l'opération n'est pas absolument contre-indiquée. Hartmann a préconisé dans ces cas la prostatectomie comme une opération de drainage : ceci ne s'applique qu'à la prostatectomie périnéale. Je pense d'ailleurs qu'il y a avantage à ne pratiquer l'opération qu'à *froid*, en dehors de toute poussée fébrile et après une préparation assez longue et une désinfection soignée de la vessie.

III

CHOIX DE L'OPÉRATION

Deux voies permettent de pratiquer la prostatectomie, la voie périnéale et la voie transpéritonéale ou hypogastrique.

La première est née en Amérique, avec Goodfellow, Carpenter, Mac Léan, mais elle a reçu en France son plus grand développement avec les recherches de Proust en 1900 et les premières opérations d'Albarran en 1901.

La seconde est plus récente, elle aussi est née en Amérique entre les mains de Füller [1], mais elle a reçu une telle impulsion de la part de Freyer, que le nom du chirurgien de Londres mérite incontestablement de lui être pour toujours associé.

Entre ces deux voies se placent des *méthodes combinées*, qui viennent toujours aux heures troublées de la chirurgie pour rétablir l'entente du ménage, une transition. Il y a longtemps déjà, Nicoll (de Glasgow) [2] et Alexander (de New-York) [3] enlevaient la prostate par le périnée mais en s'aidant d'une incision hypogastrique ; bien que Delagénière, puis Cathelin [4] aient essayé de rééditer chez nous ces méthodes combinées, je pense qu'elles n'ont aucun avenir. Si elles se proposent de combiner les avantages des deux méthodes, elles n'ont souvent que leurs inconvénients et l'histoire de toute la chirurgie est là pour nous montrer qu'elles n'ont jamais eu qu'un rôle éphémère ou transitoire.

Je les laisserai donc de côté et n'envisagerai que les avantages ou les inconvénients des deux opérations, périnéale et hypogastrique.

---

(1) Füller. *The radical treatment of prostatic hypertrophy.* Med. Rec. 17 novembre, 1894 [illegible], p. 931.

(2) Nicoll. *The Lancet*, 1894, 14 avril, pag. 926.

(3) Alexander. *Prostatectomy.* New York med. J. 1895, LXII, 171.

(4) F. Cathelin. *Prostatectomie totale une par méthode mixte périnéo-sus-pubienne.* Bull. soc. nat. de Paris, LXXX, 6e série, t. VII, n° 7, p. 673.

1 — *Voie périnéale*

La prostatectomie périnéale telle qu'elle a été réglée en France par Proust et par Gosset, par Albarran et pratiquée avec des variantes dans le détail par tous les chirurgiens, est une opération qui s'est révélée de suite d'une *grande bénignité.*

Avantages. Ce fut même au début de la pratique, c'est encore après quelques années le fait le plus frappant qui se dégage de son histoire: alors que pendant longtemps la prostate a été considérée comme un «noli tangere» qu'on ne pouvait aborder sans danger, les chiffres importants des prostatectomies périnéales pratiquées jusqu'à ce jour ont toutes montré la bénignité de cette opération. Watson (1) donnait en 1904 sur 530 cas 6 % de mortalité. Escat (2) en 1904 également arrivait à 47 décès sur 410 cas, soit 11 3 %.

Proust (3) sur 379 cas compte 22 morts soit 5,8 %. Et moi-même en ajoutant aux prostatectomies périnéales des précédentes statistiques toutes celles que j'ai pu réunir depuis, j'arrive au total de 1030 cas avec 90 morts, soit 8,7 % de mortalité (4).

Non seulement l'opération est peu meurtrière mais elle est encore dépourvue de cette série d'accidents petits ou grands que beaucoup d'opérations commandent par elles-mêmes dans les premiers jours au moins, choc, faiblesse du pouls, collapsus, etc...

Rien de tout cela n'existe et quand il n'y a pas d'hémorrhagie le premier jour, le malade est aussi bien le soir de son opération et les jours suivants que s'il n'avait pas été opéré; nous avons souvent ainsi trouvé nos malades lisant leur journal le soir d'une opération qui avait été souvent laborieuse et pénible.

Cette bénignité incontestable de la prostatectomie périnéale s'explique merveilleusement en ce qu'elle laisse une plaie ouverte et déclive et assure ainsi un drainage facile. Dans ces opérations faites presque toujours sur des sujets et des tissus infectés, le drainage, un drainage large, facile, est la condition nécessaire du succès de l'opération; et il est incontestable que la prostatectomie périnéale réalise à merveille ce désidératum.

---

(1) Watson. *Operation for prostatic hypertrophy.* Boston med. and surg. Jour. 28 avril 1904, vol. CL, n° 17, p. 413.

(2) Escat. *Loc. cit.*

(3) Proust. *Indications et valeur thérapeutique des prostatectomies.* Rapp. Ass. fr. d'urologie VIIIe session. *Comptes rendus.* Paris, 1904, pag. 152.

(4) J'ai avec intention éliminé de cette liste toutes les statistiques qui ne portaient que sur une seule opération.

Inconvénients. — A ces avantages considérables la prostatectomie périnéale oppose quelques inconvénients assez sérieux.

1.° D'abord elle est quelquefois *difficile* et si cette difficulté ne

OPÉRATIONS PÉRINÉALES

Opérateurs	Nombre	Morts	Opérateurs	Nombre	Morts
Albarran	73	3	*Report*	504	45
André	25	2	Leclerc Dandoy	3	0
Andry	4	0	Legueu	45	4
Bazet	8	2	Loumeau	29	1
Bako	3	1	Marlachess	12	1
Bazy	3	0	Malherbe	7	3
Bissel	2	0	Meyer	7	0
Brin	4	0	Michon	12	1
Bryson	5	1	Mickulicz	2	0
Carlier	7	0	Murphy	48	2
Cantermann	3	0	Nicolich	12	2
Czerny	27	2	Oidtmann	5	1
Deaver	5	2	Pauchet	53	3
Desnos	11	3	Pousson	23	4
Delagenière	16	5	Peraire	3	0
Durrieux	4	0	Rafin	17	3
Dorst	13	1	Reboul	4	1
Fergusson	40	4	Riedel	4	1
Füller	12	1	Ruggi	3	0
Gowan	21	1	Reynès	4	1
Guelliot	2	1	Rochet	27	6
Goodfellow	78	2	Richardson	5	1
Gosset	2	0	Segurla	4	0
Hartmann	30	1	Sheldon	11	0
Hansemic	7	0	Stockum	3	0
Hammerfaler	2	0	Syms	34	2
Hogge	2	0	Tédenat	9	2
Howitz	31	3	Trendelenburg	5	0
Helferich	4	1	Tuffier	4	1
Hérésco	21	2	Vernoy	2	0
Jaboulay	9	2	Vliegin (de)	2	0
Jeannel	2	0	Verhoogen	20	1
Kammerer	8	1	Watson	14	2
Kümmel	9	1	Young	50	2
Lardennois	3	0	Zuckerkandl	8	0
A reporter	504	45	*Totaux*	1027	90

gênait que le chirurgien, il n'y aurait pas grand mal. Mais la difficulté expose à quelques accidents. Il est des prostates qui viennent seules et se laissent facilement extirper; il en est d'autres qui se décollent moins aisément, se déchirent, se laissent enlever par morceaux. J'ai toujours cherché pour ma part à extirper la prostate en bloc, en deux fragments au moins; l'ouverture de l'urèthre préconisée par Proust et Gousset m'est toujours apparue comme une mesure nécessaire et de prévoyance; et une fois la prostate coupée en deux morceaux, j'enlève ces deux fragments en bloc et en général sans les morceler. Mais souvent les pinces dérapent, la prostate se déchire, et on court le risque de laisser quelques fragments en haut des lobes latéraux.

Ces difficultés se réalisent au maximum lorsque la prostate est grosse et longue, il y a un lobe médian. Par en bas, le gros volume, qui est un avantage par en haut, est un inconvénient et une difficulté; puis quand il y a un lobe médian, une saillie importante dans la vessie on a beaucoup de peine à en sortir. Il faut à travers le col inciser, arracher dans la vessie plutôt que désinsérer le lobe à enlever, et si ce lobe est volumineux, s'il atteint, comme je l'ai vu, plus de cent grammes, le morcellement à travers le col de ce lobe volumineux devient une manœuvre extrêmement pénible pour le chirurgien et très dangereuse pour le malade.

Il n'y a pas jusqu'à la recherche des pierres qui ne soit difficile par la voie périnéale, loin du contrôle de la vue, sur un organe sans consistance et qui fuit sous le doigt. Même prévenu on a peine à saisir de petites pierres; à plus forte raison est-on exposé à en laisser si l'on n'est pas sûr de leur présence.

2.° — Au cours de ces manœuvres quelquefois pénibles, et surtout au cours du premier temps de l'opération, la *blessure du rectum* est un accident toujours facile. Cet accident est arrivé à tous les chirurgiens qui ont une certaine pratique de cette opération; il a une grosse importance, car non seulement il frappe l'opération tout de suite d'une certaine gravité, mais il impose au malade, s'il survit, une infirmité très pénible et très difficilement curable. Ce n'est pas au niveau du muscle recto-uréthral, qu'il y a le plus de danger de blesser le rectum: on sait qu'il y a là un point faible, on va avec prudence et l'écueil est d'ordinaire évité. C'est plus haut à la fois et plus loin que le danger existe, c'est à la face postérieure de la prostate que l'écueil est le plus sérieux, dans cet espace qui n'est pas toujours *décollable*, car la prostatite accompagne souvent l'hypertrophie, et qu'il est difficile de trouver parce qu'on est mal parti et qu'on est trop près ou de l'urèthre ou du rectum.

Même si le rectum n'est pas ouvert, il est dénudé, et c'est de cette dénudation trop *intime* que résultent ces fistules secondaires que j'ai observées et qui, moins graves que les autres cependant, troublent quelquefois vers le quinzième jour la régularité des suites opératoires.

Et ainsi, sans vouloir faire du voisinage du rectum un épouvantail indigne d'un chirurgien, il est incontestable que toutes les opérations périnéales auront cet inconvénient commun d'exposer à la blessure de l'intestin: c'est un danger dont, avec de la prudence, de la dextérité, on se préservera très souvent, mais que ni la prudence ni la dextérité n'éviteront toujours et dans tous les cas.

3° Un autre inconvénient résulte dans la *longueur des suites opératoires*. La plaie périnéale est longue à se fermer, le retour de la miction par les voies naturelles est fait depuis longtemps que la plaie périnéale laisse encore une petite fistule par laquelle passent à chaque miction vingt à trente gouttes d'urine. Cette fistule se ferme, puis elle se rouvre; il faut cautériser à nouveau, remettre encore la sonde à demeure et j'ai un de mes malades qui un an après l'opération n'avait pas encore fini ces luttes énervantes contre une fistule intarissable.

D'ailleurs même quand les choses vont bien, il faut compter un temps assez long pour la réparation de la plaie, c'est en général l'affaire de cinq à six semaines, pendant lesquelles le malade doit à peu près garder le lit ou conserver la sonde.

4° La perte de la génitalité constitue encore un gros reproche à faire à la prostatectomie périnéale et il est bien fondé, car avec cette opération les canaux éjaculateurs sont toujours endommagés. Et de fait, malgré quelques heureuses exceptions, les malades perdent à la suite de l'opération toute aptitude génésique. Et c'est, malgré l'âge, un très grave inconvénient. Que cette suppression résulte d'un trouble mécanique ou de la suppression d'une zone érectogène (Proust) qui serait le point de départ d'un réflexe, peu importe. Contentons-nous pour l'instant de constater à ce point de vue combien la prostatectomie périnéale est inférieure à sa rivale. Young [1], il est vrai, avec une technique spé-

---

(1) Young. — *Conservative perineal prostatectomy and presentation of new instruments and technic.* J. med. Ass. Chicago, 1903.

ciale est arrivé à des résultats meilleurs; en substituant à l'incision médiane de l'urèthre prostatique, deux incisions latérales faites sur chaque lobe, il évite et respecte la zone érectogène, et près de 50 pour 100 de ses malades ont conservé des érections; quelques-uns même ont retrouvé des fonctions régulières, et il semble bien que la préoccupation de Young de sauver la génitalité a atteint son but.

Mais ce résultat n'est obtenu, si tant est qu'il se maintienne, qu'à condition que l'urèthre ne soit pas ouvert; et de cette façon, l'ablation de la prostate ne saurait être complète. Il est impossible de ne pas laisser ainsi des fragments en grand nombre autour de l'urèthre et par conséquent dans le but de voir la fonction génitale conservée on sacrifie avec cette opération une partie du résultat thérapeutique.

Je persiste donc à croire que par la suppression de la fonction génitale la prostatectomie périnéale est notablement inférieure à la transvésicale; et il y a au bénéfice de cette dernière un grand avantage.

5° J'en viens maintenant à la *question du résultat éloigné et du résultat vraiment thérapeutique*. C'est là surtout que doit être jugée la prostatectomie périnéale: elle est tentée contre un symptôme: la rétention, elle a pour but de supprimer la sonde. Dans quelle mesure répond-elle aux espérances qu'on fondait sur elle?

A ce point de vue, il est incontestable que la prostatectomie périnéale laisse quelques déboires. A côté des guérisons parfaites, qu'elle a parfois causées, et dont j'ai cité plus haut des exemples, *l'imperfection du résultat* vient souvent atténuer le bénéfice qu'on attendait de l'opération. Même sans parler des infirmités persistantes, auxquelles elle condamne parfois (fistules rectales), il est certainement des malades qui ont peu gagné à l'opération.

D'abord il y a parfois de *l'incontinence;* et l'incontinence, quand elle doit persister, vaut moins que la rétention. Mais fort heureusement elle est rarement durable, elle est d'ailleurs beaucoup plus exceptionnelle actuellement que lors des premières opérations et il n'est pas douteux que les perfectionnements de la technique ont sensiblement diminué la proportion de cette complication.

S'agit-il d'une altération du col vésical (Albarran), d'une lésion de l'urèthre membraneux (Proust), ou plus probablement tantôt d'une cause tantôt d'une autre, peu importe: ce qui est certain c'est que l'incontinence est rarement durable, mais quand elle force, comme je l'ai vu, les malades à porter pendant longtemps un appareil, on se demande si l'état antérieur n'était pas préférable.

D'autres fois l'incontinence est liée à la rétention incomplète. Le sphincter a été relâché ou supprimé, et comme le malade a changé sa rétention complète en une rétention incomplète, il ne peut retenir ses urines dans la vessie et l'incontinence paraît, une incontinence qui est directement liée à la rétention.

Il y a en effet souvent *persistance de la rétention partielle*: la vessie conserve un résidu diminué, mais qu'il faut encore évacuer. Et le sondage n'est pas toujours bien facile. Chez quelques malades, nous avons vu des difficultés de sondage qui n'existaient pas avant, dues sans doute à des sténoses, à des déviations cicatricielles de l'urèthre prostatique. Je dois dire cependant que ces rétrécissements traumatiques de l'urèthre sont très rares à la suite de la prostatectomie périnéale. Et quand on prend la précaution, comme je le fais toujours, de réséquer la plus grande partie possible de l'urèthre prostatique, la paroi rectale vient se coller à l'urèthre, ferme le canal par en bas, lui fait une paroi inférieure et le cathétérisme est facile, le calibre uréthral est parfait.

6.° Toutes ces défectuosités de la prostatectomie périnéale, inégalité, incertitude du résultat, persistance d'un résidu, nécessité de sondage tiennent à ce que l'opération est presque toujours *incomplète*. Et c'est là un des gros reproches que l'on peut adresser à cette opération.

Elle est incomplète comme toutes les prostatectomies, mais elle l'est beaucoup plus que toute autre. Ce point mérite une explication.

Je dis que toute prostatectomie est incomplète, c'est-à-dire que toute prostatectomie laisse en place la prostate. Toutes les pièces d'autopsie que j'ai vues, tous les éléments que Motz [1] m'a montrés et dont il a fait plusieurs publications montrent que dans ce qu'on laisse en place après la prostatectomie et qu'on appelle la capsule, il y a non seulement la capsule, mais la prostate elle-même amincie, refoulée, étalée. Et ce qu'on enlève, n'est jamais que la masse hypertrophiée, celle d'où résulte l'obstacle, celle qui gêne, celle dont il faut débarrasser le malade. «L'hypertrophie de la prostate se produit seulement aux dépens des glandes uréthra-

(1) Motz et Perearnau. *Contribution à l'étude de l'évolution de l'hypertrophie de la prostate*. Ann. des mal. des org. gén. ur. Vol. II, n° 2, 15 oct., 1905, p. 1521.

les, paraurethrales et du stroma qui les entoure. La prostate proprement dite ne prend aucune part à la formation des masses néoplasiques, elle subit seulement une atrophie plus ou moins prononcée» (Motz).

A ce point de vue donc, la prostatectomie n'est jamais totale; elle est incomplète, mais dans cette imperfection il y a des différences et des degrés entre la périnéale et la transvésicale.

La prostatectomie périnéale laisse très fréquemment des fragments plus ou moins volumineux des lobes prostatiques hypertrophiés; tantôt on ne peut les enlever parce qu'ils sont friables, se déchirent, et il m'est arrivé ainsi d'abandonner de propos délibéré des fragments trop haut situés, trop tôt détachés du groupe principal et qu'il m'était difficile ou que je croyais dangereux de poursuivre. D'autres fois ces fragments sont abandonnés involontairement dans la fragmentation préliminaire de la prostate. J'ai toujours pensé que le meilleur moyen d'enlever toute la glande était de l'enlever en bloc, au moins en deux fragments, sans la fragmenter, ou en la fragmentant le moins possible. Mais ce morcellement, on est parfois obligé de le subir ou parce que la prostate est trop volumineuse, ou parce qu'elle se déchire, et rien n'est alors difficile comme de faire une prostatectomie totale. Même en recherchant à l'aide d'un doigt introduit dans la vessie, et d'un autre qui se promène dans la plaie, les indurations suspectes, il est facile de laisser quelques fragments plus particulièrement en arrière, au-desssous du col. Et c'est là un inconvénient très regrettable, car de là peut résulter un échec thérapeutique.

Des prostatectomies incomplètes peuvent en effet donner de très bons résultats, des résultats parfaits. J'ai des malades qui ont perdu leur rétention complète, bien qu'ayant conservé, j'en suis certain, quelques fragments des lobes latéraux. Et l'on ne pourrait m'objecter la perfection des résultats pour conclure que la prostatectomie est complète le plus souvent.

Cela prouve tout simplement que varie la manière dont la prostate gêne la miction, qu'il y a des parties qu'il suffit de supprimer pour avoir un bon résultat et d'autres qu'on peut laisser sans nuire au bénéfice de l'opération.

Mais cela, nous ne le savons pas, et nous ne pouvons le savoir à l'avance, aussi voyons-nous très souvent l'opération incomplète frappée de stérilité dans ses résultats éloignés.

Et déjà reparaissent ces opérations *itératives* tentées par la voie haute, pour compléter le résultat défectueux d'une prostatectomie périnéale incomplète (Verhoogen, Legueu). Elles rappellent la période des laparotomies après les hystérectomies incomplètes, et semblent un acheminement, une transition vers une voie plus large, plus sûre, plus complète. Elles sont en tout cas nécessaires, car la sécurité du résultat thérapeutique n'est achetée que par une opération complète. Et la prostatectomie périnéale telle qu'elle fut jusqu'alors pratiquée par morcellement ou même par hémisection ne l'est certainement pas toujours.

Il est vrai que dans une certaine mesure cette défectuosité est corrigible. Il y a moyen de faire par en bas une prostatectomie complète : c'est de la faire totale, c'est de réaliser par en bas ce que Freyer fait par en haut, c'est d'enlever avec la prostate le col, l'urèthre et d'obtenir en un mot une prostate massive ou ouverte au lieu de ces fragments plus ou moins volumineux que le morcellement nous a jusqu'alors donnés.

Cette ablation est très facile à faire, sans incision sus-pubienne, pour toutes les prostates qui ne sont pas très grosses, elles permettent certainement de ne pas laisser de fragments méconnus, mais nous ne savons pas, comme le disait Proust au Congrès d'urologie en 1905, dans quelle mesure ces prostatectomies en bloc faites par en bas n'exposent pas soit à l'incontinence, soit à la fistule, soit au rétrécissement. Et c'est pour ces raisons que la prostatectomie périnéale, opération très bénigne mais pleine d'incertitudes, et quelquefois suivie d'infirmités a vécu son heure de gloire, et devra, sans disparaître, céder le pas pour le plus grand nombre des cas à la prostatectomie transvésicale qui vient prendre sa place.

II. *Voie transvésicale*

La prostatectomie transvésicale est de date plus récente. Füller l'a pratiquée le premier [1], mais c'est Freyer qui l'a perfectionnée, vulgarisée, à tel point qu'elle mérite bien d'être appelée « opération de Freyer ».

Technique. — La vessie est incisée longitudinalement comme pour une taille hypogastrique ordinaire. Les lèvres en sont écartées et on aperçoit la saillie prostatique.

Au-dessous du col en plein sur le versant postérieur de la saillie prostatique, Freyer déchire avec l'ongle de son index la

(1) Sur cette question de priorité, consulter : *Annals of surgery*, April 1905.

muqueuse vésicale; avec des ciseaux, avec le bistouri, la même incision peut être plus régulièrement faite, mais les instruments tranchants ne doivent inciser que la muqueuse; s'ils pénètrent trop avant, le doigt qui va prendre tout à l'heure le chemin tracé, va pénétrer en plein dans le tissu prostatique; la prostatectomie ne sera pas totale, on ne fera qu'une énucléation dans une masse énucléable.

Au contraire, si la muqueuse est seule incisée, le doigt s'y enfonce, rencontre de suite un bon plan de clivage, et d'un coup dénude toute la face postérieure de la prostate d'une paroi latérale à l'autre.

A ce moment il faut s'arrêter car il y a deux manières d'agir, et comme deux manières d'enlever et d'avoir la prostate.

Si on continue le décollement des faces postérieure et latérales vers la face antérieure — et la chose est très simple, car le doigt est pour ainsi dire conduit, attiré par la zone de molle adhérence, — on aura tout à l'heure une prostate qui, séparée de la portion membraneuse par effraction, va contenir et la prostate et l'urèthre prostatique fermé, le tout dans un seul bloc et dans un seul morceau, enveloppé dans les plis d'une espèce de capsule qui n'est autre que le sphincter intra-prostatique (Motz).

Cette façon de procéder n'est pas la meilleure; en effet, les plexus veineux périprostatiques sont ouverts, Freyer a vu ainsi l'hémorrhagie plus abondante, et bien que cette ablation de l'urèthre prostatique en entier ne nuise nullement au rétablissement ultérieur de la fonction, cette manœuvre est plus grave, elle doit être évitée.

Et pour l'éviter il faut recourir à la seconde manière qui consiste à enlever la prostate en un bloc formé de deux gros lobes réunis par une commissure postérieure, contenant l'urèthre prostatique, mais séparés en avant et écartés comme les deux coquilles d'une huître largement ouverte.

Pour arriver à ce but il faut, quand on a fini le décollement de la face postérieure de la prostate, abandonner ce plan de clivage, introduire le doigt dans l'urethre, en quelque sorte brutalement, et faire éclater la paroi latérale de l'urèthre prostatique, de façon à séparer les bords pubiens des lobes prostatiques de leur commissure antérieure. La manœuvre est faite d'abord à droite, puis à gauche, la prostate ne tient plus alors qu'au niveau de son bec, du côté de la portion membraneuse. On a quelquefois un peu de peine à la détacher à cet endroit. Il faut parfois un peu de force pour y parvenir, un doigt introduit juste dans le rectum facilite ces manœuvres en repoussant la prostate vers le haut.

L'opération est terminée; on place dans la cavité vésicale un gros tube à drainage, on réunit la couche musculo-cutanée de la paroi à la vessie comme après la cystotomie. Et sans toucher à l'urèthre on met un pansement absorbant.

Quand tout se passe bien, la miction par l'urèthre s'effectue du quinzième au dix-huitième jour; à partir de ce moment la vessie se ferme rapidement et se vide complètement. Et le malade peut quitter l'hôpital dans l'espace de quatre semaines au plus.

Résultat anatomique.

Chez les malades, qui sont morts assez longtemps après la prostatectomie transvésicale pour que la réparation soit effectuée, voici pour se rendre compte du résultat anatomique de cette opération.

Deux autopsies de Freyer, une de Verhoogen et l'observation d'un de mes malades mort au vingtième jour par lésions calculeuses des reins alors qu'il était guéri de sa plaie vésicale, permettent de se rendre compte de ce processus anatomique.

La prostatectomie supprime la prostate, le col vésical et la totalité ou une partie de l'urèthre prostatique.

Or, à l'autopsie voilà ce qu'on voit. La loge prostatique, étalée, quoique un peu rétractée, fait partie de la vessie dont elle est un diverticule inférieur, elle s'épidermise sans doute à la longue. La vessie dans son ensemble a un peu la forme d'une gourde renversée; les deux parties sont séparées par un léger rétrécissement, au-dessus duquel on voit les deux orifices uréthraux.

Le col vésical n'existe plus, ou du moins ce qui le représente, c'est-à-dire ce qui termine la vessie en bas, c'est l'orifice de la portion membraneuse. C'est là que le col de la vessie s'est abaissé. De sphincter il n'est plus question. Le seul sphincter est le sphincter uréthral, c'est la portion membraneuse.

Dans ce réservoir déclive, les urines descendent naturellement; pour les chasser à l'extérieur, il n'est plus besoin que d'une force minime. On comprend donc bien que la rétention cesse, il est moins facile de s'expliquer pourquoi il n'y a jamais d'incontinence.

L'urèthre est raccourci de toute la portion supprimée, il a 14 à 15 centimètres.

Sur toutes les pièces les canaux éjaculateurs sont conservés, la prostate ne s'hypertrophie en effet, se développe au-dessus de la portion montanale, elle s'invagine pour ainsi dire dans la vessie. Et en l'énucléant de haut en bas, on reste toujours au-dessus des vésicules séminales et on n'atteint pas les canaux éjaculateurs, qui restent indemnes.

Avantages. Ainsi exécutée, l'opération se présente dans des conditions autrement avantageuses que la prostatectomie périnéale.

D'abord comme opération elle est beaucoup *plus facile:* on arrive droit sur la prostate au travers de la vessie, il est vrai, mais la voie d'accès est certainement plus droite qu'elle ne l'est par la voie périnéale. Le décollement dans les cas favorables de grosse hypertrophie adénomateuse s'effectue facilement, et l'énucléation de la prostate se fait en quelques secondes, souvent même en moins d'une minute. C'est là un avantage incontestable, la rapidité opératoire prouve chez ces sujets âgés, toujours artérioscléreux, avec des reins souvent à la limite, des avantages sur lesquels il me paraît inutile d'insister.

L'opération est ainsi très brillante, et quand on a l'habitude de la prostatectomie périnéale avec ses temps longs, faits de tâtonnements et d'hésitation, on se prend d'une grande admiration pour l'opération de Freyer qui en quelques secondes vous donne une pièce magnifique, enlevée d'un seul tenant, sans déchirure, sans section, sans mâchonnement.

L'opération est de plus toujours *complète* au sens où je l'ai précisée plus haut. Elle est complète, c'est-à-dire qu'elle enlève, d'un seul tenant, toutes les masses hypertrophiées, tout ce qui est malade, tout ce qu'il faut enlever. Young [1] lui reproche de n'enlever que partiellement la prostate, c'est vrai, mais elle ne laisse que la partie non hypertrophiée, celle qu'aucune prostatectomie ne supprime. Et quand on est bien dans le bon plan de clivage il n'est point besoin de se préoccuper si on va tout enlever, la prostate vient toujours tout entière dans les deux formes que j'ai décrites.

Le lobe médian, quand il y en a un, vient avec le reste, en même temps que les lobes latéraux: quels que soient l'importance et le

(1) Young (de Glasgow), *Total extirpation of the prostate. Brit. med. Journ.* 13 février 1904, p. 368.

volume de ce lobe médian, il n'offre aucune difficulté pour l'enlever par l'hypogastre.

En général les *suites opératoires* sont très rapides et à ce point de vue il est entre les deux opérations une très grande différence. Le 5 octobre 1905 j'opérais devant le Congrès de Chirurgie de Paris un vieillard de 75 ans par la prostatectomie hypogastrique; le 19 il se levait et le 26 il quittait l'hôpital, soit trois semaines après. Or, à deux jours d'intervalle, j'avais opéré encore devant le même Congrès de chirurgie le 7 octobre un homme de 64 ans par la prostatectomie périnéale. A l'époque où le premier quittait nos salles, le second n'était pas encore à moitié de sa course: il n'est sorti de l'hôpital que le 6 novembre avec de l'incontinence d'urine.

Cette simplicité des suites opératoires s'explique aisément; d'abord il n'y a pas de danger de blesser le rectum, cet accident n'a jamais été signalé. Ensuite il n'y a pas de drainage déclive, donc pas de danger de fistule à l'hypogastre, quelquefois seulement on a vu la vessie rester fistuleuse; Freyer mentionne quelques cas de ce genre et Bazet (de San Francisco) me signale lui aussi un cas où il dut réintervenir à nouveau pour fermer au bout de quatre mois une vessie qui restait ouverte. Mais que sont ces quelques faits par rapport au nombre déjà considérable des prostatectomies pratiquées? Rien, et je comprends qu'il en soit ainsi. Quand l'urèthre est perméable, quand il n'y a plus de prostate et par conséquent plus de rétention, la vessie ne demande qu'à se fermer. Seule peut-être cette précaution, que d'aucuns conseillent, de suturer exactement les lèvres de la vessie à la paroi abdominale serait susceptible de rendre à l'avenir la fistulisation plus fréquente. Je ne suis pas fixé sur ce point.

L'urèthre ne se rétrécit pas; et chez tous les malades le sondage explorateur est facile avec toutes les sondes. On compte deux ou trois malades de Freyer qui ont été vus ici en France avec un urèthre difficilement perméable. Ce n'est rien: et on peut dire en règle générale qu'il n'y a pas plus de rétrécissement chez ceux qui ont perdu tout l'urèthre prostatique que chez ceux qui ont perdu la paroi antérieure.

A tous ces points de vue donc, les suites opératoires sont extraordinairement simples et rapides, et on ne distingue guère si ce n'est dans les premiers jours de ce qu'elles sont après la taille hypogastrique.

Les malades conservent leur fonction génitale, et c'est là un avantage considérable; sans doute il n'y a pas toujours une régénération extraordinaire de ce côté. Tous les malades ne sont pas aussi heureux que ce vieillard de 81 ans opéré de Loumeau qui revient après la prostatectomie aux plus beaux jours de sa lointaine jeunesse; mais cependant la plupart des malades se retrouvent dans les conditions où ils étaient avant l'opération. L'érection, l'éjaculation peuvent être absolument normales: et la plupart des malades reprennent leurs fonctions régulières plusieurs fois par semaine et y trouvent le même plaisir.

Il est incontestable que là gît pour la prostatectomie hypogastrique une incontestable supériorité sur toutes les prostatectomies périnéales, même celle de Young.

En plus le résultat thérapeutique de la prostatectomie transvésicale est presque toujours parfait, et quand on lit les observations de Freyer, on est frappé de la différence qui existe entre les résultats de cette opérations et ceux que donne la voie périnéale.

On ne voit pas ici ces imperfections, ces petites infirmités qui viennent si souvent entacher les résultats de la prostatectomie périnéale.

Ainsi l'incontinence n'est signalée nulle part. Et la rétention disparaît toujours. Et je ne parle pas ici seulement des rétentions complètes et chroniques, mais aussi de ces rétentions incomplètes qui par en haut donnent des résultats si incertains. Après l'opération de Freyer les unes comme les autres disparaissent complètement; quand on sonde la vessie, on n'y trouve jamais plus de résidu et il n'est plus besoin de maintenir ici ces catégories qui semblent nécessaires après la prostatectomie périnéale et d'étudier à part l'influence de l'opération sur les rétentions incomplètes et les rétentions complètes. Il semble que les unes et les autres se comportent d'une façon également heureuse après la prostatectomie transvésicale, et quand je dis «il semble» c'est que les observations ne font pas toujours assez exactement mention du degré et de la forme de la rétention avant l'opération. C'est là un point sur lequel devront plus tard porter les recherches, se concentrer l'expérience et l'attention des opérateurs.

Gravité.

Le plus grave inconvénient, celui-là très réel, de la prostatectomie hypogastrique est sa gravité, disons au moins: sa gravité actuelle.

De toutes les statistiques il résulte qu'elle est en effet un peu plus grave que l'autre.

Watson [1] sur 243 cas comptait 28 décès, soit 11,3 %.

Escat sur 164 cas comptait 31 décès, soit 18 %.

Proust trouve 29 morts sur 244 cas, soit 12 % de mortalité.

OPÉRATIONS PÉRINÉALES

Opérateurs	Nombre	Morts	Opérateurs	Nombre	Morts
Freyer	233	16	*Report*	358	34
Andry	1	1	Legueu	11	5
Anderson	1	0	Lund	1	0
Allingham	3	1	Loumeau	7	1
Alberts	1	1	Mac Bell	4	0
Adenot	1	0	Martin	2	0
Barling	10	2	Maynard	1	0
Bird	1	0	Mayo Robson	5	0
Bazet	3	0	Moynihan	12	1
Caudermann	1	0	Murphy	2	0
Czerny	5	1	Nesbitt	2	1
Collins	2	0	Nicolich	25	2
Cooke	1	0	Pardoe	13	3
Cathelin	1	0	Pousson	2	1
Delore	1	0	Purvis	1	0
Desnos	1	0	Pauchet	2	1
Escat	1	1	Proust	3	0
Elsworth	1	0	Richardson	26	7
Forster	1	0	St Jacques	2	0
Freudenberg	2	1	Shoemaker	2	0
Hartmann	2	1	Sheen	2	0
Harrison	5	1	Smith	1	0
Heatson	2	0	Stonham	1	0
Heresco	2	1	Thorndike	9	1
Hutchinson	1	0	Thornley Stocker	2	0
Helferich	3	1	Thomson	5	1
M. Gowan	21	3	Tobin	1	0
Israël	18	0	Trendelenburg	1	0
Jeannel	1	0	Verhoogen	6	3
Jackson	2	0	Vallack	1	0
Kummel	9	1	Watkins	1	0
Loriere Daudry	2	1	Watson	8	3
Lilienthal	10	1	Zuckerkandl	9	2
A reporter	358	34	*Totaux*	591	66

[1] Watson. *The operative treatment of the hypertrophic prostate. Annals of surgery.* May, 1905 [illegible]. Cf. *Boston med. and surg. Journ.* [illegible] Vol. CL, p. 471.

J'ai rassemblé pour ce travail 521 opérations avec 66 morts soit une mortalité de 12,6 %.

Dans cette statistique, la proportion des opérations faites par Freyer lui-même est de plus de la moitié, soit 237 (communication écrite du 27 octobre). Sur ces 237 cas Freyer ne comptait que 16 morts, et encore me faisait-il remarquer que la moitié de ces morts étaient due à l'âge très avancé des malades : quelques malades d'ailleurs étaient encore en traitement. Mais sur les 203 qui étaient déjà guéris [1] la mortalité n'atteignait pas 8 %. Les 103 derniers cas d'ailleurs ne donnaient que 6 morts, la dernière série de 36 cas ne lui donnait qu'un mort soit 3 %. Et en somme la mortalité qui était au début sur le premier cent de 8 % est en train de s'améliorer progressivement, ce que Freyer lui même attribue à une habitude plus grande de l'opération, et à l'attention qu'il apporte aux soins opératoires. Freyer fait remarquer en outre que sur 206 cas il a opéré 14 octogénaires de 80 à 87 ans et qu'il n'en a perdu aucun. L'opération est merveilleusement supportée par ces organismes séniles.

Ces résultats de Freyer sont merveilleux ; ils sont encourageants pour ceux qui moins heureux que lui ont eu au début des déboires et qui sont, il faut le dire, le plus grand nombre. Ils prouvent qu'on peut avec cette opération réussir dans une large proportion, et c'est là le meilleur encouragement qui puisse être donné.

La gravité en chirurgie en effet n'est que rarement un facteur irréductible : au contraire. Il n'est guère d'exemples qu'une opération se soit installée dans la chirurgie sans des déboires, que l'expérience de chacun contribue bien vite à restreindre. Une plus grande prudence dans le choix des indications, une habileté plus consommée dans l'exécution de l'opération, une antisepsie plus rigoureuse parviennent bien vite à modifier les premières statistiques.

Ici, il est vrai, la réduction de la mortalité rencontre des obstacles qu'elle n'a pas trouvés ailleurs au même degré. Que l'habileté progressive de chaque chirurgien permette de terminer plus simplement et plus vite une opération, qui n'est après tout qu'une énucléation, c'est déjà quelque chose qui diminuera le choc pour ces sujets le plus souvent âgés. Que la découverte sans tâtonnements du bon plan de clivage évite ces délabrements d'où peuvent

(1) Freyer : Total enucleation of the prostate for radical cure of enlargement of that organe. *British med. J.*, Oct. 7 th. 1905.

résulter des déchirures vasculaires inutiles, je n'en disconviens et je pense même que des hémorrhagies immédiates seront de ce fait raréfiées ou diminuées.

Mais il restera malgré tout et toujours une plaie ouverte dans un milieu septique. Et c'est à assurer les conditions les plus favorables pour la guérison de cette plaie que doivent tendre tous les efforts de ceux qui veulent diminuer la gravité de cette opération.

De quoi meurent les malades après la prostatectomie transvésicale; ils meurent d'hémorrhagie ou d'infection ou des deux à la fois.

Ils meurent d'une hémorrhagie par une plaie ouverte et non tamponnée, et qui tue le malade le premier ou le deuxième jour, ou quelquefois plus tard, un de mes malades eut une grave hémorrhagie secondaire au dixième jour. Et l'on s'étonne de ne pas voir cet accident plus souvent signalé.

Ils meurent encore de la septicémie qui résulte de la défectuosité du drainage, et qui dans l'espace de deux ou trois jours fait monter le pouls ou la température et emporte rapidement les malades.

Ils restent encore exposés plus tard aux complications rénales ou pulmonaires.

Ces défectuosités qui font la gravité de l'opération sont inhérentes à la méthode elle-même, elles se retrouvent dans toute prostatectomie sus-pubienne à la manière de Freyer et pour qui cette opération, même quand elle guérit, traverse une phase pendant laquelle on ne sait et on ne peut dire s'il y aura guérison ou non. Il y a donc *gravité* pour le malade et *insécurité* pour le chirurgien.

Soins post-opératoires

La question des soins post-opératoires prend ainsi une importance capitale. L'opération n'est pour ainsi dire rien; c'est quand elle est finie que commencent toutes les difficultés. C'est avec des soins post-opératoires attentifs, minutieux, incessants, que Freyer est parvenu à vaincre, si je puis dire, les défectuosités de son opération et à obtenir la belle statistique que j'ai rapportée.

Il a pris soin d'ailleurs de publier et de vulgariser la ligne de conduite qu'il a adoptée.

Freyer (1) proscrit toute sonde à demeure, il installe seule-

(1) Freyer. — *Total enucleation of the prostate for radical cure of enlargement of that organ. The Practitioner*, sept. 1904.

ment dans la vessie par l'hypogastre un gros drain de près de deux centimètres de diamètre. Ce drain affleure les lèvres de l'incision cutanée: dans le fond, il plonge percé de deux trous dans la cavité *vésicale*, très au-dessus de la cavité prostatique. Par ce tube, on enlève s'il y a lieu les caillots, on fait plusieurs lavages de la vessie par jour avec la seringue, et dans l'intervalle, l'urine s'écoule incessamment dans un pansement absorbant qui est changé aussi souvent qu'il est nécessaire. Au bout de quatre à cinq jours le tube est enlevé, et l'irrigation vésicale est continuée ultérieurement par la plaie béante.

Vers le dixième jour on peut faire par l'urèthre des lavages sans sonde; les malades ne tardent pas d'ailleurs à uriner spontanément par la verge et la vessie se ferme.

Pour faciliter les manœuvres dans la vessie autant que pour prévenir l'infiltration dans la loge de Retzius, il est bon de suturer les lèvres de la plaie vésicale à la paroi musculaire de l'abdomen. J'ai vu en effet des cellulites pelviennes avec myosite des adducteurs dans deux cas où je n'avais pas suffisamment assuré le drainage de la loge prévésicale. Ces accidents n'ont eu aucune suite fâcheuse, ils ont disparu sans laisser de trace. Je pense cependant qu'ils auraient été évités par la suture de la vessie à la paroi. Cette précaution d'ailleurs rendra toujours plus faciles toutes les interventions qu'on peut être appelé à pratiquer sur la vessie, tels que le tamponnement, la recherche des caillots, etc.; elle est donc très recommandable et je m'y conforme.

Pour ce qui est du drainage et de l'hémostase, la technique du chirurgien anglais est discutable. Je m'y suis conformé absolument dans plusieurs cas et j'ai vu malgré cela, comme d'autres chirurgiens, des accidents survenir qui m'ont fait hésiter, chercher ailleurs et tâtonner un peu.

Le gros drain de Freyer par exemple a un grand avantage, c'est celui de permettre le traitement direct de la vessie; saisir avec une pince des caillots accumulés; nettoyage de la vessie avec des tampons et des antiseptiques.

Mais il a aussi un inconvénient, c'est de favoriser l'écoulement de l'urine dans le pansement, de laisser par conséquent le malade constamment mouillé, de contribuer ainsi à l'infection de la plaie superficielle.

Aussi frappé de cet inconvénient, ai-je à plusieurs reprises utilisé comme Loumeau les tubes siphons de Guyon Périer; ceux-ci évitent au malade d'être mouillé, ils drainent d'une façon très parfaite et constante les urines vers un urinal. Par contre, ils se bouchent aisément, et alors ne permettent plus que difficilement le lavage de la vessie; en outre ils rendent impossible toute intervention directe et profonde sur la région opérée.

Avec le tube de Freyer, le drainage est-il bien efficace? Je ne le pense pas, au sens où nous comprenons le drainage. L'écoulement se faisant par la partie supérieure, à l'hypogastre, la loge prostatique ouverte reçoit et conserve les produits septiques qui s'y accumulent, qui y sont résorbés, et dont l'absorption produit la septicémie dont meurent les malades.

Pour remédier à cet inconvénient, il n'y a que deux façons de procéder : c'est ou de faire un drainage périnéal ou de mettre une sonde à demeure. Le drainage périnéal a été préconisé par Füller, pratiqué par Israël et j'y ai eu moi-même recours. Je pense que c'est une très bonne précaution à utiliser sinon dans tous les cas au moins dans ceux où le malade est très infecté.

Quant à la sonde à demeure je ne pense pas qu'elle mérite la réprobation que lui voue Freyer. Elle a en effet cet avantage de drainer au point déclive et d'attirer vers l'urinal toutes les urines. Aussi plusieurs chirurgiens l'ont utilisée et s'en sont bien trouvés. Verhoogen met en place une sonde de Pezzer; je préfère la sonde à béquille qui, plus résistante, permet plus efficacement de faire l'aspiration des caillots. C'est grâce à la sonde qu'Israël a pu fermer complètement la vessie et obtenir des suites opératoires qui se rapprochent beaucoup comme simplicité de celles que donnerait une taille hypogastrique.

Mais que l'on draine par en haut ou que l'on draine par en bas, il y a une complication toujours possible si l'on n'y prend garde, c'est *l'hémorrhagie*. L'hémorrhagie est toujours un danger; elle est quelquefois importante au moment de l'opération, on en vient facilement à bout à ce moment, mais lorsqu'à travers cette plaie béante elle se répète ou continue ce jour ou les jours suivants, on est quelque peu désarmé. Les lavages à l'eau très chaude, au sérum, n'en viennent pas toujours à bout et j'ai vu deux de ces malades succomber ainsi par suite d'une hémorrhagie, que je ne pouvais arrêter. Il y a donc là encore une complication qui mérite d'être prévenue par une précaution spéciale, et le tamponnement laissé à demeure dans la vessie, ou du moins dans la cavité prostatique me paraît une très sage mesure.

Au reste, voici à l'heure actuelle comment je procède.

Avant l'opération, je désinfecte aussi longtemps et aussi complètement que possible la vessie avec des lavages antiseptiques.

Après l'opération, je laisse dans la cavité prostatique une mèche de gaze imbibée d'eau oxygénée et d'où résultera l'hémostase. Au-dessus, dans la vessie, est placé le gros drain de Freyer, qui permet de faire dans la journée des lavages antiseptiques, le nettoyage de la vessie avec des tampons. Dans l'intervalle des lavages, je laisse dans le tube de Freyer une petite sonde de Nélaton qui récolte quelque peu les urines.

La mèche de gaze est enlevée au troisième jour, et une sonde à demeure est alors placée dans l'urèthre. Les lavages sont faits par cette sonde. Le tube de Freyer est enlevé le quatrième jour.

Lorsque l'infection avant l'opération a été intense et profonde, je fais une incision périnéale et place de ce côté un drain dans la cavité prostatique.

CONCLUSIONS

Indications relatives des deux opérations

En somme et pour nous résumer, deux opérations d'inégale valeur sont en présence et se partagent nos préférences.

L'une, la prostatectomie périnéale est *bénigne*, mais ne *guérit pas toujours*.

L'autre, la prostatectomie hypogastrique est plus *grave* mais *guérit* complètement quand elle ne fait pas mourir.

Pour ma part, je n'hésite pas à préférer cette dernière. Ce que nous cherchons avant tout dans une opération, c'est qu'elle guérisse. La mort n'est qu'un accident; et il faut quelquefois savoir subir un excès de gravité pour courir les chances d'un résultat thérapeutique meilleur. La mortalité d'ailleurs n'est pas un facteur irréductible; je l'ai montré et par conséquent j'entrevois pour ma part dès maintenant l'opération de Freyer comme l'opération de choix à appliquer au plus grand nombre des malades justiciables d'une prostatectomie.

Est-ce à dire qu'il faille abandonner la voie périnéale? Nullement: la voie périnéale restera pendant longtemps au moins, et gardera pour elle une bonne part de prostates qu'il serait téméraire ou impossible d'enlever par en haut.

Essayons donc de tracer quelles sont à l'heure actuelle les indications relatives de ces deux opérations.

Les indications se tirent de la *prostate* et du *sujet*.

Du côté de la prostate, voici d'abord le *volume* qui règle la voie à choisir.

La voie haute est indiquée pour *toutes les grosses prostates*: plus la glande est volumineuse, et plus elle est saillante dans la cavité vésicale. En grossissant, la prostate remonte, s'invagine pour ainsi dire dans la vessie en entraînant avec elle vers l'ombilic le col vésical. Il est donc bien plus naturel de chercher à l'aborder de ce côté où elle est le plus saillante. Par en bas au contraire l'ablation d'une grosse prostate présente toujours des difficultés; il y a souvent impossibilité à la faire complète.

La voie haute est indiquée encore toutes les fois qu'il y a un lobe médian important; j'ai dit quelles difficultés apportait le lobe médian à la prostatectomie périnéale. Ces difficultés n'existent pas par la voie haute, et de ce côté la prostate est enlevée en bloc avec ses trois lobes.

Après le volume, après le lobe médian, *l'énucléabilité* a une grande importance. Il est des prostates qui sont hypertrophiées sans être énucléables: ce ne sont pas des adénomes, elles n'appartiennent pas au groupe des hypertrophies vraies. Et l'anatomie pathologique nous permet déjà de les rejeter complètement du cadre clinique des hypertrophies. Mais actuellement elles sont encore quelquefois cliniquement confondues avec l'hypertrophie: et si dans ces cas, on essaie de faire la prostatectomie de Freyer on s'expose à des échecs complets. On ne doit réserver pour la voie haute que les prostates franchement énucléables, c'est-à-dire franchement adénomateuses. Et au contraire on laissera à la voie périnéale toutes celles dans lesquelles la tuméfaction est diffuse, étalée, les limites imprécises, la consistance ferme. Par la voie périnéale avec le morcellement on peut s'en tirer; par la voie haute on n'y parviendrait pas.

Du côté du sujet, les contre-indications se tirent des tares organiques qui affaiblissent la résistance de l'organisme. La prostatectomie hypogastrique constituant un traumatisme plus grave sera réservée aux malades bien portants, jeunes malgré leur âge, sans trop d'athérome, sans trop d'obésité. Les gros au contraire, ces gros qui ont si facilement de l'emphysème et de la congestion pulmonaire, résisteront moins avec l'opération périnéale.

Chez les malades infectés qui ont ou ont eu récemment de la fièvre, la prostatectomie peut agir à la manière d'un drainage, mais à la condition qu'elle soit déclive. Dans ces conditions la prostatectomie hypogastrique ne donnerait que des dangers: la prostatectomie périnéale au contraire pourra drainer largement la vessie et éviter les inconvénients de l'infection pyélo-rénale et génitale.

La question de la génitalité peut enfin aussi entrer en ligne de compte: et si un malade désirait absolument conserver l'intégrité de ces fonctions, on devrait recourir à la voie haute même dans le cas où la prostate serait peu volumineuse.

C'est dans ces limites, c'est dans ce domaine très étendu que j'entrevois l'avenir de la prostatectomie transvésicale. Elle laissera à la périnéale les très petites prostates, les sujets gras, les infectés; elle conservera pour elle la meilleure part, toutes les grosses prostates, toutes celles au moins qui sont franchement énucléables.

THÈME 2 — TRAITEMENT CHIRURGICAL DE L'HYPERTROPHIE DE LA PROSTATE

(Die chirurgische Behandlung der Prostata-Hypertrophie)

Par M. le Dr. ALBERT FREUDENBERG (Berlin)

Die Zeit, wo der Catheterismus — und zwar meist der Catheterismus, ausgeübt von dem Patienten selbst — das α und ω in der Behandlung, ja man kann fast sagen: die einzig anerkannte Behandlung der Beschwerden des Prostatikers war, ist vorüber. Während noch *Thompson* 1889 in der letzten (VIII) Auflage seiner *Diseases of the Urinary Organs* Kapitel X, es für ausgeschlossen hielt, dass ein Patient nach 1-2 jährigem Cathetérleben, selbst wenn es gelänge, das Hinderniss der Harnentleerung völlig zu beseitigen, wieder die Fähigkeit gewinnen könnte, seine Blase selbständig zu entleeren; während noch *Guyon* in seinen *Leçons cliniques sur les affections chirurgicales de la vessie et de la prostate*, Paris, 1888, p. 606, unter Hinweis auf die anatomischen und histologischen Verhältnisse, ein radikales Vorgehen für unmöglich und aussichtslos hielt und den Ausspruch tat: «Le traitement radical de l'hypertrophie de la prostate n'existe pas et ne saurait exister,» wissen wir jetzt, dass das, was jene Altmeister der Urologie für unmöglich hielten, eine Tatsache ist und fast täglich auf verschiedenem chirurgischen Wege verwirklicht wird. Wir stehen auch nicht mehr auf dem Standpunkte *Mc. Gill*'s, der, selbst ein erfolgreicher Vorkämpfer radikalen chirurgischen Vorgehens in der Behandlung der Prostata-Hypertrophie, im Jahr

1890 einen Aufsatz über die suprapubische Prostatektomie mit den immerhin resignierten Worten begann: »Operationen an der Prostata soll man nur dann vornehmen, wenn die gewöhnlichen Behandlungsmethoden nicht durchführbar sind, oder sich als erfolglos erwiesen haben« [1].

Vielleicht darf man sogar sagen, dass jetzt eine gewisse Neigung vorhanden ist, in das andere Extrem zu verfallen, und in der Freude über die bei der Bekämpfung der Prostata-Hypertrophie errungenen und zu erringenden chirurgischen Erfolge zu weit zu gehen, und auch da zu operieren, wo man auf einfacherem Wege die Beschwerdefreiheit des Kranken erreichen kann. Ich möchte nicht die Gelegenheit vorbeigehen lassen, gleich hier im Beginne meiner Ausführungen vor diesem »Zuviel« zu warnen.

Zahlreich sind die Methoden, durch welche man die Beschwerden der Prostatiker chirurgisch zu bekämpfen versucht hat. Einen Teil derselben kann man bereits als abgetan bezeichnen, da sie, vielfach theoretisch auf falscher Grundlage basierend, nicht das gehalten haben, was man von ihnen erwartete. Andere stehen, zum grossen Teil mit Recht, im Vordergrunde des chirurgischen Interesses, und für und wider sie tobt noch der Kampf der Meinungen. Leider geht es dabei vielfach so zu, dass der Einzelne nur *die* Methode kennt und anerkennt, die er selbst mit Erfolg ausgeübt hat, und sich ablehnend verhält gegen andere Methoden, eben weil er sie und ihre Erfolge nicht oder nicht genügend kennen gelernt hat. Und dabei ist dies Verhalten umsoweniger gerechtfertigt, als wohl mit Recht behauptet werden kann, dass von allen Fällen von Prostata-Hypertrophie kaum *einer* — weder klinisch, noch anatomisch, noch auch nur histologisch — vollständig dem andern gleicht. Wie unwahrscheinlich ist es da, dass trotzdem für *alle* Fälle immer nur ein und dasselbe Verfahren das geeignetste und einzig anwendbare sein sollte.

Ueberblicken wir die gegen die Beschwerden der Prostata-Hypertrophie in Anwendung gezogenen Methoden, ohne uns an die historische Reihenfolge derselben halten zu wollen, so können wir sie zweckmässig zunächst in die grossen Gruppen der *palliativen* und der *radikalen* Methoden einteilen. Ich gebrauche dabei,

---

1) Intern. Centralbl. f. d. Physiol. u. Pathol. der Harn- und Sexualorgane. Bd. I, p. 14.

wie vorausgeschickt sei, die Unterscheidung zwischen palliativen und radicalen Methoden nicht ausschliesslich im Sinne dessen, was sie wirklich *erreichen*, sondern dessen, was sie zu erreichen *beabsichtigen*. Meine Gruppierung ist dementsprechend auch nicht überall in Uebereinstimmung mit der Gruppierung anderer, die auch zwischen palliativen und radicalen Methoden unterschieden haben.

A. *Palliative Methoden.*

Die palliativen Methoden bezwecken nur, die durch Spontan-Miction nicht oder nur unvollkommen erfolgende Entleerung der Blase auf anderem Wege zu erreichen, vielfach auch gleichzeitig dadurch eine bestehende Infektion der Blase, und eventuell Nieren, günstig zu beeinflussen, nicht aber die Beseitigung des Hindernisses, welches sich der Spontan-Miction entgegenstellt. Trotzdem bewirken sie nicht ganz selten, wenigstens für eine gewisse Zeit, auch die mehr oder weniger vollkommene Wiederherstellung der Spontan-Miction, und damit oft genug eine selbst auf Jahre sich erstreckende Befreiung des Patienten von seinen Beschwerden. Schon aus diesem Grunde wird man voraussichtlich nie dazu übergehen, ganz auf die Palliativmethoden zu verzichten. Abgesehen davon wird aber häufig der schlechte Allgemeinzustand des Patienten, oder seine Weigerung sich radikaleren Eingriffen zu unterziehen, oder die Notwendigkeit vor dem beabsichtigten radikalen Eingriffe eine Vorbehandlung einzuleiten, dazu zwingen, sie in Anwendung zu ziehen.

Zu den palliativen Verfahren gehört in erster Reihe die Anwendung des Catheters, sei es in der Form des intermittierenden Catheterismus oder des Verweilcatheters.

In zweiter Reihe zählen dazu die Methoden, welche mit Umgehung der Harnröhre die direkte Entleerung der Blase erstreben. Sie treten besonders dann in Anwendung, wenn der natürliche Weg durch die Harnröhre für Urin und Catheter unpassierbar geworden ist, sei es durch hochgradige Anschwellung der Prostata, sei es durch falsche Wege, die durch ungeschickte Hand erzeugt, nun auch dem Geübten die Einführung des Catheters unmöglich machen. In solchem Falle mit Gewalt vorzugehen und den *Cathétérisme forcé* auszuüben, oder die *Tunnelierung* des Prostata-Hindernisses per urethram zu versuchen, ist wegen der Gefahr unberechenbarer Nebenverletzungen unstatthaft, wenn auch einzelne Fälle vorliegen, in denen man so ein günstiges Resultat erreicht hat.

Hat man Aussicht, dass in absehbarer Zeit die Harnröhre wieder durchgängig werden wird, so ist die *Punktion der Blase mit dem Capillar Trocart* dicht oberhalb der Symphyse mit anschliessender Aspiration das gegebene Verfahren. Ihr gegenüber haben wohl die *perineale* (Harrison), *sub-pubische* (Voillemier), *transpubische* (Meyer) und *rectale* (Emmert und Söhde, Hitchins) Punktion, die übrigens nur mit nicht-capillären Trocarts ausgeführt zu sein scheinen, nur noch ein historisches Interesse. Häufig genügt eine einmalige suprapubische Capillar-Punktion, um am selben oder anderen Tage den Catheterismus wieder leicht gelingen zu lassen. Anderenfalls steht nichts entgegen, den kleinen Eingriff zu wiederholen. Freilich, wenn er auch *meist* unbedenklich ist, und wenn ihn auch z. B. *Vigneron* 57 Mal, *v. Frisch* ca. 70-80 Mal bei demselben Patienten ohne Schaden wiederholen konnte, so ist er doch *nicht immer absolut* ohne Gefahr. Denn immerhin sind vereinzelte Fälle vorgekommen, wo sich an ihn Harninfiltration anschloss, oder aber Peritonitis, weil ausnahmsweise das Peritonaeum bis an oder hinter die Symphyse herunterreichte (*Kaufmann, Poncet, Pouillot, Socin, Deneffe* und *van Wetter* [1]). Deswegen sollte man auch die Capillar-Punktion nie anwenden, ehe man sich nicht davon überzeugt hat, dass die Blase wirklich stark ausgedehnt ist, und ehe man nicht das Mittel eines *langsamen, vorsichtigen* und *schonenden* Catheterismus, eventuell selbst in der Narkose, sorgfältig und geduldig versucht hat. Gelingt es doch oft genug, nachdem von anderer Seite der Catheterismus ohne Erfolg versucht worden ist, trozdem relativ leicht in die Blase zu kommen, sei es mit einen Nélaton, sei es mit einem elastischen Catheter mit sogenannter «grosser Wildunger Krümmung», sei es weiter mit Zuhilfenahme des Hey'schen oder Guyon'schen Kunstgriffes, sei es endlich mit dicken Metallcathetern mit grosser Brodie'scher oder Hutchinson'scher Krümmung.

Gelingt es nicht, auf diesem Wege die Harnröhe wieder wegsam zu bekommen, oder bleibt der Katheterismus weiter schwierig oder schmerzhaft, muss er in zu kurzen Zwischenräumen erfolgen oder veranlasst er immer aufs Neue Hämorrhagieen, und macht ein Verweilkatheter Beschwerden oder funktioniert schlecht, so kommt die *Anlegung einer Blasenfistel* in Betracht. In ihr lässt man dann, auf längere Zeit oder selbst zeitlebens,

---

(1) S. auch die Literatur über das Herabreichen der Peritonealfalte bei *Marigo*: La Chirurgia della Prostata. Bologna, N. Zanichelli, [illegible], p. [illegible].

einen dicken elastischen Katheter liegen (der bei ammoniakalischer Cystitis wegen der Incrustationsgefahr häufiger, bei saurer Cystitis seltener gewechselt zu werden braucht, und durch den regelmässige Ausspülungen der Blase vorgenommen werden), oder einen entsprechenden Apparat mit silberner Kanüle, wie ihn *Leisrink, Fehleisen* u.A. angegeben. Katheter resp. Kanüle werden dann je nachdem entweder verschlossen und bei eintretendem Urindrange geöffnet, oder aber dauernd offen gelassen und (nach *Buckston, Browne)* mit einem Schlauche armirt, der den Urin continuierlich in ein am Bein befestigtes Kautschuk-Urinal ableitet.

Auch hierfür ist der *suprapubische* Weg der gegebene und dem *perinealen* vorzuziehen, für den freilich *Harrison, Whitehead*, sowie *Rochet* und *Durand* [1] plaidiert haben. Beschränkt man sich bei letzterem auf das Anlegen einer Boutonnière, so muss der Patient in der Regel entweder durch dieselbe ebenso wie vorher durch die Urethra katheterisieren oder katheterisiert werden — das die Spontan-Miction verlegende Hindernis der Prostata bleibt ja nach wie vor auf dem Wege des Urins bestehen, wenn man es auch durch Dehnung der Urethra prostatica vielleicht *zeitweise* beseitigen kann —, oder er muss einen Dauerkatheter an für den Patienten unbequemerer Stelle als bei der suprapubischen Fistel tragen. Will man aber bis hinter die Prostata eindringen und den Basfond der Blase direkt drainieren, so liegt die äussere Fistelöffnung an derselben ungünstigen Stelle, der Eingriff selbst aber dürfte kaum ein geringerer sein, als bei der perinealen Prostatectomie, die doch den Vorteil hat, das Mictionshindernis direkt und eventuell dauernd zu beseitigen.

Zwei Methoden gibt es, die suprapubische Blasenfistel anzulegen. Die *erste* ist der bereits vor mehr als 300 Jahren ausgeübte, in der Neuzeit insbesondere von *Dittel* und *Thompson* wieder zu Ehren gebrachte typische *Blasenstich*. Dittel führt ihn mittelst des gebogenen *Flourens*'schen Trocart's aus, dessen Kanüle zweckmässig 4–6 Tage liegen bleibt, um dann eventuell durch einen Nelatonkatheter ersetzt zu werden. Bei sehr kleiner Blasencapazität empfiehlt sich das *Thompson*'sche Verfahren, das freilich nur bei für den Catheter passierbarer Harnröhre anwendbar ist, und das eigentlich schon einen Uebergang zur Anlegung der Blasenfistel mittelst Blasenschnitt (Cystotomie) darstellt. *Thompson*

---

(1) Archiv. prov. de chirurgie, 189[illegible].

führt einen grosskalibrigen, stark gekrümmten, vorn offenen und daselbst durch einen olivenförmig endenden Mandrin abgeschlossenen Catheter ein, sodass die Olive hinter der Symphyse fühlbar ist. Ein ganz kleiner Einschnitt auf diese eröffnet die Blase, worauf der Catheterschnabel in die äussere Wunde schlüpft. Nach Entfernung des Mandrins wird nun ein elastischer Catheter in den Metallkatheter eingeschoben, durch Zurückziehen des Metallkatheters in die Blase gebracht und aussen an der Bauchwand befestigt. Abgesehen von der, wenn auch nur sehr selten vorhandenen, aber doch keineswegs ganz theoretischen Gefahr einer Harninfiltration oder Verletzung des Peritonaeum, ist der Hauptfehler, der durch den Stich angelegten Blasenfistel der, dass sie keineswegs immer dicht schliesst und so unter Umständen den Patienten grossen Belästigungen durch Durchnässung und Excoriation der Haut aussetzt, Belästigungen, die wohl auch nicht immer durch das Anlegen der besonders für incontinente Cystostomirte angegebenen Recipienten von *Collin* oder *Lafay* gänzlich beseitigt werden. *Schopf* (1) sticht deshalb den Trocart 2-3 cm nach aussen von der Mittellinie schräg, von oben und aussen nach unten und innen ein und führt ihn durch den Rectus abdominis, um diesen gewissermassen als Sphincter zu benutzen, eventuell auch durch den Pyramidalis in die Blase ein. *Witzel* (2) bildet einen langen Schrägkanal zur Blase, indem er etwas unterhalb des Nabels und drei Finger breit seitlich von der Mittellinie eine Incision durch Haut und vordere Scheide des Rectus macht, und nun von hier aus einen besonders dafür angegebenen langen und mässig gebogenen Trocart, unter äusserer Kontrolle der Hand, innerhalb des Rectus bis zur Symphyse vorschiebt, um ihn dann zur Blase zu drehen und in dieselbe einzustossen. Nach dem Herausziehen des Stilets wird dann ein langer Nelaton-Catheter durch die Kanüle des Trocarts in die Blase soweit vorgeschoben, dass ungefähr anderthalbmal so viel Catheterlänge in der Blase liegt, als der Länge des Trocarts entspricht. Zieht man jetzt die Trocart-Kanüle mit dem darin liegenden Catheter zur Wunde heraus, fixiert den Catheter sobald er zwischen Kanüle und Hautwunde sichtbar wird, und entfernt die Kanüle, so bleibt die Spitze des Catheters mit dem Auge in der Blase liegen. So ingeniös das

(1) Wien. klin. Wochenschr. [illegible], N° [illegible].
(2) Witzel, Deutsche Med. Wochenschr. [illegible], N° [illegible].

Verfahren erdacht ist, so haben leider Erfahrungen an der Kieler chirurgischen Klinik (Helferich) Bedenken erregt «ob man die Methode ein ganz ungefährliches Verfahren heissen darf» (¹).

Im Allgemeinen zieht man jetzt mit Recht das *zweite* Verfahren der Anlegung der suprapubischen Blasenfistel vor, die Anlegung durch den Schnitt, die *suprapubische Cystostomie*. Sie hat schon den grossen Vorteil, dass man gleichzeitig die Blase abtasten und eventuell besichtigen kann, und so die Möglichkeit hat, etwa vorhandene Steine zu entfernen oder sich unter günstigen Verhältnissen doch noch zu einem radicaleren Vorgehen, etwa der Abtragung eines ventilartig die Blasenmündung verschliessenden Mittellappens, zu entschliessen. Die suprapubische Cystostomie wird namentlich in Frankreich vielfach nach *Poncet* benannt, der freilich sie nicht als der erste angewendet, aber wohl das Verdienst hat, sie systematisch ausgeübt und ihren Wert für viele Fälle von Prostata-Hypertrophie, namentlich zu einer Zeit wo ein radicales Vorgehen sich noch nicht durchgesetzt hatte, zur Anerkennung gebracht zu haben. Man eröffnet die Blase dicht oberhalb der Symphyse, wenn möglich, unter Schleich'scher Infiltrationsanaesthesie und nach Anfüllung der Blase mit Luft, und vernäht die Wundränder der Blase einfach lineär mit den Bauchdecken; oder aber man schliesst zweckmässig die Anlegung einer Schrägfistel nach dem bekannten von *Witzel* (²) zuerst für die Gastrostomie angegebenen Verfahren an. In einem Falle, wo dies wegen Starrheit der Blasenwand nicht möglich war, erreichte Helferich (³) die Bildung eines Schrägkanals (ähnlich dem oben bei der Blasenpunktion nach *Witzel* geschilderten), indem er zunächst den Catheter in der Blasenwand fixierte, dann sein äusseres Ende durch den rechten Rectus nach einer kleinen Incision rechts vom Nabel durchzog und schliesslich die mediane sektio-alta Wunde durch die Naht schloss. Andere Modificationen haben schon vorher *Jaboulay*, *Wassilieff*, *Mac Guire*, *Morris* ersonnen, um möglichst die Continenz zu sichern (⁴). Alle diese Modificationen haben freilich den grossen Nachteil, dass sie die Operation verlängern und infolgedessen dem Patientem mehr zumuten, als die einfache *Poncet*'sche Fistel.

Abgesehen davon, dass die Blasenfistel dem Patienten immer

(¹) *Göbell*: Die Erkrankungen der Prostata, p. 392, in «Die deutsche Klinik am Eingang des 20. Jahrhunderts».

(²) Centralblatt für Chirurgie, 1891, n.° 32, und 1893, n.° 47.

(³) S. *Goebell*, l. c., p. 392.

(⁴) S. darüber *Burckhardt*: *Socin-Burckhardt*, Die Verletzungen und Krankheiten der Prostata. Deutsche Chirurgie, Lief. 53, p. 196.

in beträchtlicher Weise das Bewusstsein konservirt, krank zu sein, und ihn dadurch häufig psychisch ungünstig beeinflusst; abgesehen auch davon, dass sie selbst bei geeignetem operativen Vorgehen keineswegs immer dicht schliesst und auch bei Anwendung geeigneter Prothesen den Patienten, wie auch *Burkhardt* aus seiner Erfahrung bestätigt (¹), keineswegs immer beschwerdefrei macht, hat sie weiter den grossen Nachteil, dass man wohl weiss, wie und wann man die Fistel anlegt, keineswegs aber immer mit Sicherheit voraussagen kann, ob und wann es gelingen wird, sie wieder zum Verschluss zu bringen, falls man das zu erreichen wünscht. Beim Prostatiker ist ja der Abfluss für den Urin auf dem natürlichen Wege immer, auch wenn er möglich ist, doch in beträchtlichem Masse erschwert. Der bei jedem Mictionsversuch entstehende höhere Innendruck wirkt aber besonders auf die nachgiebige Stelle der Fistel. Und so sieht man garnicht selten, dass es Wochen, Monate und selbst Jahre nach Entfernung des in die Fistel eingelegten Catheters oder der eingelegten Kanüle dauert, ehe die Fistel sich wieder schliesst; dass sie, eventuell selbst trotz operativer Massnahmen, auch garnicht zum Verschluss zu bringen ist, und dass sie, selbst wenn sie sich geschlossen hat, oft genug immer wieder von neuem aufbricht. Es ist deswegen erklärlich, dass je mehr man gelernt hat, durch radikalere Eingriffe gegen das obstruierende Prostata-Hinderniss Erfolge zu erzielen, man immer mehr das Anlegen einer Blasenfistel eingeschränkt hat, und sie eigentlich jetzt nur noch in solchen Fällen von Prostata-Hypertrophie zur Anwendung bringt, wo dass Allgemeinbefinden des Patienten oder ein sonst bestehendes ernsteres Leiden jeden schwereren Eingriff verbietet.

Zu ausgedehnterer Anwendung kommt sie mit Recht aber auch jetzt noch in Fällen von radikal nicht mehr operierbarem Prostata-Carcinom mit beträchtlicher Mictionsstörung und stark erschwertem oder schmerzhaftem Katheterismus, wo sie dem Patienten immerhin eine wesentliche Linderung seiner Beschwerden bringen kann. Neuerdings ist ihr allerdings auch hier eine gewisse Concurrenz entstanden, und zwar in der, hier natürlich nur als Palliativmittel vorgenommenen, *Bottini*'schen Operation (²).

(¹) l. c. p. 398.

(²) Vgl. [illegible]: *[illegible]*, Frühdiagnose und chirurg. Behandlung des Prostata-Carc., sowie mit besonderer Berücksichtigung der Bottini'schen Operation als Palliativ-Verfahren. Leipziger Inaugural-Dissertation, [illegible], auch: Deutsche Mediz. Zeitung, [illegible], in der sich auch die Krankengeschichte mehrerer von mir aus dieser Indication mit der Bottini'schen Operation behandelter Patienten findet.

B. *Radikale Methoden.*

Im Gegensatz zu den palliativen Methoden bezwecken die radicalen Methoden eine womöglich vollständige und dauernde Beseitigung des sich dem Urinabfluss von Seiten der Prostata entgegenstellenden Hindernisses. Ich betone nochmals ausdrücklich: *sie bezwecken*; denn unter den Methoden, welche an dieser Stelle zur Besprechung kommen sollen, sind eine Reihe solcher, von denen die Erfahrung gelehrt hat, dass sie das beabsichtigte Ziel nicht oder nur ausnahmsweise erreichen.

Theoretisch haben sie ihre Berechtigung in der freilich gerade durch die operativen Erfolge erst gesicherten Erkenntnis, dass, entgegen dem, was z. B. noch *Guyon* lehrte (*Guyon-Launois*'sche Theorie der Arteriosklerose der Harnwege als Ursache der Mictionsbeschwerden), und was schon früher *Civiale* im Gegensatz zu *Mercier* vertreten hatte, nicht der Zustand der Blase das wesentliche für die Entstehung und Entwicklung der Mictionsbeschwerden des Prostatikers ist, sondern eben jene von der gewucherten Prostata gesetzte Behinderung oder Erschwerung der Miction, und dass mit der Beseitigung dieses Hindernisses selbst eine Blase, die Jahre und Jahrzehnte lang nicht mehr spontan ihren Inhalt austreiben konnte, diese Fähigkeit wieder gewinnt. Praktisch sind die radikalen Methoden im Laufe der letzten 20, und namentlich der letzten 10 Jahre, so sehr in den Vordergrund des medizinischen Interesses getreten, dass man jetzt fast nur an sie denkt, wenn von der chirurgischen Behandlung der Prostata-Hypertrophie die Rede ist.

Man kann die radikalen Methoden einteilen in solche, welche die Prostata *indirekt* zur Verkleinerung bringen sollen, und in solche, welche sie *direkt* chirurgisch angreifen.

Indirekte radikale Methoden.

Auf dem Wege der Einschränkung der Blutzufuhr sollte die von *Bier* (1) empfohlene, extraperitoneale oder besser transperitoneale *Unterbindung der beiden Aa. iliacae internae* die Prostata verkleinern. Technisch gerade beim Prostatiker nicht leicht auszuführen, hochgradig gefährlich bei höchstens geringem Erfolge

(1) Wien. klin. Wochenschr. 189[illegible], n. 32; Centralbl. f. Chirurg. 189[illegible], N° 3[illegible]; Verhandl. der deutsch. Gesellsch. f. Chirurgie, XXVI. Congress, 1897, I, p. 86.

(*Burckhardt* [1] fand unter 15 Fällen 4 (=26, 6 %) Todesfälle bei nur 8 (=53,3 %) Besserungen teilweise zweifelhafter Natur und keiner Heilung), ohne dabei vor Recidiven zu sichern (experimentelle Untersuchungen *Derjuschinsky's* [2] und Fall von *König* [3]), zudem von vornherein von seinem Erfinder nur mit grosser Reserve empfohlen und später selbst verlassen, hat sich das Verfahren in der Chirurgie niemals wirkliches Bürgerrecht erworben und ist jetzt mit Recht ganz ad acta gelegt.

Nicht ganz so steht es mit den sogenannten *sexuellen Operationen*. Sie gehen alle auf die von *Ramm* in Christiania und *White* in Philadelphia in Jahre 1893 zur Behandlung der Prostata-Hypertrophie empfohlene *Castration* zurück, nachdem allerdings vor diesen Autoren schon *Sinitrine* [4] im Jahre 1886, und zwischen ihnen *Boeckmann* [5] im Mai 1893 diese Operation zu gleichem Zwecke mit Erfolg ausgeführt hatte. An die Stelle der Castration sind dann die Operationen am Samenstrang getreten, und zwar die Ligatur, Durchschneidung, Resection des ganzen *Samenstranges, des Vas deferens, der Nerven und Gefässe des Samenstranges.* Ursprünglich mit entschiedenem Enthusiasmus aufgenommen und von den verschiedensten Seiten in grossem Umfange ausgeübt, dann, als sich die Misserfolge häuften und kritische Stimmen (*Burckhardt, Israel* u. A.) laut wurden, von den meisten ganz verlassen, scheinen sie neuerdings — wenigstens gilt das für die *Vasectomie* — wieder etwas an Terrain zu gewinnen.

Schicken wir voraus, dass wenn man diese Verfahren anwenden will, man jedenfalls doppelseitig vorgehen soll, und wenden wir uns nun zu den einzelnen Verfahren, so können wir zunächst über die *Castration* sagen, dass sie mit Recht als Methode der Behandlung der Prostata-Hypertrophie wohl ganz ausser Uebung gekommen ist. Muss man auch zugeben, dass von ihr einzelne zweifellose Erfolge verzeichnet sind, ja dass das Verhältnis der Erfolge zu den Misserfolgen bei ihr vielleicht günstiger ist, als bei allen anderen sexuellen Operationen, so ist doch der Erfolg ein so unsicherer, dass die Chance des Patienten, seine

(1) L. c. p. 321.
(2) Rasumowsky, Referat in Centralbl. f. Chirurgie, 1896, p. 898 u. p. 1065; Annales des maladies des org. génito-urin., 1897, p. 671. — Centralbl. f. d. Krankh. d. Harn- u. Sexualorgane, VIII, 1897, p. 623.
(3) Centralbl. f. d. Krankh. d. Harn- u. Sexualorgane, VI, 1895, p. 401.
(4) Nach Derjuschinsky l. c. u. Sinitrine, Traitement de l'hypertrophie de la prostate par l'enlèvement des deux testicules, Lyon Médical, 1886.
(5) Northwestern Lancet, XV, 1895, p. 301.

Hoden und damit seine Potenz [1] zu verlieren, und seine Beschwerden zu behalten, als eine sehr grosse bezeichnet werden muss. Der Verlust der Hoden ist aber selbst für den Patienten, der keinerlei sexuelle Fähigkeit mehr besitzt, oder keinerlei sexuelle Ansprüche stellt, nichts weniger als eine gleichgültige Sache [2].

Gar nicht selten bedauern die Patienten nach der Operation tief den Verlust dieses Attributes der Männlichkeit selbst in Fällen, wo die Operation Erfolg gehabt, wie viel mehr also in Fällen, wo sie ohne Erfolg geblieben ist. So ist es wohl erklärlich, dass sich gar nicht selten ausgesprochene Psychosen an die Operation angeschlossen haben. Und selbstverständlich wird solchen Folgen nur ganz ausnahmsweise vorgebeugt werden können, etwa dadurch, dass man die Operation zunächst nur auf der einen und erst nach längeren Zwischenräumen auch auf der anderen Seite macht, oder dass man, wie vorgeschlagen, anstelle des Hodens «Prothesen» aus Silber, Gold, Gips, Hartgummi, Celluloid, Seide oder Paraffin als «testicule moral» (Carlier) einpflanzt. Denn wen glaubt man damit zu täuschen. Doch nicht den Patienten, der fühlt dass das nicht seine natürlichen Hoden sind und dem man ausserdem meines Erachtens verpflichtet ist, vor der Operation zu sagen, was man mit ihm vor hat. Dazu kommt aber noch auf das Schuldkonto der Operation, dass ihre Mortalität bei den alten Leuten keineswegs eine geringe ist [3] und dass in einer Reihe von Fällen nach ihr ein rapider Verfall der körperlichen und geistigen Kräfte der Patienten beobachtet wurde.

Ob das Urteil über die von *Bazy*, *Escat* und *Chal
lous* empfohlene aber wohl bisher nur im Tierexperiment erprobte Beschränkung der *Orchidectomie auf den eigentlichen Hoden*, also mit Erhaltung der Epididymes, besser lauten wird, ebenso über die Versuche, durch *Injection* in den *Hoden* (Cocainlösung oder Was-

---

(1) Die Angabe *Rovsing's*, dass nach der Castration «die Potenz» zuweilen in vielen Fällen bestehen bleibt (Traitement de l'hypertrophie prostatique. Rapport auf d. 1. Congress der Société Internationale de Chirurgie, Brüssel, Sept. 1905) dürfte wohl nicht viel Gläubige finden.

(2) Nicht so viel lässt sich dagegen sagen, wenn man auf der einen Seite die Orchidectomie, und auf der anderen etwa die Resection des Vas deferens macht, und ist dies Vorgehen sicher berechtigt, wenn z. B. ein maligner Tumor oder Tuberkulose oder Vereiterung des einen Hodens sowieso die Indication zur Orchidectomie abgibt.

(3) Nach den statistischen Tabellen, die *Burckhardt* (l. c., p. [illegible]) [illegible] zusammenstellt, schwankt die Mortalität der Castration bei Prostata-Hypertrophie zwischen 17,5 und 19,1 %. — Mc Gowen hatte unter 20 eigenen Castrationen 4 Todesfälle «directly attributable to the operation» (Prostatic Hypertrophy from every surgical standpoint, by Phillips and 40 distinguished authorities, edited and compiled by S. C. Martin, St. Louis, 1908, p. 78).

ser nach *Mac Cully*) oder in den *Nebenhoden* (5-10 % Chlorzinklösung nach *Bouin* resp. *Gross*) eine Schrumpfung dieser Organe und damit sekundär der Prostata zu erzeugen, dürfte mehr als fraglich sein, wenn auch *Mac Cully* angiebt, dass bei seinem Verfahren zwar die Spermatozoenbildung und damit die Potentia generandi aufgehoben wird, aber die Potentia coeundi intakt bleibt.

Sicher aber ebensowenig zu empfehlen, wie die Castration, ist von den als Ersatz für dieselbe angegebenen Operationen, die *Ligatur, Durchschneidung,* oder *Resection des gesammten Samenstranges,* wie sie *Mears, Stafford, Lauenstein, Malherbe* u. a. vorgeschlagen und ausgeführt haben. Wie jene Operation zum Verlust, führt diese mit Sicherheit zur gänzlichen Atrophie der Hoden und damit, wenn auch langsamer, ebenfalls zur Impotenz.

Häufig ist es aber auch vorgekommen, dass nach dieser Operation von vornherein eine Gangrän der Hoden eintrat die ihrerseits noch zu nachträglicher Castration zwang. Will man gleichwohl die Operation am gesammten Samenstrang vornehmen, so soll man jedenfalls einige Gefässe des Samenstranges schonen, wodurch z. B. *Malherbe* in seinen Fällen immer das Eintreten von Gangrän verhütet zu haben angibt.

Nicht viel anders liegt es meines Erachtens mit der *Angioneurectomie* nach *Albarran,* der die Gefässe und Nerven des Samenstranges reseciert, aber das Vas deferens nebst A. deferentialis und einer oder zwei begleitenden Venen schont. Die theoretische Begründung dieser Operation erscheint freilich als eine rationelle, da es sich bei allen sexuellen Operationen wahrscheinlich um reflectorische Einflüsse — decongestionierender oder trophischer Natur — auf die Prostata handelt, und man wohl annehmen kann, dass diese am besten durch Unterbrechung der *Nervenleitung* im Samenstrang zu erzielen sind. Aber gerade eine der erwünschtesten Nebenwirkungen der Durchtrennung der Vasa deferentia, die fast sofortige Sicherstellung der Patienten vor komplicirender Epididymitis und Orchitis, wird durch die Schonung des Vas deferens illusorisch gemacht, und schon deswegen ist die Durchtrennung der Vasa deferentia der Angioneurectomie vorzuziehen.

In der Tat ist denn auch *die Durchtrennung der Vasa deferentia,* jetzt wohl ausschliesslich in der Form der Resection derselben, *der Vasectomie* (mit oder ohne Ligatur der Stümpfe), ausgeführt, die einzige von den sexuellen Operationen, die noch in einem gewissen Umfange geübt wird, und die auch jetzt noch, u.a. in *Harrison* (1), *Helferich-Goebell* (2), *Rovsing* (3) Fürsprecher findet.

Die *Technik* der höchstens eine lokale Anaesthesie erfordernden Operation ist die denkbar einfachste. *Helferich* übt sie in folgender Weise aus (4):

Der Hoden wird mit der linken Hand fixiert. Man lässt die Gebilde des Samenstranges zwischen dem Daumen und Zeigefinger derselben Hand hindurchgleiten und fühlt das Vas deferens, hält es mit Daumen und Zeigefinger unverrückt fest und macht mit der rechten Hand einen anderthalb cm langen, etwas schrägen Hautschnitt über dem Vas deferens. Während ein Assistent mit 2 scharfen Häkchen die Wundränder auseinanderhält, durchtrennt man das über dem Vas deferens liegende Gewebe (Tunica vaginalis communis), zieht das Vas deferens in Form einer Schlinge mit einem stumpfen Häkchen hervor. Die neben dem Vas deferens liegende Nervenfasern werden mit der Pincette durchrissen, die begleitenden Gefässe aber vorher sorgfältig zurückgeschoben. Das Vas deferens wird am peripheren Ende abgerissen, der centrale Teil soweit wie möglich hervorgezogen und möglichst hoch zwischen Nadelhalter und Pincette abgequetscht. Eine oder zwei Hautnähte schliessen die kleine Wunde. Collodium-Verband.

Rationell ist es jedenfalls nach dem Rate *Lennander*'s, *Tobis*' (5) u.A., dem auch *Helferich* mit seiner Technik Rechnung trägt, die das Vas deferens begleitenden Nerven mit zu durchtrennen. Statt der Abreissung resp. Abquetschung des Vas deferens dürfte es wohl besser sein, wenigstens am oberen Ende eine Durchschneidung nach Ligatur oder die Torquirung des Stumpfes (*Pavone*) vorzunehmen, um so einer eventuellen Nachblutung, die wegen der Zurückziehung des Stumpfes nicht immer ganz leicht zu stillen sein würde, vorzubeugen. Nicht zwekmässig erscheint mir das Verfahren *Harrison*'s der, nachdem er das isolierte Vas deferens mittelst eines stumpfen Hakens schleifenförmig aus der Hautwunde herausgezogen, eine einzige Seidenligatur um die beiden Schenkel der Schlaufe fest herumlegt. Eine nachträgliche Vereinigung der beiden Enden des Samenleiters, mit Wiederherstellung der Continuität des Kanals, erscheint so nicht ausgeschlossen, und in der Tat konnte *Harrison* selbst das Eintreten dieses Ereignisses in einem Falle constatieren (6).

---

(1) Rapport auf dem I. Congress der Société internationale de Chirurgie, Brüssel, Sept. 1905.
(2) Vgl. *Goebell*, l.c., p. [illegible].
(3) Rapport auf dem I. Congress der Société internationale de chirurgie, Brüssel, Sept. 1905.
(4) Goebell, l.c., p. [illegible].
(5) *British Medical Journal*, March [illegible], [illegible], p. [illegible].
(6) S. Sachs-Burckhardt, l. c., p. 314 u. 315.

Was die Erfolge der doppelseitigen Vasectomie betrifft, so berechnet Burckhardt [1] aus 252 zusammengestellten Fällen:

24,6 % Wiederherstellung der Funktion }
34,5 % Besserung der Funktion } zusammen also 59,1 % Erfolge
32,5 % Misserfolge
8,3 % Todesfälle [2]

Besser lautet die Statistik, die *Goebell* [3] von 61 Fällen der *Helferich*'schen Klinik gibt, nämlich:

31,1 % Wiederherstellung }
42,6 % Besserung } zusammen also 73,7 % Erfolge.
13,1 % Misserfolge
13,1 % tödlicher Ausgang nicht verhindert.

Ist die *Burckhardt*'sche Sammelstatistik beinahe als schlecht zu bezeichnen, und die *Goebell*'sche Einzelstatistik, in Uebereinstimmung mit dem Autor immerhin als «keine glänzende», so ist demgegenüber die Statistik, die *Rovsing* [4] von seinen eigenen 70 Fällen gibt, eine geradezu verblüffend günstige.

Rovsing berechnet:

60 % geheilt, }
30 % gebessert } zusammen also 90 % Erfolge.
10 % ohne Resultat
0 % Todesfall.

Man wird es begreifen, dass *Rovsing* danach die Vasectomie bezeichnet als «eine vortreffliche Operation, die in der Mehrzahl der Fälle für immer oder für längere Zeit die Patienten von ihren Retentionsanfällen befreit». Freilich fügt er hinzu: «wenn man die richtigen Fälle auswählt», und er versteht darunter die Fälle, mit «diffuser, weicher parenchymatöser Hypertrophie» in einem nicht zu vorgeschrittenen Stadium, mit Ausschluss also der harten, fibrösen Formen, und weiter der Fälle von «tumorartiger,

---

[1] l. c., p. 338.
[2] Etwas anders lautet die Statistik *Burckhardt*'s auf p. 313, welche im Gegensatz zu der oben erwähnten auch die Fälle von Vasectomie mit Ligatur resp. Torsion der Stümpfe enthält (303 Fälle): nämlich 62,4 % Erfolge, 32,3 % Misserfolge, 5,3 % Todesfälle.
[3] Goebell, l. c., p. 52.
[4] Rapport auf dem I. Congress der Société internationale de Chirurgie in Brüssel, September 1905.

gestielter, kugel- oder klappenförmiger» Hypertrophie des Mittellappens.

Man wird die Vorliebe *Rovsing's* für die Vasectomie nach seinen Resultaten begreifen, aber man wird nach der Gegenüberstellung dieser Statistiken auch begreifen — wie wenig man auf die Statistik gerade zur Beurteilung der Resultate der Vasectomie, und auch der anderen sexuellen Operationen überhaupt, geben darf. Und man wird das von *Burckhardt* (¹) in dieser Beziehung citierte Wort *Talleyrand*'s «La statistique est le mensonge en chiffres» wohl dahin variiren dürfen: «Die Statistik ist die Selbsttäuschung in Zahlen». Offenbar befinden sich unter *Rovsing*'s Fällen eine Reihe acuter Retentionen oder chronischer Retentionen mit geringem Residualurin — das machen schon seine oben citierten Worte warscheinlich, dass er nur in «nicht zu vorgeschrittenem Stadium» der Prostata-Hypertrophie die Vasectomie für indiciert hält, und dass die Operation «die Patienten für immer oder für längere Zeit von ihren Retentionsanfällen befreit», das beweist aber ganz strikte seine eigene früher gegebene tabellarische Zusammenstellung (²), also Fälle, die auch ohne Operation, z.B. durch einmaligen oder mehrmaligen Catheterismus oder durch Behandlung der begleitenden Cystitis überaus häufig zunächst zur «Heilung» kamen; daher *Rovsing*'s glänzende Erfolge! Und ebenso offenbar befinden sich andererseits unter den 8,3 % (resp. 5,3 %) Todesfällen *Burckhardt*'s, (wie es *Helferich-Goebell* von ihren gesamten 13,1 % Todesfällen ausdrücklich angeben) Fälle, bei denen die Operation als Ultimum refugium vorgenommen wurde, und die also nicht infolge, sondern trotz der Operation gestorben sind; daher die für den kleinen Eingriff sonst unbegreiflich hohe Mortalitätsziffer *Burckhardt*'s!

Jedenfalls darf man die doppelseitige Vasectomie als einen kleinen Eingriff bezeichnen, der ausserdem den Vorteil hat, die Patienten vor späteren Epididymitis-Anfällen sicher zu stellen. Ihre Wirkung auf die Prostata, wenn eine solche überhaupt eintritt, scheint im wesentlichen mehr eine decongestionierende, als eine

(¹) L. c., p. 513.

(²) *Rovsing*, Archiv f. klin. Chirurgie Bd. 68, Heft 4. Unter den 10 Fällen der Tabelle finden sich daselbst einer mit Residualurin = 60 ccm; 1 mit R.U.=75 ccm; 1 mit 80 ccm; 2 mit 100 ccm; 3 mit 150 ccm. *Alle* diese 10 Fälle sind als *geheilt* gebucht. Weiter 6 Fälle mit der Angabe: Retention partiell, ab und zu total (also: acute Retentionen; Angabe über die Höhe des R.U. während der partiellen Retention fehlt). Unter diesen 6 Fällen sind 3 als geheilt, 3 als gebessert (1 davon als «bedeutend gebessert») verzeichnet.

Atrophie-erzeugende zu sein, sie macht sich daher auch mehr gegen das Symptom der schmerzhaften Pollakiurie, als gegen ausgesprochene chronische Retention bemerkbar, wenn auch immerhin in der Literatur vereinzelte Fälle berichtet sind, in denen auch diese Wirkung eingetreten ist (1). Sie vernichtet natürlich die Potentia generandi (was für die in Betracht kommenden Patienten fast immer ohne Bedeutung ist), scheint aber die Potentia coeundi unbeeinflusst zu lassen *(Rovsing, Helferich-Goebell)*. Ihr Hauptnachteil, die gänzliche Unsicherheit ihrer Wirkung, kommt nicht übermässig in Betracht, eben weil es sich nur um einen kleinen Eingriff handelt. Von sonstigen Schattenseiten der Operation wüsste ich nur zu berichten, dass ich einige Patienten gesehen habe, bei denen nach der Vasectomie eine gewisse Empfindlichkeit der Hoden, namentlich gegen Berührung, dauernd zurückgeblieben ist, — nicht so hochgradig, um die Patienten wesentlich zu belästigen, aber doch gross genug, um ihnen aufzufallen.

Directe radikale Methoden.

Wenden wir uns jetzt zu den radicalen Methoden, welche die hypertrophische Prostata resp. das durch sie gesetzte Mictionshindernis *direkt* chirurgisch angreifen, so können wir zunächst über eine grössere Zahl derselben ganz kurz hinweggehen. Sie stellen Versuche dar, die Aufgabe einer chirurgischen Radikaltherapie der Prostata-Hypertrophie zu lösen, haben dies Ziel aber nicht — oder nur ausnahmsweise in Einzelfällen — erreicht. Man könnte sagen, sie haben als allgemein gültige Operationen der Prostata-Hypertrophie nur noch eine historische Bedeutung, wenn nicht einzelne davon — merkwürdigerweise! — ziemlich jungen Datums wären.

In diese Reihe gehören die Versuche, die Prostata resp. die dorsale Partie des Orificium internum vesicae per rectum oder per urethram zu *deprimieren* oder zu *comprimieren (Trousseau, Leroy d'Etiolles père, Mercier, Meyrieux und Tanchou*, neuerdings *Manasse* [2]). Versuche, von denen es fraglich sein kann, ob man sie überhaupt zu den radikalen Methoden hinzurechnen darf; sodann die Versuche das orificium internum per urethram oder vom Perinaeum aus zu *dilatieren* (*Physick*'s Ballondilatator, Dilatateur

(1) S. a. B. bei Goebell, l. c., p. 356.
(2) Deutsche med. Wochenschr. 1895, No. 52.

von *Mercier*, *Harrison*'s Dilatation mit Drainage auf perinealem Wege), zu *incidieren* (*Mercier*'s Inciseur oder Sécateur à lame fixe und à lame courante; *Maisonneuve*'s Sécateur, *Ciciole*'s Kiotom), zu *excidieren* (*Mercier*'s Exciseur), oder endlich Teile aus der Prostata durch *Écrasement* zu entfernen (*Jacobson*, *Leroy*, *Ciciole*); weiter die Versuche jüngeren Datums, die Mictionsstörungen durch *Blosslegung* (Verringerung der Blutzufuhr, *Andry*'s «Prostatomanose» 1902, *Jaboulay*'s «Dénudation de la glande» 1902) oder durch *Verlagerung* der Prostata dorsalwärts (*Delagenière*'s «sub-perineale Prostatopexie ou luxation de la prostate hors de sa loge» 1902 [1], *Stern* 1903) resp. ihres präurethralen Teils ventralwärts (Cystopexie: *Krynski* 1896, *Goldmann* 1901) zu heilen; endlich die Versuche, eine *Schrumpfung* der Prostata zu erzielen durch *perrectale Injectionen* (Alkohol, Iodtinctur, Arsen, Carbolglycerin), *Electrolyse* (*Tripier*, *Chéron und Moreau Wolff* 1870, *Biedert* 1892, *Casper* 1888, *Roux*), *Galvanocaustik* (*Gautner* 1887, *Negretto* 1896).

Vielleicht würde von all diesen Verfahren noch die *perrectale Galvanocaustik* (Ignipunctur) mit der Technik, wie sie Negretto ausübt, am ehesten Beachtung verdienen, wenigstens für ausgewählte, d. h. diejenigen (seltenen!) Fälle, bei denen das Kystoskop sichergestellt, dass keine Wulstungen der Prostata nach der Blase zu vorhanden sind. Ich glaube nicht, dass der Vorwurf, den man dieser Methode gemacht hat, dass die im Rectum liegende Wunde nicht aseptisch gehalten werden kann, und so die Gefahr einer Infection derselben besteht (*Burckhardt*), von grosser Bedeutung ist. Hat doch die Erfahrung gelehrt, dass die Wunden des Rectums, trotz der beständigen Berührung mit den Bacterien der Fæces, im Allgemeinen gut heilen und keine besondere Tendenz, Allgemeininfectionen zu veranlassen, haben. Und liegen doch immerhin, nicht nur von Seiten *Negretto*'s einzelne Berichte über mit dieser Operation erzielte Erfolge vor.

Wichtiger ist schon die zweifellos vorhandene, aber bei vorsichtigem Vorgehen vielleicht doch zu vermeidende Gefahr der *directen* Erzeugung einer Urethrorectalfistel (wie sie bei der perrectalen Electrolyse z. B. *Casper* erlebt hat). Aber eine andere Erwägung theoretischer Natur muss unbedingt dazu führen, auch diese Operation von der Liste der noch berechtigten Methoden zu streichen. Die perrectale Ignipunctur der Prostata führt mit der

---

(1) *Kolaczek* sah davon in zwei Fällen erheblichen Nutzen. Verhandlungen der Ges. Deutscher Naturforscher und Aerzte, 76. Versammlung, 1904, 2. Teil, II. Hälfte, p. 98.

Heilung der gesetzten Brandwunde notwendigerweise zu festen Verwachsungen zwischen Prostata und Rectum. Erlebt man mit ihr einen Misserfolg, wie es sicher oft genug eintritt (1), so sind damit für eine etwaige spätere totale Prostatectomie Schwierigkeiten ernstester Art erzeugt. Es wird dann kaum je möglich sein, letztere Operation, weder auf perinealem, noch suprapubischem Wege auszuführen, ohne den Mastdarm einzureissen oder sonst zu verletzen und so eine, eventuell bleibende, Rektourethralfistel noch als nachträgliche und indirecte Folge der Negretto'schen Operation eintreten zu sehen (2).

Nur in ganz seltenen Fällen wird man die Prostata mit Aussicht auf Erfolg vermittelst urethroskopischer Operation angreifen können, wie es *Burckhardt* (3) in einem Falle mit gutem Resultate getan hat. Im Wesentlichen werden dafür höchstens die sehr seltenen Fälle in Betracht kommen, in denen, *bei sonst kleiner oder nur ganz wenig vergrösserter Prostata*, urethroskopisch oder cystoskopisch eine faltenförmige Klappe oder ein *kleiner* gestielter mittlerer Lappen als Miktionshindernis festgestellt werden. Bei weiter Harnröhre könnte man dann im urethroskopischen Tubus erstere durch ein galvanokaustisches Messer durchtrennen, letztere durch die galvanokaustische Schlinge abschnüren. Vielleicht würde das am besten in der Knieellenbogenlage, analog dem Verfahren *Kelly*'s bei Tumoren der weiblichen Blase, geschehen.

Noch seltener dürfte wohl die Möglichkeit bestehen, mittelst Kauterisation unter Anwendung des *Operationskystoskops* Erfolge bei der Prostatahypertrophie zu erzielen. *Nitze* (4), der in einer kurzen vorläufigen Mitteilung darüber nur angegeben hat, dass seine »bisherigen Erfahrungen zu guten Hoffnungen für den Erfolg seiner Methode berechtigen«, ohne Krankengeschichten mit-

---

(1) *Freudenberg* z.B. hatte in [illegible] Fällen neben einem guten und [illegible] mässigen Erfolgen [illegible] Misserfolge. XIII. Congrès internat. de médecine, section de chirurgie urinaire, Paris, 1900, p. [illegible].

(2) Ich möchte gleich hier hervorheben, dass die weiter unten zu behandelnde Bottini'sche Operation keine besonderen Schwierigkeiten für eine spätere Prostatectomie zu schaffen scheint, wie ich mich selbst in einem Falle überzeugen konnte. Auch *MacCormac* sagt ausdrücklich: "I did not find the Bottini scars interfered in any marked way with these enucleations" (*Freyer*, *Hypertrophy* [illegible], p. 77). *Freyer* freilich giebt in einem Fall an, dass die Enucleation schwierig war, weil nach einer vorausgegangenen Bottini'schen Operation Narbenmassen zwischen Blase und Prostata bestanden. Trotzdem gelang aber auch hier die Enucleation, und zwar [illegible] "with slight bleeding", und auch der weitere Verlauf war normal. British Medical Journal, May [illegible], 1906, [illegible].

(3) *Burckhardt*: Endoskopie und endoskopische Therapie der Krankh. der Harnröhre und Blase. Tübingen, 1889; und *Ernst Burckhardt*: Die Verletzungen und Krankheiten der Prostata. Deutsche Chirurgie, Lief. 53, p. 176.

(4) Centralbl. f. d. Krankh. d. Harn- u. Sexual-Organe, [illegible], p. [illegible].

zuteilen, und der «ein abschliessendes Urteil einer späteren ausführlichen Publikation vorbehalten» hat, ist nicht wieder darauf zurükgekommen, und auch sonst ist meines Wissens nirgends etwas über Erfolge dieses Verfahrens berichtet worden. Nicht genauer bekannt ist mir das Verfahren von *Wishard* (Indianapolis), der «also used a cautery through an air-dilated cystoscope» (¹).

Nicht ganz so steht es mit der Anwendung der *kystoskopischen Prostata-Incisoren*, welche eine Ausführung der später zu besprechenden Bottini'schen Operation unter Kontrolle des Auges ermöglichen sollen, wie sie einerseits *Wossidlo* («Incisionscystoskop»), andererseits *Freudenberg-Bierhoff* («Kystoskopischer Prostata-Incisor») construiert haben. Will man sie verwenden, so glaube ich, dass aus den Gründen, die ich früher auseinandergesetzt habe (²), das *Freudenberg-Bierhoff*'sche Instrument das geeignetere ist, mit dem ich in der Tat bei einmaliger Anwendung einen idealen — und wie ich hier meiner früher mitgeteilten Krankengeschichte (³) hinzufügen kann, bis zu dem fast 5 Jahre nach der Operation an Arteriosklerose erfolgenden Tode des Patienten *absolut konstant gebliebenen* — Erfolg erzielt habe. Im Ganzen ziehe ich aber die Ausführung der Bottini'schen Operation in der typischen Weise, also ohne Kontrolle des Auges, vor.

Auch die einfache Incision der Prostata vom Damm resp. von der Regio hypogastrica aus, die *Prostatomia perinealis* resp. *suprapubica*, dürfte nur noch ganz ausnahmsweise eine Berechtigung finden.

Im Wesentlichen wird es sich dabei um solche Fälle handeln, bei denen man so wie so die Blase eröffnet hat (z. B. zur Extrahierung von Blasensteinen, oder zur Entfernung eines Papilloms), und man bei im allgemeinen nicht oder nicht wesentlich vergrösserter Prostata eine faltenförmige Klappe findet, von der man annehmen kann, dass ihre einfache Durchtrennung durch Messer, Scheere, Paquelin oder Galvanocauter genügt, um eine vorhandene Mictionsstörung zu beseitigen. Für die überwiegende Mehrheit der Fälle dürfte gelten, dass die Prostatectomie an die Stelle der Prostatotomie zu treten hat.

(¹) Phillips-Martin: *Prostatic hypertrophy from every surgical standpoint.* St. Louis, 1903, pag. 119.

(²) Vgl. meine Zusammenfassende Darstellung der Bottini'schen Operation in «Sammlung klinischer Vorträge,» 1900, N. F. N.° 265, p. 799.

(³) Vgl. Fall V in: «Meine letzte Serie von 25 Fällen der Bottini'schen Operation» Bottini-Festschrift, Bd. I, p. 46; — auch: Allgemeine med. Centr.-Ztg., 1903, N.° 14-19.

Alles in allem kann man sagen, dass, von Ausnahmefälle abgesehen, zur Zeit nur noch die Operations-Verfahren als directe radicale Methoden für die chirurgische Behandlung der Prostatahypertrophie in Betracht kommen, zu deren Besprechung wir uns jetzt wenden: die *Bottini'sche Operation und die Prostatectomie.*

Die Bottini'sche Operation

Die galvanocaustische Dierese der Prostata per vias naturales, hat wie so viele neue und epochemachende Errungenschaften in der Medizin — ich erinnere nur an die Lithotripsie — einen langen und schweren Kampf durchfechten müssen, ehe sie auch nur in beschränktem Grade sich Anerkennung errungen. Im Jahre 1874 von dem 1903 verstorbenen italienischen Chirurgen *Enrico Bottini* angegeben und zum ersten Male ausgeführt, wurde sie zunächst nicht beachtet, dann auf Grund theoretischer Voreingenommenheiten ohne praktische Nachprüfung bekämpft. Erst mit dem Jahre 1897 ist dann ein Umschwung eingetreten und vielleicht darf ich, ohne unbescheiden zu sein, für mich in Anspruch nehmen, durch meine Veröffentlichungen über die Bottini'sche Operation und durch meine Verbesserungen des Instrumentariums und der Technik an diesem Umschwung nicht ganz unbeteiligt zu sein. Aber noch immer wird die Berechtigung der Bottini'schen Operation nicht voll und allgemein anerkannt; ja es ist zweifellos, dass neuerdings, unter dem Einfluss der Erfolge der modernen Prostatectomie, wiederum ein Rückschlag zu Ungunsten der Bottini'schen Operation eingetreten ist. Es wird darum auch ein Teil meiner Aufgabe sein, die Bottini'sche Operation in ihrem Verhältnis zur Prostatectomie später eingehender zu würdigen.

Was das *Instrumentarium* und die *Technik* der Bottini'schen Operation betrifft, so verweise ich auf das, was ich darüber in meiner zusammenfassenden Arbeit über «Die Behandlung der Prostatahypertrophie mittelst der galvanocaustischen Methode nach Bottini» (1) gesagt habe. Ich kann insbesondere die dort empfohlene Technik auch jetzt nur in allem wesentlichen aufrecht erhalten, und ich möchte ausdrücklich hervorheben, dass, wenn andere

(1) Sammlung klinischer Vorträge, 1901, N. F. N.° [illegible] — in engl. Sprache: Keyes's «[illegible] in medicine», II. Edition, New York, [illegible] — ins franz. übersetzt [illegible]: «Annales des maladies des organes génito-urin.», [illegible] — ins Russ. übersetzt von [illegible]

weniger gute Resultate erzielt haben, dies meiner Ansicht nach sicher mindestens zum grossen Teil darauf zurückzuführen ist, dass sie sich über die dort gegebenen technischen Vorschriften, absichtlich oder unabsichtlich, hinweggesetzt haben [1]. Im einzelnen möchte ich aber doch das Folgende noch besonders betonen:

1) Das Instrument der Wahl bei der Bottini'schen Operation ist der *Prostata-Incisor*; dem *Cauterisator* kommt, abgesehen vielleicht von seiner Verwendbarkeit bei Wulstungen in der Gegend des Caput gallinaginis, nur noch eine historische Bedeutung zu.

2) Die Bottini'sche Operation ist eine chirurgische Operation wie jede andere; sie muss wie jede andere unter den strengsten antiseptischen Cautelen ausgeführt werden, die auch bei der Nachbehandlung auf das sorgfältigste beobachtet werden müssen. Sie für einen so kleinen Eingriff zu halten, dass man, wie es geschehen ist, sie in der Sprechstunde, oder beim stehenden Patienten ausführt, ist absolut zu verwerfen.

3) Für die überwiegende Mehrzahl der Fälle genügt die lokale Anæsthesie.

4) Man suche vor der Operation eine bestehende Cystitis resp. Pyelitis nach Möglichkeit zu bessern. Bei *ammoniakalischer* Cystitis operiere man nie, bevor man die ammoniakalische Reaktion beseitigt hat — was durch Iodoform-, oder Vioform-, oder Isoform-Injektionen meist leicht gelingt. Auch während der Nachbehandlung achte man, durch zweimal tägliche Controlle des Urins, auf das sorgfältigste auf den etwaigen Eintritt ammoniakalischer Urinreaktion, um sofort dagegen einschreiten zu können. *Operiert man bei ammoniakalischer Reaktion, oder lässt sie nach der Operation bestehen, so incrustieren sich die Scharfe und Wundränder fast mit Sicherheit*, was zu Nachblutungen (Fall von *Roesing*) und Steinbildung Anlass geben kann.

5) Man führe den Bottini nie bei bestehendem Fieber aus.

6) Als Electricitätsquelle kann man sich einer genügend starken und sorgfältig geladenen Accumulatorenbatterie oder eines geeigneten Anschlussapparates bedienen. Nicht nur erstere, *sondern auch der letztere* (je ein Fall von *Young* und *Scharff*) können aber versagen. Deswegen ist es immer zweckmässig, bei der Operation 2 Electricitätsquellen bereit zu haben (2 Accumulatoren oder

---

[1] Das ist z. B. sehr deutlich zu erkennen an den Resultaten, die *Jaffé* (Klin. Jahrb. 1904, Bd. XIII) mit der Bottini'schen Operation erhalten hat. Dieselben bleiben weit hinter dem zurück, was mit der B.'schen Operation nach meinen Erfahrungen zu erzielen ist.

einen Anschlussapparat und einen Accumulator), um im Falle des Versagens die Kabel von der einen Electricitätsquelle auf die andere übertragen zu können. In jedem Falle muss in dem Strome ein Ampèremeter eingeschaltet sein.

7) Man operiere bei harter Prostata mit starker Weissglut, bei weicher Prostata mit einer auf der Grenze zur Rotglut stehenden Weissglut. Die Schnitte müssen *recht langsam* gemacht werden. Auf 1 cm Schnittlänge (hin und zurück) rechne man wenigstens 1 bis 1 1/4 Minute Zeit.

8) Man operiere bei Luftfüllung der Blase, bleibe aber mit der Füllung *ganz wesentlich* unterhalb der vorher genau festzustellenden Capacität der Blase gegenüber injicierter Flüssigkeit zurück. Auch lasse man, falls man einen offenen Verweil-Catheter bei dem Patienten vor der Operation angewendet hat, diesen ein paar Tage vor der Operation entfernen oder wenigstens verstöpseln, da der offene Verweil-Catheter die Blasencapacität wesentlich herabsetzt.

Die Gefahr von Luftembolieen infolge der Luftfüllung der Blase, die *Lewin-Goldschmidt* (1) aus ihren bekannten Tierexperimenten folgerten, besteht beim Menschen nicht. Das glaube ich mit Bestimmtheit sagen zu können, nachdem ich nunmehr 138 Mal die Luftfüllung der Blase beim Bottini angewendet habe, ohne jemals ein derartiges Ereignis eintreten zu sehen.

Ich habe einmal eine Blasenruptur bei der Bottini'schen Operation erlebt (2). *Rosenstein* hat diesen Unglücksfall durch das beim Bottini seiner Ansicht nach stets eintretende *Leidenfrost*'sche Phänomen zu erklären versucht und daraus eine besondere Gefahr der Bottini'schen Operation konstruiert. Wäre diese Erklärung richtig, oder wenigstens zur Erklärung des Unglücksfalles ausreichend, so müsste zweifellos dies Ereignis öfters eintreten. Dieser Fall ist aber in Wirklichkeit in der gesamten Literatur der Bottini'schen Operation, die sich jetzt auf ca. 1500 Fälle beziehen dürfte, der einzige! — Uebrigens würde diese «neue Gefahr» Rosensteins selbstverständlich auch genau ebenso jede sonstige Application des Cauters bei geschlossener Blase, also z. B. mittelst des Operationskystoskops treffen. Hier ist aber überhaupt nie etwas ähnliches beobachtet worden.

---

(1) Deutsche med. Wochenschr., 1897, n° 36, p. [illegible] u. N° 38, p. [illegible]; Archiv. f. experim. Pathologie u. Pharmakol., 1897, Bd. XL, p. [illegible] u. [illegible].

(2) Verhandlg. d. deutsch. Gesellsch. f. Chirurg., XXVII. Congress, I, p. [illegible]; Deutsch. med. Wochenschr., XXV, 1899, p. [illegible] u. ff. [illegible]

9) Unmittelbar vor dem Beginn der Incision kontrolliere man bei Schnitten nach hinten genau die Lage der Schnabelspitze durch den in das Rectum eingeführten Zeigefinger; während der Incision lasse man aber nicht den Zeigefinger im Rectum — weder den eigenen noch den eines Assistenten. Wie gefährlich das ist, beweist — ausser den früher von mir angeführten Gründen [1] — ein Fall, in welchem *Jaffé*, der den Finger prinzipiell während der ganzen Operation im Mastdarm lässt, eine Perforation des Mastdarms durch die Bottini'sche Operation erzeugte [2]. Es ist dies der einzige, mir aus der Litteratur bekannte Fall, in welchem diese Complikation bei der Bottini'schen Operation eingetreten ist, und es ist für mich keine Frage, dass, entgegen dem, was *Jaffé* annimmt, die Perforation durch den die vordere Mastdarmwand gegen das Messer andrückenden Finger veranlasst wurde, genau, wie ich es als mögliche Folge dieses Verfahrens früher [3] vorausgesagt habe. Wer an dieser Möglichkeit zweifelt, der lese, was *Jaffé* [4] selbst über die Schwierigkeit, mit dem Finger im Mastdarm die jeweilige Stellung des Messers zu fühlen, schreibt, eine Schwierigkeit, die ganz naturgemäss zur eventuell übermässigen Steigerung des mit dem Finger ausgeübten Druckes auf die Prostata führen muss.

10) Während der Incision ziehe man das Instrument mit der den Griff kräftig umfassenden Faust [5] fest — aber natürlich nicht roh! — gegen die Prostata an, übe aber gleichzeitig mit dem *ulnaren Rande der Faust einen Druck in der Richtung aus*, nach welcher der Schnitt geht: also nach hinten beim Schnitt nach hinten, seitwärts bei Seitenschnitten. Man vermeidet durch letzteres, dass der Schaft sich von der Prostata abhebt und so der Schnabel in die Harnröhre hineingleiten kann. Aus demselben Grunde ist es meist zweckmässig, den Griff des Instrumentes, nachdem die Schnabelspitze an die richtige Stelle gebracht ist, noch während der Finger im Rectum ist, etwas anzuheben, und weiterhin in dieser zur horizontalen schrägen Stellung festzuhalten.

11) *Man mache nicht zuwenig Incisionen* im allgemeinen

---

(1) Centralbl. f. d. Krankh. d. Harn- u. Sexualorgane, XII, 1901, p. 113-140 u. Monatsber. f. Urologie, VII, 1902, p. 219-230.

(2) Abdruck aus Klin. Jahrbuch, Bd. XIII, 1904, p. 25.

(3) Centralbl. f. d. Krankh. d. Harn- u. Sexualorgane, XII, 1901, p. 127.

(4) l. c. p. 26.

(5) Ich habe hier, wie im Vorhergehenden, den von mir angegebenen Incisor, der einen festen, geriffelten, zylindrischen Griff — ähnlich dem des Thompson'schen Lithotriptors — hat, im Auge. Mein Incisor wird übrigens jetzt mit einigen von mir angegebenen Verbesserungen von der Firma *Reiniger, Gebbert und Schall*, Berlin-Erlangen, angefertigt.

3,5 %! Je gründlicher die Beseitigung des Mictionshindernisses, desto günstiger der Verlauf nach der Operation, desto geringer naturgemäss auch die Chancen eines späteren Recidivs.

12. Für *die Lage* der Incisionen richte man sich nach dem kystoskopischen Befund; für die *Länge* derselben nach dem Befund per rectum bei liegendem Instrument (1). Nach vorn mache man nur dann einen Schnitt, wenn, — was ausserordentlich selten ist —, eine dortbestehende grössere Wulstung direkt dazu auffordert. Aber auch bezüglich seitlicher Schnitte sei man bei *kleiner* Prostata vorsichtig.

13. Messer von verschiedener Höhe, je nach der Dicke der Prostata anzuwenden, wie ich es früher selbst, sodann *Desnos* und noch später *Young* vorgeschlagen haben, ist im allgemeinen nicht notwendig. Die durchschnittliche Höhe des Messers von 1,2—1,3 cm (senkrecht zum Schaft gemessen), wie ich sie angegeben habe, ist für alle überhaupt für den Bottini geeigneten Fälle zweckmässig. Ein gewisser Ausgleich in Bezug auf die Tiefenwirkung kommt ja bei dem Schnitt nach hinten dadurch zustande, dass, wenn man die Schnabelspitze an der richtigen Stelle hat, d. h. genau dort, wo die Prostata zu Ende ist, und die Blasenwand beginnt, bei dickerer Prostata naturgemäss eine grössere Compression der Drüse in der Richtung senkrecht zum Schaft des Incisors stattfindet, und infolgedessen der Schnitt tiefer ausfällt, als bei dünnerer Prostata. Bei ganz dünner Prostata übt der Schaft meist gar keine Compression aus; ja es kann dann, wie mich Versuche an Leichen mit normaler Prostata gelehrt haben, selbst vorkommen, dass das Messer in seinem basalen Teile leer läuft, also nur mit dem der Spitze benachbarten Teile schneidet und so wie ein ganz niedriges Messer wirkt. Bei seitlichen Schnitten aber, wo man die Dicke der Prostata garnicht genau feststellen kann, ist ein grösseres Messer selbstverständlich direkt gefährlich. — Ganz unzweckmässig erscheint mir die von *Lohnstein* (2) vorgeschlagene Anwendung verschieden langer Schnabelenden bei gleichbleibendem Messer.

14. Kontrolliert man nach abgelaufener Rekonvalescenz kystoskopisch die gesetzten Schnitte, so überzeugt man sich häufig, dass Schnitte, die dicht neben einander liegen, und deren Ebenen

---

(1) Näheres s. in meiner zusammenfassenden Arbeit, l. c.
(2) Monatsberichte f. Urologie, VIII, 1903, p. 17.

einen kleinen Winkel — sagen wir bis 40° — miteinander bilden, nach Abstossung der Schorfe zu einer einzigen breiten Furche zusammengeflossen sind. Diese Erfahrung kann man sich natürlich bei der Operation zur Erzeugung recht breiter Furchen zweckmässig zunutze machen, namentlich bei dem Schnitt nach hinten, wo ich jetzt meist 3 in einem Winkel von ca. 40° zu einander stehende Schnitte mache (vgl. die beistehende schematische Figur).

Eine wirkliche Ausschneidung von keilförmigen Stücken der Prostata, wie sie *Young's* Schnittführung (konvergierende Schnitte zu beiden Seiten des Mittellappens) erzeugen soll, und die auch *Texo* [1] durch konvergierende Schnitte erreichen zu können glaubt, findet aber bei der Bottini'schen Operation nicht statt, insbesondere nicht, weil mindestens am urethralen Ende der Schnitte ein Zusammenhang des vermeintlich excidierten Stückes mit dem übrigen Gewebe bestehen bleibt. Es ist deswegen auch die von *Texo* gewählte Bezeichnung der Bottini'schen Operation als partielle galvanokaustische Prostatektomie nicht berechtigt.

Schlagintweit [2] hat angegeben, dass es ihm bei Leichenversuchen gelungen sei, mit Hilfe eines von ihm *Excisor* genannten Instrumentes, bei dem ein glühender Draht aus der Nische des Schnabels sehnenförmig heraustritt, Stücke aus der Prostata herauszuschneiden. Aus der Veröffentlichung ist nicht zu ersehen, wie das möglich sein soll, da man wohl versteht, wie der glühende Draht sehnenförmig aus dem Schnabel hervortritt, aber nicht, wie er glühend wieder in seine Ausgangsstellung im Schnabel zurückgebracht werden kann (Schlagintweit's «Tempo» 3). Aber selbst wenn dies erreicht werden könnte, wäre das Instrument wertlos, weil es (s. Schlagintweit's eigene Figuren 1 und 2 auf S. 323 seiner Mitteilung) bei grosser Prostata nur ganz flache, bei kleiner Prostata aber tiefe Excisionen machen, also in höchst zweckwidriger Weise wirken würde. — Ich muss allerdings bemerken, dass diese Bedenken nur theoretischer Natur sind und sein können, da es nicht möglich ist, das nach Sch.'s Veröffentlichung bereits Mitte 1902 in allen wesentlichen Punkten vollendete Instrument von der von Sch. als Verfertiger genannten Firma Heynemann in Leipzig zu erhalten (September 1905). — Ueber das von *Watson* angegebene, von einer perinealen Boutonnière einzuführende «Galvano cautery Prostatectotome» s. unter 17.

---

[1] Apuntes de las Conferencias Clínicas del Prof. Texo tomados por [illegible], Buenos Aires, 1904.

[2] Centralbl. f. d. Krankh. d. Harn- u. Sexualorgane, XIII, 1902, p. 322 [illegible].

15) Bei der Nachbehandlung ist eine sorgfältige Sammlung der abgehenden Schorfe zu empfehlen, um feststellen zu können, ob ihre Quantität den ausgeführten Schnitten entspricht. Im übrigen kann man an diesen Schorfen, die bei gut ausgeführter Operation häufig recht gross sind und mitunter den ganzen Ausguss einer Furche darstellen, in recht vielen Fällen — wie es schon *Willy Meyer* hervorgehoben hat, und die von Dr. L. *Pick* an meinem Material gütigst ausgeführten Untersuchungen bestätigen —, den histologischen Charakter der Prostatavergrösserung feststellen und so eventuell auch eine Unterscheidung zwischen Hypertrophie und Carcinom treffen.

16) Während der Nachbehandlung ist es ratsam, sich durch eine Kystoskopie über die Lage der gesetzten Furchen zu orientieren (was keineswegs immer leicht ist!), und sich zu überzeugen, ob noch Schorfe den Schnitten anhaften oder frei in der Blase liegen. Verzögert sich deren Abgang über die übliche Zeit (10 bis 21 Tage), so entfernt man sie zweckmässigerweise durch eine Evacuation.

17. Die Bottinische Operation nach *Eröffnung der Blase* auf suprapubischem Wege, oder nach *Eröffnung der Harnröhre* vom Perinaeum aus vorzunehmen, — wofür *Chetwood* (1) und *Wishard* (2) eigene Instrumente angegeben haben — kann ausnahmsweise berechtigt sein. Sie als Normaloperation in einer dieser Formen auszuführen, halte ich aber schon deswegen nicht für zweckmässig, weil immerhin die Möglichkeit des Zurückbleibens von Harnfisteln besteht. Geht man auf einem dieser Wege ein, so wird man im allgemeinen besser tun, ganz radikal zu operieren und je nach Lage des Falles die partielle oder totale Prostatektomie zu machen. Uebrigens hat *Wishard* (3) schon früher einige Fälle von Prostatahypertrophie mit Erfolg so behandelt, dass er nach Boutonnière durch eine perineale Tube einen Cauter auf die — nicht grossen — Wulstungen der Prostata einwirken liess, und ebenso hat *Watson* (4) noch früher für diesen Zweck ein eigenes, »dem Mercier'schen Exciseur ähnliches, «*Galvano-cautery Prostatectotome*» angegeben.

18. Man lasse sich durch einen Misserfolg nicht abschrecken.

(1) Medical Record, 1901, LIX, p. 79; New-York Medical Journal, 1902, LXXV, p. [illegible] — s. auch *Keyes*, Surgical Diseases of the Genito-Urinary Organs, New-York and London, 1903, p. [illegible].
(2) Journal of Cutaneous and Genito-Urinary Diseases, June, 1902.
(3) Journal of Cutaneous and Genito-Urinary Diseases, March, 1897 — und in *Phillips-Martin*: Prostatic Hypertrophy from Every Surgical Standpoint, p. 176.
(4) The Operative Treatment of the Hypertrophied Prostate, Boston, Cupples and Hurd, 1888.

und begnüge sich im Allgemeinen nicht mit einem halben Erfolge, sondern wiederhole in solchen Fällen die Operation! Vor der Wiederholung untersuche man nochmals genau, auch kystoskopisch, um die Ursache des Misslingens bei der ersten Sitzung festzustellen, und modificire danach eventuell die Schnitte in Bezug auf Länge, Zahl, Richtung, etc.

Was die *Statistik* der Bottini'schen Operation betrifft, so schwankt bei den verschiedenen Autoren, die grössere Statistiken zusammengestellt haben (*Bottini*, *v. Frisch*, *W. Meyer*, *Stockmann*, *Freudenberg*, *Horwitz*, *Burckhardt*, *Watson*, *Göbell*, *Mariani*), die Höhe der Mortalität zwischen 3,9 % (Bottini's persönliche Statistik von 135 Fällen [1]) und 10,6 % (*Burckhardt* [2]), die Anzahl der Misserfolge zwischen 3,7 % (*Bottini*) und 18,6 % (*Goebell*), die Anzahl der guten Resultate (Heilungen plus wesentliche Besserungen) zwischen 92,4 % (*Bottini*) und 73,6 % (*Wossidlo*, *Goebell*). Ich selbst habe im Oktober 1900 eine Statistik [3] zusammengestellt, in der 753 für die Frage der Mortalität und 718 für die Erfolgsstatistik verwendbare Fälle zusammengetragen sind. Es ergab sich 4,25-5,84 % [4] Mortalität, 7,66 % Misserfolge und 86,63 % «gute Resultate» (d. h. Heilungen plus wesentliche Besserungen). Bei 248 guten Resultaten war eine weitere Einteilung möglich: Davon erwiesen sich 152 Fälle = 61,29 % als geheilt, 96 = 38,71 % als wesentlich gebessert. — Diese Zahlen umfassen freilich gleichzeitig die grosse und ganz besonders günstige persönliche Statistik Bottini's. Zieht man diese ab, so ergibt sich in runden Zahlen 77 ³/₄ % gute Resultate, 13 ³/₄ % Misserfolge und 4 ³/₄-8 ¹/₂ % Mortalität.

Die Statistik meiner *eigenen* Operationen bis zum September 1905 umfasst 152 Fälle (mit 180 Einzel-Operationen). Der jüngste meiner Patienten zählte 41 ¹/₂, der älteste 82 Jahre; das Durchschnittsalter betrug etwas über 65 ¹/₂ Jahre. Unter diesen 152 Fällen hatte ich: — 84 (= 55,3 %) Heilungen, 45 (= 29,6 %) wesentliche Besserungen, — das sind zusammen also 129 (= 84,9 %) «gute Resultate» —, 12 (= 7,9 %) Misserfolge, und 11 (= 7,2 %) Todesfälle zu verzeichnen. Dabei ist aber zu berücksichtigen, dass diese Sta-

---

(1) L'iscuria prostatica, Firenze, L. Niccolai, 1900, p. 103.
(2) L. c., p. 205.
(3) Centralbl. f. d. Krankh. d. Harn- und Sexual-Org. XI., 1900, p. 543.
(4) 4,25 %, wenn man die Todesfälle, bei denen es *fraglich*, ob sie mit der Operation wirklich zusammenhängen, sämtlich *ausschaltet*, 5,84 %, wenn man sie sämtlich der Mortalität zurechnet.

listik naturgemäss auch meine ersten, mit unvollkommenem Instrumentarium und unvollkommener Technik ausgeführten Operationen mit umfasst. Wie sehr mit der Vervollkommnung des Instrumentariums und der Technik, sowie mit der Zunahme der persönlichen Uebung und Erfahrung die Erfolge immer bessere geworden, zeigt sehr deutlich die folgende Tabelle, in welcher meine Resultate serienweise (nach Fall 1 bis 50, 51 bis 100, 100 bis 152) eingetragen sind:

	I	Von I sind:		II	III
	Gute Resultate	Heilungen	wesentliche Besserungen	Misserfolge	Todesfälle
Fall 1—50	36 (= 72 %)	[illegible]	[illegible]	6 (= 12 %)	8 (= 16 %)
» 51—100	44 (= 88 %)	[illegible]	[illegible]	3 (= 6 %)	3 (= 6 %)
» 101—152	47 (= [illegible] %)	[illegible]	[illegible]	3 (= 5,8 %)	[illegible]
Sa. 152 Fälle	[illegible]	[illegible]	[illegible]	12 (= 7,9 %)	[illegible]

Dass nach der Bottini'schen Operation *Recidive* vorkommen, ist bei dem progredienten Character der Prostatahypertrophie nicht anders zu erwarten. Sie sind aber nicht so häufig, wie man vielleicht theoretisch annehmen könnte, und werden sicher um so seltener sein (s. darüber meine Zahlen weiter unten!), je mehr man sich daran gewöhnt, ausgiebig zu operieren und sich nicht nur auf das Allernotwendigste in Bezug auf Zahl und Länge der Schnitte zu beschränken.

Aus meiner eigenen Erfahrung kann ich bezüglich der Häufigkeit von Recidiven die folgenden Angaben machen, die — abgesehen davon, dass ich meine Patienten stets nach der Operation weiter verfolgt habe — auf in der zweiten Hälfte 1905 vorgenommenen Nach-Untersuchungen und, soweit diese nicht möglich, sorgfältigen Anfragen bei den Patienten, ihren Aerzten, ihren Angehörigen u. s. w. basieren.

Von meinen 152 Fällen scheiden für die Frage der Recidive aus zunächst 27 Fälle, die meines Wissens nach recidivfrei sind, aber bei denen seit der Operation noch nicht 2 Jahre verflossen sind. Es restieren also 125 Fälle.

Von diesen 125 Fällen sind weiter die folgenden 40 Fälle auszuschalten:

10 Fälle von Tod infolge der Operation;

10 Fälle von Misserfolg;

7 Fälle von Tod an intercurrenten Krankheiten im ersten Jahre nach der Operation;

9 Fälle von Carcinom resp. (1 Fall) adenoidem Epitheliom der Prostata;

3 Fälle, die sich vor Ablauf eines Jahres meiner Beobachtung entzogen (nach letzter Nachricht noch ohne Recidiv);

1 Fall, in welchem nach der Bottini'schen Operation wegen Blutung die Prostatectomie gemacht wurde.

Es kommen also im ganzen für die Frage der Recidivfreiheit 85 Fälle in Betracht. Von diesen 85 Fällen haben 21 im Laufe der Jahre ein Recidiv bekommen.

Dabei ist aber zu bemerken, dass sich unter diesen 21 Recidiven 8 befinden, die man nur als «halbe Recidive» bezeichnen kann, insofern es sich nur um einen Rückgang von dem Zustande der «Heilung» auf den Zustand «wesentlicher Besserung» gegenüber dem Status vor der Operation handelt, und dass auch bei den übrigen Fällen häufig eine längere Zeit (bis zu 3 Jahren) bis zum Eintreten des «ganzen Recidivs» verflossen ist, während die folgende Tabelle den *Beginn* des Recidivs verzeichnet.

Recidive traten auf:

13 (9 ganze und 4 halbe)	nach	1	jähriger	Recidivfreiheit;
4 (3 ganze und 1 halbes)	„	2	„	„
1 (1 halbes)	„	3	„	„
2 (2 halbe)	„	4	„	„
1 (1 ganzes)	„	6	„	„

Wie sehr die von mir oben betonte Ausgiebigkeit der Operation von Bedeutung für die Vermeidung von Recidiven ist, geht aus folgendem hervor:

Von den nach nur 1-2 jähriger Recidivfreiheit recidivierten 17 Fällen kommen 11 auf die ersten 42, und nur 6 auf die übrigen 43 Fälle meiner Recidiv-Statistik, was wohl zweifellos darauf zurückzuführen ist, dass ich im Anfang zu zaghaft vorgegangen bin und erst allmählig die Wichtigkeit der ausgiebigen Operation erkannt habe.

Zur Beurteilung der Dauererfolge der Bottini'schen Operation ist aber vielleicht noch bedeutsamer die folgende Zusammenstellung über die recidiv*freien* 64 Fälle, — von denen 37 noch leben, 23 recidivfrei gestorben, und 4 recidivfrei verschollen sind. Es haben davon hinter sich eine recidivfreie Zeit von:

8 Jahren:	1	(davon am Leben 1 [1])
7 „ :	4	(„ „ „ 3, gestorben 1)
6 „ :	8	(„ „ „ 7, „ 1)
5 „ :	7	(„ „ „ 3, „ 4)
4 „ :	7	(„ „ „ 4, „ 3)
3 „ :	10	(„ „ „ 6, „ 3, verschollen 1)
2 „ :	18	(„ „ „ 13, „ 4, „ 1)
1 „ :	9	(„ „ „ [illegible], „ 7, „ 2)

Selbstverständlich kann man im Falle eines Recidivs — und das ist ein Vorzug der Bottini'schen Operation — die Operation wiederholen. Ich selbst habe bisher dazu bei 3 Patienten Gelegenheit gehabt; die Recidiv-Operation brachte 2 mal völlige Heilung, 1 mal erneute wesentliche Besserung.

Prostatectomie.

Wir haben im Vorstehenden bereits an verschiedenen Stellen von Excisionen von Teilen der Prostata per vias naturales, also durch die Harnröhre hindurch, gesprochen und gesehen, dass die Operation auf diesem Wege nur ganz ausnahmsweise mit Aussicht auf Erfolg unternommen werden kann; selbstverständlich kann es sich dabei auch stets nur um eine partielle Prostatectomie handeln.

Hiervon abgesehen, hat man die Prostata mit dem Messer auf den verschiedenen Wegen, die dafür möglich sind, in Angriff genommen, d.h. vom Perinaeum aus, von der Regio suprapubica, von der Regio infrapubica mit oder ohne Resection der Symphyse, dann vom Kreuzbein aus, und endlich — was gewiss gänzlich zu verwerfen ist — selbst vom Anus und Rectum aus (*Küchler* 1866, *Robertson* [2], *Jaboulay* [3]). Man unterscheidet danach die Prostatectomia *perinealis, suprapubica seu transvesicalis, infrapubica* [4], *sacralis bezw. parasacralis, und rectalis bezw. transanorec-*

[1] Es ist dies der in meiner zusammenfassenden Arbeit über die Bottini'sche Operation (*Sammlung klin. Vorträge* N. F. [illegible] p. [illegible]) als Fall II publicierte Fall, bei dem durch die Bottini'sche Operation eine ideale Heilung erzielt wurde, nachdem vor der Operation [illegible] Jahre lang complete Urinretention bestanden hatte. Der am [illegible], also 8 Jahre nach der Operation, aufgenommene Status lautet: Sieht blühend aus; keinerlei Beschwerden; Urin absolut klar. Uriniert 4-5 mal am Tage, nachts garnicht. Verkehrt mit seiner Frau noch ca. [illegible] wöchentlich. Residualharn = [illegible] ccm.

[2] Pacific Medical Journal, Nov. [illegible]; — vgl. *Hoffmann* in *Zülzer-Oberländer's* Klin. Handb. d. Harn- u. Sexualorgane, dritte Abth., p. [illegible].

[3] Société de chir. de Lyon, Mars-Avril, [illegible].

[4] Von *Henneer* (Zentralbl. f. Chirurgie, [illegible], Heft [illegible]) fälschlich als Prostatotomie bezeichnet. — Übrigens hat auch *Weller Andrews* schon vor *Henneer* den infrapubischen Weg empfohlen, und *Edmund Andrews* [illegible] diese Methode (Journal of the American Medical Association, [illegible], XXXIX, p. [illegible]) — vgl. *Phillips Harris*, Prostatic Hypertrophy from Every Surgical Standpoint, St. Louis, [illegible], p. [illegible].

talis (*Jaboulay*). Auf jedem dieser Wege kann man eine *partielle* oder *totale* Prostatektomie vornehmen. Immer aber wird es sich bei der Hypertrophie der Prostata dabei um eine *subcapsuläre* Prostatektomie handeln, während für das Carcinom der Prostata, soweit es frühzeitig genug diagnosticiert wird, um es noch radical entfernen zu können, m. E. in Zukunft die totale Exstirpation der Drüse *mit ihrer Kapsel* in Angriff genommen werden muss.

Sieht man von der sacralen, bezw. parasacralen Methode ab, die, vielleicht in Combination mit der perinealen Methode, zwar nicht für die Operation der Hypertrophie, wohl aber für die des Carcinoms der Prostata, eine grössere Beachtung verdient, als sie bisher gefunden hat, so kommt für die Prostata-Hypertrophie von allen diesen Methoden jetzt wohl nur noch die Prostatektomia perinealis und die Prostatektomia suprapubica in Betracht. Das ist zur Zeit so allgemein anerkannt, dass man an diese beiden Methoden jetzt fast nur noch denkt, wenn von einer Prostatektomie zur Bekämpfung der Beschwerden der Prostata-Hypertrophie die Rede ist.

Prostatektomia perinealis.

Sowol bei der perinealen, wie bei der suprapubischen Prostatektomie handelte es sich, wenn man geschichtlich den Gang ihrer Entwicklung verfolgt, zunächst um partielle Operationen. *Guthrie* war wohl der erste, der im Jahre 1834 den perinealen Weg zur Abtragung von vorspringenden Prostata-Wulstungen empfahl. Ihm folgten u. A. *Fergusson* und *Thompson* ([1]), welche — teilweise unabsichtlich — gelegentlich von perinealen Steinschnitten prominierende Teile der Prostata entfernten; weiter *Küchler* (1866), *Harrison*, *Socin* (1874), *Dittel* (1890). Letzterer schlug vor, in Bauch- oder rechter Seitenlage einen Schnitt von der Spitze des Steissbeines bis zum Anus, dann diesen umkreisend, bis zur Raphe perinæi zu führen, von ihm aus die Prostata freizulegen, und ohne Eröffnung der Urethra keilförmige Stücke aus der Drüse zu excidieren (*Prostatektomia perinealis partialis lateralis*), eine Operation, welche wohl zuerst von *Küster* ([2]) in 3 Fällen mit gutem Erfolge am Lebenden ausgeführt wurde. Auf diese partiellen Operationen greifen neuerdings *Rydygier* und *Riedel* mit ihren Vor-

---

(1) Diseases of the Urinary Organs. VIII. Aufl., [illegible], Kap. [illegible].
(2) Deutscher Chirurgen-Congress, [illegible], II, p. [illegible].

schlägen zurück, auf die wir später noch besonders eingehen werden.

Totale Prostatectomieen wurden anfangs nur zur Behandlung bösartiger Tumoren der Prostata vorgenommen (*Billroth* 1867). Der erste der auch die Prostata-Hypertrophie auf perinealem Wege durch intracapsuläre Totalexstirpation resp. Enucleation entfernt hat, war wohl *Goodfellow* in San Francisco (*Prostatektomia perinealis totalis mediana*). Der moderne Aufschwung der perinealen Prostatektomie aber basiert im besonderen auf den chirurgisch-anatomischen Arbeiten von *O. Zuckerkandl* (1) einerseits, der zuerst die Prostata mit prärektalem Bogenschnitt anzugreifen lehrte (1889), und von *Gosset* und *Proust* (2) andererseits, die in ausgezeichneter Weise die anatomisch in Betracht kommenden Faktoren klar zu legen sich bemühten. *Sigurtà* (3) in Mailand war dann wohl einer der ersten, der mit Erfolg totale Prostatektomieen auf perinealem Wege an Lebenden ausführte, insbesondere aber waren es *Albarran* (4) und ihm nachfolgend andere aus der französischen Schule, die systematisch und im grössten Umfange die Operation praktizierten und durch ihre Erfolge weitere chirurgische Kreise — in Deutschland in erster Reihe *Czerny* (5) — zur Nacheiferung veranlassten.

Auf alle Einzelheiten der Technik einzugehen, erübrigt sich. So, wie sie besonders von der französischen Schule ausgeübt wird, hat sie eine klassische Darstellung durch *Albarran* und seine Schüler, insbesondere aber durch *Proust* (l.c.), gefunden. Ich beschränke mich darauf, nur einzelne Punkte, über die eine Einigung noch nicht erzielt ist, zu erwähnen und so zur Diskussion zu stellen.

Als Lagerung wird gewöhnlich die «position périnéale inversée» (*Proust*), — die aber im wesentlichen vor *Proust* schon von *Goodfellow* angewendet wurde — gewählt, bei welcher das Becken so hoch eleviert, und die Beine so weit zurückgelegt werden, dass das Perineum ungefähr in der Horizontalen liegt. Jedoch hat *Verhoogen* (6) neuerdings angegeben, dass sich ihm für die peri-

(1) Wien. med. Presse, 1889, N.° 7 u. 11. — Wiener klin. Wochenschr. 1906, N.° 41.

(2) Gosset u. Proust, Bullet. de la Soc. anat., Mai 1900. — Proust: De la prostatectomie périnéale totale, Paris, 1900; Manuel de la prostatectomie périnéale pour hypertrophie, Paris, 1903; La prostatectomie dans l'hypertrophie de la prostate, Paris, 1904.

(3) Bollettino dell' Associazione Sanitaria Milanese, Nov.-Dic., 1900.

(4) Association française d'Urologie, V. Session, 1901.

(5) Czerny und Voelcker, Bottini-Festschrift, p. [illegible]. — Voelcker, Deutscher Chirurgen-Congress 1903, II, p. [illegible]. — Czerny, Deutscher Chirurgen-Congress, 1903, II, p. [illegible].

(6) I. Congr. d. Société Internat. de chirurgie in Brüssel, Sept. 1905.

neale Prostatektomie noch besser die Bauchlage mit zu beiden Seiten des Tisches herunterhängenden Beinen bewährt hat. *Cautermann* [1] macht die Operation in Knieellenbogenlage.

Es ist kaum von besonderer Bedeutung, ob man als Hautschnitt einen einfachen medianen Längsschnitt wählt, wie es *Goodfellow* getan hat und *Fuller* noch tut, oder ob man den Schnitt in der Form eines umgekehrten Y (*Siqurtà* [2]; *Senn* [3]) oder V macht, oder ob man ihm eine Trapezform (*Willems* [4], *Fuller* [5]) oder die eines prärectal von einer Tuberositas ischii zur anderen verlaufenden einfachen Bogens, welchem man einen Medianschnitt nach vorn, also scrotalwärts, hinzufügen kann, oder endlich die des *Kocher*'schen Spitzbogens gibt. Der einfache prärectale Bogenschnitt (*Zuckerkandl, Gossel, Proust, Albarran*), dem man übrigens nach *Proust* auch eine seitlich vom Rectum verlaufende Verlängerung geben kann, was aber kaum je nötig sein wird, ist jedenfalls der Schnitt, der am meisten ausgeführt wird, und der sich in der Tat als durchaus zweckmässig erwiesen hat.

Nach Eröffnung der Urethra bedienen sich die meisten Chirurgen der in die Blase eingeführten «Désenclaveur» oder «Prostatatractoren», um die Prostata möglichst nach unten zu ziehen. Welches der zahlreichen Modelle (*Sims, de Pezzer* [6], *Delbet* [7], *Fergusson* [8], *Young* [9], *Guiteras, Legueu, Cathelin* [10] u. A.) für diesen Zweck das praktischste ist, muss dahingestellt bleiben und wird auch von der Neigung und Gewohnheit der einzelnen Chirurgen abhängig sein. Zur Not kann man sich übrigens für diesen Zweck auch einfach der Steinsonde — wie es *Heresco* tut —, oder eines ähnlich gekrümmten Katheters bedienen. Nicht unerwähnt darf bleiben, dass aber z. B. *Senn* die Verwendung der Prostatatractoren gänzlich verwirft und sich die Prostata nur vermittelst des durch die Pars prostatica urethrae in die Blase ein-

---

(1) Annales de la Société méd.-chir. d'Anvers, VIII, 1902, p. 175.

(2) Bolletino dell'Associazione Sanitaria Milanese, Nov.-Dez. 1906.

(3) *Phillips Marris*: Prostatic Hypertrophy from every surgical Standpoint, 1906, Senn: p. 35; — Fuller, p. 99.

(4) De la Périnéotomie et de ses applications. Gand. H. Engelcke, 1898.

(5) Annales of Surgery, June 1905.

(6) Association française d'Urologie, V. Session, 1901 p. 598.

(7) Association française d'Urologie, VI. Session, 1902 p. 673.

(8) Journ. of the American Med. Association, Febr. 1903.

(9) Association française d'Urologie, VII. Session, 1903, p. 77. — Journ. of the American Med. Association, Okt. 24, 1903.

(10) Association française d'Urologie, IX. Session, 1905.

geführten Zeigefingers der einen Hand entgegendrängt. Nach seiner Meinung «very little is gained by attempts to render the prostate more accessible by intravesical instrumental pressure, and such efforts are by no means always harmless» (1). Ob man die Eröffnung der Urethra behufs Einführung dieser Instrumente besser in der Pars membranacea oder im untersten Teil der Pars prostatica vornimmt, ist zweifelhaft. Vielleicht schützt letzteres Verfahren besser den äusseren Schliessapparat der Blase, dessen Schonung sicher zur Vermeidung späterer Incontinenz von Wichtigkeit ist. Während schon *Goodfellow* die Prostata in ihrer ganzen Ausdehnung in der Mittellinie längs spaltet und auch *Albarran* noch jetzt ebenso verfährt (Senn [l. c.] spaltet die Kapsel durch einen Transversalschnitt), um dann beide Hälften nacheinander, wenn möglich in toto, zu enucleieren oder durch Morcellement zu entfernen, macht *Young* zwei seitliche Längsincisionen und lässt in der Mittellinie einen Längsbalken der Prostata stehen, um so die Ductus ejaculatorii zu schonen. Ob es ihm hierdurch wirklich gelingt, die Potentia coeundi zu erhalten, die bei der gewöhnlichen Form der perinealen totalen Prostatectomie, zum mindesten in der grossen Mehrzahl der Fälle, vernichtet wird, bedarf noch der weiteren Feststellung.

Die Entfernung eines bestehenden Mittellappens kann entweder in der Weise erfolgen, dass man ihn nach Entfernung der Seitenteile der Prostata mit einer Hakenzange und unter Beihilfe des Fingers oder Désenclaveurs in die entstandenen Hohlräume herunterzieht und von dort aus submucös enucleiert bezw. morcelliert, oder aber indem man ihn in die Urethra mit Finger, Haken oder Zange herunterklappt und nach Spaltung oder Durchreissung der ihn überdeckenden Schleimhaut enucleiert. Letzteres erscheint mir, wenn angängig, vorzuziehen.

Man ist wohl allgemein davon zurückgekommen, die Urethra nach der Operation wieder zu vernähen. Während aber einzelne Operateure die Blase nach dem Perineum zu drainieren, führen andere einen Verweilkatheter ein, Verfahren die auch miteinander combiniert, oder nacheinander, Anwendung finden.

Die umfassendste *Statistik* die mir bekannt ist, ist die von *Proust* mitgeteilte. Sie umfasst 813 Fälle von perinealer Pros-

---

(1) Prostatic Hypertrophy from Every Surgical Standpoint, etc., p. 4. — Journ. of the American Med. Association, 1906, August 25.

tatectomie. Von ihnen starben 58 (=7,13 %) innerhalb eines Monats nach der Operation. Es ist aber klar, dass mit der Begrenzung der Mortalität auf die Zeit von 1 Monat nach der Operation doch eine gewisse Zahl von Fällen nicht mit erfasst werden, die eben noch später als 1 Monat nach der Operation an den Folgen derselben zugrunde gehen, und *Proust* selbst führt einige solcher Fälle aus der Literatur an. In *Escat*'s (1) Statistik waren unter 410 Fällen 47 Todesfälle (=11,3 %). *Watson* (2) berechnete die Mortalität der totalen perinealen Prostatectomie aus 530 Fällen mit 33 Todesfällen auf 6,3 %. *Mariani* (3) fand bei 463 Fällen 375 (=80,99 %) völlige Heilungen, 46 (=9,91 %) unvollständige Heilungen und 42 (=9,07 %) Todesfälle. Es fällt bei diesen Angaben auf, dass Mariani's Statistik keine Misserfolge enthält, während *Göbell* (4) unter 130 in der Literatur mitgeteilten Fällen neben 104 (=80 %) Erfolgen und 9 (=6,9 %) Todesfällen auch 17 (=13,1 %) Misserfolge zählt. Die Tatsache indessen, dass *Mariani*'s 46 unvollständige Heilungen (»incompleti successi« bezw. »guarigione incompleta«) sich zusammensetzen aus 27 Fällen, in denen eine unvollständige Entleerung der Blase (Residual-Urin über 50 g) bestehen blieb, aus 8 Fällen restierender Incontinenz (=1,72 % der Gesamtzahl) und aus 11 Fällen von Rectalfisteln (=2,37 %) (5) lässt vermuten, dass man zum mindesten einen Teil dieser Fälle richtiger als Misserfolge bezeichnen würde. Vollständig wird dadurch allerdings nicht die zwischen *Mariani*'s und *Göbell*'s Mitteilungen bestehende Discrepanz aufgeklärt. — Von Einzel-Operateuren, die über eine besonders grosse Zahl von Fällen verfügen, hat *Fuller* (6), der die Operation »somewhat under 100 times« ausgeführt hat, *im letzten Jahre* unter 5 %; *Goodfellow* bei 78 Fällen 2 Todesfälle; *Albarran* (7) bei 57 Fällen 2 Todesfälle.

Es unterliegt keinem Zweifel, dass die perineale Prostatectomie eine Operation ist, die in geübter Hand gute Erfolge gibt. Ihre

---

(1) Association française d'Urologie. VIII. Session, 1904: Proust, p. 181; Escat, p. 104.

(2) Boston Medical and Surgical Journal. 28. April, 1904, CL., p. 455.

(3) La chirurgia de la prostata, Bologna 1904, p. 134-136.

(4) L. c. p. 403. — Bei Göbell steht statt 130 Gesamtfälle 108. Es muss das aber ein Druck- oder Rechenfehler sein, da nur bei 130 die folgenden Zahlen stimmen.

(5) *Watson* (l. c.) berechnet die Häufigkeit der Recto-Urethralfisteln auf 2,7 %, *Escat* (l. c. p. 112) auf 4,4 %. — Einzelne Operateure haben aber einen viel höheren Procentsatz von Rectalfisteln, so *Young* (nach *Fuller*, Annals of Surgery, June 1905): 8 %.

(6) *Phillips-Martin*: Prostatic Hypertrophy from Every Surgical Standpoint, p. 94.

(7) Association française d'Urologie, VIII. Session, 1903, p. 794.

Hauptschattenseiten sind ihre nicht immer leichte Technik, das nicht seltene Zurückbleiben von Incontinenz, von Urethroperinealfisteln, und, was noch schlimmer ist, von Urethro-rectalfisteln (und selbst Vesico-rectalfisteln), welch letztere, wie man nicht vergessen darf, noch nachträglich, nach Wochen und Monaten, zum Tode des Patienten und so zu einer in obiger Statistik nicht zum Ausdruck kommenden Steigerung der Mortalität führen können. Weitere Nachteile der Operation bilden die bei totaler Entfernung der Prostata fast sicher, aber auch bei partieller häufig genug, eintretende Zerstörung der Potentia coeundi, und die Erschwerung des Katheterismus, die nach der Operation nicht selten zurückbleibt. Ob und in welchem Masse noch nachträglich wirkliche Stricturen sich ausbilden können, die eventuell zu erneuten Mictionsstörungen Veranlassung geben würden, lässt sich zur Zeit mit Sicherheit nicht sagen. Jedenfalls hat schon *Goodfellow* einen Fall berichtet, in dem jahrelang nach von ihm ausgeführter Prostatectomia perinealis wegen Urinverhaltung von neuem eingegriffen werden musste, wobei in der narbig verengerten Urethra posterior ein Stein gefunden wurde. Ebenso glaubt *Bakes* (1) nach einem Fall perinealer Prostatectomie die Bildung einer Striktur beobachtet zu haben. Und *Kümmell* hält systematisches Bougiren nach der Operation für erforderlich, um einer Strictur vorzubeugen, während *Giordano* (2) aus demselben Grunde seine Patienten einmal monatlich katheterisieren lässt.

Suprapubische Prostatektomie

Die suprapubische totale Prostatektomie wird jetzt, besonders in England und Frankreich, meist als *Freyer'sche Operation* bezeichnet, und es ist keine Frage, dass *Freyer* (3) derjenige ist, dem die suprapubische Methode ihren Aufschwung und ihre — man kann fast sagen — überraschend grosse Verbreitung in der jüngsten Zeit verdankt. Trotzdem ist diese Benennung nicht berechtigt. Schon lange vor *Freyer* hat man angefangen, die Prostata suprapubisch anzugreifen, und auch die Einzelheiten der Technik

(1) Verhandlungen der Ges. Dtsch. Naturforscher u. Aerzte, 1903, Zweiter Teil, II. Hälfte, p. 98.

(2) Association française d'Urologie, VIII. Session, Paris 1904.

(3) British Medical Journal, July 20, 1901; July 26, 1902; April 18, 1903; July 4, 1903; October 17, 1903; May 21, 1904; Oct. 22, 1904; May 20, 1905. — The Lancet, July 25, 1903; Febr. 18, 1905.

Freyers sind in allem Wesentlichen schon früher von anderen geübt worden.

Sehen wir davon ab, dass bereits *Amussat* im Jahre 1836 während einer suprapubischen Lithotomie mit einer Scheere einen kleinen mittleren Prostatalappen entfernt hat, dass *Dittel* 1885 und 1886, weiterhin — und zwar meist zunächst im Anschluss an Lithotomien — *B. Schmidt, Trendelenburg, Helferich, Kümmell, Gussenbauer*, besonders aber englische und amerikanische Operateure (*Belfield, Watson, Robson, Keyes, Bennet May, Atkinson, Bryson, Buckston Browne*) *partielle* suprapubische Prostatektomieen ausgeführt und namentlich Mittellappen mit Messer, Scheere, Schlingenschnürer, Glühschlinge, Paquelin abgetragen haben, so war es vor allem *Mc. Gill*, der 1889 an der Hand von 24 Fällen den Wert und die Technik dieser Operationen, die er systematisch geübt hatte und bei der er bereits die Prostata submucös nach Einschneidung oder Durchkratzung der Schleimhaut enucleirte, darlegte. Freilich führte auch *Mc. Gill* in der Regel die Prostatatektomie nur partiell aus. Aber auch als Prostatektomia *totalis* ist sie bereits vor *Freyer* von *Belfield* (¹) empfohlen worden, der unter Hinweis auf die nach partieller Prostatektomie beobachteten Recidive, und auf die leichte Enucleirbarkeit der Prostata, die *Mc. Gill* an Lebenden und *Vignard* an der Leiche festgestellt hatten, die »thorough enucleation of all circumscribed masses within as well as above the general prostatic surface« anriet; weiterhin insbesondere von *Fuller* (²), der sie ganz systematisch als Methode der Wahl bei Prostata-Hypertrophie ausübte. *Fuller's* Technik unterscheidet sich von der *Freyer*'schen eigentlich nur dadurch, dass *Fuller* die Schleimhaut über der Prostata nicht mit dem Finger durchkratzt, sondern mit einer besonders angegebenen gezähnten Scheere durchschneidet; dass er während der Operation die Prostata nicht mit dem im Rectum befindlichen Finger, sondern mit der gegen das Perineum angestemmten vollen Faust, dem enucleirenden Finger entgegendrängt, und dass er die Operation mit der Anlegung einer Drainage nach dem Perineum beendet. Von diesen Unterschieden könnte man höchstens die Unterstützung des enucleirenden Fingers vom Perineum anstatt vom Rectum aus, als einen wesentlichen bezeichnen: aber gerade nach dieser Richtung

(¹) American Journal of the Medical Sciences, Nov. 1890.

(²) Journal of Cutaneous and Genitourinary diseases, 1895, p. 229. — Diseases of the Genito-Urinary System, New-York, London, 1900. — vgl. auch Fuller, The Question of Priority, Annals of Surgery, 1905, p. 521.

ist die Operation auch schon vor *Freyer* von *Guiteras* [1] zu Gunsten des im Mastdarm entgegen arbeitenden Fingers modificiert worden, eine Modification, welche dann auch von *Fuller* acceptiert wurde.

Trotzdem stellt meines Erachtens die *Freyer*'sche Technik einen Fortschritt dar, nicht durch Dinge, die sie neu bringt, sondern durch die Vereinfachung, welche sie durch die Fortlassung unwichtiger Bestandteile bewirkt hat. In der Tat kann man mit der *Freyer*'schen Technik die Prostata häufig in wenigen Minuten total entfernen und die ganze Operation vielleicht in 10-20 Minuten vollenden. Dass dies aber bei der vielfach vorhandenen Decrepidität der Prostatiker von grossem Vorteil ist, leuchtet ohne Weiteres ein. Disponiert doch gerade die Länge eines chirurgischen Eingriffs zu Shock, der gar nicht selten als Folge der suprapubischen Prostatektomie verzeichnet ist. Ich habe selbst einen Fall erlebt, in welchem nach dieser Operation trotz glatten Verlaufs derselben der Exitus nach 12 Stunden im Shock eintrat.

Freyer operiert in gewöhnlicher Rückenlage des Patienten bei Allgemeinnarkose. Nachdem die Blase vermittelst eines, während der Operation liegen bleibenden, elastischen Katheters prall gefüllt ist, macht er einen nicht zu kleinen Medianschnitt durch die ganzen Bauchdecken hindurch, geht mit dem Finger hinter die Symphyse und streift Fettgewebe und Umschlagsfalte des Peritoneums nach oben, und eröffnet sofort mit senkrecht gestelltem Messer die Blase in der Sagittalrichtung in einer Ausdehnung von nur etwa 3 cm. Eine Fixation der Blasenränder durch scharfe Haken oder Fadenzügel findet *nicht* statt; eine Unterbindung ist nur selten nötig. Von einer Besichtigung der Blase, wie man sie als Vorteil der suprapubischen Methode geschildert hat, kann und soll bei der *Freyer*'schen Technik, schon wegen der Kürze des Blasenschnittes, keine Rede sein!

Jetzt geht *Freyer* sofort mit dem Zeigefinger der einen Hand in den Mastdarm, mit dem der anderen Hand in die Blase, kratzt die über der Prostata befindliche Schleimhaut durch, und zwar nicht, wie gewöhnlich angenommen wird, zuerst über dem Mittellappen, weil das wegen der Beweglichkeit desselben seine Schwierigkeiten hat, sondern meist seitlich davon über dem vesicalen Ende eines Seitenlappens. Schnell wird dann durch den in der

---

[1] XIII. Congrès international de Médecine, Paris 1900. Section de chirurgie urinaire, p. 251.

Blase befindlichen Finger die eine Hälfte enucleiert, in der Regel dann eine zweite Durchkratzung mit folgender Ausschälung auf der anderen Seite vorgenommen, und darauf ein etwa vorhandener Mittellappen durch Durchreissung der Schleimhaut am Uebergang zwischen diesem und Trigonum gelöst. Da, wie *Freyer* hervorgehoben hat, die Seitenlappen nach vorne von der Urethra stets voneinander getrennt sind, so ist jetzt die ganze Prostata aus ihrem Bett gelöst und kann, meist in toto, mit einer Art Steinzange durch die Blasenwunde extrahiert werden. *Freyer* geht nun noch einmal in die Blase ein, drückt die überhängenden Schleimhautränder fest gegen die Wundhöhle («plombiert sie», wie er sich ausdrückt), stillt die Blutung, indem er durch den Katheter heisse Borsäurelösung reichlich über die Wunde laufen lässt und führt einen 2 — 2 ½ cm dicken Drain bis zum Blasenboden. Darauf Verkleinerung der Bauchdeckenwunde bis auf die Drainöffnung durch einfache Haut und Muskulatur gleichzeitig fassende Silkworm-Nähte, aber keinerlei Sutur der Blase, die ja auch bei dem kleinen Schnitt in die Blasenwand, der für das eingelegte dicke Drainrohr nur eben gross genug ist, kaum möglich oder jedenfalls nicht nötig ist. Kein Verweilkatheter, keine perineale Drainage! Die Operation ist beendet. — Das Drain wird ungefähr am Beginn des 5. Tages entfernt.

Freyer geht in seinem Bestreben, die Operation möglichst schnell auszuführen, sogar soweit, dass er vor dem Eingehen in den Mastdarm nicht einmal einen Gummihandschuh anzieht (¹). Bei inficirter Blase «there is no Listerism!», sagte er mir bei Gelegenheit zweier von ihm ausgeführter Prostatektomien, denen ich mit seiner gütigen Erlaubnis beiwohnen durfte, und bei denen ich ihn die oben geschilderte Technik ausüben sah.

Es ist keine Frage, dass bei diesem Operationsverfahren, vielleicht von einem nach vorn gelegenen Streifen abgesehen, die Urethra prostatica bis zum Colliculus seminalis hin höchstens ausnahmsweise nicht mit entfernt wird, dass sie häufig genug aber auch in toto verloren geht. Trotzdem ist nach der Enucleation der stehengebliebene Rand der Blasenschleimhaut vom stehengebliebenen Rand der Urethra tatsächlich nicht soweit entfernt,

---

(¹) *Lynn Thomas* demonstrirte auf dem I. *Congress der Société internat. de chirurgie in Brüssel*, Sept. 1905 übrigens einen «Prostata-Elevator», der vor der Operation eingeführt, während dieselbe den Finger im Mastdarm ersetzen soll, indem man mit d. [illegible] im Rectum liegenden Teil desselben die Prostata gegen den enucleirenden Finger andrückt.

wie man nach der Grösse der entfernten Prostata anzunehmen geneigt ist.

Das hängt zum Teil damit zusammen, dass sich das Bett der Prostata nach der Entfernung der Drüse zusammenzieht, mehr wohl aber damit, dass die hypertrophierende Prostata sich zum grössten Teil auf Kosten des Blasencavums vergrössert. Ich möchte aber sogar behaupten, dass die Entfernung der Pars prostatica urethrae geradezu einen Vorteil darstellt. Würde sie nicht mitentfernt, würde die Prostata in der Tat überall rein submukös enucleiert, so würde zwischen der stehengebliebenen hinteren Wand der Urethra prostatica und dem hinteren Teil der Kapsel der Prostata eine tiefe taschenförmige Bucht entstehen, welche weder nach der Urethra, noch nach der Blase zu gute Abflussverhältnisse darbieten würde. Man würde dann sicherlich kaum ohne die Hinzufügung einer perinealen Drainage auskommen können, während die Erfolge *Freyer's* doch dafür sprechen, dass eine solche bei dieser Technik eben nicht erforderlich ist.

Was die *Statistik* der suprapubischen Prostatektomie betrifft, so war bis vor wenigen Jahren die Mortalität der Operation noch eine *sehr* hohe. *Burckhardt* berechnete sie noch in seiner 1902 erschienenen, bereits oft citierten Arbeit, auf 20,8 % [1] (bei nur 57,1 % Erfolgen und 22 % Misserfolgen) und gibt die Zusammenstellungen von Anderen (*Bryson, Pousson, Watson*), nach denen sie zwischen 16,6 und 25 % betrug. Es wäre ungerecht, diese Statistiken auf den jetzigen Stand der Operation zu übertragen! Es ist kein Zweifel, dass infolge der verbesserten Technik einerseits, frühzeitigeren Operirens andererseits, die Durchschnitts-Mortalität jetzt eine wesentlich geringere geworden ist. Immerhin ist die suprapubische Prostatektomie auch jetzt noch eine ernste Operation! *Watson* fand unter 243 totalen suprapubischen Prostatektomien 28 Todesfälle (11,3 %), *Proust* [2] unter 244 Operationen 29 Todesfälle (= 11,88 %). *Goebell* [3] berechnete im gleichen Jahre (1904) aus den Berichten der letzten 3 Jahre über 134 Fälle: 116 (= 86,5 %) Heilungen, 3 (= 2,3 %) Misserfolge,

(1) Nach Burckhardt, l. c., p. [illegible]. Nach Abzug von 7 Todesfällen, bei denen es möglich ist, dass sie nicht direct mit der Operation zusammenhängen (der an Marasmus, Pleuropneumonie, Bronchopneumonie, einige Bronchitis, 1 an Cystitis und Nephritis) bleibt immer noch eine Mortalität von [illegible] %, [illegible]

(2) Association française d'Urologie. VIII. session. 1904.

(3) L. c. p. [illegible]

15 (=11,2 %) Todesfälle. Noch höher ist die Mortalität bei *Escat* (¹), der unter 164 Fällen 31 Todesfälle (=18 %) fand.

Freyer (²) selbst hat bisher die Resultate von 170 eigenen Fällen publiciert. Darunter befinden sich 16 Todesfälle (=9,41 % Mortalität). Auch bei ihm zeigt sich — ähnlich wie bei der früher gegebenen Statistik über meine eigenen Erfahrungen mit der Bottini'schen Operation, und weiter unten bei den Zahlen *Fuller*'s — deutlich, wie mit der Zeit die Resultate immer bessere geworden sind. Auf *Freyer*'s erste 110 Fälle kommen 11 Todesfälle (= 10 %), auf seine letzten 60 Fälle 5 Todesfälle (=8,33 %).

Fuller (³), der die suprapubische Prostatektomie «considerably over 100 times» ausgeführt hat, gibt an, dass seine Mortalität früher grösser gewesen («formerly larger»), im letzten Jahre aber unter 5 % betragen habe.

Combinierte Methoden der Prostatektomie

Dass man zur radicalen Entfernung eines Carcinoms der Prostata mit Vorteil die perineale mit der parasacralen, resp. sacralen Methode combinieren kann, habe ich bereits oben erwähnt. Für die Hypertrophie dürfte dies Verfahren kaum in Betracht kommen.

Als *Prostatektomia suprapubico-perinealis* oder Methode von *Nicoll* (⁴) und *Alexander* (⁵) wird das Verfahren bezeichnet, bei welchem man perineal exstirpiert resp. enucleirt, während man sich von einer Sectio alta aus die Prostata mit dem in die Blase eingeführten Finger entgegendrückt. Uebrigens hat über solche «combined incision» schon früher *Belfield* (⁶) berichtet. *Guiteras*, *Syms* und *Wainwright* legen zu dem gleichen Zwecke das Cavum Retzii frei, ohne die Blase selbst zu eröffnen («perineo-praevesicale Methode»). *Syms* machte den Vorschlag, der gewiss zu verwerfen

(¹) Association française d'Urologie, VIII. Session, 1904, p. [illegible].
(²) Lancet, July 2[illegible], 1904, und British Medical Journal, May 2[illegible], 1905.
(³) *Phillips-Martin*: Prostatic Hypertrophy from Every Surgical Standpoint, St. Louis, 1903, p. [illegible].
(⁴) *Brit. medical Journal*, 1898, Okt., Nov.; s. auch *Socin Burckhardt*, l. c., pag. [illegible].
(⁵) *Medical Society of New York*, 25.–27. Januar, 1898; s. auch *Socin Burckhardt*, l. c., pag. [illegible].
(⁶) *American Journ. of the medical sciences*, 1890, Nov. «The combined suprapubic and perineal approach seems alone to fulfil every indication in every case. There is, therefore, from the anatomical standpoint, no choice of operation; suprapubic cystotomy with or without a supplementary boutonnière as the peculiarities of the prostate in a given case may require, is in the abstract the operation.»

ist, die Peritonealhöhle zu eröffnen und von dort die geschlossene Blase mit der Prostata nach unten zu drängen. Alle diese Methoden sind durch die Einführung der Prostata-Tractoren resp. Désenclaveur in die Technik der perinealen Prostatektomie überflüssig geworden. Eine nachträgliche Anfügung der Sectio alta zur perinealen Incision dürfte heute nur dann in Betracht kommen, wenn sich während der perinealen Operation herausstellt, dass der Fall sich, auch bei Anwendung eines Désenclaveurs, für dieses Verfahren nicht eignet. Ob das Urteil über die ganz neuerdings von *Cathelin* [1], anscheinend ohne genaue Kenntnis seiner Vorgänger, angegebene *Méthode périnéo-sus-pubienne* anders lauten muss, kann erst die Zukunft lehren. Die *Cathelin*'sche Methode unterscheidet sich von der *Nicoll-Alexander*'schen, wie mir scheint, nur dadurch, dass C. erstens so total wie möglich enucleirt und zweitens die Urethra prostatica principiell mit entfernt.

Gegenüber der Prostatektomia suprapubico-perinealis hat man als *Prostatektomia perinealis suprapubica* die oben erwähnte Methode *Fullers* bezeichnet (*Burckhardt*, l. c. p. 231). Mir scheint diese Bezeichnung nicht richtig zu sein. Die *Fuller*'sche Operation ist eine einfache suprapubische Prostatektomie, der in der Regel, aber nicht notwendigerweise, nach Beendigung der eigentlichen Operation zur Ableitung der Wundsecrete und des Urins eine perineale Drainage angeschlossen wird [2], ebenso wie es auch neuerdings *Israel* [3] empfohlen hat. Nach den Erfolgen *Freyers* dürfte es zweifelhaft sein, ob das Hinzufügen dieser perinealen Drainage, die doch immer das Zurückbleiben einer perinealen Fistel in den Bereich der Möglichkeit rückt, wenigstens für die Mehrzahl der Fälle als eine Vervollkommnung angesehen werden kann. Wohl aber scheint mir das Einlegen eines dicken Verweilkatheters, wie es *Kümmell* [4] für die suprapubische Prostatectomie empfiehlt, zweckmässig, schon deswegen weil dadurch die Durchnässung des Patienten nach der Operation verhindert oder verringert wird. Sehr fraglich ist es mir aber, ob die weitere Tech-

(1) *Tribune médicale*, 23 Sept. 1905. *Annales de la Policlinique Centrale de Bruxelles*, Nov. 1905, p. 345. *Association française d'Urologie*, 9e Session, Oct. 1905.

(2) Vgl. die eigenen Worte Fuller, Diseases of the genito-urinary system, New York, 1900, p. [illegible]: In my operation the perineal incision is not a necessity. It is made simply to insure more perfect drainage and consequently greater control [illegible]. Vergl. auch Fuller, The [illegible] of prostate, etc. *Annals of Surgery*, April, 1905, p. [illegible].

(3) *Verhandlungen der Deutschen Ges. f. Chirurgie*, XXXIV. Congress, 1905, I, p. [illegible].

(4) *Verhandlungen der Deutschen Ges. f. Chirurgie*, XXXIV. Congress, 1905, II, p. [illegible]. — *Société Internationale de Chirurgie*, I. Congrès (Brüssel), Sept. 1905.

nik *Kümmell's*, die Blase vollständig, die Bauchdeckenwunde bis auf den Platz für eine Gazedrainage durch Sutur zu schliessen, empfehlenswert ist, — fraglich schon wegen der dadurch gesetzten längeren Dauer der Operation und wegen der gerade bei bluthaltigem Urin häufigen Unzulänglichkeit des Verweilkatheters. Uebrigens scheint auch *Israel* (1) die Blasennaht nach der suprapubischen Prostatektomie anzuwenden.

Soll man bei der Prostatektomie die Prostata partiell oder total exstirpieren?

Wir haben gesehen, dass der Entwicklungsgang der Prostatektomie von der partiellen zur totalen Operation geführt hat. Trotzdem sind neuerdings wieder Stimmen laut geworden, welche sich zu Gunsten einer partiellen Operation ausgesprochen haben.

Insbesondere haben *Rydygier* (2) und *Riedel* (3) dafür plaidiert — und *Küster* (4), wie *Rovsing* (5), haben sich ihnen noch jüngst angeschlossen: *Rydygier* und *Riedel* legen dabei besonders Wert darauf, die Urethra unverletzt zu lassen. Ersterer reseciert mit Scheere oder Messer Teile der Prostata, indem er rings um die Urethra eine Schicht Drüsengewebe von ungefähr 1 cm Dicke stehen lässt. *Riedel* entfernt mit einem «extra präparierten» scharfen Löffel soviel von dem Gewebe der Prostata als möglich ist, ohne die Urethra zu verletzen («Excochleatio prostatae»). Als Vorzüge der partiellen Operation betrachten sie die geringere Grösse des Eingriffs, die Verkürzung des Krankenlagers, schliesslich die Sicherung vor Urininfiltration, zurückbleibenden Harnfisteln und Incontinenz. Diesen Vorteilen steht aber der Nachteil gegenüber, dass man mit diesem Verfahren kaum je Mittellappen in genügender Weise entfernen kann, dass man etwa hinter dem Mittellappen gelegene Steine nicht entdeckt, dass man endlich kaum bei der Operation mit Sicherheit wird übersehen können, ob man das Mictionshindernis auch wirklich beseitigt hat. Uebrigens sind auch die von *Riedel* publicierten Krankengeschichten (5 Fälle mit 1 Todesfall, 2 Verletzungen der Urethra — trotz der Absicht, sie nicht

(1) Ibidem, l. c., I, p. 221.
(2) *Polnischer Chirurgen-Congress*, Krakau, 1900; *Centralbl. f. Chirurgie*, 1903, N.° 1; und 1904, N.° 3; *Société internationale de chirurgie*, I. Congr., Brüssel, Sept., 1905.
(3) *Deutsche medic. Wochenschr.*, 1903, N.° 34; *Deutscher Chirurg. Congress*, 1905, I, p. 211.
(4) *Deutscher Chirurg. Congress*, 1905, I, p. 213.
(5) Rapport auf d. I. Congress der «Société internationale de Chirurgie», in Brüssel, sept. 1905.

zu eröffnen! — und eigentlich keinem *vollen* Erfolg) durchaus nicht geeignet, zur Nacheiferung anzuspornen. *Rydygier* selbst hat meines Wissens bisher keine genaueren Krankengeschichten veröffentlicht. *Huberen* (1) sah von der partiellen Operation nach *Rydygier-Riedel* keine befriedigenden Resultate.

Auch eine Operation, die *Eastman* (2) nach ähnlicher Methode ohne Eröffnung der Harnröhre ausführte, blieb ohne Erfolg.

Sieht man also von der früher besprochenen *Young*'schen Modification der perinealen Prostatektomie ab, bei der ja auch ein Teil der Prostata absichtlich stehen gelassen wird, über deren Wert aber das Urteil noch nicht abgeschlossen sein kann, so wird man bei der perinealen Prostatektomie in der Regel besser tun, sie als eine totalis auszuführen und jedenfalls dabei als Regel die Urethra zu eröffnen. Allerdings unterliegt es keinem Zweifel, dass die sogenannte totale perineale Prostatektomie schon infolge des Bestrebens, die Urethra nicht mit fortzunehmen, ganz besonders aber, wenn ein Morcellement erforderlich ist, fast immer nur eine subtotalis bleibt.

Etwas anders liegen die Dinge bei der suprapubischen Prostatektomie. In Fällen, wo bei sonst kleiner Prostata nur ein kleiner, vielleicht sogar gestielter, ventilartig wirkender Mittellappen das ausschliessliche Mictionshindernis bildet, kann man sich begnügen, diesen zu entfernen, wie man sich auch begnügen kann, eine etwa vorhandene Barrière der Prostata zu excidieren. Sicher wird es sich aber auch dabei nur um Ausnahmefälle handeln können. Im Allgemeinen tut man gut, auch die suprapubische Prostatektomie als totale auszuführen, wobei man sich freilich darüber klar sein muss, dass auch sie vielfach insofern nur eine subtotale ist, als das, was wir als Kapsel der hypertrophischen Prostata betrachten innerhalb deren wir enucleiren (3), sicher in zum mindesten einer grossen Zahl der Fälle durch die Adenomknoten platt gedrücktes, peripheres Drüsengewebe ist.

Für die Bevorzugung der totalen Prostatektomie sprechen

(1) *Festschr. medic. chirurg. Presse*, 1908, p. 77.
(2) *Med. News*, Sept. 5, 1903.
(3) S. darüber *Freyer*, *Mayo Robson*, *Nicoll*, *Taylor*: British Medical Journ., 1902 p. 774; Dublin Journ. of Med. Science Nov. 1902; *Thomson Walker*: Lancet, March 28, 1904; Medico-Chirurgical Transactions, vol. 87, 1904; British Med. Journal, July 9 and Oct. 29, 1904; Archives of the Middlesex Hospital, Vol. IV, 1905; British Med. Journal, Oct. 7, 1905; *Albarran et Motz*, *Hartmann*, *Proust*: La prostatectomie. [illegible] de la prostate, 1904, [illegible] 1905; *Cathelin*: Tribune méd., 12 Sept., 1905; *Annales de la Polyclinique Centrale de Bruxelles*, Nov. 1905, p. 125, u. A.

schon die von *Benno Schmidt* (1), *Israel*, (2), *Bazy* (3), *Herescu* (4) nach partieller suprapubischer Prostatektomie beobachteten Recidive, sowie, dass *Freyer* in mehreren Fällen nach vorausgegangener partieller Prostatektomie noch die totale machen musste. Mit Recht ist wohl *Harrison* (5) der Ansicht, dass gerade das nur partielle Vorgehen bei der *Mc Gill*'schen Operation und die damit zusammenhängende Mangelhaftigkeit mancher Erfolge derselben dies Verfahren in Misskredit gebracht habe: «The partially succesfull cases seemed at that time to largely discount those where success was complete». Erwähnung verdient hier auch die Meinung *Thompson Walker's* (6), dass gerade die incompleten Prostatektomien am meisten zu nachfolgenden Stricturen disponieren.

Wann soll man dem Prostatiker eine radikale Operation vorschlagen?

Zur Beantwortung dieser Frage müssen wir uns zunächst darüber klar sein, dass das Ziel der Behandlung beim Prostatiker die Beseitigung der Beschwerden, nicht aber die Beseitigung der hypertrophischen Prostata als solcher ist. Die Prostatahypertrophie ist an sich eine gutartige Affection. Nur der Umstand, dass die Prostata gerade an einer Stelle liegt, wo ihre Vergrösserung eine lebenswichtige Function, die Entleerung des Harns, beeinträchtigt, bedingt, dass wir überhaupt genötigt sind, sie therapeutisch zu bekämpfen. Dem entspricht, dass man bei Sectionen älterer Leute in zahlreichen Fällen Hypertrophieen der Prostata findet, die, wohl infolge einer besonderen Configuration, im Leben niemals wesentliche Beschwerden verursacht haben. «Die Prostatahypertrophie ist in mehr als der Hälfte der Fälle keine Krankheit, sondern ein Zustand, welchen erst der pathologische Anatom bei Sectionen älterer Männer wahrnimmt», sagt *Socin* (7); *Thompson* (8)

---

(1) Arbeiten der chirurg. Poliklinik, Leipzig, I. Heft, 75, dessen Fall *Belfield* (American Journ. of the medical Sciences, Nov. 1890), freilich für Carcinom-verdächtig hält.

(2) XX. Congress der deutschen Gesellschaft für Chirurgie, 1891, I, p. 136; Vgl. auch *Helferich*, Ibidem, p. 137.

(3) Société française de chirurgie, 30. Okt. 1901.

(4) Association française d'Urologie, VII. Session 1903 und VIII. Session 1904.

(5) Soc. internationale de chirurgie, I. Congress, Brüssel, Sept. 1905.

(6) British medical Association, Leicest. June 1905; cf. Medical Record, 9 Sept. 1905, p. [illegible].

(7) *Verhandlungen d. Deutschen Gesellsch. f. Chirurgie*, XXVI. Congr., 1897, I, p. 84.

(8) *Diseases of the Urinary Organs*, VIII. Aufl., 1889, Capitel IX.

gibt an, dass die vergrösserte Prostata nur in 1/7 der Fälle (= 14,3 %) während des Lebens Krankheitserscheinungen erzeugt; *Guyon* berechnet diese Zahl auf 15—16 %; und *Rovsing* (1) schätzt die Zahl derjenigen Individuen mit Prostatahypertrophie, welche bis zu ihrem Lebensende «ohne jegliche krankhaften Symptome bleiben» auf «über 80 %». Therapeutisch oder gar operativ in solchen Fällen einzugreifen, also die Vergrösserung der Prostata an sich als Indikation für einen Eingriff zu betrachten, wäre gewiss ein nicht zu rechtfertigendes Beginnen.

Aber neben diesen Prostatikern, die so gut wie gar keine Beschwerden haben, gibt es noch eine nicht geringe Zahl, die leichte oder vorübergehende und auf nicht operativem Wege zu beseitigende Störungen ihres Wohlbefindens aufweisen. Hier genügt häufig genug schon die Regelung der Stuhlentleerung, vorsichtig ausgeübte Massage der Prostata (die in späteren Stadien mit ausgesprochener Retention absolut wirkungslos ist), gelegentliches Durchführen von Beniquésonden oder ein gelegentlich ausgeführter aseptischer Katheterismus — er gibt zugleich über die Menge des zur Zeit vorhandenen Residualurins Aufschluss — um die Patienten, eventuell auf Jahre hinaus, gänzlich oder nahezu gänzlich beschwerdefrei zu machen, indem nicht allein die Retention, sondern auch die mitunter von ihr unabhängige Pollakiurie beseitigt oder genügend gemildert wird. So ist es gewiss falsch, wie es geschehen ist (2), den Satz aufzustellen, dass man Prostatiker möglichst frühzeitig operieren soll, um sie vor späteren Komplikationen zu bewahren. Man spielt damit die Vorsehung, ohne dass unsere operativen Eingriffe harmlos genug sind, um ein solches Spiel zu gestatten.

Wenn man also nicht *frühzeitig* operieren soll, so soll man umsomehr darauf drängen, dass der Patient sich *rechtzeitig* zur Operation entschliesst. Was aber ist unter «rechtzeitig» zu verstehen? Das hängt natürlich zunächst davon ab, welche Operation man für den betreffenden Fall ins Auge gefasst hat, eine Frage, welche im folgenden Abschnitt, der von den Indikationen für die verschiedenen Operationen handelt, beantwortet werden soll.

Man wird sich natürlich am schnellsten zu einer Vasektomie entschliessen, wenn man sie für indiciert hält, weniger schnell für einen Bottini, am schwersten zu einer totalen Prostatektomie.

(1) Rapport auf d. I. Congr. der «Société internationale de Chirurgie» Brüssel, Sept. 1905.
(2) Vergl. z. B. *Lydston*, New-York and Philadelphia Med. Journal, 1903, II, S. 8.

Weiter kommt selbstverständlich auch bis zu einem gewissen Grade das Alter, der allgemeine Gesundheitszustand, endlich last not least die sociale Position des Patienten in Betracht. Einem Arbeiter, der sich nicht pflegen kann, dem die Notwendigkeit häufig und erschwert zu urinieren, es unter Umständen unmöglich macht, seinem Beruf nachzugehen, wird man früher zur Operation raten müssen, wie einem Rentier, der in der Lage ist, sich und seiner Krankheit zu leben.

Weiter kommt auch bis zu einem gewissen Grade das Temperament des Kranken in Betracht. Mancher katheterisiert sich 3, 4, ja 6 und 7 mal am Tage, ohne dadurch sonderlich in seiner Stimmung beeinträchtigt zu werden; manch anderer macht einen 1 oder 2 maligen Katheterismus am Tage zum Hypochonder [1]. Endlich spielt eine grosse Rolle die Frage, ob es sich um eine komplete oder inkomplete Retention handelt. Derjenige, der auch nur relativ geringe Quantitäten spontan entleeren kann, ist, vorausgesetzt, dass das ohne Beschwerden gelingt, unendlich viel besser daran, wie derjenige, der vollständig auf den Katheter angewiesen ist, und der, wo er auch sei, sobald zwingender Drang sich einstellt, eben zum Katheter greifen muss.

So kommen bei der Indikationsstellung in jedem Falle zahlreiche Momente in Betracht und es ist daher kaum möglich, absolut exacte Regeln für unsere Frage aufzustellen. Es wird immerhin ein gewisser Spielraum dem Gefühl, ja man kann sagen, dem Tact des ärztlichen Beraters überlassen bleiben müssen.

Im allgemeinen kann man aber den Satz aufstellen, *dass man dann radikal operieren soll, wenn man einem Patienten, der noch klaren Urin hat, ohne diese Operationen dauernd den Katheter zum eigenen Gebrauch in die Hand geben müsste.* Wenn wir auch jetzt sagen können, dass wir soweit sind, dass der chirurgisch ausgebildete und sorgfältige Arzt den Katheterismus selbst längere Zeit hindurch ausführen oder durch ein sorgfältig ausgebildetes und überwachtes Hilfspersonal ausführen lassen kann, ohne dass die Blase inficiert wird, so führt der Selbstkatheterismus des Patien-

---

(1) Es ist für mich keine Frage, dass übertriebene Vorschriften hinsichtlich der Asepsis des Katheterismus, wie sie neuerdings von einzelnen Seiten den Patienten gegeben werden — Vorschriften, die dem Patienten mitunter fast nur Zeit lassen, zu katheterisieren und den nächsten Katheterismus vorzubereiten, und die ihn so künstlich zum »Anhängsel seines Katheters« machen — in dieser Beziehung mitunter direkt unheilvoll wirken. — Natürlich bezieht sich diese Bemerkung aber nur auf *übertriebene* Vorschriften. Die Wichtigkeit der Asepsis beim Katheterismus soll damit nicht herabgesetzt werden.

ten — abgesehen *vielleicht* von den Fällen, wo es sich um Aerzte oder naturwissenschaftlich ausgebildete und besonders intelligente Personen handelt — fast mit Sicherheit zur Infection. Ob diese aber in der Blase Halt macht, oder ascendierend zur Pyelitis resp. Pyelonephritis und weiter eventuell zur acuten oder chronischen Urosepsis führt, so die bekannte Erfahrungstatsache illustrierend, dass der Selbstkatheterismus des Patienten so häufig den Anfang vom Ende darstellt, kann man nicht voraussagen und nicht beherrschen.

Es ergibt sich aus dem Gesagten, dass ich es für falsch halte, eine *acute* Retention als solche als Indikation zum sofortigen Eingriff anzusehen. Und diese Indikation scheint mir auch dann noch nicht vorzuliegen, wenn die acute Retention sich mit beschwerdefreien Intervallen nur in grösseren Zwischenräumen wiederholt. Etwas anders liegt natürlich die Sache, wenn die Retention sehr häufig eintritt, oder wenn besondere Verhältnisse es dem Patienten unmöglich machen, stets sofort die geeignete ärztliche Hilfe zu finden.

Kommt der Patient bereits mit seit längerer Zeit trübem Urin in Behandlung, so ist die Indikation zur Operation m. E. eine weniger dringende und im Allgemeinen nur dann gegeben, wenn trotz Katheterismus, Blasenspülungen, innerer Mittel die subjectiven oder objectiven Beschwerden des Patienten so hochgradige bleiben, dass sie einen Eingriff erheischen. Wir müssen ja berücksichtigen, dass einerseits die radikalen Methoden, abgesehen vielleicht von der Vasektomie, bei bereits eingetretener Infection immerhin gefährlicher sind, als bei Patienten mit klarem Urin, und dass wir andererseits nicht mit völliger Sicherheit versprechen können, dass durch die Operation die Infection völlig beseitigt wird. Im übrigen möchte ich aber ausdrücklich betonen, dass bereits eingetretene Erkrankung des Nierenbeckens und der Niere, wenn sie nicht zu hochgradig sind, *keine absolute* Contraindikation gegen eine Radicaloperation darstellen [1], ebensowenig wie complicierende Tabes, Tuberkulose und Diabetes. Ebenso schliesst hohes Alter des Patienten einen radicalen operativen Eingriff

1) Ob der Kryoskopie des Blutes, auf die besonders Kümmell (Verhandl. d. deutschen Gesellsch. f. Chirurgie, XXXIV. Congress, 1905, II, p. [illegible]) für die Beurteilung der Operabilität — und eventuell der Auswahl des Eingriffs — auch bei der Prostatahypertrophie grossen Wert legt, wirklich daher eine Ausschlag gebende Bedeutung zukommt, bedarf noch weiterer ausgiebiger Bestätigung. Die zweizeitige eingeschränkte Bottini'sche Operation führt Kümmell noch bei einer Erniedrigung des Blutgefrierpunktes unter [illegible] aus.

nicht aus: ein kräftiger, 80 Jähriger mit gesunden Nieren gibt eine bessere Prognose für die Operation, als ein decrepider 50 Jähriger mit bereits erkrankten Nieren.

Auch das halte ich für ganz falsch, dass man eine supponierte Lähmung bezw. Atonie der Blase als eine Contraindikation gegen eine Operation auffasst, wie es noch neuerdings *Rovsing* (1) und *Kümmell* getan haben. *Rovsing* schliesst, wie vor ihm schon andere, aus dem langsamen, projectionslosen und unvollständigen Abfliessen des Urins aus dem eingeführten Katheter auf das Bestehen einer solchen Blasenatonie und schliesst diese Fälle principiell von einer Radical-Operation aus. Dieses Symptom kennzeichnet aber nur den augenblicklichen Zustand der Blasenmuskulatur und ist auch dafür nur mit Vorsicht zu verwerten. Es lehrt gar nichts darüber, wie sich die Blasenkraft wieder erholen wird, wenn das Mictionshinderniss dauernd beseitigt ist. Meine Erfahrung beweist, dass in zahlreichen dieser Fälle, und zwar meist in überraschend kurzer Zeit, die Blase die Fähigkeit zur Urinentleerung wiedergewinnt, sobald nur das Mictionshindernis vollständig beseitigt ist (2), und dass man im Interesse des Patienten handelt, wenn man die oben besprochenen Momente recht sorgfältig, hingegen die supponierte Atonie recht wenig bei der Indikationsstellung zu einem operativen Eingriff in Rechnung stellt.

Welche Methode soll man als Radical-Operation wählen?

Seitdem man überhaupt in der Neuzeit angefangen hat, gegen die Prostata-Hypertrophie systematisch mit chirurgischen Eingriffen vorzugehen, hat man von vielen Seiten den Standpunkt eingenommen, ein bestimmtes Verfahren als das für *alle* Fälle geeignete zu betrachten. Nachdem die sexuellen Methoden als Universal-Behandlung der Prostata-Hypertrophie abgewirtschaftet haben, ist es neurdings die totale Prostatektomie, die Viele als das Universalverfahren betrachtet wissen wollen. Dabei ereignet es sich dann, dass mit denselben Worten und fast zur selben Zeit die

(1) Société Internationale de Chirurgie. I. Congress. Brüssel, Sept. 1905.

(2) Vgl. z. B. den bereits früher citierten Fall in meiner letzten Serie von 25 Fällen der Bottini'schen Operation, (Bottini Festschrift 1903, I. p. 45; auch: Allgem. medic. Centralzeitung 1903, n.° 14-19) in dem der ideale — und bis zum 3. Jahre nach der Operation erfolgenden Tode constante — Erfolg erzielt wurde, obwohl vor der Operation andauernde, hochgradige Blasenatonie mit allen von *Rovsing* angegebenen Symptomen bestanden hatte.

fanen (z.B. *Murphy* [1], *Schmieden* [2]) die perineale Prostatektomie als »Operation der Zukunft« bezeichnen, Andere (z.B. *Israel* [3], *Frank* [4]) die suprapubische. Auch ich selbst kann mich hier nicht ganz von Fehl freisprechen, insofern auch ich im Anfang geneigt gewesen bin, die Indication der Bottini'schen Operation zu sehr zu verallgemeinern; freilich darf ich zu meiner Rechtfertigung anführen, dass das zu einer Zeit geschah, wo die sexuellen Operationen eben aus einer Operation der Zukunft zu einer Methode der Vergangenheit geworden waren, und wo die Prostatektomie noch eine Mortalität von 16·25 % gab.

Für mich steht es jetzt fest: So wenig wie ein Fall von Prostata-Hypertrophie vollständig dem anderen gleicht, so wenig darf die Behandlung der Prostata-Hypertrophie in *allen* Fällen die gleiche sein. Es gibt keine »*Operation* der Zukunft« für die Prostata-Hypertrophie, es gibt nur eine *Behandlungsweise* der Zukunft für diese Krankheit, und deren Leitmotiv muss lauten: Individualisieren! Operieren, da wo es notwendig oder angebracht ist, nicht operieren, wo es für den vorliegenden Fall nicht zweckmässig ist, und unter den verschiedenen Operationen diejenige auswählen, die für den betreffenden Patienten die geeignetste ist, — das halte ich für den Standpunkt, den wir in Zukunft einnehmen müssen.

Ich habe bereits früher bei Besprechung der Methoden, welche nur ausnahmsweise in Betracht kommen, dargelegt, in welchen Fällen dies der Fall ist. Im folgenden handelt es sich also im wesentlichen um die differentiellen Indicationen für Vasektomie, Bottinische Operation und Prostatektomie.

Es unterliegt keinem Zweifel, dass von ihnen die *Vasektomie* die ungefährlichste ist, — aber auch diejenige, deren Resultate am allergeringsten sind und deren Prognose bezüglich der Wirksamkeit am unsichersten ist. Den Angaben, dass sie nur bei weicher, also mehr adenomatöser Hypertrophie wirksam sei, stehen andere gegenüber, nach denen zwischen weicher und harter Hypertrophie hierin kein Unterschied besteht (*Goebell*, l. c., p. 396). Auch die Behauptung, dass man bei noch bestehenden sexuellen Bedürfnissen durch sie Erfolge erziele, bei mangelnder Potenz aber keine zu erwarten habe (*Tobin* [5]), dürfte kaum als bewiesen gelten

---

(1) *Phelps-Martin*, Prostatic Hypertrophy from Every Surgical Standpoint, 1903, p. 73.
(2) Med. ärztl. Bibliothek, herausg. v. Kaminski, 1905, Heft 2, p. 341.
(3) Verhandlungen der Deutschen Gesellschaft f. Chirurgie, XXXIV. Congress, 1905, I, p. 211.
(4) Ebenda, I, p. 216.
(5) British Medical Journal, March 25, 1905, p. 274.

können. Mit Sicherheit kann man nur sagen, dass man bei grosser Prostata, insbesondere bei grossen in die Blase hineinragenden Wulstungen kaum je von ihr einen Erfolg auf die Retention erzielen wird. Dass ihre Wirkung wesentlich eine decongestionierende ist, haben wir schon früher besprochen, ebenso dass man wohl gerade deshalb durch sie öfters Beseitigung oder Besserung — auch schmerzhafter — Pollakiurie erreicht.

Selbstverständlich wird man auch von ihr Erfolge sehen, wenn man sie nach dem Vorschlage von *Harrison* (1) und *Leguen* als prophylaktische Operation zur Verhütung eines weiteren Wachstums der Prostata und fortschreitender Verschlimmerung der Symptome anwendet; gerade diese Erfolge aber bedürfen am meisten der Kritik, da man oft genug ohne jeden operativen Eingriff bei der Prostata-Hypertrophie ein Stationärbleiben oder selbst eine jahrelang dauernde Besserung beobachten kann.

Aber von einem anderen Gesichtspunkt aus scheint mir die Vasektomie auch jetzt noch eine gewisse Beachtung zu verdienen, vielleicht mehr, als sie nachdem die anfängliche übergrosse Begeisterung für dieselbe einer weitgehenden Ernüchterung Platz gemacht ist, jetzt noch findet. Die Vasektomie hat eben, wie schon früher hervorgehoben worden ist, den einen *Vorzug*, dass sie den Prostatiker vor den mit und ohne Operation nicht selten eintretenden Entzündungen des Hodens und Nebenhodens, die, namentlich auch im Gefolge von Operationen, nicht selten zu Vereiterungen des Hodens führen, sicher stellt. Im ganzen wird man also gut tun, wenn man die Vasektomie ausführt, sie als Voroperation zu machen, der man, wenn nötig, einen der grösseren Eingriffe folgen lässt. Je weniger hoch man seine — und des Patienten — Erwartung auf eine wirklich curative Wirkung, insbesondere in Bezug auf die Retention, spannt, um so angenehmer wird man überrascht sein, wenn dann ausnahmsweise und wider Erwarten doch auch in dieser Beziehung ein Erfolg sich einstellt.

Man hat in unserer Zeit — namentlich von Seiten mancher Allgemein-Chirurgen ist das geschehen — insbesondere die *Bottini*'sche *Operation* ganz zu Gunsten der Prostatektomie verworfen, oder sie nur für die Fälle reservieren wollen, in welchen man dem Patienten nicht genug Widerstandskraft für eine Prostatektomie zutraut. Meines Erachtens durchaus mit Unrecht! So sehr ich

(1) Medical Society of London, May 8, 1905; — Rapport auf d. I. Congress d. Société internationale de chirurgie, Brüssel, Sept. 1905.

auch anerkenne, dass die Erfolge der modernen Prostatektomie eine Einschränkung der Indikationen der Bottini'schen Operation zu Gunsten jener berechtigt erscheinen lassen, so wenig scheint es mir begründet, sie für alle Fälle durch jene zu ersetzen.

Von allgemeinen Erwägungen sprechen für die Bottini'sche Operation:

1, dass die Patienten sich leichter dazu entschliessen, und man infolgedessen nicht ganz selten operiren kann, bevor noch eine Infection der Harnwege eingetreten, was bei der Prostatektomie doch nur ganz ausnahmsweise der Fall ist;

2. dass sie in der Hand desjenigen, der ihre Technik beherrscht, entschieden einen geringeren Eingriff darstellt, als die Prostatektomie, und demgemäss fast stets mit Lokalanaesthesie ausgeführt werden kann, während für die Prostatektomie stets die Allgemeinnarkose, oder zum mindesten die lumbale Anaesthesie notwendig ist;

3. dass die Potenz durch sie kaum je gefährdet wird, während wenigstens die perineale totale Prostatektomie sie fast sicher vernichtet. Ob dies auch für die suprapubische Prostatektomie zutrifft, muss vorläufig dahingestellt bleiben. *Freyer* und *Lilienthal* (1) behaupten, dass die Potentia coeundi bei der suprapubischen Prostatektomie erhalten bleibt, während *Albarran* (2) und *Czerny* (3) mitteilen, dass sie auch bei ihr nicht sicher geschont wird. A priori erscheint es unwahrscheinlich, dass die Totalentfernung der Prostata auf suprapubischem Wege auf die Dauer wirklich anders wirken sollte, als die Entfernung auf dem perinealen Wege. Ist doch die Prostata, wie *Rovsing* (4) sehr richtig hervorhebt, mit dem sexuellen Leben fast so eng verknüpft, wie der Hoden;

4. spricht zu Gunsten der Bottini'schen Operation, dass die Gefahr dauernder Incontinenz danach ausserordentlich gering und die Gefahr einer zurückbleibenden Urinfistel, wenn man lege artis operiert, kaum je vorhanden ist.

Zu Gunsten der *Prostatektomie* spricht, dass sie ein ausge-

(1) Medical News, 1905, Febr. 18.
(2) Société internationale de chirurgie, I. Congr., Brüssel, Sept. 1905.
(3) Deutscher Chirurgen-Congress, 1905, II., p. 161.
(4) Société intern. de chirurg. I. Congr., Brüssel 1905. — S. auch: *Phillips-Martin*: Prostatic Hypertrophy from every Surgical Standpoint, St. Louis, 1903, Einleitg., p. 10: «Thus it will be seen that the prostate is not only a sexual organ, but one that is indispensable, that without it the race would end and without it the pleasure of sexual contact would be wanting».

sprochener chirurgischer Eingriff ist, der keiner besonderen Erfahrung und Uebung auf urologischem Gebiete bedarf und ohne Spezialinstrumentarium ausgeführt werden kann, und weiter, dass sie wahrscheinlich in höherem Grade vor einem Recidiv sichert als die Bottini'sche Operation. Ich sage: wahrscheinlich, insofern als es noch zweifelhaft bleiben muss, inwieweit man auch nach der Prostatektomie noch nach Jahren Recidive erleben wird, weniger wohl infolge von erneutem von zurückgebliebenen Drüsenresten ausgehendem Wachstum der Geschwulst, als besonders durch Narbencontractionen, die ihrerseits wieder Mictionsstörungen erzeugen können.

Nach den Erfolgen, die ich mit der Bottini'schen Operation erziele, und die ich oben statistisch dargelegt habe, habe ich jedenfalls keinen Grund, die Bottini'sche Operation aufzugeben. Für mich lautet die Frage stets nur: Wann tut man besser, unter sorgfältiger Abwägung der im einzelnen Fall zu Gunsten dieser oder jener Operation sprechenden Factoren, den Bottini, und wann die Prostatektomie auszuführen.

Nach meiner Erfahrung glaube ich darüber in Uebereinstimmung mit dem, was ich bereits in der Discussion auf dem Brüsseler internationalen Chirurgen Congress (Sept. 1905) ausgeführt habe, folgende Leitsätze aufstellen zu können:

1. Die Bottini'sche Operation ist mehr eine Operation des Urologen oder urologisch besonders ausgebildeten Chirurgen, während die Prostatektomie sowohl dem chirurgisch geschulten Specialisten, wie dem Allgemeinchirurgen zugänglich ist.

2. Die Bottini'sche Operation ist ein wesentlich kleinerer Eingriff als die Prostatektomie und daher bei schwachen und sehr alten Leuten vorzuziehen.

3. Andererseits ist die Bottini'sche Operation bei jungen Prostatikern zu empfehlen, die sich häufig zu diesen Eingriffe aber schon mit Rücksicht auf ihre Potenz nicht zur Prostatektomie entschliessen.

4. Die Bottini'sche Operation ist bei relativ kleiner und mittelgrosser Prostata zu empfehlen, wenn *sie* auch bei ganz grosser Prostata vollen Erfolg bringen *kann*. Mit der Grösse der Prostata steigt aber bei der Bottini'schen Operation die Grösse des Eingriffs und vielleicht auch die Wahrscheinlichkeit eines Recidivs.

5. Fälle, bei denen ausschliesslich eine Barrière der Prostata das Mictionshindernis darstellt, und die bei richtig ausgeführter Bottini'scher Operation einen fast sicheren und leicht zu errin-

genden vollen Erfolg geben, mit der Prostatektomie — insbesondere der totalen — zu behandeln, falls nicht andere Gründe dazu zwingen, heisst mit Kanonen nach Spatzen schiessen.

6. Kugelförmige und gestielte Mittellappen eignen sich nicht für die Bottini'sche Operation, während sie für die Prostatektomie, die dabei dann, wenn die Seitenlappen nicht mitbeteiligt sind, häufig nur eine partielle zu sein braucht, besonders günstige Verhältnisse darbieten.

7. Ist es nicht möglich, sich vor der Operation über die Verhältnisse von Blase und Prostata genau, insbesondere durch das Kystoskop zu informieren, so ist die Prostatektomie — und zwar hier stets die suprapubische der Bottini'schen Operation im allgemeinen vorzuziehen.

8. Komplicierende Blasensteine sind, soweit sie durch Litholapaxie entfernbar sind, keine directe Contraindication gegen die Bottini'sche Operation, fallen aber immerhin ins Gewicht zu Gunsten einer Entscheidung für die Prostatektomie.

9. Während bestehenden Fiebers soll man die Bottini'sche Operation nicht ausführen. Die Prostatektomie kann in Gegensatz dazu durch Ruhigstellung und Drainage der Blase das Fieber zum Absinken bringen.

Wir haben zum Schluss noch die Frage zu erörtern, ob resp. wann man die perineale oder die suprapubische Prostatektomie vorziehen soll. Leider kann man hierüber zur Zeit, da die Erfahrungen noch nicht gross genug und vor allem noch zu kurze sind, nicht viel Sicheres sagen. Die perineale Prostatektomie scheint eine etwas geringere Mortalität zu haben, dafür aber auch eine geringere Sicherheit des Erfolges zu bieten. Ausserdem ist sie technisch schwieriger, bietet mehr zu Nebenverletzungen (insbesondere Rectalfisteln) Anlass und hinterlässt häufiger eine dauernde Incontinenz. Sie vernichtet ferner *vielleicht* mit grösserer Sicherheit die Potenz, als die suprapubische Prostatektomie.

Letztere bietet wohl von allen radicalen Verfahren die grösste Sicherheit des Erfolges, hat aber, wenigstens bisher, immer noch die grösste Mortalität aufzuweisen. Vielleicht eignen sich für die perineale Operation besonders die Fälle, bei denen die stark vergrösserte Prostata sich besonders nach dem Rectum erstreckt, und die Fälle, in welchen die Blase stark verkleinert ist (« Schrumpf-Blase »); und sicher ist es, dass die suprapubische Prostatektomie den Vorzug verdient, wenn man sich nicht vor der Operation durch die Kystoskopie über den Zustand der Blase mit Sicherheit informieren kann. Im übrigen wird es *bis auf weiteres* noch bis zu einem gewissen Grade eine Sache der persönlichen Vorliebe des Chirurgen bleiben dürfen, nach welcher Methode er im einzelnen Fall die Prostatektomie ausführt.

Ich bin am Schluss!

Goebell sagt in seiner schon mehrfach citierten, vortrefflichen Darstellung der Erkrankungen der Prostata (p. 406): «Viele Chirurgen haben ihre Lieblingsmethode bei der Behandlung der Prostata-Hypertrophie, und mit ihr haben sie die besten Resultate. Deshalb darf man nach den Indicationen für die einzelnen Operationsmethoden nicht diejenigen fragen, welche mit einer besonders viel geleistet haben. *Freyer* wird immer der suprapubischen, *Albarran* der perinealen und *Freudenberg* der Bottini'schen Operation den Vorzug geben». Ich habe geglaubt, der ehrenvollen Aufgabe, die Sie mir durch die Aufforderung zu diesem Referate gestellt haben, dadurch am besten gerecht zu werden, dass ich mich bestrebte, mich in meiner Darstellung von dieser Klippe, an der die Objektivität so leicht scheitert, nach Möglichkeit fern zu halten. Ich habe mich bemüht, in grossen Zügen ein Bild der chirurgischen Behandlung der Prostata-Hypertrophie zu geben, und dabei sine ira et studio die verschiedenen chirurgischen Methoden zu ihrem Rechte kommen zu lassen. Ob mir dies gelungen ist, muss ich Ihrem Urteil überlassen.

THÈME 3—INTERVENTION CHIRURGICALE DANS LES NÉPHRITES MÉDICALES

Par M. le Dr. ALFRED POUSSON

Professeur agrégé à la Faculté de Médecine de Bordeaux

En me choisissant au nombre de ses rapporteurs sur cet intéressant sujet de néothérapeutique, le Comité d'organisation de la section de chirurgie urinaire du XV.e Congrès international de médecine m'a fait un honneur, dont je ressens d'autant plus le prix, qu'il me fournira l'occasion de développer devant une élite de savants de tous les pays des idées à la défense desquelles je me suis consacré depuis une dizaine d'années. Mais je comprendrais mal mon rôle si, me contentant d'exposer mes vues personnelles, je ne rapportais pas impartialement tout en les discutant les travaux des autres chirurgiens dirigés dans le but de guérir ou de pallier par une intervention chirurgicale des affections des reins, paraissant jusqu'à ces derniers temps justiciables du seul traitement médical.

J'étudierai dans deux parties distinctes de mon rapport le traitement chirurgical des néphrites aiguës et celui des néphrites chroniques. Comme les diverses opérations entreprises dans le but d'entraver ou de faire rétrocéder les lésions inflammatoires des reins reposent sur la conception que leurs auteurs se sont faite de l'évolution du processus morbide et de sa physiologie pathologique, j'exposerai dans chacune de ces parties: 1.° le mode d'action des opérations proposées; 2.° leur valeur thérapeutique; 3.° la légitimité de leur emploi; 4.° leurs indications et leur contre-indications; 5.° les raisons qui doivent guider le choix du chirurgien entre toutes celles qui lui sont offertes.

1.e PARTIE

TRAITEMENT CHIRURGICAL DES NÉPHRITES AIGUËS

§ 1. *Mode d'action des diverses opérations proposées*

Les opérations qu'on leur a opposées sont: 1.° La néphrectomie totale. 2.° La néphrectomie partielle. — 3.° La néphrotomie. 4.° La néphrocapsectomie ou décapsulation.

1.° Néphrectomie totale. Il me semble inutile d'ouvrir une discussion sur la façon dont agit l'extirpation d'un rein infecté pour mettre un terme aux accidents engendrés par la pullulation de microbes pathogènes et l'élaboration de leurs toxines au sein du parenchyme. Mais je devrai ultérieurement rechercher dans quelles conditions exceptionnelles se trouve justifié ce mode d'intervention, et lorsqu'il se trouve en apparence indiqué par l'unilatéralité des lésions, comparer son action thérapeutique à celle de la néphrotomie.

2.° Néphrectomie partielle. Le mode d'action de la résection des portions du rein infecté se comprend trop aisément pour qu'il me soit nécessaire d'insister. Qu'il me soit cependant permis de faire remarquer qu'à la suppression des foyers microbiens se joignent dans cette opération entre autres heureux effets ceux de la diminution de la tension intrarénale, de l'émission abondante de sang, qui à mon avis tiennent le premier rôle dans le traitement chirurgical des néphrites.

3.° *Néphrotomie.* L'idée d'appliquer la ponction et mieux l'incision de la capsule du rein et de son parenchyme au traitement des néphrites aiguës appartient à Reginald Harrison. Après l'avoir empruntée au chirurgien londonien, je me suis efforcé de démontrer l'exactitude de la conception de physiologie pathologique sur laquelle elle repose et les excellents résultats que fournit son application clinique. Selon Harrison la genèse de l'albuminurie et des autres troubles de la sécrétion urinaire au cours des néphrites doit être attribuée à l'hypertension intrarénale résultant de l'augmentation du volume du parenchyme enflammé et de sa compression par sa capsule. Il en déduit qu'il se passe alors du côté des éléments anatomiques du rein les phénomènes de perturbation fonctionnelle d'abord et bientôt structurale, qui surviennent du côté des milieux et membranes de l'œil dans le glaucome, du côté des tubes séminifères dans l'orchite. S'il en est ainsi la ponction et l'incision de la capsule et du tissu rénal enflammé agissent à la façon de l'iridectomie préconisée par de Graefe et de la sclérotomie dans le glaucome, ou encore du débridement de l'albuginée du testicule dans les orchites jadis recommandé par Henry Smith en Angleterre et Velpeau en France.

Il est bien évident qu'en ce qui concerne la cause prochaine du glaucome rénal de Harrison la comparaison entre le rein et l'œil ne peut se soutenir, mais pour ce qui est des conséquences de l'hypertension intraviscérale dans les deux organes, on ne peut s'empêcher de reconnaître une analogie frappante entre la pathogénie des troubles fonctionnels d'abord et ensuite des altérations anatomiques des éléments constitutifs de l'œil et du rein dans leurs capsules inextensibles. Quant à la comparaison entre l'évolution des lésions dans les orchites et les néphrites aiguës, elle peut se poursuivre de la période initiale à la période terminale du processus. En effet si l'on excepte les néphrites toxiques suraiguës déterminées par l'absorption de poisons violents (sublimé, phosphore, arsénic, cantharides), qui provoquant la nécrobiose rapide des épitheliums entraîne la mort avant toute réaction des éléments anatomiques, toutes les inflammations rénales hématogènes ou urétérogènes s'accompagnent de lésions prolifératives tubulaires, glomérulaires, vasculaires et conjonctives isolées ou associées, partielles ou totales, ayant pour résultat d'augmenter le volume du parenchyme rénal. De la réunion de tous ces exsudats, il résulte que les tissus du rein se trouvent à l'étroit dans sa capsule à extensibilité limitée.

Outre la diminution de la tension intrarénale, l'incision de la capsule et du tissu rénal lui-même, uniquement recherché par Harrison, a selon moi l'avantage plus important encore de provoquer un abondant écoulement de sang. Or ne sait-on pas que la saignée et plus particulièrement la saignée locale à l'aide de ventouses scarifiées ou de sangsues appliquées à la région lombaire est en raison des anastomoses existant d'après Tuffier, Lejars et Renaut entre les veines sous-cutanées et les veines rénales, la première indication à remplir dans le traitement de la congestion des veines, phase initiale de toute néphrite.

L'écoulement de sang ainsi provoqué a encore un autre effet que celui de décongestionner le rein et partant de modérer la diapédèse, il favorise l'exode des microbes et déchets épithéliaux qui encombrent les canalicules du rein, au point de devenir parfois la cause d'une anurie dite tubulaire, et ne reste pas sans doute sans effet sur les toxines, qui, on le sait bien aujourd'hui, tiennent une place importante dans la pathogénie des néphrites infectieuses. Une malaxation modérée et méthodique du rein peut, si on le juge utile, aider à ce résultat.

Bien qu'elle ne permette l'application de l'antisepsie que dans une faible mesure, l'incision du rein permet cependant de faire des lavages soigneux des calices et du bassinet et même de la tranche rénale à l'aide de solutions antiseptiques faibles et non agressives pour les éléments histologiques.

Enfin, et c'est à mon avis le complément indispensable de la néphrotomie, le drainage prolongé du bassinet au moyen d'une sonde de Pezzer plongeant dans le petit réservoir et sortant par la plaie rénolombaire, assure l'écoulement des liquides altérés sécrétés par le rein malade et rend possible les lavages antiseptiques s'ils deviennent nécessaires.

En définitive la néphrotomie, entre l'indication spéciale à tous les organes enflammés contenus dans une coque non indéfiniment extensible, à savoir le *débridement* et qu'Harrison a seul visé, remplit les trois indications fondamentales réclamées par la thérapeutique des inflammations de tous les tissus : *décongestion — antisepsie — drainage.*

4.° *Néphrocapsectomie ou Décapsulation du rein.* La décapsulation du rein, après avoir été préconisée par Edebohls pour le traitement des néphrites chroniques, a été aussi employée par lui dans le traitement des néphrites aiguës. Alors que l'extirpation de la capsule propre du rein agit d'une façon dynamique contre le mal de Bright, elle n'agit que mécaniquement dans l'infection aiguë du rein ainsi que j'aurai à le discuter ultérieurement. Cette action mécanique se réduit à la décompression, au débridement de l'organe étranglé dans sa capsule et ne réalise qu'une des indications de la thérapeutique des inflammations en général. Il est juste cependant de faire remarquer que le saignement, qui ne manque pas de se produire à la surface du rein fortement hyperhémié, quelle que soit l'habileté de l'opérateur, vient ajouter son action décongestionnante à celle de la décompression, et que de plus cette saignée est de nature à entraîner microbes et toxines infectant la couche corticale. Mais combien inférieurs sont ces effets à ceux de l'incision de la capsule et du parenchyme rénal! Que peut la décortication dans les cas où existent ces abcès miliaires si fréquents dans les néphrites aiguës et dans ceux où les calices et le bassinet participent à l'inflammation? Même en admettant toute la puissance de ses effets contre le processus infectieux, n'est-on pas en droit de craindre qu'ils ne soient que temporaires et que la réunion par première intention, comme cela doit toujours être recherché suivant les recommandations formelles d'Edebohls, ne supprime le bénéfice de l'opération?

Je compléterai ces objections que je fais à la pratique d'Edebohls, soutenue en France par Sorel et son élève Le Nouëne, dans la partie clinique de ce rapport, mais il convient que je rapporte ici le résultat des recherches expérimentales de Proveghi sur la valeur de la décortication du rein dans le traitement de la néphrite aiguë. Ayant provoqué chez le lapin des néphrites par injection de cantharidine et de toxine diphthérique, il a vu: 1.º que les scarifications ou la néphrotomie unilatérale guérirent tous les animaux intoxiqués par la cantharidine, tandis que les autres animaux témoins non traités moururent dans la proportion de 50 pour 100; 2.º que la décortication unilatérale ou bilatérale sauva 50 pour 100 des animaux ayant reçu la toxine diphthérique, que les scarifications bilatérales restèrent sans effet, tandis que la mortalité des lapins témoins fut de 100 pour 100. Ainsi la néphrotomie même unilatérale s'est montrée supérieure à la décortication unilatérale ou bilatérale, puisque tous les lapins traités par la première opération guérirent alors que la moitié seulement de ceux traités par la seconde furent sauvés. Mais pour tout dire, je dois faire remarquer que la néphrite cantharidienne paraît moins grave que la néphrite diphthérique, puisque 50 pour 100 des lapins non traités, atteints de la première variété de néphrite, moururent, tandis que tous ceux atteints de la seconde moururent.

Comme résultats immédiats de ses expériences de décortication, Rovighi a obtenu : une augmentation de la diurèse — la disparition progressive de l'albumine et des cylindres — la restitution anatomique ad integrum trente à trente cinq jours après l'opération. Comme résultats éloignés, il a observé un mois environ après la décortication la reproduction de la capsule fibreuse avec néoformation de brides conjonctives contenant de nouveaux vaisseaux sanguins susceptibles d'augmenter la circulation du rein opéré.

§ II. *Valeur thérapeutique*

J'ai réuni pour apprécier la valeur thérapeutique de l'intervention chirurgicale dans les néphrites aiguës 30 observations, dont 5 me sont personnelles.

Résultats immédiats ou opératoires. Le nombre des décès sur ces 30 opérations étant de 6, le pourcentage de la mortalité opératoire est de 15,4, chiffre bien faible si on songe à la gravité de l'état de la plupart des opérés. Il ne serait même pas contraire à la vérité d'imputer seulement 4 de ces décès à l'acte opératoire, les deux autres malades ayant succombé à une époque relativement éloignée.

Les 4 malades morts à la suite de l'opération sont : celui de Legueu qui présentant un état très grave et une température de 40° s'éteignit le soir même de la néphrotomie — l'un des miens, homme de 44 ans qui succomba brusquement quelques heures après l'incision rénale et dont l'autopsie montra une pyonéphrose ancienne de l'autre rein — celle de B. Sorel, femme de 26 ans, qui s'éteignit au cinquième jour par suite de la continuation des accidents infectieux, malgré une double décortication rénale — celui de Lennander, homme de 40 ans qui mourut de septicémie quelques jours après avoir subi l'incision de la partie supérieure du rein farcie d'abcès miliaires.

Les deux malades ayant succombé trop tardivement pour qu'on puisse accuser l'acte chirurgical sont : celle de Legueu, qui survécut six semaines à la néphrotomie après une amélioration temporaire et dont la cause de mort n'est pas notée, et celui homme de 50 ans, qui après avoir été opéré par moi de la néphrectomie fut emporté par infection de l'autre rein quatre mois après.

Résultats éloignés. Les 33 malades qui ont survécu à l'intervention paraissent avoir été guéris définitivement, puisque tous étaient encore vivants au moment de la publication des observations et semblaient jouir d'une bonne santé, à l'exception de celui d'Albarran, qui n'avait guère été amélioré par la néphrectomie. Cependant l'état de certains était alarmant et il faut lire les détails des observations pour comprendre les services rendus par l'opération.

Je voudrais bien pouvoir donner des renseignements plus précis sur l'issue de l'intervention, mais le laconisme des observations ne le permet pas et la publication du plus grand nombre a été faite quelques mois seulement après l'opération. Sur 11 malades, suivis pendant un certain temps, je trouve que la guérison se maintenait depuis trois mois (Reynès), six mois (Pethorat et Edebohls), un an (Wilms-Trendelenburg), quinze mois (Sord et Engelbach), trois ans (Harrison), quatre ans (Cautermann), quatre ans et demi (Pousson), sept ans (Pousson), neuf ans (Harrison), dix ans (Monod).

Quelques-uns de ces opérés purent ultérieurement faire les frais d'autres maladies ou supporter sans accidents des opérations importantes. C'est ainsi que des deux femmes chez lesquelles Lennander avait pratiqué une néphrectomie partielle, l'une eut dans la suite une pneumonie, dont elle guérit sans accident, et l'autre supporta avec succès une opération de fistule urétéro-vésicale, qu'une autre, néphrectomisée par Edebohls, subit 4 mois après avec un heureux résultat la décapsulation du rein restant. Comme preuve du retour complet du rein infecté à sa fonction physiologique et à son état de défense organique après la néphrotomie, je puis citer un de mes opérés qui subit, sans la moindre réaction du côté des reins, une séance de lithotritie trois mois après et la prostatectomie deux ans après.

La gravité de la néphrite infectieuse variant avec l'unilatéralité ou la bilatéralité des lésions, le mode d'infection du rein, la nature de l'agent pathogène, j'aurais bien voulu catégoriser les cas que j'ai relevés, en prenant pour base ces divers facteurs et indiquer pour chacune de ces catégories les résultats immédiats et éloignés. La brièveté de certaines observations ne m'a permis de remplir qu'en partie ce desideratum.

Presque tous les opérateurs ne fournissent de renseignements cliniques (volume, douleurs spontanées ou provoquées) que sur l'un des reins et pour savoir dans quelle proportion l'infection était unilatérale ou bilatérale, je suis obligé de m'en rapporter à la mention de l'organe sur lequel a porté l'acte chirurgical. Je trouve ainsi que 28 fois l'opération a été unilatérale, 3 fois elle a été bilatérale, 8 fois l'observation est muette à cet égard, mais il est probable que dans ces cas un seul côté a été opéré. Des 28 opérations unilatérales 23 ont porté sur le rein droit et 5 seulement sur le rein gauche. (Je reviendrai ultérieurement sur cette grande fréquence de l'infection du rein droit). Les 23 opérations sur le rein droit ont donné 3 morts opératoires — les 5 sur le rein gauche 0 mort — les 3 sur les 2 reins 1 mort — les 8 sur un côté indéterminé 2 morts. Quant aux résultats éloignés les meilleurs, ceux que j'ai mentionnés dans le paragraphe précédent et qui appartiennent à Reguès, Potherat, Edebohls, Wilms-Trendelenbourg, Sorel, Engelbach, Harrison, Monod et moi-même, ils ont été fournis par l'opération unilatérale et par la néphrotomie, sauf le cas d'Edebohls pour lequel ce chirurgien pratiqua la décortication du rein droit.

En ce qui concerne le mode d'infection rénale par la voie urétérale ou vasculaire, le dépouillement des observations donne 14 néphrites ascendantes avec 2 décès et 25 néphrites descendantes avec 4 décès.

Je ne trouve que dans 19 observations la mention suffisamment explicite de la nature de l'agent pathogène. Le colibacille, le plus souvent rencontré, est noté 10 fois seul et 1 fois associé au streptocoque (cas de Lennander). Ce dernier malade, opéré malgré son infection associée, guérit; des 10 autres infectés par le coli seul, 1 succomba à la septicémie dans la huitaine (cas de Lennander) et 1 autre fut emporté au bout de quatre mois par l'infection de l'autre rein (cas de Pousson); les 8 autres survécurent et parmi eux un de mes opérés vécut quatre ans et demi. Les autres origines infectieuses de la néphrite ont été 3 fois la grippe, 1 fois la gonococcie, 1 fois la furonculose, 2 fois la scarlatine et tous ces malades ont guéri.

§ III. *Légitimité de l'intervention et réfutation des objections qui lui ont été faites*

La faible léthalité et la persistance des résultats thérapeutiques, que je viens de faire ressortir, sont assurément les meilleurs arguments à opposer aux objections, qui ont été faites, à la légitimité de l'intervention dans les néphrites aiguës. La puissance de ces arguments cliniques se double de l'aveu même fait par les chirurgiens hostiles à l'intervention des ressources très limitées de la thérapeutique médicale.

Une première objection au traitement chirurgical des néphrites aiguës est *tirée du pronostic relativement bénin des infections rénales.* Sans méconnaître cette vérité clinique, qui se vérifie surtout pour les infections hématogènes, on ne saurait contester que, lorsque le rein est préalablement le siège d'un processus morbide chronique le plus souvent latent comme chez les vieux urinaires, l'ensemencement microbien, qu'il se fasse par la voie sanguine ou urétérale, constitue un danger des plus grands. La nature de l'espèce microbienne ajoute encore à la gravité. C'est ainsi que, d'après *Rovsing,* le colibacille serait moins redoutable que le staphylocoque et surtout le streptocoque. Ainsi que je l'ai fait précédemment remarquer, je n'ai pu, faute de renseignements suffisants, établir le pronostic d'après ce facteur microbien dans les diverses observations que j'ai réunies, mais il me semble que dans le plus grand nombre l'intervention était légitimée par l'intensité des symptômes. Cette intervention n'ayant donné que 4 décès pouvant lui être imputés directement sur les 39 cas dans lesquels elle a été pratiquée, ne peut pas, ce me semble, ne pas se recommander à l'attention des médecins. Pel et Rosenstein, qui ont vivement critiqué les chirurgiens «qui veulent à tout prix intervenir dans quantité de cas réservés jusqu'ici à la médecine interne», admettent cependant l'intervention «dans les cas de néphrites aiguës ou à exacerbations dans lesquels la diminution de la diurèse peut créer un danger, et dans lesquels un traitement interne est resté inactif» (Pel) et aussi lorsque l'anurie existe et que les traitements médicaux sont restés insuffisants et qu'on ne sait plus à quel saint se vouer» (Rosenstein). Puisque c'est à l'occasion d'un de mes premiers travaux sur cette question que ces deux éminents médecins ont formulé ces conclusions, qu'il me soit permis de leur répondre qu'elles diffèrent peu des miennes. Comme eux, je suis d'avis qu'on temporise en mettant à contribution toutes les ressources médicales, mais qu'on sache reconnaître à temps son impuissance et qu'on opère avant que le malade soit agonisant. J'ai la conviction qu'avec le perfectionnement croissant des moyens de diagnostic des néphrites aiguës et de leur forme anatomique, la question de l'intervention se posera plus précoce et partant plus efficace.

Une deuxième objection est dictée par la très grande fréquence de la bilatéralité des néphrites infectieuses et le danger qu'il y a dès lors à intervenir surtout par la néphrectomie. Il n'est pas douteux que si l'on s'en tient aux constatations nécroscopiques, les lésions rénales inflammatoires aiguës occupent, dans l'immense majorité des cas, les deux reins, mais en est-il de même au début de l'infection? A l'exemple des autres organes pairs, tels que les yeux, la parotide, les testicules, les plèvres, les reins, irrigués par un sang chargé de microbes et de toxines, ne peuvent-ils pas s'infecter isolément? La réponse à cette question a d'autant plus de chance d'être affirmative qu'il est surabondamment démontré par les expériences de Cornil et Brault, Strauss et Chamberland, Philippowicz et Finkler Prior, Conheim, Trambusti et Maffucci, Wissokowitsch, Schweizer et autres, que les diverses espèces microbiennes sont susceptibles de filtrer à travers le rein sans y déterminer de lésions, et qu'elles ou leurs toxines ne deviennent nocives que s'il existe certaines conditions morbides de réceptivité du parenchyme. Ces conditions, qui parfois sont des plus faciles à découvrir, par exemple, lorsque le rein a été l'objet d'un traumatisme antérieur, lorsqu'il est le siége d'un calcul en diminuant la résistance organique, ou encore lorsque son uretère comprimé par une cause quelconque dans son long trajet abdomino-pelvien détermine une rétention pyélitique totale ou partielle, ces conditions, dis-je, nous échappent sans doute souvent, mais leur existence n'en est pas moins réelle.

Je trouve dans un travail fort intéressant de Giennar Forssner des arguments en faveur de la localisation de l'infection à un seul rein. Cet auteur ayant injecté dans les veines de lapins des cultures de streptocoques détermine une infection généralisée, mais ayant pris les reins des animaux ainsi infectés et les ayant cultivés directement en étuves, il arrive après une série de pour 2 à 7 organismes à ne plus obtenir que l'infection des reins, les autres organes restant indemnes. Or si ces néphrites provoquées par des streptocoques doués d'une violence spéciale et élective pour les reins étaient ordinairement bilatérales, quelques fois elles étaient unilatérales.

Des preuves plus convaincantes que celles que je viens d'invoquer en faisant appel aux lois de la pathologie générale et aux données de la médecine expérimentale se trouvent dans les constatations nécropsiques de Goodhart et de Robert F. Weiz. Le premier sur 130 cas de pyélonéphrites constatées à l'autopsie a trouvé un seul rein atteint dans 19 cas, soit 14,5 %, et le second sur 71 cas a relevé l'unilatéralité dans 19 cas, soit 17 %.

La clinique fournit enfin des exemples indiscutables des néphrites aiguës unilatérales. Cette unilatéralité est proclamée entre autres cliniciens par Israël et Lennander et ce dernier écrit qu'elle est beaucoup plus fréquente qu'on ne le croit. Castaigne et Rathery en ont rapporté trois cas indiscutables: un dans la fièvre typhoïde, un dans la pneumonie, un dans l'ostéomyélite. En analysant à ce point de vue les 39 cas d'interventions servant de base à cette partie de mon rapport, je trouve que 28 fois l'opération a porté sur un seul rein, tandis que 3 fois elle a été pratiquée sur les deux (les 8 derniers cas manquent de renseignements à cet égard).

Les deux reins seraient-ils pris d'ailleurs, que ce ne serait pas pour moi une contre-indication absolue à l'intervention, car on sait bien aujourd'hui, et j'aurai occasion de développer à ce sujet des considérations intéressantes à propos du traitement des néphrites chroniques, que l'intervention sur un seul rein peut retentir heureusement sur l'état de son congénère. Que si la néphrite est bilatérale, un certain nombre d'observations cliniques, rapportées par Gerster et Lilienthal, démontrent que la néphrotomie peut être pratiquée sur les deux reins, dans la même séance ou à quelques semaines d'intervalle avec un plein succès.

La troisième objection tirée de la difficulté qu'il y a à reconnaître le rein malade, au cas d'unilatéralité de l'infection, est tout aussi facile à réfuter que les deux premières. En effet, il est exceptionnel que la néphrite aiguë ne se traduise pas par quelques symptômes ne pouvant échapper à la sagacité du clinicien. Souvent douloureux spontanément, le rein malade l'est presque toujours à la pression dans l'angle costo-vertébral, et en outre il est augmenté de volume. L'étude comparée de la température plus élevée du côté malade pourra parfois fournir des renseignements précieux. La cystoscopie montrant l'issue par l'uretère du côté malade d'une urine plus ou moins altérée, ne devra pas être négligée. Il en est de même de la séparation des urines.

Quant au cathétérisme urétéral, qui ne pourrait donner de renseignements que s'il était pratiqué du côté supposé sain, je ne crois pas qu'il doive être recommandé en raison des dangers d'infection qu'il ferait courir.

La crainte de voir après la néphrectomie, sinon après la néphrotomie, le *rein sain devenir malade à son tour ou, s'il était déjà affecté, ses lésions s'aggraver, est une dernière objection* à laquelle répondent d'eux-mêmes les faits que j'ai analysés dans le chapitre où je traite des résultats immédiats et éloignés.

§ IV. *Indications et contre-indications opératoires.*

Dans l'état actuel de nos connaissances sur le diagnostic des infections rénales aiguës, sur la détermination de leur nature microbienne, de leur forme anatomique, de leur pronostic, cette question des indications et contre-indications opératoires ne peut être résolue encore d'une façon définitive, mais j'ai la conviction que cette tâche ardue aboutira à des résultats positifs. Déjà Dufour et Fortineau ont cherché à dégager les éléments permettant de juger de l'opportunité de l'intervention. Selon eux, les néphrites aiguës sont justiciables de la chirurgie lorsque les phénomènes de diapédèse sont très abondants, et l'opération s'impose formellement si, les phénomènes généraux restant très graves, les urines examinées à intervalles rapprochés montrent une augmentation de leucocytes. Plus récemment Cecherelli a déclaré au 17e Congrès français de Chirurgie que l'opération est indiquée dans les néphrites microbiennes hémorrhagiques et Quatrociocchi à la Société Lancisienne des hôpitaux de Rome a dit que l'on doit intervenir dans les néphrites infectieuses avec abcès miliaires reconnaissant principalement pour cause le colibacille ou le bacille d'Eberth. Quelque soin que l'on mette à préciser les indications de l'intervention dans les néphrites aiguës, jamais cependant on n'échappera à cette objection de Pel, à savoir: «Si les malades que l'on donne comme guéris ne l'auraient pas été sans opération». Mais combien rares sont les interventions viscérales qui peuvent se soustraire à ce raisonnement plutôt réactionnaire!

§ V. *Choix de l'opération.*

Les opérations dirigées jusqu'à ce jour contre les néphrites médicales aiguës sont la néphrotomie simple unilatérale ou bilatérale, la néphrotomie avec excision des portions infectées suivant la pratique de Lennander, Rovsing et Wilms, la néphrectomie, et enfin la décapsulation exécutée seulement par Edebohls et R. Sorel.

Le tableau suivant indique le nombre de chance de ces opérations ainsi que leurs résultats (voyez pag. suivante):

D'après ce tableau, on voit que la néphrotomie simple unilatérale ou bilatérale n'ayant été suivie que de 2 morts dans les 21 cas où elle a été pratiquée, ce qui donne une mortalité de 10 %, l'emporte sur la néphrotomie avec excision des portions infectées, qui a été suivie d'un décès sur 7 cas, soit une mortalité de 14 %, sur la néphrectomie, qui a fourni 2 décès sur 9 cas, soit une mortalité de 22 %, et enfin sur la décapsulation, qui ayant donné 1 décès sur 2 cas présente une mortalité de 50 %.

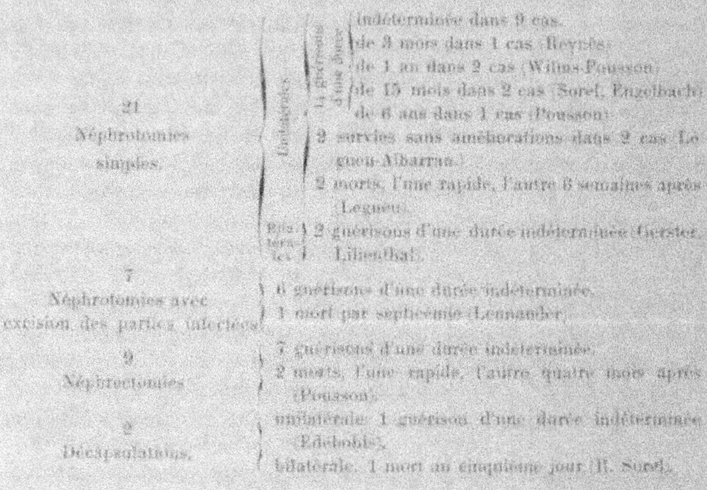

Opération			Résultats
21 Néphrotomies simples.	Unilatérales	14 guérisons d'une durée	indéterminée dans 9 cas.
			de 3 mois dans 1 cas (Reynès).
			de 1 an dans 2 cas (Wilms-Pousson).
			de 15 mois dans 2 cas (Sorel, Engelbach).
			de 6 ans dans 1 cas (Pousson).
			2 survies sans améliorations dans 2 cas (Legueu-Albarran).
			2 morts, l'une rapide, l'autre 6 semaines après (Legueu).
	Bilatérales		2 guérisons d'une durée indéterminée (Gerster, Lilienthal).
7 Néphrotomies avec excision des parties infectées.			6 guérisons d'une durée indéterminée.
			1 mort par septicémie (Lennander).
9 Néphrectomies			7 guérisons d'une durée indéterminée.
			2 morts, l'une rapide, l'autre quatre mois après (Pousson).
2 Décapsulations.			unilatérale: 1 guérison d'une durée indéterminée (Edebohls).
			bilatérale. 1 mort au cinquième jour (R. Sorel).

Cette supériorité de la néphrotomie s'affirme encore davantage lorsqu'on envisage les résultats éloignés. C'est à elle que l'on doit les plus longues survies: 15 mois dans deux cas appartenant à R. Sorel et à Engelbach, 6 ans dans un qui m'est personnel, le malade vit encore et jouit de la meilleure santé. Chez aucun des néphrotomisés, je n'ai trouvé notée de récidive de l'infection, tandis qu'un néphrectomisé soumis à mon observation succomba 4 mois après à l'infection du rein subsistant.

Ainsi, contrairement aux conclusions, que j'ai formulées dans mon rapport au Congrès international de 1900 à propos du traitement chirurgical de l'infection tuberculeuse du rein, conclusions d'après lesquelles la néphrectomie est l'opération de choix, je crois que dans le traitement des infections banales, le plus souvent colibacillaires, la néphrectomie doit céder le pas à la néphrotomie.

Plusieurs raisons expliquent cette conclusion qui peut surprendre d'abord. En effet, tandis que le processus pathologique engendré par le bacille de Koch ne peut être enrayé dans le rein, comme dans les autres organes, que par l'éradication complète des moindres follicules et germes tuberculeux, celui des infections colibacillaires et autres est susceptible d'être entravé par la destruction *in situ* des agents pathogènes.

Une autre raison plaidant en faveur de la néphrotomie est que, dans la plupart des cas, l'infection n'est pas strictement localisée au rein, mais que les lésions de ce viscère sont le résultat de l'élimination de principes toxi-infectieux prenant naissance dans l'organisme, de sorte qu'une fois l'un des reins enlevé, l'autre doit assurer à lui seul la charge de la dépuration sanguine. Ne voit-on pas dès lors quelles chances fâcheuses ont ses lésions de s'aggraver et de se constituer, si elles n'existaient pas encore?

Au lieu de diminuer par la néphrectomie le champ ouvert à l'élimination des microbes et de leurs toxines, ne vaut-il pas mieux s'efforcer de le conserver aussi large que possible par l'incision du rein malade, qui à côté de territoires en voie de destruction, en présente toujours un certain nombre intacts?

Bien que d'après les faits déjà cités et les arguments précédemment développés, la possibilité de l'unilatéralité des néphrites infectieuses aiguës ne soit plus contestable et que le diagnostic du côté malade puisse être posé dans la majorité des cas, il est préférable, pour les raisons que je viens d'exposer, de conserver l'organe malade que de l'enlever d'emblée, d'autant plus qu'il reste toujours la ressource de la néphrectomie secondaire à laquelle eurent recours, chacun de leur côté, Legueu et Albarran. Le dernier de ces chirurgiens, qui veut que l'on n'opère que si les lésions sont unilatérales et si l'on a épuisé les moyens médicaux, déclare que ses préférences iraient à la néphrectomie; le second, également peu partisan de l'intervention, pose le dilemme suivant: ou la lésion est bilatérale et il n'y a rien à faire, ou elle est unilatérale et dans ce cas il vaut mieux l'enlever.

Je ne saurais m'associer à cette manière de voir, et je considère la néphrectomie dans les néphrites infectieuses aiguës comme inutile et dangereuse: inutile, parce que la néphrotomie est suffisante à entraver le processus infectieux; dangereuse parce que l'extirpation d'un rein met son congénère en mauvaise posture pour suffire à la dépuration du sang, au cas d'infection de l'organisme.

Si l'on songe à la multiplicité des petits foyers de suppuration dans l'infection aiguë du rein, si l'on songe surtout que dans certains cas les lésions se bornent à une infiltration leucocytique, on est en droit de se demander comment peut agir la néphrotomie. Les considérations de physiologie pathologique précédemment développées répondent à cette question. J'insiste sur l'utilité du drainage prolongé du bassinet et de ses lavages antiseptiques, que Le Nouëne caractérise bien à tort d'illusoires. C'est peut-être pour avoir négligé cette précaution qu'Albarran vit échouer ses essais de néphrotomie dans deux cas de néphrites infectieuses à leur début et dut plus tard pratiquer chez un la néphrotomie itérative et chez l'autre la néphrectomie.

Bien que la néphrotomie soit, à mon avis, l'opération de choix, la néphrectomie peut être indiquée dans certains cas, par exemple lorsque l'incision exploratrice montrera l'existence de lésions profondes et étendues, mais alors il faudra préalablement se rendre compte de l'état de l'autre rein.

Ce n'est que tout à fait exceptionnellement qu'on trouvera l'occasion d'imiter la pratique de Lennander et de Rovsing, qui, après avoir incisé le rein et constaté la localisation de l'infiltration purulente, excisèrent la portion malade.

Quant à la décapsulation, j'estime que ne remplissant qu'une des indications du traitement, la décompression du parenchyme, elle est inférieure à l'incision. Si elle a donné un succès à Edebohls, elle a été suivie de mort chez le malade de R. Sorel, et c'est de toutes les opérations celle qui fournit la léthalité la plus grande.

IIe PARTIE

TRAITEMENT CHIRURGICAL DES NÉPHRITES CHRONIQUES

(Mal de Bright)

Le traitement chirurgical des néphrites chroniques est *palliatif* ou *curatif*.

Palliatif, il se propose d'apaiser les douleurs vives et persistantes, de combattre les hémorrhagies profuses et de longue durée, de remédier aux accidents urémiques conséquence de la perturbation fonctionnelle du filtre rénal; curatif, il vise rien moins qu'à entraver le processus anatomique et même à le faire rétrocéder dans les portions déjà lésées.

CHAPITRE I

TRAITEMENT PALLIATIF

§ I. *Mode d'action des opérations palliatives*

Les opérations dirigées contre les accidents divers des néphrites chroniques sont: 1.° *La néphrectomie.* 2.° *La néphrotomie.* 3.° *La néphrolyse* ou libération des adhérences périrénales. 4.° *La décapsulation.*

1.° *Néphrectomie.* Le mode d'action thérapeutique de la néphrectomie dans les néphrites douloureuses et hémorrhagiques est trop simple pour y insister, mais cette opération ne saurait se justifier que dans l'éventualité de l'unilatéralité de l'affection, question que j'aborderai ultérieurement.

Il est plus difficile de comprendre par quel mécanisme l'ablation d'un rein chroniquement enflammé agit dans les crises urémiques et ramène à l'état physiologique la sécrétion urinale troublée quantitativement et qualitativement. Le fait cependant ne saurait être contesté et trouve son explication dans le retentissement que les lésions d'un rein ont sur son congénère.

L'observation suivante, que je résume, témoigne à la fois de l'influence du rein malade sur son adelphe et des heureux effets de la néphrectomie.

Obs. — Une femme de 31 ans, atteinte de néphrite hématurique unilatérale, se présente à moi avec tous les symptômes de l'intoxication urémique (céphalée, troubles de la vision, dyspnée, vomissements, œdème, etc.) et une diminution considérable de la sécrétion urinaire, avec abaissement du taux de l'urée, des chlorures et des phosphates, et albuminurie.

Je pratique la néphrotomie. Aussitôt la quantité des urines se relève au-dessus de la normale; leur teneur en urée, en phosphates et surtout en chlorures augmente parallèlement, l'albumine resta sensiblement dans les mêmes proportions, mais tous les accidents urémiques disparaissent.

Cet état satisfaisant se maintient jusqu'à la fermeture de la plaie rénale, puis peu à peu la sécrétion des urines diminue à nouveau, leurs produits excrémentitiels se raréfient et les phénomènes urotoxiques se reproduisent.

Je me décide alors à extirper le rein malade. A partir de ce moment les urines augmentent rapidement de quantité, l'urée revient à la normale et les phosphates et les chlorures subissent une ascension proportionnelle, en même temps que cessent les vomissements, la céphalée, la dyspnée et les autres manifestations de l'empoisonnement urémique.

Depuis la publication de cette observation em 1900, quelques faits analogues ont été rapportés dans la littérature médicale et quelques auteurs ont admis la légitimité de la néphrectomie en pareille occurrence. C'est ainsi que Schede aurait vu des troubles urémiques cesser après l'ablation d'un moignon rénal, et que Tuffier, d'après Castaigne et Rathery serait intervenu dans un cas superposable au mien. Rovsing, au XIIIe Congrès de la Société Allemande de Chirurgie, a déclaré que, l'état d'un rein malade exerçant souvent une influence fâcheuse sur le fonctionnement de l'autre, la néphrectomie peut être indiquée pour améliorer la fonction du rein restant.

Castaigne et Rathery ont démontré expérimentalement non seulement l'existence de la perturbation fonctionnelle d'un rein à la suite des lésions de son adelphe, mais encore la possibilité du développement d'altérations anatomiques de son parenchyme. Ayant lié d'un seul côté l'artère rénale, l'uretère ou tout le pédicule sur une série de 60 lapins, ils perdirent plusieurs de leurs animaux avec les signes de l'urémie et constatèrent chez tous dans le rein non opéré des lésions épithéliales à divers degrés. Bien plus, ayant pratiqué la néphrectomie au moment où le taux urinaire commençait à s'abaisser, ils le virent se relever et les accidents urotoxiques diminuer, puis disparaître.

Des expériences des médecins français, je rapprocherai celles d'Israël, Zuntz et Gotzl. Ayant, à l'aide d'un dispositif spécial, recueilli séparément les urines des deux reins, ils notent le taux de l'urine excrétée. Elevant alors la pression au niveau d'un rein en pratiquant des injections d'eau salée à 1 % dans l'uretère préalablement lié, ils constatent que le rein opposé ne secrète plus que le quart de la normale; une fois même ils déterminèrent une anurie de 65 minutes qui prit fin dès qu'ils eurent cessé d'élever la pression dans le rein opposé.

Comment interpréter le mécanisme présidant à la perturbation fonctionnelle et à la production de lésions anatomiques d'un rein primitivement sain, lorsque son congénère est malade? J'ai cherché à l'expliquer en m'appuyant sur les expériences de Cl. Bernard et de Brown-Séquard, qui ont montré, d'une part que l'excitation des nerfs de la capsule et de la substance rénale fait pâlir le parenchyme et suspend la sécrétion urinaire non seulement du côté excité mais encore du côté opposé, et d'autre part que la section des nerfs du plexus rénal est suivie d'une congestion interne sans que pour cela sa sécrétion soit augmentée, bien au contraire. En pathologie humaine il est très vraisemblable dès lors que, sous l'influence de poussées congestives transitoires si fréquentes au cours des néphrites chroniques et aussi des lésions fixes du plexus rénal signalées par Klippel, le rein opposé devient par acte réflexe le siège de phénomènes d'ischémie ou d'hyperémie.

Passagers ou permanents, ces phénomènes n'influent sans doute tout d'abord que la fonction rénale, mais il ne répugne nullement d'admettre qu'à la longue, en raison des troubles apportés au régime circulatoire et à la nutrition des éléments anatomiques, ils sont susceptibles sinon d'engendrer *ipso facto* une affection du rein, tout au moins de créer des conditions le mettant en état de réceptivité morbide vis-à-vis des microbes cultivant dans son congénère ou mieux encore des toxines y prenant naissance et ayant sur les éléments anatomiques une sorte d'action élective. C'est ainsi que j'ai été amené à admettre l'existence d'une *néphrite sympathique* tout à fait analogue à l'ophthalmie sympathique par sa pathogénie, qui exige un double facteur: trouble réflexe de la nutrition d'une part, microbes et toxines de l'autre. Cette manière d'envisager la pathogénie de l'inflammation d'un rein secondairement à l'inflammation de l'autre a été confirmée par les recherches de Figari, de Lindemann et d'Ascoli.

2° *Néphrotomie.* J'étudierai successivement le mode d'action de la néphrotomie dans les *néphrites douloureuses*, dans les *néphrites hématuriques*, dans les *néphrites compliquées d'accidents urémiques*.

a) *Néphrotomie dans les néphrites douloureuses.* Après avoir attribué les douleurs de certaines affections chirurgicales du rein à la compression excentrique et à l'étranglement du parenchyme glandulaire dans sa capsule et en avoir obtenu la cessation par le débridement de la capsule, Le Dentu a appliqué cette hypothèse à la pathogénie des douleurs des néphrites médicales et a proposé le même traitement au XIII.e Congrès français de chirurgie. En Allemagne, Israël a également admis l'existence de certaines néphrites caractérisées par des crises douloureuses simulant la colique néphrétique et a montré les bons effets de l'incision du rein. Kümmel et Rovsing signalent aussi les phénomènes douloureux accompagnant parfois les inflammations chroniques des reins et pouvant, d'après le premier de ces chirurgiens, en imposer pour un calcul. A côté de ces opinions il est juste de rappeler celle de Pel, qui affirme que les douleurs s'observent rarement dans les néphrites vraies, et de Senator, qui les nie formellement.

Sans doute ce phénomène est rare dans le cours du mal de Bright, mais son existence est incontestable. Il peut être continu et résulter de la constriction exercée sur les éléments constitutifs du rein par sa capsule rétractée, comme le suppose Le Dentu, mais il subit aussi des exacerbations reconnaissant selon moi pour cause les poussées congestives, auxquelles est sujet le rein enflammé, du fait des modifications de son régime circulatoire. C'est peut-être plutôt en régularisant la circulation, ainsi que nous allons le voir à propos du traitement des néphrites hématuriques, qu'en délivrant les filets nerveux de la compression qui les étreint qu'agit l'incision de la capsule et du parenchyme.

b) *Néphrotomie dans les néphrites hématuriques.* Les effets hémostatiques de la néphrotomie dans les hématuries des néphrites, difficiles à comprendre de prime abord, s'expliquent aisément par les données de l'anatomie et de la physiologie pathologiques du rein chroniquement enflammé. En effet, quelle que soit l'origine du processus, les lésions vasculaires tiennent toujours une place importante dans la désorganisation des tissus. Les capillaires de certains glomérules et de la substance corticale par places apparaissent gorgés de sang dans la forme dite *parenchymateuse* et on y voit même des tubuli distendus par des hématies. Ces mêmes vaisseaux sont au contraire atrophiés et les artérioles afférentes et efférentes envahies par l'endopériartérite dans la forme interstitielle. La circulation, qui peut encore suffisamment s'effectuer en temps ordinaire dans ce système vasculaire si profondément altéré, s'embarrasse au moindre trouble : de là les poussées congestives qui aboutissent d'autant plus facilement au raptus hémorrhagique que les parois vasculaires sont devenues plus fragiles par l'artériosclérose.

L'hypertension sanguine et l'hypertrophie cardiaque si fréquente dans le petit rein contracté, favorisent d'autre part la rupture des vaisseaux. On peut aussi accorder aux troubles de l'innervation du rein chroniquement enflammé et aux altérations du sang si communes chez les brightiques, un certain rôle dans la pathogénie du saignement de ces lésions parfois minimes.

La néphrotomie agit sur ces divers facteurs de l'hémorrhagie. En effet, par la déplétion sanguine qu'elle détermine, elle abaisse la pression vasculaire au sein de l'organe comme dans l'ensemble du système circulatoire, permettant ainsi à la circulation rénale de se régulariser et de s'équilibrer également dans tout le parenchyme de manière à suspendre l'extravasation sanguine dans certaines portions de son territoire. De plus elle agit aussi efficacement sur l'innervation et sur l'intoxication locale des éléments anatoxiques résultant de l'irrigation du parenchyme rénal par un sang plus ou moins altéré.

Quant à l'action définitivement curative de la néphrotomie dans les hématuries néphrétiques, je crois pouvoir en trouver les raisons dans ce fait que, souvent les lésions de néphrites s'accompagnant d'hématuries, sont limitées, parcellaires, et que dès lors elles peuvent rétrocéder ou bien encore évoluer en kystes ou en blocs fibreux invasculaires, tandis que les parties voisines s'hypertrophient par compensation.

c) *Néphrotomie dans les accidents urémiques des néphrites chroniques.* Les accidents urémiques ou brightiques reconnaissent pour cause principale l'insuffisance de la dépuration du sang par les reins. On connaît bien la diversité des moyens médicaux utilisés pour rétablir le fonctionnement du filtre rénal, mais on sait aussi combien souvent ils échouent. Cet échec tient peut-être à ce que la plupart des médications ne s'attaquent que d'une façon détournée à la cause entravant la fonction rénale, et que celles qui la visent directement, comme les déplétions sanguines au niveau des lombes, agissent insuffisamment. C'est pour rendre aussi efficace que possible cette déplétion sanguine, que j'ai proposé de pratiquer la néphrotomie chez les brightiques en proie à l'urémie.

L'incision du parenchyme rénal chez ces malades remplit plusieurs indications que je veux faire ressortir.

1° *Indication principale remplie par la néphrotomie. Tension intrarénale.* — Pensant, ainsi que Réginald Harrison l'a fait pour les néphrites aiguës, que les troubles de la sécrétion urinaire dans les néphrites chroniques reconnaissent aussi pour cause un excès de la tension intrarénale, la première indication qui m'a semblé devoir réclamer le traitement des accidents urémiques est la néphrotomie et le drainage plus ou moins prolongé du bassinet.

Bien que l'existence d'un glaucome rénal, qui se comprend aisément dans les inflammations aiguës et subaiguës, soit plus difficile à concevoir dans les inflammations chroniques, j'ai cru poursuivre la comparaison même dans la période d'état du mal de Bright. En effet dans toute néphrite chronique à la perturbation organique primitive des éléments anatomiques vient s'ajouter l'hypertension retentissant sur les épithéliums pour en troubler le fonctionnement, en diminuer la vitalité et finalement en entraîner la mort. Cette hypertension résulte, dans les néphrites parenchymateuses, de l'augmentation de volume du rein en voie de prolifération active au sein de la capsule inextensible, et, dans les néphrites interstitielles, de la rétraction de la capsule propre et du stroma conjonctif. Ainsi sont fortement comprimés, comme dans le glaucome chronique, les vaisseaux et les nerfs du rein, et partant se trouvent profondément modifiés son régime circulatoire et son innervation. Dans de telles conditions, si l'organe peut encore remplir son rôle dépurateur tant que rien ne vient modifier sa circulation si précaire, il faillit à sa tâche au moindre incident susceptible de la troubler. C'est ainsi que s'expliquent les effets des congestions subites, qui, sous l'influence du froid ou de toutes autres causes, se traduisent par une diminution et une altération de la sécrétion urinaire, en même temps qu'éclatent les accidents parfois foudroyants de l'urémie.

Un travail de Frenkel fournit la confirmation de ce que j'avance. Suivant cet auteur, il suffit du moindre œdème interstitiel pour que, la pression dans les espaces interorganiques du rein devenant supérieure à la pression dans les artérioles afférentes, l'apport du sang aux glomérules soit entravé et qu'il en résulte de l'oligurie et même de l'anurie. «Ici, dit Frenkel, l'élément glandulaire n'est donc pas touché organiquement, et il suffit de dégager les espaces interstitiels péri-artériels et autres par une large saignée dans le triangle de J. L. Petit. . . pour voir la diurèse se rétablir.» D'autre part, Leube et Heidenhain ont démontré depuis longtemps que si l'on vient à diminuer la vitesse du courant sanguin en liant l'artère ou la veine rénale, les épitheliums insuffisamment fournis d'oxygène sont atteints dans leur nutrition, laissent filtrer l'albumine et deviennent impropres à éliminer l'urée et les divers sels de l'urine. Plus récemment H. de Souza établit que, conformément à la théorie de Ludwig, l'écoulement de l'urine suit la vitesse même de l'irrigation sanguine stimulatrice des cellules sécrétantes et que cette vitesse est fonction de la pression artérielle. Mon collègue Mongour a bien fait ressortir le mécanisme thérapeutique de la néphrotomie dans les accidents urémiques. Pour lui, chez le plus grand nombre de brightiques, «entre les lésions fixes dégénératives, il existe des lésions temporaires mobiles: l'état congestif des glomérules, des hémorrhagies intratubulaires, des sécrétions muqueuses et des blocs colloïdes oblitérant partiellement les tubes: la congestion domine tout» . . . «le rein chroniquement enflammé se laisse étrangler dans sa capsule inextensible, l'insuffisance absolue des brightiques, qui ont succombé, est donc la somme d'une insuffisance fixe et d'une insuffisance temporaire susceptible de disparaître.»

2° *Indications accessoires.* — Ces indications accessoires, non moins importantes à remplir que la précédente, sont relatives à a) *l'urémie rénale*; b) *aux œdèmes*; c) à *l'hypertrophie du cœur*.

a). Urémie rénale. On sait que Dieulafoy, pour expliquer la genèse des crises graves de toxémie chez les brightiques, admet, à côté de la congestion, l'hypothèse du spasme des petits vaisseaux ou encore celle d'une intoxication de ses éléments sécrétoires par un poison urémique, sorte d'urémie rénale. L'incision large du viscère ne paraît-elle pas le meilleur moyen de résoudre le spasme supposé et de débarasser le parenchyme des toxines qui l'imprègnent?

b). Œdèmes. De quelques faits qu'il m'a été donné d'observer, dans lesquels la disparition de l'anasarque a commencé par le membre inférieur correspondant à l'unique rein incisé pour gagner ensuite le membre supérieur homonyme, je crois pouvoir conclure que l'action de la néphrotomie peut s'étendre jusqu'aux vaisseaux des membres. Ce phénomène me semble venir à l'appui de l'hypothèse de Potain, qui attribue l'œdème du mal de Bright à un réflexe se transmettant par l'intermédiaire des nerfs vasomoteurs du rein malade aux petits vaisseaux des membres du côté correspondant. En supprimant le point de départ de ce réflexe, qui réside dans l'hypertension intrarénale, l'incision du rein permet à la circulation capillaire de se faire normalement, et partant à l'infiltration séreuse de se résorber.

c). Hypertrophie du cœur. Le cœur lui-même peut être favorablement influencé par l'incision rénale. En effet l'hypertrophie de ce viscère, qui paraît bien être dans un grand nombre de cas la conséquence de l'hypertension artérielle, d'après les observations cliniques de Potain et de Charcot et les faits expérimentaux de Strauss, ne peut avoir que de la tendance à rétrocéder, lorsque la tension revient à la normale dans les reins et réseau des capillaires périphériques.

Telles sont les idées théoriques et les données expérimentales, qui m'ont conduit à préconiser la néphrotomie pour combattre les crises urémiques au cours des néphrites chroniques. J'indiquerai dans la partie clinique les résultats obtenus et je mettrai sous les yeux du lecteur quelques graphiques montrant après l'incision rénale le relèvement rapide du taux de l'urine, de l'urée et des sels, de telle sorte qu'il semble véritablement que l'opération ait ouvert le *robinet des urines*.

3° *Néphrolyse ou libération des adhérences périrénales.* Roysing, qui admet le principe du rôle de la tension intrarénale dans la pathogénie des douleurs, des hématuries et de la perturbation sécrétoire du rein, ne croit pas que cette tension puisse reconnaître pour cause l'étranglement par sa capsule adipeuse plus ou moins sclérosée et soudée aux tissus voisins. En ce qui concerne plus particulièrement la genèse des douleurs, le chirurgien danois fait remarquer que le parenchyme rénal étant dénué de nerfs sensitifs, les malades ne souffrent que lorsque la capsule innervée par les nerfs lombaires et dorsaux est elle-même atteinte par le processus inflammatoire. Les douleurs résultant du tiraillement des adhérences sont localisées à la région lombaire et n'ont aucun des caractères de la colique néphrétique. Pour ces raisons, après avoir dans ses premières opérations combiné l'incision du parenchyme à la libération et à la résection de l'atmosphère cellulo-fibreuse périrénale, Rovsing n'a plus eu recours dans la suite qu'à la destruction des adhérences ou néphrolyse. Cette opération a selon lui le grand avantage de mieux ménager pour l'avenir l'intégrité du tissu rénal et de permettre, grâce aux modifications survenant dans l'irrigation sanguine par suite des anastomoses entre les vaisseaux de la capsule et ceux des viscères, d'espérer la guérison de la néphrite.

4.° Décapsulation. La décapsulation, dont j'étudierai le mode d'action tout spécial dans le traitement curatif des néphrites chroniques, a été aussi recommandée par Edebohls lui-même dans le traitement des accidents urémiques. Elle agirait d'abord suivant le chirurgien de New York par la diminution de la tension intrarénale, que de son aveu même on ne saurait nier au moment des poussées congestives survenant au cours du mal de Bright, et ensuite par la décongestion de l'organe, que produisent les malaxations auxquelles il est soumis pendant les manœuvres destinées à le séparer des tissus voisins et à l'extraire de sa loge. Pour si réelle que soit cette double action de la décapsulation, on s'accordera, je pense, avec moi pour reconnaître qu'elle ne satisfait pas à toutes les indications du traitement des crises urémiques et qu'elle semble aussi bien inférieure à la néphrotomie.

Avant de clore ce chapitre je dois rapporter l'hypothèse émise par Jaboulay pour expliquer le commun effet des diverses opérations, dont je viens d'étudier le mode d'action. Selon lui toutes agiraient sur la fonction et la nutrition du tissu rénal par l'intermédiaire des modifications apportées à sa circulation et à son innervation par le tiraillement, l'élongation, les malaxations des filets sympathiques accompagnant les organes du hile.

§ II. *Valeur thérapeutique de l'intervention chirurgicale dans les accidents des néphrites chroniques.*

J'envisagerai successivement la valeur de l'intervention dans le traitement : a) des douleurs, b) des hématuries, c) des crises urémiques.

a) *Traitement des douleurs.* Depuis les premières observations de Le Dentu, Péan, Clément Lucas, Hulke, Belfield, Mayo Robson, Tiffany, Israël, Rovsing, il a été publié de nombreux faits d'intervention dans les néphrites douloureuses qui ne laissent aucun doute sur la valeur thérapeutique de la néphrectomie, de la néphrotomie, de la décapsulation et de la néphrolyse. A l'extirpation du rein, opération radicale, on donnera la préférence aux opérations conservatrices. Dans les cas où j'ai été appelé à intervenir, j'ai combiné la décapsulation à la néphrotomie, cette dernière ayant selon moi le grand avantage de permettre l'exploration du rein douloureux et de vérifier le diagnostic.

b) *Traitement des hématuries.* On sait bien aujourd'hui, grâce aux travaux d'Albarran et de plusieurs autres anatomo-pathologistes, exposés avec autorité par Malherbe et Legueu dans leur rapport à la 2me session de l'Association française de Chirurgie, combien sont fréquentes les hématuries au cours des néphrites chroniques. Leur notion s'est justement substituée à celle des hématuries essentielles, angionévrotiques et hémophiliques. On trouvera dans ce même rapport les indications opératoires, dont est justiciable cette complication. La néphrectomie, qui a d'abord été pratiquée par Shede, Sonnenburg chez un malade de Senator, Sabatier, Rautier, Albarran, Potherat, etc., et par moi-même, a cédé le pas à la néphrotomie après les opérations de Abbe, Israël, Debaissieux, etc. J'ai pour ma part eu recours à cette opération un certain nombre de fois avec succès durable, et je crois que c'est à elle qu'on doit donner la préférence sur la néphropexie, la décapsulation, la néphrolyse pour les raisons que j'ai invoquées à propos du traitement des néphrites douloureuses.

c) *Traitement des accidents urémiques.* Si je n'ai pas cru devoir longuement discuter la valeur de l'intervention chirurgicale dans le traitement des douleurs et des hématuries des néphrites chroniques, car cette intervention est aujourd'hui passée dans la pratique courante, je crois devoir insister davantage sur celle de l'intervention dans le traitement des accidents urémiques.

L'idée de remédier chirurgicalement à cet ensemble de phénomènes, plus ou moins bruyants, mais d'une gravité toujours imminente, résultant de l'accumulation dans le sang des matériaux de désassimilation par suite de l'insuffisance dépuratrice du rein, a été d'abord accueillie avec méfiance, peu à peu cependant médecins et chirurgiens se sont enhardis et il existe aujourd'hui un nombre important d'opérations permettant de porter un jugement motivé sur ce qu'on est en droit d'en attendre.

J'ai pu réunir pour la rédaction de ce rapport 60 observations dans lesquelles les chirurgiens sont intervenus chez des malades présentant des phénomènes graves d'intoxication urémique, auxquels venaient se joindre chez un grand nombre des œdèmes sous-cutanés étendus, des épanchements dans les cavités séreuses, des troubles accusés des grands appareils organiques, etc. A ces 60 observations puisées dans la littérature médicale, je puis en joindre 12 qui me sont personnelles.

Résultats immédiats ou opératoires. Sur ces 72 interventions je relève 17 morts rapides, à la suite d'accidents ou de complications imputables à l'opération, soit une mortalité de 23,6 %.

Dans ces 17 décès opératoires la mort est survenue :

1 fois au cours de l'opération (cas de G. Macgowan).

1 fois à la fin des 24 heures soudainement (?) (cas de Mckenzie).

7 fois par collapsus dans un délai variant de quelques heures à 9 jours (cas de Sörel, Blake, Beckey, Pousson 4 cas).

4 fois par œdème pulmonaire dans un délai de 3 à 6 jours (cas de Claude Edebohls, Whaley, Pousson).

2 fois par anurie dans un délai de 18 heures à 5 jours (cas de Freeman et Gibbons).

2 fois par dilatation du cœur au bout de 12 heures (cas d'Edebohls).

Une mortalité de 23,6 %, qui de prime abord paraît excessive, l'est moins si l'on réfléchit à la gravité de l'état des malades, dont quelques-uns ont été opérés presque *in extremis*.

A côté de ces 17 décès opératoires, je note 7 décès par continuation ou reprise après légère amélioration des accidents urémiques dans un délai de 2 à 15 jours (cas de Thorndike, Pasteau, Edebohls (3 cas), Danforth, Cauterman). Je crois qu'il n'est pas déraisonnable de dire des malades composant cette série qu'ils sont morts malgré l'intervention et non par elle.

Chez 3 opérés la mort est survenue dans de telles conditions, que l'opération ne saurait en rien en endosser la responsabilité. Deux de ces malades m'appartiennent. Tous deux avaient été opérés en pleine crise urémique, avec œdème généralisé, ascite, hydrothorax, accidents pulmonaires et cardiaques intenses. Ils succombèrent subitement l'un le 9e et l'autre le 12e jour, alors que tous les phénomènes morbides commençaient à rétrocéder et que tout présageait le succès. Le troisième de ces cas appartient à Cabot. Son malade succomba tout à coup 7 semaines après la décapsulation au moment où on pouvait le considérer comme guéri.

Enfin dans un dernier cas de Whitacre, le malade, dont l'état s'était considérablement amélioré, fut emporté par une thrombose cardiaque au bout de 2 semaines.

Résultats éloignés. Des malades ayant survécu à l'intervention 6 ont été suivis jusqu'à leur mort survenue :

2 fois — 6 mois après l'intervention par urémie (cas d'Edebohls et d'Ochsner).
1 fois — 6 mois après l'intervention par tuberculose rectale et pulmonaire (cas de Blake).
1 fois — 1 an après l'intervention par ? (cas de Guiteras).
1 fois — 2 ans après l'intervention par hémorrhagie cérébrale (cas de Pousson).
1 fois — 2 ans 6 mois après l'intervention par urémie (cas de Pousson).

Tous ces malades et en particulier les miens étaient dans un état fort grave au moment de l'opération, qui leur a rendu ainsi un service qu'on ne saurait nier. Si 3 d'entre eux ont succombé à des accidents autres que ceux de l'urémie, les 3 autres n'y ont pas échappé. L'opération n'a donc pas été chez eux curative du mal de Bright, mais seulement palliative, et il est probable que si les 3 autres malades avaient survécu plus longtemps ils auraient fini par succomber à quelques complications de leur néphrite non définitivement guérie.

En lisant les observations des opérés encore vivants au moment de leur publication, on se convainct qu'aucun d'eux ne peut être considéré comme radicalement guéri, car chez aucun de ceux dont les urines ont été examinées, on ne trouve l'état absolument normal au point de vue de la quantité et de la qualité, l'albumine n'a pas complètement disparu et la présence de cylindres granuleux ou hyalins est notée chez beaucoup. Cependant sauf quelques rares exceptions l'amélioration est telle qu'elle peut être considérée comme l'équivalent de la guérison.

Voici les résultats que fournit le dépouillement des observations, au point de vue de l'amélioration post-opératoire.

2 non améliorations (cas de Nydigger).
1 attaque de delirium tremens ayant nécessité l'internement (cas de Summers).
1 malade atteint de pyélite aiguë 2 mois après (cas d'Edebohls).
1 amélioration suivie pendant quelques semaines (cas de Claude).
1 amélioration suivie pendant 3 semaines (cas de Goodfellow).
5 améliorations suivies pendant 3 mois (cas de Pasteau (3), Blake, Pousson).
1 amélioration suivie pendant 6 mois (cas de Pauchet).
1 amélioration suivie pendant 6 mois, reprise des accidents (cas de Pousson).
1 amélioration suivie pendant 7 mois (cas d'Edebohls).
1 amélioration suivie pendant 9 mois (cas de Harrel).
1 amélioration suivie pendant 10 mois (cas d'Edebohls).
3 améliorations suivies pendant 1 an (cas de Pauchet, Gibbons, Guiteras).
1 amélioration suivie pendant 5 ans (cas de Pousson).
améliorations suivies pendant un temps inconnu.

§ III. *Légitimité de l'intervention et réfutation des objections qui lui ont été faites*

Talamon, qui le premier parmi les médecins français a appelé l'attention dans mon pays sur le traitement chirurgical du mal de Bright, a écrit en 1902 que si «la néphrocapsectomie est vraiment capable de donner une guérison relative d'une durée de 8 ans (première statistique d'Edebohls), il ne faudrait pas hésiter à substituer ce nouveau traitement, si audacieux qu'il paraisse et si chirurgical qu'il soit, à l'éternel régime lacté.» Un peu plus tard Lépine, tout en admettant le principe des opérations proposées, déclare «que dans l'état actuel de la science, on n'est pas autorisé à traiter chirurgicalement un simple brightique, car si la mise à nu du rein et sa décortication sont des opérations bénignes chez un animal sain, il n'en est pas de même chez un malade plus ou moins affaibli et qui est peut-être sur le chemin de l'urémie. Chez un tel sujet le shock traumatique a, comme on le conçoit, une gravité particulière.»

La mortalité opératoire de 23,6 %, qui résulte du dépouillement des 72 observations que j'ai relevées, interventions faites chez des malades, dont l'état était le plus souvent fort grave, répond à l'objection formulée par Lépine. Sans rejeter complètement les idées de Verneuil touchant l'influence des diathèses et des affections viscérales, en particulier les affections des reins, sur le pronostic des traumatismes accidentels et chirurgicaux, il est permis aujourd'hui d'en rappeler. Il est certain que tout traumatisme septique déversant dans la circulation microbes et toxines met ces émonctoires en danger sérieux d'insuffisance, mais il est non moins certain que si la plaie est aseptique, ces organes même malades suffiront presque toujours à la dépuration du sang. Au début de la méthode antiseptique, bien des opérés mouraient de l'abus des substances toxiques employées. Sous le prétexte de ne pas les infecter, on les intoxiquait. L'asepsie en se substituant à l'antisepsie, a fait disparaître cette cause fréquente de décès inopinés en chirurgie générale, et elle nous a permis d'agir sur les reins malades avec une égale sécurité que sur les autres viscères. Bien plus, l'incision du parenchyme rénal, par le mécanisme que j'ai indiqué à propos du traitement chirurgical des néphrites toxi-infectieuses aiguës, rend les opérations faites directement sur le rein altéré moins redoutables que celles pratiquées sur un autre organe.

Chez le plus grand nombre des opérés dont j'ai relevé les observations, l'intervention a porté sur les deux reins dans la même séance et dans deux séances séparées par quelques semaines d'intervalle, sans que la gravité opératoire ait été augmentée. *La bilatéralité de la néphrite ne saurait donc point constituer une objection à l'intervention.* Mais comme il est toujours sage de réduire au minimum le traumatisme opératoire, il vaut mieux n'opérer que sur un seul rein dans les cas où la lésion est unilatérale. Or la bilatéralité des néphrites chroniques ne peut plus être considérée comme un dogme intangible. Pour les mêmes raisons que j'ai invoquées à propos des néphrites toxi-infectieuses aiguës, la localisation à un seul rein du mal de Bright n'a rien de contraire aux lois de la pathologie générale. L'existence aujourd'hui reconnue de néphrites chroniques parcellaires ne doit-elle pas avoir pour corollaire celle des néphrites unilatérales? Si les rapports d'autopsie mentionnent régulièrement que les lésions inflammatoires chroniques frappent les deux reins, la raison en est dans l'ancienneté de l'affection qui n'entraîne d'accidents mortels que lorsque la presque totalité de l'appareil dépurateur du sang a été détruite. Les observations que la chirurgie rénale a permis de faire du vivant même du malade ne permettent pas de mettre en doute l'unilatéralité du mal de Bright. Israël dit l'avoir observée un certain nombre de fois, et Senator et Klemperer ont corroboré son opinion à cet égard. Edebohls, s'appuyant comme moi sur les arguments tirés de l'ancienneté plus ou moins grande de l'affection, admet que pendant un certain temps les lésions peuvent demeurer unilatérales. Tandis que dans un premier travail, comprenant nombre de cas où l'intervention a été précoce, ce chirurgien relève 8 faits de néphrite localisée à un rein sur 19 observations, il n'en trouve plus aucun cas sur les 32 malades ayant fait l'objet de mémoires ultérieurs parce qu'il est intervenu tardivement. Des malades que j'ai opérés sous la pression d'accidents urémiques graves, 2 étaient incontestablement atteints de néphrite unilatérale.

L'unilatéralité de néphrites chroniques étant admise, *est-il possible de la reconnaître cliniquement?*

Quelques phénomènes symptomatiques peuvent parfois conduire à ce diagnostic. Le premier est la douleur spontanée ou provoquée correspondant au côté malade. Chez deux de mes malades ce phénomène était nettement marqué. Il en était de même chez 4 des malades opérés par Pasteau. A côté de la douleur il faut placer l'augmentation du volume du rein, qui existait par exemple chez les malades de Pasteau. L'existence ou la prédominance de l'œdème d'un côté du corps fournit aussi un renseignement de quelque valeur. Ce phénomène existait chez deux de mes opérés et j'en ai donné précédemment l'explication en m'appuyant sur l'hypothèse de Potain, touchant la pathogénie de l'œdème dans le mal de Bright. Je reconnais que tous ces signes sont bien infidèles mais nous avons aujourd'hui dans le cathétérisme des uretères qui n'offre aucun danger dans les néphrites chroniques, et dans la séparation des urines des moyens à peu près certains de reconnaître l'intégrité de l'un ou de l'autre rein.

§ IV. *Indications et contre-indications opératoires*

L'intervention chirurgicale dans les accidents des crises urémiques des brightiques étant légitimée par sa bénignité relative et ses résultats immédiats et consécutifs, est-ce à dire qu'il faille opérer de suite sans essayer les moyens médicaux? Cette pensée ne saurait germer dans l'esprit de personne, et il appartient à l'observation clinique, aidée de l'expérimentation, de nous fournir les éléments de ses indications et de ses contre-indications. Lorsqu'une crise d'insuffisance rénale éclate soudainement chez un néphrétique, dont la santé se maintenait jusqu'alors en équilibre, il faut d'abord avoir recours aux ressources de la thérapeutique interne. Mais si elle reste sans effet notamment sur la filtration des urines et que l'oligurie persiste, il ne faut pas hésiter à intervenir chirurgicalement, avant que se soit accentuée la phase toxique et que le muscle cardiaque en particulier en ait subi l'atteinte. Ici, comme dans toutes les interventions sur le rein quelle que soit l'affection dont il souffre, l'état fonctionnel du cœur a pour moi une importance capitale sur le pronostic opératoire. En effet, plus que dans tout autre glande la pression sanguine joue un rôle primordial dans la sécrétion de l'urine et, contrairement à ce qui se produit pour d'autres glandes, par exemple les glandes salivaires, on voit la sécrétion rénale diminuer et se suspendre dès que s'abaisse la pression. L'activité des épithéliums rénaux ne saurait s'exercer en l'absence de l'activité du cœur qui tient sous son étroite dépendance la pression sanguine. Il faudra donc ne pas opérer les malades dont le cœur sera défaillant, le pouls petit, fuyant.

§ V. *Choix de l'opération*

La brièveté d'un très grand nombre des observations que j'ai relevées, et en particulier le manque de renseignements sur la sécrétion urinaire avant et après l'intervention, ne me permettent pas d'appuyer, ainsi que j'aurais voulu le faire, les bases de la discussion touchant le choix de l'opération sur les données de la statistique.

J'ai longuement insisté, en étudiant le mode d'action des opérations dirigées contre les accidents urémiques des néphrites chroniques, sur les avantages que présente selon moi la néphrotomie sur la décapsulation.

Cependant le dépouillement des faits, que j'ai réunis et qui au moins peuvent être utilisés à cela, montre que la néphrotomie est plus grave que la décapsulation. En effet je relève :

Pour 12 néphrotomies 4 morts opératoires, soit 33 %.
Pour 53 décapsulations 12 morts opératoires, soit 22 %.
Pour 6 opérations de nature non indiquée 1 mort opératoire, soit 6 %.

Mais je crois que dans l'espèce il faut attacher pour le choix de l'opération moins d'importance à sa gravité qu'à son action sur les accidents contre lesquels elle est dirigée. Aussi bien toutes les interventions sont graves chez les brightiques en proie à l'urémie. Or tandis qu'à la suite de la néphrotomie les phénomènes d'intoxication urémique ont été conjurés au moins temporairement et pour un laps de temps parfois très long, ainsi qu'en témoignent plusieurs de mes observations, et que la mort, lorsqu'elle est survenue, doit être attribuée aux accidents inhérents à toutes les opérations faites chez des malades graves (collapsus, œdème pulmonaire, par exemple), après la décapsulation l'urémie a persisté chez les malades de Pasteau, de Thorndike, de Rockey, d'Edebohls lui-même (3 malades) et finalement les a emportés. Bien plus, un opéré de Gibbons et un autre de Freeman sont morts d'anurie. Si les 12 cas de néphrotomie de ma statistique ne représentaient pas par rapport aux 53 cas de décapsulation bilatérale ou unilatérale un chiffre si faible, je n'hésiterais pas à déclarer que la pratique confirme la théorie et que l'incision du parenchyme rénal est plus efficace que l'excision de sa capsule. Mais si la néphrotomie avait été appliquée au traitement d'un plus grand nombre de cas, peut-être aurait-elle été, elle aussi, suivie d'échec.

Je ne fais d'ailleurs aucune difficulté pour reconnaître que l'excision de la capsule rénale tout aussi bien que l'incision du parenchyme a eu pour résultat dans bien des cas, où le taux de l'urine était diminué et sa teneur en urée et en sels abaissée, de relever l'un et l'autre. A mon avis la décapsulation doit prendre place à côté de la néphrotomie. Mais se rappelant qu'elle ne s'adresse qu'à un des facteurs pathogéniques des divers symptômes constituant les crises du mal de Bright, à savoir la décompression et la décongestion du rein, on la réservera aux cas relativement peu graves. Dans les cas où l'intoxication urémique est profonde, lorsque l'urine est sécrétée en très minime quantité et ne contient que peu de produits excrémentitiels, surtout lorsque la tension vasculaire est élevée et que le cœur hypertrophié menace de se dilater, je crois qu'on fera mieux de recourir à l'incision du tissu rénal, qui assure mieux la décongestion de l'organe, facilite l'élimination des toxines imprégnant les éléments anatomiques, et par l'abondante déplétion sanguine qu'elle réalise, diminue la tension vasculaire et cardiaque. Lorsqu'il existe des œdèmes des membres et des épanchements dans les grandes séreuses, j'estime également que la néphrotomie doit être préférée.

Que si l'on veut faire bénéficier les malades des avantages ultérieurs de la décapsulation, à savoir la cure radicale de la néphrite, dont je discuterai la valeur dans la dernière partie de mon rapport, rien ne sera plus facile que de combiner l'excision de la capsule à l'incision du tissu rénal. Chez mes derniers opérés c'est ainsi que j'ai agi, mais alors que j'ai décapsulé les deux reins, je n'en ai incisé qu'un seul.

Dans tous les faits où la néphrotomie a été employée, elle a été pratiquée sur un seul rein. Exceptionnellement le choix de l'organe opéré a été déterminé par les raisons qu'on avait de croire la néphrite cantonnée à lui seul. Le plus souvent c'est au hasard que l'incision a été faite sur l'un plutôt que sur l'autre, et le résultat n'en a pas été moins favorable, non qu'un seul fût malade et que l'opérateur ait eu la chance de tomber sur lui, mais parce que l'incision de ce seul rein a retenti heureusement sur l'autre. Il ne serait peut être pas impossible de faire la néphrotomie bilatérale dans la même séance, mais j'estime plus prudent de la faire unilatérale, et si on croit devoir agir sur les 2 reins, il faut d'un coté faire la néphrotomie avec ou sans décapsulation et de l'autre la simple décapsulation.

Pour ce qui est de la décapsulation bilatérale, la rapidité de l'opération, que tout chirurgien est capable de réaliser, la rend pour ainsi dire exempte de danger et on doit la pratiquer dans tous les cas où se trouve indiquée la décapsulation unilatérale.

Chez un de mes malades, dont j'ai rapporté l'observation au paragraphe où je me suis occupé du mode d'action des opérations palliatives, j'ai pratiqué la néphrectomie. C'est là une opération d'exception dont il sera facile de déduire les indications après la lecture du paragraphe précité.

CHAPITRE II

TRAITEMENT CURATIF

A G. Edebohls (de New-York) revient incontestablement le mérite d'avoir conçu le premier l'idée de guérir radicalement les néphrites chroniques, le mal de Bright, par une opération chirurgicale.

C'est en s'appuyant sur une conception particulière du rôle joué par la capsule dans l'évolution des lésions rénales inflammatoires chroniques que le chirurgien américain a été conduit à décapsuler le rein pour lui restituer intégralement son état anatomique et sa puissance fonctionnelle. Selon lui, ce n'est que dans quelques cas de néphrite parenchymateuse et au cours de poussées subaiguës survenant pendant l'évolution de la néphrite interstitielle que la capsule à extensibilité limitée est susceptible de déterminer l'hypertension intra-parenchymateuse ; le plus souvent elle engendre les lésions structurales et les troubles sécrétoires du mal de Bright, parce qu'elle isole physiologiquement le rein de sa capsule graisseuse et oppose aux vaisseaux de cette dernière une barrière infranchissable ne leur permettant pas de venir suppléer à l'irrigation du parenchyme, devenue insuffisante par suite des altérations de ses ramifications vasculaires. En supprimant cette capsule de manière à déterminer la formation d'adhérences du rein à son atmosphère graisseuse ou aux organes voisins, on est en droit d'espérer que les vaisseaux néoformés dans ces adhérences pénétreront la substance rénale jusque dans sa profondeur, pour apporter un supplément de matériaux de nutrition aux éléments anatomiques et de sécrétion aux cellules épithéliales des canalicules urinifères.

L'artérialisation du rein, telle est l'idée directrice qui a conduit G. Edebohls à proposer la néphrocapsulectomie pour la cure radicale du mal de Bright. Cette artérialisation, dit-il, «favorise la résorption progressive des produits et exsudats inflammatoires interstitiels et intertubulaires, délivre les tubes et les glomérules de la compression extérieure et permet le rétablissement dans leur intérieur de la circulation. La conséquence qui en découle, est la régénération d'un nouvel épithélium capable d'assurer la fonction sécrétoire.»

L'opération d'Edebohls, qui a été acceptée par le plus grand nombre des chirurgiens américains, a été accueillie avec moins d'enthousiasme en Europe, où quelques rares opérateurs y ont eu recours. Mais si la clinique de notre continent ne nous fournit que des documents insuffisants pour apprécier sa valeur thérapeutique, le laboratoire met à notre disposition un grand nombre de travaux permettant de contrôler l'exactitude des faits biologiques sur lesquels elle repose. Ce sont ces faits que j'exposerai dans une première partie; une seconde devant être consacrée à l'étude des observations cliniques.

§ I. *Mode d'action de la décapsulation*

Rôle de la capsule propre du rein dans le régime circulatoire de cet organe à l'état normal et pathologique. Les vaisseaux du rein fournissant dans l'intérieur de son parenchyme le riche réseau que l'on sait, proviennent de l'artère rénale et aboutissent à la veine rénale. Mais à ces deux grosses branches afférentes et efférentes occupant le hile pour venir se rattacher à l'artère aorte et à la veine cave inférieure, s'en joignent un très grand nombre d'autres beaucoup plus petites qui pénètrent le rein par toute sa périphérie. Ces branches artérielles périphériques ou capsulaires émanent de l'artère diaphragmatique inférieure (art. capsulaire supérieure), de l'artère rénale elle même (art. capsulaire moyenne), de l'artère spermatique (art. capsulaire inférieure) (Schmerber); les branches veineuses se rendent dans les rameaux veineux correspondant aux rameaux artériels susnommés (Tuffier et Lejars). Indépendamment de ce système circulatoire rénal périphérique artériel et veineux il existe quelques autres artères et veines capsulo-adipeuses provenant des artères et veines lombaires. Cet ensemble de vaisseaux accessoires abordant le rein par sa surface externe, est-il susceptible de réaliser une circulation supplémentaire capable de suppléer à la gêne apportée à la circulation centrale? Pour ce qui est du rétablissement tout au moins partiel de la circulation veineuse, la réponse à cette question n'est pas douteuse, et l'on sait tout le profit qu'on retire de l'application de ventouses ou de sangsues à la région lombaire dans les congestions et inflammations rénales. Il n'est pas possible d'être aussi affirmatif en ce qui concerne la circulation artérielle. Cependant Thomas et V. Buhl ont signalé dans l'inflammation interstitielle chronique du rein des communications vasculaires entre le parenchyme et les tissus voisins dans les points où la capsule fibreuse par sa disposition et sa structure semblait naturellement propre à favoriser l'irrigation sanguine de l'organe.

Ce sont précisément les altérations sclérosiques de la capsule qui, en évoluant parallèlement aux lésions du parenchyme, empêcheraient dans la majorité des cas, d'après Edebohls, cette circulation complémentaire de se développer dans les néphrites chroniques. A vrai dire, si l'on a surabondamment étudié histologiquement les altérations des épithéliums, des vaisseaux et du tissu conjonctif, on a négligé jusqu'à ce jour l'étude des lésions de la capsule propre. Mais son aspect blanchâtre par place rappelant, comme j'ai l'habitude de le faire remarquer aux élèves au cours de mes opérations, les plaques laiteuses de la péricardite chronique, son état gauffré en certains points, son épaississement et surtout ses adhérences à la substance corticale, sont bien propres à faire penser que le même travail de prolifération conjonctive et de condensation fibreuse s'est fait dans la trame de sa capsule comme dans la trame du rein lui-même. Or quelle que soit la théorie admise touchant l'origine du processus de la néphrite chronique, qu'il débute par les épithéliums, les vaisseaux ou le tissu cellulaire interstitiel, les altérations prédominantes de la période d'état de l'affection portent toujours sur les vaisseaux. Diminués de calibre à la fois par le processus d'endartérite dont ils sont le siège et par la compression qu'exerce sur eux le tissu interstitiel sclérosé et éminemment rétractile, ils ne fournissent plus qu'une quantité insuffisante de sang aux épithéliums, qui dégénèrent secondairement si déjà ils n'étaient pas altérés primitivement par le processus inflammatoire.

Que si on restitue aux éléments nobles des glomérules et des canalicules un sang généreux et abondant, on pourra prévenir leur dégénérescence et même leur rendre leur vitalité perdue. La réserve de ce sang, Edebohls la trouve dans le système artériel périrénal et lui donne les moyens de pénétrer dans l'intimité du parenchyme en supprimant la capsule fibreuse sclérosée de manière à permettre aux vaisseaux nouveaux, qui se forment dans la capsule reconstituée, et dans les adhérences, qui unissent le rein aux organes voisins, de venir irriguer le viscère anémié.

On a voulu comparer l'opération d'Edebohls à l'opération de Talma pour la cure de la cirrhose hépatique. Suivant le chirurgien américain son principe en diffère complètement: en effet, tandis que par l'omentopexie on se propose de dériver le sang veineux de l'épiploon, dépendance du système porte, vers la paroi abdominale, dépendance du système cave, dans la décapsulation rénale on se propose de diriger vers le rein le sang artériel de la capsule graisseuse et des organes voisins. Cependant, en même temps que s'établit à la suite de l'opération d'Edebohls une circulation artérielle supplémentaire, il se développe parallèlement une circulation veineuse bien propre à dissiper la congestion du rein, à le débarrasser du sang plus ou moins altéré qui imprégnant ses éléments anatomiques s'oppose à leur bon fonctionnement. Le développement de cette circulation non signalé par Edebohls a été invoquée par mon collègue Mongour pour accorder la physiologie pathologique de la décapsulation avec celle de la néphrotomie que nous avons préconisée dans le traitement des crises aiguës du mal de Bright. A ce point de vue la comparaison entre l'omentopexie et la décapsulectomie peut se soutenir.

Faits propres à justifier le principe de l'opération d'Edebohls. La conception d'Edebohls, qui tout d'abord peut surprendre par le principe d'iatromécanisme sur lequel elle repose, trouve sa justification dans un certain nombre de faits physiologiques aujourd'hui hors de doute. C'est ainsi que pour Ziegler, quand une portion de l'épithélium rénal a été détruite par un processus morbide qui lèse sa structure propre, la perte est en général rapidement compensée par la prolifération germinative de l'épithélium restant, et *si la circulation est suffisamment maintenue* le nouvel épithélium devient capable de remplir la fonction sécrétoire». Golgi admet également la possibilité de la prolifération germinative des épithéliums tubulaires dans ces conditions, de même Cohnheim, Nothnagel, Rokitanski, et si Tizzani et Pisenti la nient, ils admettent néanmoins l'hypertrophie compensatrice et l'expliquent par la néoformation des glomérules et tubes aux dépens des cellules du tissu conjonctif. Lorenz, Kümmel et Tuffier partagent cette manière de voir. De son côté Lépine, si réservé qu'il soit au point de vue de l'utilité et de la gravité des opérations dirigées contre le mal de Bright et plus particulièrement de la décortication, ne peut méconnaître le bien fondé de leur principe. Après avoir rappelé combien les cellules des tubes contournés sont sensibles non seulement aux dyscrasies, mais même à une simple ischémie, il insiste sur la fréquence de la diminution du calibre des artères efférentes dans certaines néphrites chroniques et reconnaît que les vaisseaux néoformés dans le tissu périrénal, pénétrant directement dans le labyrinthe, sont bien de nature à améliorer l'irrigation des tubes contournés et à faciliter la restauration de leur épithélium. A l'objection de Schmidt que la néphrite, étant le résultat d'une intoxication entraînant l'artériosclérose, les néovaisseaux auront grande chance de se scléroser à leur tour, Lépine répond que leur vitalité plus grande est propre à les préserver de cette dégénérescence.

Recherches expérimentales touchant les résultats anatomiques et la valeur physiologique de la néphrocapsulectomie. Les conclusions des nombreuses expériences sur la régénération de la capsule du rein après la décapsulation sont contradictoires, et le plus grand désaccord règne sur tout ce qui concerne sa vascularisation et la pénétration de ses vaisseaux dans le parenchyme rénal, point sur lequel repose toute entière la conception opératoire d'Edebohls.

La plupart des expérimentateurs se plaçant dans les conditions mêmes de l'opération du chirurgien américain, ont cherché à provoquer des adhérences du rein décapsulé à sa capsule adipeuse et aux organes voisins limitant la loge lombaire, mais un petit nombre d'autres, dans le but d'assurer au rein une irrigation sanguine supplémentaire plus riche, l'ont enfoui après décapsulation dans un repli du péritoine et en particulier de l'épiploon.

Ne pouvant reproduire dans ce rapport le détail de tous ces travaux de laboratoire, je crois devoir en donner dans leur ordre chronologique les indications bibliographiques avant d'en faire le résumé synthétique et critique.

I. Travaux expérimentaux contredisant les affirmations d'Edebohls relativement à la régénération après décapsulation du rein d'une enveloppe propre vasculaire susceptible de fournir au parenchyme une irrigation artérielle supplémentaire. 1.° TUFFIER. Etudes expérimentales sur la chirurgie du rein. Paris G. Steinheil 1889. — 2.° ALBARRAN ET BERNARD. Régénération de la capsule du rein après décapsulation de l'organe. Société de Biologie 14 Juin 1902. — 3.° HAROLD A. JOHNSTON (de San Francisco). Results of decapsulation of the Kidney. Annals of Surgery. New York, Avril 1903. — 4.° EMERSON (de New York) Studies upon the capsule of the Kidney. Associat. of American physicians, in Medical Record, 6 Juin, 1903. — 5.° OSMOLOWSKI (de St. Pétersbourg) Einige Untersuchungsergebnisse über die Veränderung der Niere bei Entfernung ihrer Kapsel, in Münchener medizin. Wochensch. 1903 — 6.° FRANCESCA FABRIS. Sulla cura chirurgica della nefrite acuta nella Clinica chirurgica, 3 Sept. 1903.—7.° GUIDO FERRARINI (de Sienne) Sopra l'importanza della capsula fibrosa del Rene negli stati infiammatori dell'organo, nella Clinica chirurgica, Sept. et Oct. 1903. — 8.° ZANDECK (de Berlin) XXXIII.° Congrès de la Soc. allemande de chir., in Centralbl. f. Chir. Avril 1904. 9.° STERN (de Dusseldorf), in ibid. — 10.° WALKER HALL (de Manchester) et G. HERSCHEIMER (de Wiesbaden) Experimental nephritis followed by decapsulation of the Kidney, in British med. Journ. 9 Avril 1904. — 11.° GIFFORD. Experimental decapsulation of the Kidneys, in The Boston Med. and Surg. Journal, 14 Juillet 1904. — 12.° LANZ Soc. néerlandaise pour l'avancement des Sc. Méd. Décembre 1904.

II. Travaux expérimentaux venant à l'appui des affirmations d'Edebohls. — 1.° CLAUDE ET BALTHAZARD. Effets de la décapsulation du rein, in Journal de physiologie et de pathologie générale. Paris 1902. — 2.° BASSAN, GALLOIS ET GAYET, in Thèse de Bassan: Contribution à l'intervention chirurgicale dans les néphrites médicales. Lyon 1903. — 3.° ASAKURA. Experimentelle Untersuchungen über die decapsulatio renum, in Mitteilungen aus den Grenzgebieten der Mediz. und Chir. Iena 1903. 4.° STURSBERG (de Bonn) Experimentelle Untersuchungen über die zur Heilung chronischer Nephritiden von Edebohls vorgeschlagene „Nierenentkapselung„ in Mitteilungen aus den Grenzgebieten der Mediz. und. Chir. Iena 1903. — 5.° ANZILOTTI (de Pise) Ricerche sperimentali sugli effetti dello scapsulamento del rene a nefrolisi, in La Clinica Moderna, Oct. 1903. — 6.° THELEMANN (de Marbourg) Über die Entkapselung der Niere, in Deutsche Medizin. Wochensch. Avril 1904. — 7.° CECCHERELLI (de Parme). La clinica chirurgica 1904. — 8.° FRANCISCO GENTIL (de Lisbonne). Traitement chirurgical du Mal de Bright. Oct. 1904.

III. Travaux expérimentaux se rapportant à l'enveloppement du rein décapsulé dans un repli du péritoine et en particulier dans l'épiploon. BAKES, in Centralbl. für Chirurgie, analysé par R. ROMME in Presse médicale, Avril 1904. — TUFFIER, A propos de la décapsulation du rein, in La Presse Médicale, Avril 1904. — G. DE ROUVILLE, in Clinica chirurgica. Juillet 1904. —FRANCISCO GENTIL, Traitement chirurgical du Mal de Bright. Lisbonne, Octobre 1904.

Si laissant de côté pour le moment les travaux expérimentaux relatifs à l'enveloppement du rein décapsulé dans un repli du péritoine (épiploon ou mésentère), nous faisons le décompte de ceux qui se rapprochent des conditions dans lesquelles opère Edebohls, nous voyons que le nombre de ceux qui sont arrivés à des résultats négatifs l'emporte notablement sur ceux dont les conclusions sont positives: 12 contre 8. A vrai dire cette constatation n'a pour moi aucune importance; toutefois si les expériences en faveur de la régénération après décortication d'une capsule vasculaire se mettant en communication par ses vaisseaux avec les vaisseaux du rein n'étaient passibles de reproches fondamentaux, qui sans les infirmer complètement en diminuent au moins la valeur, il conviendrait malgré leur infériorité numérique de s'incliner devant elles. Parmi ces reproches, il en est un capital, à savoir qu'on ne peut comparer ce qui se passe dans un rein sain mis en rapport après décapsulation avec une capsule graisseuse également saine à ce qui se passe dans un rein atteint d'un processus à évolution lente et extensive mis en rapport après décapsulation avec un capsule graisseuse qui elle même est souvent altérée. Je sais bien que certains expérimentateurs comme Stursberg, Francesco Fabris, Guido Ferrarini, Walker Hall et G. Herscheimer, Gifford se sont efforcés de se rapprocher aussi complètement que possible des conditions de la clinique humaine en provoquant chez les animaux en expériences les néphrites artificielles par l'administration stomacale ou hypodermique de cantharide ou de chromate de potasse; mais ces néphrites à processus toujours aigu peuvent-elles être comparées aux néphrites chroniques du mal de Bright? Cette objection à la valeur des conclusions formulées par les expérimentateurs, qui se présente à l'esprit à propos des résultats anatomiques de la décapsulation, se dressera plus grave encore, lorsque nous étudierons les effets physiologiques immédiats et éloignés.

Cette remarque faite, voyons les solutions que la décapsulation expérimentale a fournies relativement aux trois points suivants: 1.° effets de la décapsulation sur le parenchyme rénal; 2.° régénération de la capsule; 3.° pénétration de ses vaisseaux dans les tissus du rein.

1.° *Effets de la décapsulation sur le parenchyme rénal.* Zandeck et Stern auraient vu se produire à la suite de la décapsulation chez le lapin des hémorrhagies, des érosions et arrachements de fragments de la substance corticale, dont les conséquences ultérieures sur la structure du rein seraient des plus désastreuses. En procédant avec quelque soin à l'opération, ces lésions grossières, que seuls les expérimentateurs précédents ont signalées, seront facilement évitées, mais il en est d'autres contre lesquelles une connaissance approfondie de la structure de la capsule rénale et de ses connexions avec le parenchyme peut seule mettre en garde, d'après les remarques de Gentil. Ces lésions déjà signalées par Tuffier dans son travail de 1889 ont été rencontrées par Albarran et Bernard et par Osmolowski. Elles consistent en une sclérose peu profonde, légère et parcellaire, d'après Tuffier, Albarran et Bernard; en une abondante prolifération du tissu interstitiel et une dégénérescence granuleuse des épithéliums des canalicules urinaires d'abord, suivie, une douzaine de jours après, de la compression mécanique des glomérules et des tubuli par le tissu conjonctif, d'après Osmolowski.

On sait depuis les travaux de Remak sur le rein des animaux et ceux d'Eberth et de W. Krause sur le rein de l'homme que la tunique propre du rein est formée de deux couches: l'une externe composée de tissu fibreux et l'autre interne composée d'un réseau de fibres musculaires lisses. Tandis que la première n'a que des connexions frêles avec le rein et s'arrache facilement, la seconde est intimement unie au parenchyme et par conséquent s'arrache difficilement. C'est cette «tunica muscularis» qu'il convient de ne pas arracher si l'on veut éviter les lésions de sclérose intraparenchymateuse.

Un autre facteur des altérations rénales est l'infection de la plaie. C'est là l'explication des résultats défectueux obtenus par Walker Hall et G. Herscheimer. Gentil et Lanz ont toujours vu survenir des lésions rénales plus ou moins profondes sur les animaux mis en expériences toutes les fois que la décapsulation n'a pas été faite avec la plus rigoureuse antisepsie. Par contre, lorsque cette condition est remplie, le parenchyme ne subit aucune altération du fait de la décortication, comme cela est surabondamment démontré par les expériences d'Anzilotti, d'Asakura, de Ferrarini et de Gentil pour ne nommer que ces expérimentateurs.

2.° *Régénération de la capsule.* Il résulte de l'analyse des recherches expérimentales que la reconstitution de la capsule rénale après décortication peut manquer ou se faire d'une façon plus ou moins parfaite suivant les tissus avec lesquels le rein est mis en contact. S'il est enveloppé dans un repli du péritoine, entre les feuillets du mésentère, ou encore dans le grand épiploon à la manière de Guiteras, Bakes et Parlavecchio, il contracte des adhérences directes et sans intermédiaire de néoformation capsulaire avec ce tissu éminemment vasculaire. S'il est accolé aux muscles ou inséré dans un sac musculaire, ainsi que l'ont conseillé certains chirurgiens, il s'entoure comme l'a démontré Anzilotti d'une capsule d'emblée épaisse et fortement sclérosée. Si enfin, comme cela se passe dans le plus grand nombre des interventions, le rein décapsulé est laissé au sein de sa capsule adipeuse, la régénération de la capsule propre ne fait jamais défaut. Tous les expérimentateurs ont constaté la régénération de cette capsule, mais ils apprécient différemment ses caractères physiques de souplesse et d'épaisseur et sa structure surtout en ce qui concerne sa vascularité. Comme je l'ai fait remarquer à propos des résultats de la décapsulation sur le parenchyme rénal, cette divergence d'opinions trouve peut-être son explication dans le plus ou moins grand soin apporté à l'opération et dans l'observation plus ou moins rigoureuse des règles de l'antisepsie.

Quoi qu'il en soit de cette explication, voici résumées les constatations des expérimentateurs au sujet de la régénération de la capsule et de sa vascularisation. Tuffier dit que « le rein, décapsulé et laissé dans la fosse lombaire, adhère fortement aux tissus voisins par l'intermédiaire d'une véritable cicatrice fibreuse... beaucoup moins vasculaire que la capsule primitive enlevée... La décortication ayant détruit les vaisseaux anatomiques normaux, le régime vasculaire de la glande est diminué et non pas augmenté par cette décapsulation ». Albarran et L. Bernard ont vu après décapsulation chez le lapin se former rapidement une nouvelle capsule « dont l'épaisseur augmente progressivement, de manière à atteindre au bout de deux mois une épaisseur égale à la normale et à la dépasser notablement au bout de six mois. ... Dans un délai variant de 15 jours à 2 mois on trouve le rein enserré dans une coque fibro-adipeuse. ... Rien qu'au microscope on constate l'existence de capillaires dans la capsule régénérée. ... Les effets de la décapsulation ne peuvent être que transitoires en raison de la reproduction d'une enveloppe propre plus épaisse et plus dense que celle extirpée ». A. Johnson a toujours constaté chez les chiens ayant survécu à l'expérience la régénération d'une capsule épaisse et dense, mais n'a jamais vu d'anastomoses importantes entre les vaisseaux périrénaux et ceux du rein. Walker Hall et G. Herxheimer ont observé qu'à partir du 28e jour après la décapsulation expérimentale, le rein s'entoure d'une capsule fibreuse, dont la densité augmente progressivement au fur et à mesure qu'on s'éloigne de la date de l'opération.

A côté du résultat de ces expériences peu favorables à la conception d'Edebohls, voyons ceux qui sont propres à la justifier. Claude et Balthazard sur tous les chiens et lapins qu'ils ont décapsulés ont constaté la formation d'une nouvelle capsule constituée par du tissu conjonctif lâche et par suite incapable de comprimer ultérieurement le rein. Bassan, Gallois et Gayet ont fait la même constatation. De ses nombreuses expériences sur les chiens et les lapins Asakura conclut que «la cicatrisation opératoire entre la capsule graisseuse et la superficie du rein a une tendance prononcée à la formation d'adhérences et à la restitution de l'état normal». Anzilotti, dont les expériences ont été également répétées un très grand nombre de fois, a vu après la décapsulation la capsule se reconstituer dès le 10me ou 12me jour par du tissu conjonctif d'abord embryonnaire, puis s'organisant peu à peu en tissu adulte dans lequel existe un riche réseau sanguin. Ceccherelli, dans les expériences faites par ses assistants Cordero et Rossi pour rechercher le meilleur procédé de néphrorraphie, a démontré qu'après la décapsulation, la capsule se régénère dans un délai de quatre semaines environ et que dans les adhérences qu'elle contracte il se forme de nouveaux vaisseaux. Enfin Francisco Gentil ayant examiné une série de reins de lapins décapsulés à des époques diverses comprises entre quelques mois et un an, a trouvé chez tous que la capsule se régénère, qu'en général elle est plus épaisse que la normale, mais aussi plus vasculaire.

3.° *Pénétration des vaisseaux de la capsule régénérée dans le parenchyme rénal.* Comme nous venons de le voir, la plupart des expérimentateurs en même temps qu'ils signalent la régénération de la capsule en mentionnent la vascularisation. Cette vascularisation est-elle seulement destinée à la nutrition de la nouvelle capsule, ou bien sert-elle à la nutrition du rein sous-jacent? En un mot, cette vascularisation est-elle intra ou transcapsulaire? Nous avons vu que Tuffier, Albarran et L. Bernard, ayant vu se former après la décapsulation une capsule de plus en plus épaisse, dénient aux vaisseaux qui peuvent se développer dans son intérieur le pouvoir d'assurer l'irrigation supplémentaire du rein. De même A. Johnston, qui n'a jamais observé d'anastomoses importantes entre les vaisseaux périrénaux et ceux du rein, déclare que dans aucun de ses cas de décapsulation la circulation périrénale n'a été augmentée d'une manière appréciable. Parmi les expérimentateurs qui ont plus spécialement étudié cette question capitale de la pénétration, je citerai d'abord ceux qui l'ont résolue par la négative. Francisco Fabris, n'ayant pas trouvé de réseau sanguin anastomotique entre le rein et le tissu périrénal après décapsulation, écrit: «Mes expériences ne confirment pas ce qu'avance Edebohls sur le rôle de ce réseau sanguin... ». Guido Fenarini ne croit pas que les vaisseaux néoformés dans la capsule reconstituée et dans les adhérences influencent l'état inflammatoire du rein, car ses lésions continuent à évoluer comme s'il n'avait pas été décapsulé. Gifford a constaté, il est vrai, la formation d'une nouvelle capsule beaucoup plus épaisse et plus vasculaire que l'ancienne, mais jamais il n'a vu ces nouveaux vaisseaux s'anastomoser avec ceux du rein et au bout de six mois ils diminuent de nombre et en définitive ils ne sont pas plus abondants que dans la capsule normale. Lanz enfin, tout en reconnaissant que la décapsulation s'accompagne du développement d'une circulation collatérale qu'il y a lieu de croire encore plus complète lorsque le rein est malade, fait remarquer qu'on ne peut espérer que les résultats de cette circulation soient durables, car la capsule néoformée devient progressivement plus épaisse et plus dense.

Je dois maintenant citer les expérimentateurs dont les recherches ont été positives. Claude et Balthazard ont vu au microscope dans la capsule néoformée un grand nombre de vaisseaux, soit sous forme de lacunes, soit sous l'apparence de véritables capillaires mettant en communication les vaisseaux du rein avec ceux des adhérences. Ils ont en outre démontré péremptoirement cette communication anastomotique par l'expérience suivante: Ayant sacrifié un animal chez lequel ils ont quelque temps auparavant décapsulé l'un des reins, ils lient les pédicules vasculaires des deux reins et poussent par l'aorte une injection de bleu de Prusse. Ils voient alors que seul le rein décapsulé s'injecte par la périphérie et le microscope leur montre que de nouveaux vaisseaux se sont formés dans son parenchyme spécialement dans la zone labyrinthique. Bassan, Gallois et Gayet ont également démontré expérimentalement l'existence d'anastomoses entre la circulation rénale et périrénale après décapsulation. Après avoir décapsulé le rein gauche d'un lapin 8 semaines auparavant, ils lient l'artère rénale correspondante, puis pratiquent une saignée copieuse en ponctionnant l'aorte abdominale au-dessus de la naissance des rénales, et injectent avant la mort de l'animal par cette ponction un liquide chaud coagulable, coloré en bleu. Ils purent voir à l'autopsie, dans une adhérence épiploïque au pôle supérieur du rein décapsulé, un gros vaisseau se continuant dans le parenchyme, et dans la capsule adipeuse adhérant à la face postérieure et au bord convexe du rein il existait de nombreux petits vaisseaux colorés en bleu, pénétrant aussi le parenchyme. Des coupes histologiques leur confirmèrent la réalité de cette pénétration vasculaire. Asakura, Stursberg, Anzilotti, Ceccherelli, par des moyens divers ont vérifié les résultats de leurs décapsulations expérimentales et sont arrivés aux mêmes conclusions; seul Thelemann, bien qu'il ait constaté une riche vascularisation de la capsule néoformée, n'a pu démontrer expérimentalement l'existence d'un courant sanguin de la capsule vers le rein. Anzilotti, qui a examiné ses animaux longtemps après l'opération, a fait une remarque des plus importantes, à savoir que les vaisseaux qui se forment dans la nouvelle capsule et établissent l'irrigation complémentaire du rein n'ont aucune tendance à se rétrécir et conservent toute leur perméabilité. Je trouve la même affirmation dans les conclusions des très nombreuses recherches personnelles de Francisco Gentil, qui a fait l'autopsie d'animaux plus d'un an après la décapsulation et donne dans son livre les figures qu'il a bien voulu mettre à ma disposition pour les reproduire dans mon rapport.

Nous avons vu que, lorsque le rein décapsulé est entouré dans un repli du péritoine (pariétal, mésentérique ou épiploïque), l'adhérence se fait directement avec la séreuse sans qu'il y ait régénération de la capsule. L'objection tirée de la densification progressive de cette dernière et de l'étouffement des vaisseaux néoformés par la rétraction, objection soulevée par Albarran et L. Bernard, Walker Hall et G. Herscheimer et autres ne saurait dès lors être faite, mais les vaisseaux du péritoine pénètrent-ils véritablement le rein dans la symphyse ainsi réalisée entre ces deux organes? La chose n'est pas douteuse pour Partavecchio, qui revendique pour lui la conception de cette opération. Dans ses expériences faites en collaboration avec Turilli, tous les chiens ont vécu sans aucune perturbation organique et, dit l'auteur, «les résultats macroscopiques sont excellents; les adhérences se font par première intention, l'épiploon conserve une extrême souplesse de ses deux feuillets et se laisse détacher facilement du rein». Mais il déclare dans son travail ne pas avoir examiné les préparations histologiques provenant de ses pièces expérimentales. Francisco

Gentil, qui a répété les expériences de Parlavecchio, a pu vérifier au microscope l'existence de vaisseaux s'étendant de l'épiploon au rein et a constaté en outre que le rein opéré avait presque le double du volume de son congénère. Presque en même temps que Parlavecchio et Francisco Gentil poursuivaient leurs expériences, Bakes réalisait sur un homme brightique l'enveloppement du rein décapsulé dans l'épiploon, mais les suites de cette intervention nous sont inconnues. C'est à propos de cette opération que Tuffier fit connaître les résultats de ses expériences entreprises 15 ans auparavant dans le but de résoudre le problème de la transformation du rein dans le péritoine. Après avoir décapsulé et enveloppé le rein dans l'épiploon et attendu 8 jours pour donner le temps à des anastomoses de s'établir entre les deux organes, il plaçait une ligature à la soie peu serrée sur l'artère rénale de manière à diminuer l'apport du sang artériel. Douze jours après, la ligature de l'artère rénale était serrée complètement et le rein opposé extirpé. Après cette néphrectomie du rein non opéré, l'animal ne tardait pas à succomber. G. de Rouville a obtenu les mêmes résultats expérimentaux. De leurs recherches ces auteurs concluent logiquement à l'insuffisance des anastomoses du rein avec l'épiploon pour assurer son fonctionnement dépurateur, mais comme le fait remarquer Le Dentu on ne saurait en déduire que cette circulation supplémentaire soit incapable de venir en aide à la circulation normales.

Comme je l'ai déjà fait observer, les expériences sur les animaux fournissent des indications de valeur toute relative et on ne saurait conclure des résultats obtenus sur des reins normaux ou atteints de néphrites artificielles, dont le processus ne saurait être comparé au mal de Bright, que les choses se passent de la même façon après la décapsulation des reins humains chroniquement enflammés. Je ne puis pour ma part souscrire à l'opinion de Stursberg, lorsqu'il prétend que l'influence qui s'exerce sur la vascularisation du rein normal ou légèrement altéré par suite des communications vasculaires avec les tissus voisins après sa décapsulation, doit s'exercer d'une façon plus efficace encore quand il existe des altérations du système rénal, comme cela existe dans les néphrites chez l'homme. On comprend dès lors quel intérêt considérable acquièrent les autopsies de brightiques antérieurement traités par la néphrocapsulectomie. Malheureusement ces autopsies sont peu nombreuses, car à ma connaissance il n'en existe que six. Dans les 2 cas rapportés par Jervell opéré par

Wasdin) et par Cutler (opéré par Elliot), il est dit qu'une nouvelle capsule s'était reformée, mais Jerwet déclare qu'il ne saurait conclure de l'examen des pièces «que dans aucun des 2 reins il ne s'était développé de circulation supplémentaire à travers les adhérences» et Cutler de son côté n'a fait aucune recherche pour se rendre compte de l'existence d'une nouvelle circulation collatérale. Dans les 2 observations nécropsiques de Stern concernant des malades chez lesquels il avait pratiqué deux mois auparavant la décapsulation, on lit que les reins étaient entourés d'une enveloppe conjonctive dense et qu'il n'existait aucune communication vasculaire entre leur parenchyme et leurs adhérences aux organes voisins.

Les deux dernières autopsies rapportées par Larkin proviennent de la pratique d'Edebohls lui-même. L'étude de l'une d'elles se rapportant à un brightique mort 15 mois après la décapsulation était encore inachevée au moment de la publication du travail d'Edebohls, qui en fait mention, et ne saurait en conséquence être utilisée, mais celle de la seconde est complète en tous points. Les deux reins examinés dans cette autopsie appartenaient à une femme morte de pneumonie quatre mois après la décapsulation bilatérale. Sur des coupes histologiques en série on voyait qu'une nouvelle capsule s'était formée. Cette capsule était très vascularisée et ses vaisseaux mettaient en communication la circulation de la capsule adipeuse avec celle du parenchyme rénal par des rameaux contenus dans le tissu conjonctif intracortical. Cette autopsie unique jusqu'ici est bien faite pour entraîner la conviction touchant la formation d'un réseau vasculaire contenu dans les adhérences et se portant à travers la capsule dans le parenchyme rénal.

§ II. *Valeur thérapeutique.*

Outre la statistique personnelle à Edebohls, j'utiliserai pour apprécier les résultats immédiats et éloignés de l'intervention chirurgicale dans les néphrites chroniques à la période d'état et en dehors de tous accidents graves, 45 cas que j'ai recueillis dans la littérature.

Résultats immédiats. Ces 45 interventions n'ont fourni que 3 décès opératoires: 2 fois par collapsus (cas de Gerrish et Krammer) et 1 fois par urémie (cas de Ochsner), soit 6,66 % de mortalité. Sur les 72 cas opérés par Edebohls, cas dont quelques-uns s'accompagnaient de symptômes graves, en particulier chez plusieurs de phénomènes urémiques, le chirurgien de New-York enregistre 7 morts attribuables à l'acte opératoire, soit une mortalité de 9,7 %.

Résultats éloignés. Sur les 42 malades de ma statistique ayant survécu à l'opération, 4 ont succombé dans un délai de 5 semaines à 4 mois. Ce sont: 1 malade d'Ochsner, qui avant été décapsulé du rein gauche sans aucune amélioration, vit son état s'aggraver à la suite de la décapsulation du rein droit et finalement mourut 5 semaines après cette dernière opération; 1 malade de Bernays, qui fut emporté par l'urémie 3 mois après la décapsulation bilatérale sans en avoir retiré le moindre bénéfice; un malade de Jonas, qui après avoir été amélioré pendant quelques semaines succomba à l'urémie au bout de 4 mois; enfin 1 malade de Hamam, qui après une légère amélioration à la suite de la décapsulation bilatérale mourut 4 mois après de cause non indiquée.

A part un opéré de Guiteras, qui succomba 1 an après l'opération à la suite de laquelle il avait été soulagé pendant quelques mois, les malades restants étaient encore vivants au moment de la publication de leurs observations. Les résultats obtenus peuvent se résumer ainsi:

Chez 3 malades, état stationnaire.
Chez 1 malade, légère amélioration.
Chez 26 malades, amélioration notable.
Chez 3 malades, améliorations considérables (cas de Ferguson « marvelously improved » de Mc Arthur et de Whaley).
Chez 4 malades, guérison de tous les symptômes, se maintenant depuis 1 an, 1 an 1/2, 2 ans, 4 ans. Tous ces malades appartiennent à Ferguson.

Je rapprocherai des résultats de ces opérations appartenant à divers chirurgiens ceux des opérations pratiquées par Edebohls. Sur 47 opérés depuis six mois à douze ans le chirurgien de New-York enregistre :

Chez 8 malades, aucune modification.
Chez 3 malades, amélioration.
Chez 15 malades, guérison en cours.
Chez 21 malades, guérison complète.

§ III. *Légitimité de l'intervention et réfutation des objections.*

La mortalité opératoire des interventions dans les néphrites compliquées de phénomènes urémiques et autres accidents graves, qui est, ainsi que nous l'avons vu, de 23,6 %, s'abaisse dans les néphrites à la période d'état à 9,7 % dans la statistique d'Edebohls et à 6,66 % dans celle que j'ai dressée. Si faible qu'elle soit, elle serait encore trop forte, étant donné que rien ne menace à brève échéance ces malades, si le chirurgien n'avait pour justifier son intervention l'espoir d'enrayer le processus du mal de Bright et même de le faire rétrocéder. Or cet espoir a-t-il été réalisé dans les opérations pratiquées jusqu'à ce jour? En ce qui concerne l'arrêt des lésions de néphrite ou du moins la disparition de leurs manifestations symptomatiques la réponse à cette question doit être affirmative. Je sais bien que certaines des observations d'Edebohls prêtent à la critique, que dans plusieurs il s'agit de reins mobiles s'accompagnant d'albuminurie sans aucun autre signe de brightisme, que dans d'autres il s'agit de reins atteints de lésions lithiasiques, ou encore d'infection aiguë, mais il en est dans lesquelles le diagnostic de néphrite chronique interstitielle ou parenchymateuse ne saurait être révoqué en doute. On ne peut non plus rejeter comme entaché d'erreur le diagnostic chez les malades opérés par Ferguson et Guiteras, pour ne parler que des chirurgiens ayant par devers eux un certain nombre d'interventions.

Pour ce qui est de la guérison définitive du mal de Bright, la réponse ne peut être aussi affirmative. Sans doute plusieurs malades d'Edebohls, de Ferguson, sont déclarés guéris depuis 4 ans, 5 ans, 6 ans, 8 ans et même 12 ans, mais dans presque toutes, sinon dans toutes les analyses d'urine de ces sujets il est noté la présence d'un peu d'albumine, de quelques cylindres et autres éléments anatomiques indiquant que la *restitution ad integrum* des reins n'est pas absolument parfaite.

M. le professeur Edebohls, que j'ai l'honneur d'avoir pour corapporteur, entraînera, j'en suis sûr, la conviction dans l'esprit de ses contradicteurs en fournissant les détails les plus circonstanciés sur ses opérés, mais je tiens à déclarer que la lecture de son dernier ouvrage contenant les 72 observations, qui lui sont personnelles, m'a laissé l'impression que la décapsulation a amélioré ses malades et pour un temps qui par sa durée équivaut presque à la guérison. Sans donc partager jusqu'à nouvel ordre l'enthousiasme du chirurgien de New-York et de la plupart de ses compatriotes, je ne saurais m'associer à l'ostracisme dont plusieurs médecins et chirurgiens de notre continent et non des moindres, puisqu'il s'agit de Rovsing, Rosenstein, Israël, Riedel, Kümmel, Franke, Kapsammer ont frappé l'intervention dans le traitement des néphrites chroniques à la période d'état. Je suis intervenu pour ma part deux fois seulement chez des brightiques avec léger œdème des membres, un peu de dyspnée, hypertension, grande quantité d'albumine et cylindres dans les urines, et j'ai obtenu une amélioration incontestable.

Après ce que je viens de dire sur la légitimité de l'intervention dans le mal de Bright, je crois inutile de réfuter les objections qu'on lui a faites et qui sont du même ordre que celles faites à l'intervention dans les crises urémiques.

§ IV. *Choix de l'opération*

Je crois pouvoir être bref dans ce paragraphe après l'exposé que j'ai fait de l'idée directrice ayant conduit Edebohls à proposer la décapsulation du rein dans le traitement du mal de Bright et des résultats que sa mise en pratique chez les animaux et même chez l'homme, puisque quelques autopsies ont pu être faites, a permis de contrôler. Incontestablement si d'après la conception du chirurgien de New-York le rôle de la capsule dans le processus du mal de Bright est le vrai et le seul vrai, aucune autre opération ne peut rivaliser avec la décapsulation, car seule elle est capable d'assurer la reconstitution d'une capsule vasculaire mettant en communication la circulation périphérique du rein avec celle de sa propre substance. En effet l'enveloppement du rein dans un repli du péritoine pariétal ou mésentérique, ainsi que l'a proposé Parlavecchio et que l'a réalisé Bakes chez un malade, ne peut être considéré que comme un dérivé de l'opération d'Edebohls. Mais si on admet qu'à côté de son rôle isolateur la capsule en joue un autre, celui d'exercer sur le parenchyme une compression entravant la circulation, compromettant l'innervation et s'opposant ainsi à l'activité des épithéliums, on ne pourra s'empêcher de reconnaître que la néphrotomie assure mieux et plus vite la décompression. C'est sans doute pour obtenir ce bénéfice que quelques chirurgiens, Ferguson en particulier, ont joint dans nombre de leurs opérations à la décapsulation soit la néphrotomie, soit la ponction du rein. L'incision du parenchyme rénal n'ajoutant en rien à la gravité de l'intervention, j'estime qu'il est prudent de la pratiquer au moins sur un rein lorsqu'on fait la double décapsulation.

CONCLUSIONS

I. *Traitement chirurgical des néphrites aiguës*

1.° Les opérations, qu'on leur a opposées, sont la néphrectomie totale ou partielle, la néphrotomie, la décapsulation.

2.° Le mode d'action de la néphrectomie totale ou partielle se comprend aisément.

La néphrotomie agit d'abord en diminuant la tension intra-rénale, puis en provoquant une abondante déplétion sanguine et l'exode des microbes et déchets épithéliaux encombrant les canalicules du rein; enfin elle permet le drainage du rein et du bassinet.

L'action de la décapsulation se réduit à la décompression du rein enflammé, car l'écoulement du sang par la périphérie de l'organe n'est jamais abondant.

3.° La mortalité opératoire de 15,4 % est relativement faible, et les résultats éloignés sont excellents, puisque tous les malades ayant survécu à l'opération étaient encore vivants et bien portants au moment de la publication des observations plusieurs années après, sauf un. Plusieurs ont pu ultérieurement faire les frais d'autres maladies ou supporter des opérations importantes.

4.° La faible léthalité et la persistance des résultats thérapeutiques légitiment l'intervention dans les néphrites aiguës, mais seulement dans les cas graves et après échec des moyens médicaux.

L'unilatéralité des néphrites aiguës, qui s'accorde avec les données de la pathologie générale et de la médecine expérimentale, est confirmée par les constatations *post mortem* et les observations de la clinique. Dans les néphrites unilatérales, il existe presque toujours un certain nombre de signes subjectifs qui, joints à la cystoscopie et à la séparation des urines (à l'exclusion du cathétérisme urétéral pouvant dans l'espèce présenter des dangers), permet de les reconnaitre.

En cas d'infection bilatérale l'intervention sur un seul rein peut influencer heureusement l'autre rein.

L'opération sur les deux reins dans la même séance ou à quelques semaines d'intervalle peut être faite sans danger et a été suivie dans un certain nombre de cas de succès.

5.° Les indications et les contre-indications de l'intervention ne peuvent être posées d'une façon définitive dans l'état actuel de nos connaissances sur le diagnostic des infections rénales aiguës, sur la détermination de leur nature microbienne, de leur forme anatomique, de leur pronostic, mais il est permis d'espérer que cette tâche ardue aboutira à des résultats positifs.

6.° La néphrotomie est l'opération de choix dans le traitement des néphrites chroniques. C'est elle qui, d'après le dépouillement des observations, assure les meilleurs résultats immédiats et éloignés. La néphrectomie doit être réservée aux cas, dans lesquels il existe des lésions profondes et étendues d'un seul rein. La décapsulation, employée jusqu'à ce jour un très petit nombre de fois, est de beaucoup inférieure à l'incision du parenchyme.

II. *Traitement chirurgical des néphrites chroniques*

Il est palliatif ou curatif.

1) *Traitement palliatif*. Les opérations, dont il dispose, sont la néphrectomie, la néphrotomie, la néphrolyse, la décapsulation.

1°. Le mode d'action de la néphrectomie dans les néphrites douloureuses et hématuriques se comprend sans peine, mais il est plus difficile à saisir dans les crises urémiques. Il s'explique par l'existence du réflexe réno-rénal, qui cessant de s'exercer après l'ablation du rein malade permet au congénère de reprendre ses fonctions physiologiques.

La néphrotomie dans les néphrites douloureuses agit en faisant cesser la compression et l'étranglement du parenchyme dans sa capsule. Dans les néphrites hémorrhagiques elle agit aussi par la décompression, permettant à la circulation rénale de se régulariser et de s'équilibrer dans tout le parenchyme, à l'innervation de se rétablir et à l'intoxication des éléments anatomiques du rein de se dissiper. Dans les crises urémiques elle agit encore principalement en supprimant l'hypertension intraparenchymateuse qui trouble le fonctionnement des épithéliums, en diminue la vitalité et finalement en entraîne la mort, et accessoirement en combattant directement l'urémie rénale de Dieulafoy et indirectement par voie réflexe les œdèmes, l'hypertrophie du cœur, etc.

La néphrolyse agit en remédiant à l'étranglement du rein par la discision de la capsule adipeuse sclérosée et soudée aux tissus voisins et permettant ultérieurement l'irrigation complémentaire du rein par ses vaisseaux périphériques.

La décapsulation agit en diminuant la tension et la congestion rénale et favoriserait le développement d'une vascularisation complémentaire propre à guérir la néphrite.

2°. Le traitement chirurgical des néphrites douloureuses et hémorrhagiques est aujourd'hui passé dans la pratique. La néphrotomie pour l'une ou l'autre de ces complications doit être préférée à la néphrectomie trop radicale, et à la néphrolyse et à la décapsulation, qui ne se prêtent pas à l'exploration suffisante du rein et à la vérification du diagnostic.

L'intervention chirurgicale dans les crises urémiques donne une mortalité de 23,6 % relativement peu élevée si on réfléchit à la gravité de l'état des opérés. Elle ne confère pas la guérison définitive du mal de Bright, mais elle procure des améliorations de longue durée pouvant dépasser plusieurs années.

3°. La faible léthalité opératoire et la persistance des résultats éloignés de l'intervention dans les crises urémiques légitiment ce mode de traitement et réfutent les objections tirées de la gravité des opérations chez les brightiques.

La bilatéralité des lésions n'est pas une contre-indication à l'intervention.

L'existence de néphrites chroniques unilatérales n'est pas contraire aux lois de la pathologie générale, et cette existence est démontrée par les autopsies et la clinique.

4.° Le traitement chirurgical des crises urémiques ne doit être employé qu'après l'échec des moyens médicaux, mais il ne faut pas attendre que se soit accentuée la phase toxique et que le muscle cardiaque en particulier en ait subi l'atteinte.

5.° Bien que la mortalité opératoire de la néphrotomie soit plus considérable que celle de la décapsulation, ce qui tient vraisemblablement à la gravité des cas incisés, la préférence doit être donnée à la première de ces opérations qui s'adresse à tous les facteurs pathogéniques des crises urémiques. Il y a avantage à combiner la néphrotomie à la décapsulation, et dans les cas d'intervention bilatérale on fera d'un côté ces deux opérations et de l'autre la décapsulation seule.

2) *Traitement curatif.*

1.° L'idée en revient à Edebohls et repose sur le rôle isolateur attribué à la capsule propre du rein qui, supprimée, permet aux vaisseaux périphériques de pénétrer dans le rein et s'anastomoser avec ceux de cet organe; par contre, d'autres ont constaté l'existence d'un riche réseau anastomotique entre les vaisseaux du rein et ceux de sa capsule.

Pour mieux assurer la vascularisation supplémentaire quelques chirurgiens ont proposé d'envelopper le rein décapsulé dans un repli du péritoine pariétal ou mésentérique. Ici encore les résultats constatés par les expérimentateurs sont dissemblables.

En réalité toutes ces expériences n'ont qu'une valeur relative, car on ne saurait conclure de ce qui se passe avec le rein sain de l'animal à ce qui doit se passer dans le rein malade de l'homme, et les expériences faites chez les animaux porteurs de néphrites expérimentales ne sont pas plus probantes.

Quant aux rares autopsies de malades antérieurement traités par la décapsulation, toutes sont négatives à l'exception d'une seule appartenant à Edebohls.

2.° Les résultats immédiats de la décapsulation dans la période d'état du mal de Bright étant de 6,66 % dans la statistique dressée avec les opérations appartenant à plusieurs chirurgiens et de 9 % dans la statistique personnelle d'Edebohls sont encourageants. Quant aux résultats éloignés ils sont aussi très satisfaisants. Peu de malades sont notés comme non améliorés, le plus grand nombre ont eu une amélioration parfois considérable qui chez quelques uns a persisté et persiste encore depuis plusieurs années.

3.° Si l'arrêt des lésions de néphrite chronique ou du moins la disparition de leurs manifestations symptomatiques a été constaté après la décapsulation, leur guérison définitive est contestable. Toutefois le peu de gravité de l'intervention et les résultats éloignés légitiment bien l'intervention. Sans doute certaines observations prêtent à la critique, mais un certain nombre se rapportent bien au mal de Bright.

4.° La décapsulation est la seule opération rationnelle qui permette d'espérer la cure radicale des néphrites chroniques, mais il sera bon, afin d'assurer d'une façon plus rapide sinon plus effective la reprise de la fonction rénale, d'y joindre la néphrotomie unilatérale.

THÈME 3 — CALCULS URINAIRES

Par M. le Prof. E. KALLIONZIS

Professeur de Chirurgie opératoire à l'Université d'Athènes, membre du Comité international de chirurgie, correspondant de la Société de chirurgie de Paris et de l'Association française d'urologie.

Les calculs de la vessie, en Grèce, sont très fréquents, comme je l'ai prouvé par mon rapport lu à la section de Chirurgie urinaire du XIIIe Congrès International de Médecine tenu à Paris au mois d'août en 1900.

D'après les travaux modernes de chirurgiens compétents qui se sont occupés de la question, les calculs de la vessie sont une maladie observée partout, avec variations, bien entendu, de sa fréquence, tant parmi les diverses nations que dans les départements et les provinces, villes et villages de ces mêmes nations — et surtout pour la Grèce — sans pourtant que le fait soit suffisamment expliqué scientifiquement, pour le moment du moins.

Et puisque la question n'est pas encore tranchée, je tâcherai de développer les différentes théories émises à propos des causes de l'apparition de cette maladie, et d'en tirer, s'il y a lieu, quelques conclusions.

Et tout d'abord je commence par le *climat*, dont l'influence est admise par les uns comme cause prédisposante des calculs de la vessie, et par les autres comme cause prédominante. Malgré la divergence d'opinions qui existe entre les différents auteurs à propos de cette influence du *climat*, je crois cependant qu'on ne peut pas nier absolument son influence indirecte, surtout pour les pays qui présentent de grandes et brusques variations de leur climat, qui modifient par conséquent les conditions de la solubilité des sels de l'organisme.

Puis je viens à l'examen de l'influence des eaux potables tant de celles qui sont incriminées comme favorisant la production des calculs urinaires, que de celles qui ont comme action spéciale la prévention de la formation de ces calculs.

La théorie hydrogéologique, comme cause prédisposante des calculs urinaires, est très ancienne, d'après ce qu'il paraît, parce que Hippocrate, Galien, Aétius, la mentionnent; plus tard ce sont les médecins arabes qui l'ont soutenue, et bien des auteurs modernes la partagent aussi.

La même divergence d'opinions règne parmi les hommes très compétents en matière, pour l'influence de cette théorie de la formation de calculs urinaires, parce qu'il est prouvé que la lithiase urinaire s'observe fréquemment aux contrées où les terrains ne sont pas calcaires, et rarement là où les terrains sont tout à fait calcaires. Aussi, au XIIIe Congrès international de médecine (Paris — août 1900) le dr. Preindlsberger a insisté sur la coïncidence de la lithiase urinaire en Bosnie et Herzégovine avec l'emploi de l'eau potable contenant des éléments calcaires et magnésiens, et la même chose s'observe en Grèce, tandis que d'autre part il y a des auteurs qui nient absolument l'influence des sels terreux des eaux potables pour la production des calculs urinaires, et prétendent même que l'absence des sels terreux dans les localités de quelques pays est la cause de la grande fréquence de la pierre de la vessie (Hollande).

En Égypte, d'après le dr. Trekaki (d'Alexandrie), une des causes prédominantes de la fréquence des calculs urinaires, surtout chez les *fellahs*, est l'abus de l'eau du Nil non filtrée, chargée de limon et boueuse «qui constitue une de ses principales ressources de nourriture», d'autant plus que l'analyse chimique de cette eau a prouvé qu'elle est chargée «d'éléments chimiques et d'éléments organiques en très grande proportion, dont on ne peut nier l'influence néfaste sur l'urination» (Trekaki); d'après le même excellent observateur, «une telle quantité de substances minérales absorbées journellement par le *fellah* doit nécessairement apporter une perturbation dans le fonctionnement de l'appareil urinaire; mais à côté de cette cause étiologique de la fréquence de la lithiase urinaire chez les *fellahs*, il ne manque pas d'en mentionner une autre non moins importante, «la présence dans l'arbre urinaire du ver trématode connu sous le nom de «Bilharzia hematobia» absorbé avec l'eau de Nil, et son limon surchargé de sels; et la présence du ver de Bilharz et de ses œufs est une cause puissante de la fréquence de calculs urinaires en Égypte.

L'examen impartial des faits, après des arguments si importants, impose de ne pas rejeter absolument l'influence hydrogéologique pour quelques contrées au moins, et surtout pour certaines eaux de ces contrées lesquelles, par les éléments spéciaux qu'elles contiennent en grande disproportion, se prêtent beaucoup à l'apparition de la maladie en question, et je crois même qu'en partie cette théorie serait justifiée, surtout quand le reste du régime alimentaire du sujet s'y prête.

Quant aux eaux potables préventives de la lithiase urinaire, malgré les travaux de Plawright (d'Angleterre) et l'opinion de Kukula (de Bohême), je ne crois pas, par expérience personnelle, à leur action *litholitique* au sens propre du mot, malgré qu'en Grèce même un fait pareil ait été signalé après l'usage des eaux fameuses comme litholitiques de l'île d'Andros (Grèce). Je crois plutôt à leur action préventive par leurs sels, associée à une diète appropriée.

Ceci dit, j'arrive à l'examen de l'influence du régime alimentaire: je crois fermement à cette influence, et je pense que l'alimentation exclusivement végétale ou animale prédispose à la lithiase urinaire, et j'ai déjà soutenu ailleurs (XIII-ème Congrès international de médecine, section de Chirurgie urinaire, Paris 1900) comme cause prédominante de la fréquence des calculs en Grèce, l'alimentation végétale exclusive; mais je me hâte d'ajouter que cette influence de la diète exclusivement végétale ou animale doit être aidée par quelques prédispositions personnelles congénitales ou acquises, parce que, d'après les travaux de Chabrié, l'alimentation exclusivement végétale ou à prédominance oxalique ne saurait, à l'état normal, faire passer dans l'urine l'acide oxalique ou l'oxalate de chaux. Et si, d'après les théories modernes les plus en vogue, dans la plupart des cas la lithiase urinaire est la conséquence de la modification chimique apportée à la composition des urines par une maladie générale, par un trouble de la nutrition, je pense cependant qu'il ne faut point nier absolument l'influence aux *ingesta* de l'ancienne théorie, ainsi que l'action lithogène de l'ingestion de quelques eaux et surtout de substances alimentaires exclusives trop chargées en matières terreuses et en particulier d'acide oxalique, pour des raisons de chimie biologique bien connues et que je n'ai point à développer ici; ni de chercher toujours de nouvelles théories qui n'avancent pas les choses plus que les anciennes.

Quant à «l'hérédité» de la lithiase urinaire, malgré que je ne veuille pas lui reconnaître un rôle prépondérant, je ne peux cependant pas lui nier une certaine influence, car j'ai vu des familles entières qui souffraient de la maladie en question héréditairement, et même plusieurs membres de la même famille alternativement.

Pourquoi ne pas comparer les calculs de la vessie aux néoplasmes que nous voyons si souvent à l'état d'hérédité, surtout quand nous savons que l'arthritisme est par excellence le terrain de néoplasmes et de calculs urinaires? N'est-il pas vrai que l'arthritisme prédispose aussi aux calculs urinaires? Pourquoi donc nier la même influence d'hérédité à l'apparition de calculs urinaires? Et je crois même que l'arthritisme des parents se traduit aux petits êtres en calculs urinaires, et il ne serait guère hardi d'expliquer ainsi la grande fréquence de calculs vésicaux pendant le jeune âge de l'enfance.

Enfin, j'arrive à l'examen de l'influence de l'*âge* et des conditions sociales de la maladie en question. Les avis de tous les auteurs — et le mien aussi — qui se sont occupés de la question sont à peu près d'accord pour dire que l'enfance présente le plus grand contingent *absolu* des calculeux, et la vieillesse le plus grand contingent *relatif*, surtout à la période d'âge de 60-70 ans, pour des raisons bien connues que je n'ai pas à développer ici.

Aussi est-il bien établi, d'après ces mêmes auteurs, et d'après mes propres observations, que de toutes les classes de la société c'est celle des pauvres qui fournit le plus grand nombre de calculeux, surtout pendant l'âge enfantin, et je n'exagérerai certes pas si j'attribue à l'enfance les calculs de la vessie des adultes.

Si je soutiens la diète végétale exclusive (à prédominance oxalique) comme cause prédominante et la plus probable de la lithiase urinaire, c'est justement en me basant sur mes propres observations prises sur le nombre considérable de mes malades, tant à l'hôpital que parmi ma clientèle privée, et qui par raison de pauvreté ne faisaient pas usage de la viande plus d'une seule fois par semaine ou par mois, ou même seulement à des époques fixes de l'année, c'est-à-dire pour les grandes fêtes de Noël, Pâques, carnaval.

Mais, comme je disais plus haut, la diète végétale exclusive a besoin de prédispositions personnelles congénitales ou acquises pour faire apparaître l'oxalurie. C'est ici que les conditions hygiéniques et autres de la société entrent en ligne de compte et s'y prêtent grandement pour favoriser la production de la lithiase urinaire.

Quant aux *races* anthropologiques, elles souffrent toutes de la maladie en question, quoiqu'en grande disproportion entre elles, pour des raisons plus générales.

De tout ce qui précède, ce qui est certain c'est que pour certaines localités la cause de l'endémie locale, pour ainsi dire, de la lithiase urinaire n'est pas difficile à rechercher. Pour l'Egypte, par exemple, la maladie en question peut être attribuée à la présence dans la vessie du parasite «distoma haematobia» et de ses œufs, autour desquels se forme la pierre. Guidés par ce fait nous pouvons, je crois, incriminer aussi d'autres parasites qui circulent dans le sang (malaria) ou qui se trouvent prés de la vessie (colibacterium), qui, une fois tombés dans la vessie, par des circonstances spéciales, bien entendu, peuvent jouer le rôle du «distoma haematobia» et devenir le noyau de la pierre. C'est à l'anatomie pathologique et à la pathologie expérimentale à élucider le fait.

Loin de moi la pensée de croire que par cette courte étude la question de l'étiologie de la lithiase urinaire soit une question épuisée; bien au contraire; et, comme conclusion, je dirai même qu'aucune des théories pathogéniques modernes (théories diathésiques, parasitaires, alimentaires, etc.) qui se combattent entre elles, n'est suffisante pour expliquer les causes spécifiques de la maladie calculeuse; et de plus, qu'*une seule* des théories précédemment citées, prise et soutenue séparément, n'est pas toujours suffisante, pour le moment du moins, pour expliquer l'apparition de la maladie en question *dans tous les cas* qui se présentent dans la pratique journalière, et qu'il faut qu'elle soit aidée par différentes prédispositions personnelles congénitales ou acquises concomitantes, et qu'à côté des théories modernes, il ne faut pas oublier et rejeter absolument l'ancienne théorie des *ingesta* en lui attribuant la part qui lui revient de droit.

THÈME I — L'URÉTHRITE CHRONIQUE ET SON TRAITEMENT

Par M. le Dr. GABRIEL NOBL, Docent (Wien)

Als die urologische Section des Congresses das Thema der *chronischen Urethritis und ihrer Behandlung* an die Spitze ihrer Berathungen setzte, war sie sich wohl bewusst der reichen Domäne des Fachgebietes eine Frage entlehnt zu haben, die bei der eminent praktischen Bedeutung der hier zur Geltung gelangenden therapeutischen Gesichtspunkte der steten Fluctuation der ätiologischen, anatomischen und klinischen Grundlagen, von Zeit zu Zeit eine übersichtliche Beleuchtung als dringendes Bedürfniss erscheinen lässt. Eine ähnliche aus der subjectiven Verwertung des Erfahrungswissens abgeleitete Würdigung des gegenwärtigen Standes der Lehre von der chronischen Urethritis kann der gegenseitigen Verständigung nur um so besser als Ausgangspunkt dienen, als nicht leicht ein weiterer Zweig der Disciplin namhaft gemacht werden könnte, in welchem sich die Lehrmeinungen so schroff und unvermittelt gegenüber stünden und die Phänomene eine so abweichende Beurtheilung erführen als gerade bei der chronischen Urethritis.

Schon die Definition des Krankheitsbegriffes hat seit den ersten Ansätzen einer wissenschaftlichen Pathologie bis zum heutigen, an klinischen und anatomischen Beiträgen überreichen Zeitlauf eine stets wechselnde Formulirung und nie von Widersprüchen freie Interpretation erfahren. Je nach der Bewertung der gewerblichen Grundlagen, der ursächlichen Factoren und der klinischen Aeusserungen wird das Wesen der chronischen Urethritis bald auf das Bestehen geringer, unregelmässiger Secretionsvorgänge zurückgeführt, bald den Schwerpunkt auf den specifischen Einschluss in diesen spärlichen Absonderungsprodukten gelegt, wobei die Erscheinungen von umschriebenen Bezirken des ganzen Urethraltractes abgeleitet werden. Nicht zu selten begegnet man auch der Auffassung, dass der Begriff der chronischen Urethritis einzig und allein von der morphologischen Beschaffenheit der Abscheidungen abhängig zu machen sei. Andererseits fehlt es nicht an Lehren, welche mit Umgehung der symptomatischen Aeusserung des Entzündungszustandes nur aus der klinischen Feststellung des anatomischen Läsionssubstrates die Charakteristik des Krankheitsbegriffes abzuleiten trachten. Hiebei hat stets die Vorstellung Oberhand, dass die abklingenden Krankheitsvorgänge ausschliesslich im Anschlusse an acute Urethritiden zu verfolgen sind und die letzteren in dem «Gonococcus Neisser» ihren Erreger besitzen.

Die Allgiltigkeit dieser ätiologischen Voraussetzung hat schon in früherer Zeit von mancher Seite an der Hand klinischer Studien und experimenteller Untersuchungsreihen eine berechtigte Bekämpfung und Anzweiflung erfahren. Heute verfügen wir bereits über ein hinreichendes Beweismateriel um die nicht blennorrhoïsche Abstammung, einer Reihe von Urethritiden die sich unter dem Bilde der chronischen Entzündung darbieten, mit Bestimmtheit vertreten zu können.

Diese, durch langes Incubationsstadium, schleichenden Beginn, chronischen Verlauf und geringfügige subjective Beschwerden ausgezeichneten Urethralprocesse, welche den Heilproceduren gegenüber die grösste Hartnäckigkeit zu bekunden pflegen, sind keineswegs in das Gebiet der sogenannten Resturethritis oder der mikrobenreichen postblennorrhoïschen Urethritis zu verlegen. Hier handelt es sich vielmehr um Erkrankungsformen, welche in primärer Weise von der vorher stets intact gewesenen Schleimhaut Besitz ergreifen und weder im Beginne, noch während des protrahirten Verlaufes für die Gegenwart von Gonococcen Anhaltspunkte liefern. Solche einwandfreie, bei jugendlichen Individuen auftretende Erstinfectionen nicht blennorrhoischer Natur, habe ich zum Gegenstand bacteriologischer Untersuchungen gemacht, welche culturellen Analysen sich vorläufig auf 18 Einzelfälle beziehen.

Aus dem Ergebnis dieser Versuche sei nur soviel angeführt, dass die Nährmedien niemals Gonococcen angehen liessen, andererseits in der überwiegenden Mehrzahl der Fälle nur eine äusserst beschränkte und einförmige Bakterienflora zur Vegetation gelangte. Zehnmal liessen sich aus den stets wiederholt abgeimpften mucopurulenten Secretproben ausschliesslich nur der *Pseudodiphtheriegruppe* angehörige Bacillen cultiviren. In 4 Fällen erwies sich der mikrobielle Einschluss an der Hand des Culturverfahrens und in Uebereinstimmung mit dem mikroskopischen Bilde als eine Species des *Bacteriums coli* ansprechen, ohne dass die Keimgattung mit anderweitigen Kolonien eine Symbiose aufzuweisen hatte. Nebst diesen Wahrnehmungen in welchen die Keimbeimengungen stets aus Reinculturen die Nährböden überschichteten, weist die Gruppe noch 4 Fälle auf, deren Absonderungsproducte im Secretbilde und in der Cultur ein Gemenge verschiedener Mikroorganismen darboten. Bei der Sonderung der Keimarten liessen sich vorzüglich jodfeste und grammnegative Staphylococcen in vorwaltender Häufigkeit isoliren.

Es decken sich diese Befunde in den weitesten Grenzen mit den Resultaten, welche das Züchtungsergebnis auch anderer Untersucher gezeitigt hat. Das häufige Vorkommen der Repräsentanten aus der Pseudodiphtheriegruppe findet in den Angaben von *Baelsch*, *v. Hofmann*, *Bärmann* und *S. Grosz* die nachhaltigste Betonung. Dem Bacterium coli wird an der Hand des culturellen Nachweises und seiner häufigen Verfolgung im Secretbilde, auch in den Befunden von *Pezzoli*, *Finger* u. A. ein besonderer Platz eingeräumt.

Inwieweit all diesen Bacterienarten, gleichwie den sonst noch häufig vorkommenden Streptococcenformen eine ätiologische Bedeutung beizumessen ist, entzieht sich vorläufig der einwandfreien Entscheidung. Die sich hiebei aufthürmenden Schwierigkeiten werden begreiflich, wenn man bedenkt, dass die meisten der aus dem Secrete nicht blennorrhoischer Urethritiden cultivirbaren Keimsorten in der Harnröhre auch ein saprophytisches Dasein zu fristen vermögen ohne nach irgend einer Richtung pathogene Lebensäusserungen zur Geltung zu bringen. Schon aus dieser Thatsache allein erschliesst sich ein Ausblick auf eine bunte Reihe von Möglichkeiten. Einmal müsste man auf die gesteigerte Virulenz einzelner dieser Keimsorten reflectiren, die unter geeigneten Bedingungen nicht nur die sonstige Urethralflora numerisch überwuchern und aus dem Felde schlagen, sondern auch bei dem Charakterwechsel als Entzündungserreger und Provocateure des Katarrhes fungiren. Derart wäre in der Cohabitation nur ein vermittelndes Moment durch die Hyperämie und gesteigerte Secretion der glandulären Adnexe für das Zustandekommen einer Autoinfection zu erblicken. Andererseits steht aber nichts der Vorstellung entgegen, dass auf dem Wege des geschlechtlichen Verkehrs aus der reichen Flora des weiblichen Genitaltractes gewisse Mikrobensorten auf die männliche Urethralschleimhaut überpflanzt, hier als Krankheitserreger wirken. Bedenkt man fernerhin, dass die morphologische und biologische Charakteristik der Mikroorganismen noch lange nicht ausreicht, um ihr pathogenes Vermögen behaupten oder ausschliessen zu können, so treten die Richtungen in klarer Andeutung zu Tage, in welcher sich das weitere Aufhellungswerk der nichtblennorrhoischen, chronischen Urethritis zu bewegen hat.

Sieht man von der Constanz des Vorkommens gewisser Keimsorten in den Ausscheidungsproducten dieser Urethritiden ab und lässt die Möglichkeit der Keimzüchtung dieser Mikroben aus dem Spiel, so bleibt noch das weit umfassende Gebiet der klinischen Verlaufsweise, der Uebertragungsmöglichkeit und der geweblichen Grundlagen der Processe einer weiteren Ergründung und genaueren Bestimmung vorbehalten.

Die Schwierigkeiten des gleichmässigen Vordringens auf allen Linien eines umschriebenen Wissensgebietes tritt gleich bei der grossen Gruppe jener chronischen Urethritiden zu Tage, welche nach dem heutigen Stande der Forschung einzig und allein zum Gonococcus in ursächlicher Beziehung stehen. Was die pathologische Anatomie hier an Daten und Belegen aufgespeichert hat und noch weiterhin an erläuternden Beiträgen liefert, kann nur zum geringsten Teil mit den Symptomencomplexen in Einklang gebracht werden, welche als die kennzeichnenden Merkmale von einander verschiedener klinischer Bilder hingestellt werden. Die mit den diagnostischen Behelfen erhobenen Befunde wieder zeigen fast niemals ein paralleles Verhalten zu den Secretionsverhältnissen. Es kann daher auch gar nicht wundernehmen, wenn die therapeutischen Prinzipien in unversöhnlichem Wettstreit stehen und beim curativen Handeln bald die Würdigung des ätiologischen Momentes, bald die Beurteilung des anatomischen Gewebsprocesses, bald wieder die Berücksichtigung des klinischen Krankheitsbildes für die Eingriffsart bestimmend ist.

Bezüglich des Gewebssubstrates haben die Untersuchungen von *Finger* die verlässlichsten Grundlagen geschaffen, welche nicht nur die häufigst vorkommenden Läsionstypen in sich schliessen, sondern auch so manche der klinischen Eigenheiten und symptomatischen Aeusserungen der chronischen blennorrhoischen Urethritis dem Verständnisse näher bringen. Die Untersuchungen *Finger's*, die nach mehr als einer Richtung hin in den Angaben *Nelsen's* beachtenswerte Vorläufer haben, bezeugen, dass die epitheliale Decke, die tieferen Texturen und die glandulären Anhänge des ganzen Harnröhrentractes in den Entzündungsprocess einbezogen zu sein pflegen und vom Orificium angefangen, bis zum Blasenhals die verschiedensten Abschnitte des Tractes in wechselnder Ausbreitung, sowie variabler Intensität ergriffen sein können.

Das Epithel behält an den ergriffenen Stellen nur selten seinen cylindrischen, dann aber unregelmässigen, geworfenen, gelockerten Bau. Meist wandeln sich die von Eiterzellen durchsetzten Reihen des gewucherten Deckbelages in Plattenepithel um, welch letzteres bald den Charakter des epidermoidalen Besatzes, bald den Bau des aus cubischen, polygonalen und niederen Zellenreihen, combinirten Schleimhautepithel annimmt. In einer dritten Variation gleicht das Epithel dem aus mehreren Schichten niederer Plattenepithelien bestehenden Bezuge von Narben. Die ausschlaggebende Veränderung ist an das subepitheliale Bindegewebe gebunden, das den Sitz eines entzündlichen die Tendenz zum Uebergange in schrumpfendes Bindegewebe aufweisenden Infiltrates abgibt. Diese chronischen entzündlichen Einlagerungen sind in allen Uebergängen bis zur Schwiele anzutreffen und können von den obersten Schichten der subepithelialen Textur, bis tief in das Corpus cavernosum hineinreichen. Der Schwerpunkt ist nun auf die Gleichmässigkeit dieser, von Eiterzellen durchsetzten Rundzellinfiltrate zu legen, indem sie nicht nur in verschiedenen mächtigen Zügen das Epithel unterschichten, sondern auch als bald schmächtige bald breite Mantelzonen die Lacunen und Drüsen umspinnen. Mit der Zunahme von Spindelzellen wandelt sich das embrionale

Infiltrat allmälig zu hyperplastischem Bindgewebe um, und nimmt schliesslich den Charakter echten Narbengewebes an. Die Mitbeteiligung der Lacunen, und Littré'schen Drüsen, gleichwie des Corpus cavernosum gibt sich in analogen Gewebsläsionen kund, indem die Schleimhautduplicaturen und Drüsenausmündungen mit Abstossung der Cylinderzellen, Proliferation der Uebergangsform und Metaplasie der Deckschicht im Plattenepithel, auf den Entzündungsvorgang reagiren. Hiermit gehen Schrumpfung, Atrophie und Schwund der Adnexe gleichwie Retraction und schwielige Umwandlung der periglandulären Infiltrate und der in's Corpus cavernosum eingesenkten periurethralen Granulationsmassen Hand in Hand.

Diese, auch in den Hinweisen von *Hallé* und *Wassermann* hervorgehobenen Merkmale gelten in gleichem Masse für den vorderen und hinteren Harnröhrenabschnitt, nur dass für die Pars posterior entsprechend ihrer abweichenden Anlage gewisse Modificationen zu gelten haben. Die im vorderen Tract zumeist die Pars pendula und den Bulbus befallenden umschriebenen Herde, haben hier vorzüglich in der Pars prostatica ihren Sitz um von hier aus nicht zu selten auf die Prostata überzugreifen. Bei dem Tiefgange des Processes werden das Caputgallinaginis, die Ductus ejaculatorii, sowie die Ausführungsgänge der prostatischen Drüsen in den Desquamations- resp. Proliferations- und Infiltrationsprocess mit einbezogen. Auch bei dieser Lokalisation der Entzündung gehört die Umwandlung des Cylinderepithels, die Zerstörung von Drüsen, die Obliteration der Mündung des Utriculus und der Ductus ejaculatorii zu den consecutiven Erscheinungen.

Ueber das Verhältniss der Gonococcen zu diesen Gewebsveränderungen liegen vorläufig nur sehr spärliche Anhaltspunkte vor. Soviel lässt sich immerhin mit grosser Wahrscheinlichkeit vertreten, dass sowohl die superficiellen Gewebsproducte als auch die tieferen Infiltrationsherde als Keimstätten abgekapselter in ihrer Virulenz geschwächter Gonococcenschwärme dienen können. Die Interstitien der in Umwandlung begriffenen Deckzellreihen müssen in dieser Hinsicht ebenso als Haftorte der reducirten Coccenbestände angesehen werden, als die verlegten oder frei communicirenden lacunären und glandulären Einstülpungen und die weit über das subepitheliale Gebiet hinausreichenden Infiltrationsherde. Das rasche Vordringen der Gonococcen während der acuten Entzündungsphase bietet ja genügende Gewähr dafür, dass sich an all den genannten Gewebscomponenten auch späterhin reducirte Mikrobenbestände aufzuhalten vermögen.

Die singulären Gewebsanalysen, welche auch den mikrobiellen Verhältnissen Rechnung tragen, können nur als Stützen dieser Voraussetzung herangezogen werden. Das häufige Auftreten recidivirender Cavernitiden in dem wiederholt blennorrhoisch afficirten Schwellgewebe der Harnröhre, die Bildung periurethraler Abscesse im Verlaufe exacerbirender chronischer Blennorrhoen, die Umwandlung schon in schwieliger Rückbildung begriffener Infiltrationsherde in zerfallendes Granulationsgewebe, sind insgesammt Beispiele einer solchen, von eingenisteten Mikroben ausgehenden Autoinfection. Hiebei können die Zerfallsphänomene bald ganz selbstständig vom entarteten cavernösen Gewebe ihren Ausgang nehmen (*Pellizzari*, *Grosz*, *Lang* u. A.) oder es lehnen sich die umschriebenen specifischen d. h. nachweislich durch Gonococcen bedingten Einschmelzungsherde an die drüsigen Anhänge ein. Die hervorragende Bedeutung, welche namentlich der letzteren unter dem Sammelbegriffe der blennorrhoischen Folliculitis vereinten Läsionsform für den Infectionsvorgang bei der chronischen Urethritis zuzuerkennen ist, beginnt erst allmälich die gebührende Würdigung zu erfahren.

Aehnliche, isolirte, meist nur auf ganz vereinzelte, drüsige Anhänge und verzweigte Gangsysteme beschränkte chronische Entzündungsherde stellen im Verlaufe der in Abheilung begriffenen Blennorrhoe keine zu seltenen Complicationen dar und vermögen den definitiven Ausgleich des Processes in Bezug auf den vorderen Harnröhrenabschnitt ebenso hartnäckig im Wege stehen, als die so häufige Miterkrankung der prostatischen Drüsen dem radikalen Abklingen des specifischen Alterationszustandes in der Pars posterior. Solche, von Zeit zu Zeit eine spärliche Absonderung unterhaltende Solitärherde, die bald an atypisch verlaufende *Littré*'sche Drüsen gebunden sind, bald in den tief in's cavernöse Gewebe vordringende Drüsenanhänge der *Morgagni*'schen Lacunen in Erscheinung treten, haben meist in der Fossa navicularis, correspondirend den Frenularnischen oder seltener in der Pars pendula ihren Standort. Die selten über schrotkorngrossen, abgerundeten oder spindelförmigen, wenig empfindlichen, folliculären Knötchen, sind der Palpation leicht zugänglich und fallen durch ihre scharfe Umgrenzung auf. Genauere statistische Recherchen über die Frequenz der Formation würden sicherlich darthun, wie häufig dieselben complicirend in den Verlauf der chronischen Blennorrhoe eingreift. Mein Erfahrung nach kann ich nur voll der Aufstellung zustimmen, die *Möller* aus der Revision von 215

Fällen des Krankenhauses St. Göran gewinnt. Es stellte sich heraus, dass von diesen männlichen Patienten 49 palpable Folliculitiden zeigten, d. h. 22,8 % der Fälle. Die histologische Untersuchung der Gebilde *(Grosz, Möller)* lehrt, wie unzugänglich sich ihre blennorrhoische Infection der Behandlung von der Harnröhre aus erweist. Indem der complicirte Bau der fein verzweigten Canäle, die Verlegung der Ausmündungsstrecken, die in den Ausbuchtungen nistenden Gonococcen vor einem jeden Angriff feit. Dazu kommt noch, dass diese Folliculitiden trotz der Langwierigkeit des Krankheitsprocesses, keine Tendenz zur Organisation zeigen und das infectiöse Agens demgemäss durch unbegrenzte Zeit hindurch seine Lebensfähigkeit und Virulenz beibehalten kann. Es ist daher ein durchaus berechtigtes Beginnen, wenn die operative Entfernung solcher die Dauerheilung illusorisch machender Gonococcenschlupfwinkel immer mehr an Raum gewinnt.

Vergleicht man nun die auf dem Wege der Gewebsuntersuchung festgestellten Kennzeichen der chronischen Urethritis, mit jenen Anhaltspunkten, welche aus der klinischen Diagnostik erflossen sind, so wären eigentlich nur die palpatorischen Behelfe im weitesten Sinne als diejenigen namhaft zu machen, welche einigermassen den Gewebsverhältnissen Rechnung tragen und über die anatomischen Grundlagen annähernd Aufschluss gewähren. Diesen Methoden wären die digitale Untersuchung, die diagnostische Exploration mit Sonden und der Bougie à boule, sowie insbesondere das instrumentelle Dehnverfahren zu subsumiren. Sie alle ermöglichen die Feststellung des Sitzes, der Flächen- und Tiefenausdehnung, der Zahl und Topographie der umschriebenen Krankheitsherde und geben verlässliche Anhaltspunkte für die Art der einzuleitenden Behandlung an.

Nicht die gleichen Aufschlüsse sind von der makroskopischen Betrachtung der Krankheitsherde zu gewärtigen, die wohl manche Nüancen der Oberflächenveränderung der Beurtheilung zugänglich macht, keineswegs aber eine nach Typen gegliederte Differenzirung der Alterationsvorgänge gestattet. Die endoskopische Durchmusterung der einzelnen Urethralbezirke vermag den geübten Beobachter über die Beschaffenheit der Epithelveränderungen, den Füllungszustand der superficiellen Gefässe und der etwaigen Mitbeteiligung der *Morgagni*'schen Lacunen zu orientiren. Unter Umständen wird es auch möglich werden aus den ungleichen Wulstungen der Schleimhaut, aus den Modificationen der Centraffigur aus der verminderten Zahl der Fältelungen auf den Sitz von Schleimhautinfiltraten oder deren bindegewebigen Umwandlungsproducten zu schliessen. Doch handelt es sich hiebei meist um Veränderungen, die schon ihrer Natur nach in den verschiedensten Abstufungen neben einander anzutreffen sind und bei ihrem steten Wechsel und der buntesten Combination kaum je die Hervorhebung von einheitlichen Symptomenbildern gestatten. Des weiteren ist bei der Beurtheilung der endoskopischen Bilder, der subjectiven Bewertung der einzelnen Kennzeichen ein so weiter Spielraum gesetzt, dass eine allseitige Verständigung über das Substrat der Wahrnehmung wohl nicht leicht zu erzielen wäre. Was *Oberländer* in der Systematik seiner endoskopischen Befunde als weiche und harte Infiltration bezeichnet, kann ebensowenig einer allgiltigen Eintheilung als Grundlage dienen, als seine Nebeneinanderstellung der chronischen Entzündungsprocesse als glanduläre und folliculäre, resp. trockene Formen.

Insoweit sich die Veränderungen auf den vorderen Harnröhrenabschnitt beziehen, trachtet *Oberländer* zunächst als Urethritis mucosae eine Läsionsform abzusondern, die mit Ausschluss der Drüsengebilde vorzüglich in einer mässigen Infiltration der superficiellen Schleimhauttexturen bedingt sein soll. Die entsprechenden urethroskopischen Merkmale weichen indess kaum von jenen Veränderungen ab, welche die verschiedensten, stets mit glandulären Läsionen eingehenden Entzündungsvorgänge zu begleiten pflegen und die genaueste Beachtung der hier gegebenen Direction wird zur Agnoscirung dieser Form nicht mehr beitragen als die geltend gemachten, vielfach in einander übergehenden Charaktere eine sichere Erkennung der verchiedenen Abarten der sogenannten harten Infiltrationen zulassen. Trotz jahrelanger Beschäftigung mit der Deutung von Spiegelbildern der Harnröhre ist es uns niemals möglich geworden die Grenzen der Methode in jener weitläufigen Leistungsfähigkeit kennen zu lernen als es nach der subtilen Gliederung der *Oberländer*'schen Diagnostik den Anschein hat. Wir haben es eben stets nur mit den wechselnden Phänomenen eines die Schleimhaut in all ihren Componenten durchsetzenden proliferativen und infiltrativen Zustandes zu thun, dessen einzelne Entwicklungs- und Involutionsphasen im klinischen Aussehen ein viel zu verschwommenes und mehrdeutiges Bild darbieten um die Aufstellung von Sonderformen zu rechtfertigen.

Unvergleichlich höher als all die genannten Untersuchungsmethoden rangirt in der praktischen Verwertung die *mikroskopische*

Secretanalyse, denn sie allein vermag über die, in der ganzen Blennorrhoelehre wichtigste und einschneidenste Frage: Ob der Zustand noch ansteckungsfähig sei oder nicht, einen entscheidenden und sicheren Aufschluss zu gewähren. Es ist daher auch mehr als gerechtfertigt, wenn die systematische Prüfung der Ausscheidungsproducte im Verlaufe der chronischen Urethritis aufs Ernsteste gefordert wird und die Beibringung des Secretbefundes an die Spitze der diagnostischen Postulate gestellt erscheint. Dass bei einen positiven Ausfall der mikroskopischen Analysen in Bezug auf Gonococcen dieses Moment für sich allein als Richtschnur des therapeutischen Handelns zu gelten hat, wird bei der ätiologischen Anerkennung des Gonococcus wohl nirgends mehr auf Wiederspruch stossen. Minder übereinstimmend lauten jedoch die Ansichten über die Bedeutung der anderen morphologischen Elemente die im Secretbilde der Urethritis vertreten sind. In dieser Hinsicht wird namentlich dem Leukocytengehalte der profusen und filamentösen Exsudation von mancher Seite der Wert eines Kriteriums beigemessen, das bei der Beurtheilung der Infectiosität des Processes entscheidend in die Wagschale fallen soll. Andererseits wird das secundäre Auftreten einer üppigen Bacterienflora bald im Lichte eines indifferenten Phänomens angesehen, bald wird demselben die provocatorische Rolle für das Zustandekommen der postblennorrhoische Katarrhe zugeschrieben.

Was den Leukocytengehalt der Secrete und Filamente betrifft, so ist es zweifellos richtig, dass derselbe entsprechend der Virulenz des pathogenen Agens, d. h. der Gonococcen eine numerische und qualitative Fluctuation aufzuweisen pflegt. Doch ist ebenso sicher, dass die ursprünglich durch die Einwirkung der Mikroben alterirten Texturen noch lange im Läsionszustand zu verharren vermögen und noch weit über die Lebensdauer der Keimeinschlüsse hinaus mit der Production von Exsudaten zu reagiren pflegen. Diese Verhältnisse treffen nicht nur für jene Erkrankungsformen zu, in welchen es sich um schwielig veränderte Residuen diffuser Infiltrate handelt, sondern auch für die übergrosse Zahl jener Fälle, in welchen die Gonococcen auf ein besonders reactionsfähiges Terrain stossen und ihre eigene Resistenz weit überdauernde Gewebsveränderungen bedingen. Die principielle Beleuchtung dieser Verhältnisse hat um so mehr in den Vordergrund zu rücken, als die Leukocytenausscheidung oft noch nach definitiver Eliminirung der Krankheitserreger Jahre hindurch fortbestehen kann und die Träger solcher leucocytärer keimfreier

Filamente unmöglich in die Kategorie von Blennorrhoekranken eingereiht werden dürfen.

Wäre der Leucocytengehalt der Filamente wirklich für die Infectiosität der so oft beobachteten, belanglosen postblennorrhoischen Residuen entscheidend, so müsste der Eheconsens an Bedingungen geknüpft werden, denen selbst die gewissenhaftesten Therapeuten nicht zu genügen vermögen. Die Ungerechtigkeit der Aufstellung eines ähnlichen Kriteriums wird aber aufs wirksamste mit der alltäglichen Erfahrung beleuchtet, dass Leukocytenfilamente besitzende Ehemänner weder ihre Frauen inficirt haben, noch eine Recidive im Sinne einer Autoinfection durchmachen. Es kann daher der Standpunkt der Breslauer Schule nur aufs Beste befürwortet und die These der allgemeinen Acceptirung unterbreitet werden, die dahin lautet, dass Blennorrhoe dann als geheilt anzusehen ist, wenn alle Methoden des Gonococcennachweises das dauernde Fehlen derselben ergeben haben. Als solche Methoden sind nebst des mikroskopischen und culturellen Verfahrens, die provokatorische Infection sowie die Dilatation anzusehen, die bei rationeller Uebung nie die exakte Aufklärung versagen.

Die übertriebene Einschätzung der Eiterzellabsonderung ist wohl darauf zurückzuführen, dass die pathogene Fähigkeit jener Bacteriengemische, welche das Symptomenbild der chronischen Blennorrhoe so oft zu compliciren pflegen, noch vielfach einer unrichtigen Beurtheilung unterworfen wird. Die eingangs erwähnte Gattung der nicht blennorrhoischen Urethritiden liefert wohl den besten Beweis dafür, dass die verschiedensten Mikrobengruppen zu eitrigen Harnröhrenkatarrhen in Beziehung treten können und auch ohne Mitwirkung der Gonococcen purulente Absonderungen hervorzurufen im Stande sind. Es sei in dieser Hinsicht nochmals an die Bakterien aus der Art der Staphylococcen, Streptococcen Coliformen erinnert, an welche sich nach den jüngsten Erfahrungen auch die Influenzabacillen anzureihen vermögen. Um so naheliegender muss es daher erscheinen, dass all diese Bakteriensorten bei einer secundären Ansiedelung auf dem präparirten Boden der blenorrhoischen Infection nach dem völligen Abklingen der letzteren noch lange Zeit hindurch selbstständig eine mässige Eiterabsondering zu unterhalten vermögen. Dass selbst bei ausgeheilten Blennorrhoen eine ähnliche, die epitheliale Desquamation begleitende massenhafte Ansiedelung saprophytisch vegetirender Keime erfolgen kann, ohne eine Leukocytenausscheidung im Gefolg zue haben, steht hiemit keineswegs in Widerspruch und bedarf auch einer näheren Erklärung, zumal bis heute noch alle Momente der näheren Beurtheilung unzugänglich sind, welche das saprophytische Dasein oder das pathogene Vermögen der einzelnen Mikrobengattungen reguliren.

Hält man die aus den pathologisch-anatomischen und ätiologischen Untersuchungen gewonnen Erfahrungen mit den Ergebnissen der klinischen und praktischen Forschung zusammen, so resultirt die vom bacteriologischen Standpunkte aus völlig berechtigte Eintheilung der chronischen Urethritiden in blennorrhoïsche und nicht blennorrhoïsche Urethritiden. Die chronische Urethritis blennorrhoïscher Provenienz wieder rechtfertigt die Unterscheidung in drei Gruppen. In der ersten haben die specifischen, d. h. noch gonococcenführenden Formen untergebracht zu werden. In der zweiten rangiren die auf Secundärinfection beruhenden postblennorrhoïschen Katarrhe, während einer dritten Kategorie die mikrobenfreien, aseptischen Urethritiden angehören, bei welchen die Secretionsvorgänge lediglich noch durch postblennorrhoïsche keimfreie Gewebsläsionen unterhalten werden.

Nach Vertretung dieser streng ätiologischen Gesichtspunkte hat die Therapie auch stets in erster Linie eine causale, d. h. bactericide zu sein. Erst nach völliger Beherrschung der ursächlichen Factoren hat sich die Behandlung auf die Beseitigung der gesetzten Gewebsveränderungen zu erstrecken, wobei die adstringirenden und Aetzmittel und die verschiedenen, die Resorption unterstützenden physikalischen Behelfe der Massage und Dehnung in ihr ungeschmälertes und allseits anerkanntes Recht treten.

THÈME 4 — DIAGNOSTIC FONCTIONNEL DES REINS

(Die Diagnostik der chirurgischen Nierenerkrankungen)

Par M. le Dr. G. KAPSAMMER (Wien)

Innerhalb von Jahresfrist wird das Thema der Nierendiagnostik zum dritten Male zur Diskussion gestellt: Zuerst auf dem 34. deutschen Chirurgenkongress in Berlin, dann auf dem I. internationalen Chirurgenkongress in Brüssel und jetzt auf dem XV. internationalen Medizinischen Kongress in Lissabon. Dadurch allein ist die akute Bedeutung der Frage gekennzeichnet. Kein Gebiet der Chirurgie weist seit Beginn des 20. Jahrhunderts so bedeutende Umwälzungen auf, wie die Nierenchirurgie. Die Ursache für diesen Umschwung war der nach der epochemachenden Erfindung des Kystoskopes durch *Nitze* (1878) von *Brenner* 1887 angebahnte, von *Casper* und *Albarran* weiter ausgebaute kystoskopische Ureterenkatheterismus. Denn die dadurch gegebene Möglichkeit, den Harn jeder Niere direkt aufzufangen, hatte eine so wesentliche Verfeinerung der Diagnostik zur Folge, dass dadurch auch die Nierenchirurgie einen mächtigen Aufschwung nehmen musste.

Auch jene, welche gegenwärtig den Neuerungen auf dem Gebiete der Nierendiagnostik noch reserviert oder ablehnend gegenüberstehen, scheinen eben durch diese angespornt worden zu sein, manche der alten, bisher vernachlässigten Methoden zur Diagnose hervorzuholen und exakt zu üben, was für die Ergebnisse der Nierenchirurgie ja auch nur von Vorteil war.

Um die Bedeutung der neuen Untersuchungsmethoden richtig würdigen zu können, ist es notwendig, die älteren einer kurzen Kritik zu unterziehen.

Bisher war die chirurgische Nierendiagnostik auf einer Reihe subjektiver und objektiver Symptome aufgebaut. Entsprechend der anatomischen Lage des Harnapparates betreffen die *subjektiven Symptome* die Lenden- und die Unterbauchgegend. Ein dumpfer Schmerz in der Lumbalgegend ist häufig das einzige subjektive Zeichen einer Nierenerkrankung. Doch dieser Schmerz kann — selbst bei weit vorgeschrittener Erkrankung — vollkommen fehlen, er kann aber auch durch Erkrankung anderer Organe bedingt sein; er kann rein nervöser Natur sein. Andererseits kann bei Nierenerkrankung der Schmerz zwar in der Lumbalgegend fehlen, dafür aber viel tiefer, gegen die Leistengegend zu, lokalisiert sein, wenn ein Tiefstand des Organes besteht.

Für Nierensteinkoliken wurden als charakteristisch anfallsweise auftretende, im Verlaufe des Ureters nach unten zu ausstrahlende Schmerzen angegeben, doch lehrt die Erfahrung, dass ganz dieselben Erscheinungen in den verschiedensten Erkrankungen der Niere und auch anderer Organe ihren Ursprung haben können. Sie kommen vor bei Wanderniere, bei Nierentuberkulose, bei Nierenbeckeneiterungen, bei Nierentumoren und sind im Allgemeinen charakteristisch für den akuten Harnleiterverschluss; gleiche Schmerzen werden von Patienten mit Gallensteinkolik, im Appendicitisanfall, schliesslich auch bei Darmerkrankungen und Tabes angegeben.

Es ist auch zur Genüge bekannt, dass die Schmerzen auf der

kontralateralen Seite lokalisiert werden können. Im Allgemeinen möchte ich bezüglich dieses sogenannten reno-renalen Reflexes etwas zur Vorsicht mahnen; er wird oft bei Nierensteinkranken diagnostiziert, wo bei einseitigem Schmerze die Röntgenuntersuchung auf der schmerzhaften Seite nichts, dagegen auf der gegenüberliegenden, stets schmerzfreien Seite einen Steinschatten nachweist. In solchen Fällen ist es ja gar nicht ausgeschlossen, dass die eventuell abgegangenen Steinchen wirklich von der schmerzhaften Seite stammen, dass daselbst kleine Concrementen vorhanden sind, welche röntgenographisch nicht nachgewiesen werden können, während der grosse Stein auf der anderen Seite gar keine Schmerzen verursacht haben muss. Gerade bei den Steinen ist die Grösse dem Schmerze nicht proportional; ja man könnte fast sagen, dass kleine, im Nierenbecken frei bewegliche Steine mehr Schmerzen verursachen, als grosse, welche meist fest eingekeilt sind. Ich habe wiederholt grosse Nierenbeckensteine gesehen, welche gar keine Beschwerden hervorriefen und andererseits wieder kaum bohnengrosse, welche die unerträglichsten Schmerzen verursachten, obwohl sie ohne Pyelitis, ohne Blutungen einhergingen.

Die Schmerzen scheinen mir häufig in der Dehnung des Nierenbeckens ihre Ursache zu haben, welche ganz besonders dann eintritt, wenn der Stein den normalen Abfluss des Harnes verhindert. Es wird also bei Nierenbeckensteinen bezüglich der Schmerzen neben anderen Umständen auch darauf ankommen, ob der Stein den Harn neben sich regelmässig abfliessen lässt, oder ob er dafür ein Hindernis abgibt.

Weiter können, wie schon erwähnt, bei Nierenerkrankungen subjektive Erscheinungen von der Niere aus vollkommen fehlen, während die Symptome von Seite der Blase in den Vordergrund treten; ich habe wiederholt gesehen, dass die einzige Klage, welche Patienten mit Nierentuberkulose, ja selbst mit grossen tuberkulösen Pyonephrosen vorbringen, die des häufigen Harndranges ist. Dabei kann, wie uns das Kystoskop lehrt, die Blasenschleimhaut vollkommen intakt sein; der Harndrang wird in solchen Fällen durch reflektorisch vom Ureter oder vom Nierenbecken ausgelöste Blasenkontraktionen verursacht.

Auch den von *Bazy* in jüngster Zeit wieder in Erinnerung gebrachten verschiedenen Schmerzpunkten kommt wohl nicht im entferntesten jene Bedeutung zu, welche ihr Autor ihnen beizulegen geneigt ist.

Allgemeinsymptome, wie zeitweise auftretender Kopfschmerz, Schwindel, Brechneigung, werden nicht so selten aetiologisch falsch gedeutet und nicht auf Nierenerkrankungen bezogen, obwohl sie die ersten subjektiven Zeichen einer schweren Funktionsstörung der Nieren sein können.

Die *objektiven Zeichen* der Nierenerkrankung sind nachweisbare Veränderungen des Organs und Veränderungen seines Funktionsproduktes, des Harnes.

Mittels der gewöhnlichen klinischen Untersuchungsmethoden (Inspektion, Palpation, Perkussion) lassen sich Veränderungen an der Niere feststellen, die sich auf ihre Lage, Grösse und Form beziehen. Während normalerweise kaum der untere Nierenpol zu tasten ist, wird manchmal das ganze Organ der Palpation zugänglich. Wenn die Palpation auch, entgegen der Inspektion und Perkussion, häufig eine gute Orientierung gestattet, lässt sie doch sehr oft vollkommen im Stich.

Zunächst entziehen sich selbst mannsfaustgrosse Tumoren des oberen Nierenpoles der Palpation meist vollkommen, ja es fehlt, wenn sie links sitzen, häufig auch die pathognomonische Palpationsmöglichkeit des normal gestalteten unteren Nierenpoles (*Albarran, Rovsing, Kapsammer*), und selbst kindskopfgrosse Nierenkystome können sich der Palpation entziehen (*Rovsing, Kapsammer*).

Wenn die Niere ihren normalen Platz verlassen hat, das Peritoneum parietale einstülpend in die Bauchhöhle gewandert ist, liegen Verhältnisse vor, welche auf dem Wege der Palpation und Perkussion kaum erkannt werden können. Aber auch ohne so bedeutende Lageveränderungen der Niere ist es sehr häufig unmöglich, durch die Palpation allein einen Tumor der Milz, des Pankreas, des Colon, des Appendix, der Leber oder der Gallenblase von einem Nierentumor zu unterscheiden.

Das Bestreben, die Inspection und Palpation in einwandfreier Weise vornehmen zu können, führte zu dem Vorschlag der *probeweisen Freilegung der Niere.*

Dass die — ebenfalls nur Vervollkommnung der alten diagnostischen Methoden — häufig in Anwendung gekommene Probepunktion selbst bei Pyonephrose und Hydronephrose kein unfehlbares diagnostisches Hilfsmittel bietet, beweist ein Fall von *Billroth*, bei wechem in dem Inhalt einer operierten Hydronephrose chemisch keine Harnbestandteile nachgewiesen werden konnten.

Die Methode, während der Nephrectomie das Peritoneum zu

eröffnen, um durch die Bauchhöhle hindurch sich mittelst Palpation von dem Vorhandensein der zweiten Niere zu überzeugen (*Kocher*, 1891), hat in so ausgezeichneten Händen, wie die von *v. Eiselsberg* einen eklatanten Misserfolg erlebt, indem sich das als Niere angesprochene Organ bei der Obduktion als Kopf des Pankreas entpuppte, während die zweite Niere fehlte.

Da die probeweise Freilegung der Niere selbst noch in jüngster Zeit von ihren Schöpfern, *Küster* und *Rovsing*, empfohlen, von *Bazy*, *P. Wagner*, *Giordano* und *Albrecht* vertreten wird, erscheint es nötig, auf diese Frage etwas näher einzugehen. Unter diesen Autoren hat nur *Rovsing* von den neuen Methoden, in erster Linie von dem Ureterenkatheterismus in ausgedehnter Weise Gebrauch gemacht; aber selbst für jene Fälle, für die *Rovsing* 1901 mangels anderer diagnostischer Behelfe die probeweise Freilegung noch empfehlen zu müssen glaubt, nämlich für die Schrumpfniere und das Nierenkystom, haben wir, wie später ausgeführt werden soll, in den neuen funktionellen Methoden die verlässlichsten diagnostischen Mittel. Jene Autoren aber, welche wegen ihres Vertrauens auf die Vorschläge *Küsters* und *Rovsings* nicht gewohnt sind, den Ureterenkatheterismus auszuführen, werden nicht so selten in die Lage kommen, beide Nieren freilegen zu müssen. Trotz dieser direkten Inspektion kann eine oberflächlich vollständig normal aussehende Niere in ihrem Innern einen kleinen Tumor, ein Nierenbeckenpapillom, tuberkulöse Ulcerationen an den Papillenspitzen oder tuberkulöse Cavernen beherbergen (*Albarran*, *Kapsammer*). Es genügt also nicht, die Nieren freizulegen, sie müssen auch gespalten werden, und *Giordano* vertritt auf dem ersten internationalen Chirurgenkongress in Brüssel 1905 in der Tat den probeweisen *beiderseitigen* Sektionsschnitt. Abgesehen von allem anderen, worauf ich gleich zu sprechen kommen werde, ist die Frage zu beantworten, ob ein derartiges radikales Vorgehen den richtigen Aufschluss bezüglich der anatomischen und funktionellen Intaktheit der Niere zu geben vermag. Darauf müssen wir mit einem entschiedenen «Nein» antworten. Denn alle jene, welche häufig Gelegenheit haben, Obduktionen beizuwohnen, werden mir zugeben, dass sehr oft die pathologischen Anatomen vor Abgabe des Obduktionsbefundes den Kliniker über das Vorhandensein von Zylindern oder Albumen im Harne befragen, weil es vielfach nicht möglich ist, makroskopisch die Diagnose einer Nephritis zu stellen. Einen diesbezüglich ganz klassischen Fall zu beobachten, hatte ich vor kurzem Gelegenheit: Ein Patient, bei welchem die Diagnose «Parenchymatöse Nephritis der zweiten Seite gestellt war, starb kurze Zeit nach der Nephrektomie unter den Erscheinungen des Herztodes; die Autopsie der zurückgebliebenen Niere liess ausser ganz vereinzelten Absorptionen an der Oberfläche weder aussen, noch am Sektionsschnitt eine pathologische Veränderung erkennen, so dass man selbst bei der Obduktion dieser Niere die Fähigkeit, die gesamte Funktion zu übernehmen, zusprechen musste. — Die histologische Untersuchung ergab aber eine schwere parenchymatöse Nephritis, *welche wohl klinisch diagnostiziert, bei der Obduktion aber nicht erkannt werden konnte. Es genügt also auch der Sectionsschnitt nicht; man müsste die Niere auch histologisch untersuchen.*

Dazu kommt aber noch ein zweites, nicht zu unterschätzendes Moment in Betracht, nämlich die Gefährlichkeit eines solchen Eingriffes: Wir wissen aus den Mitteilungen von *v. Frisch*, von *Barth*, dass nach Nierenspaltung anaemische Infarkte von bedeutender Grösse auftreten können, dass wiederholt nach einer Nephrotomie wegen Blutung oder Gangrän (*Barth*) sekundäre Nephrektomie gemacht werden musste. *Paltauf* sah nach Sektionsschnitt die Bildung eines traumatischen Aneurysmas, aus welchem sich der Patient verblutete. *Broatz* fand vier Jahre nach dem Sektionsschnitt eine ganz atrophische Niere, — ich selbst habe dreiviertel Jahr nach Nephrotomie einer entzündlich bedeutend vergrösserten Niere, trotz vollkommen freien Harnabflusses nach zwei Seiten hin, an Stelle der Niere einen fast pergamentartig dünnen, häutigen Sack extirpiert. Wenn *Israel* für die Ungefährlichkeit eines exakt ausgeführten und genähten Nephrotomieschnittes eintritt, so sind seiner Ansicht die experimentellen Untersuchungen *Langemak's* gegenüberzustellen, nach welchen jeder Nierenschnitt bei entsprechender Tiefe einen Infarkt zur Folge hat.

Mit Rücksicht darauf erscheint es wohl nicht gestattet, bei projektierter Exstirpation einer Niere, vorher die andere vollkommen zu spalten, *um somehr als uns die neuen Methoden der Funktionsprüfung bei entsprechender Anwendung vielfach die gleichen oder sogar genauere Aufschlüsse zu geben im Stande sind, als die histologische Untersuchung.*

Die Untersuchung des Nierensecretes bezieht sich auf die physikalischen, chemischen, mikroskopischen und bakteriologischen Bestandteile; sie ist von grosser Bedeutung und darf in keinem Falle vernachlässigt werden. Vor allem die *mikroskopische Untersuchung* kann, selbst an dem Gesammtharne vorgenommen, schon von der grössten Bedeutung werden; Zylinder und

Nierenepithelien sind unbedingt beweisend, wenngleich sie uns im Gesamtharne über Ein- oder Beiderseitigkeit des Prozesses nichts sagen, und wenn auch ihr Fehlen nicht immer ein Beweis gegen parenchymatöse Nephritis ist (*Cassel, Heubner, Monti*). Der Nachweis von Bakterien im Gesamtharne charakterisiert wohl die Art der Erkrankung, sagt uns aber an und für sich nichts näheres über deren Sitz; Bakterienbefunde im Nierenharne beweisen wohl mehr, als eine blosse Durchgängigkeit der Drüse, denn aus den Arbeiten von *Wyssokowitsch* 1886, *Cotton* 1896, *Asch* 1902 geht hervor, dass es sich in jedem Falle, wo Bakterien im Nierenharn nachzuweisen sind, um eine durch die Mikroorganismen verursachte Gewebsläsion handelt.

Wichtige Aufschlüsse vermag uns die *physikalisch-chemische Harnuntersuchung* zu geben. Allzu häufig werden leider auch gegenwärtig noch derartige Symptome, wie beispielsweise eine Haematurie zu wenig beachtet. Eine bei vollkommenem Wohlbefinden auftretende Haematurie wird nur allzu oft wegen ihres raschen Verschwindens geringgeschätzt und vergessen; die in Laienkreisen so weit verbreitete Ansicht, es handle sich um Blasenhaemorrhoiden, wird zur Selbsttäuschung herangezogen, wo eine eingehende instrumentelle Untersuchung den Sitz der Erkrankung rechtzeitig erkennen liesse. Die Ursache für das grosse Mortalitätsprozent der operierten Nierentumoren scheint mir nicht so sehr in diesen selbst zu liegen, als vielmehr in den Aerzten, welche es versäumt haben, bei der ersten Haematurie die erforderlichen Massnahmen behufs einer exakten Diagnose zu treffen. Bei Haematurien ist es meist nicht möglich, aus dem blutigen Harne allein die Differentialdiagnose zwischen Nieren- und Blasenblutung zu stellen. Wurmförmige Blutgerinnsel, welche als Harnleiterausgüsse für Nierenblutungen charakteristisch sein sollen, können auch aus der Urethra stammen; die Veränderungen, der Zerfall der roten Blutkörperchen, welche im allgemeinen als für Nierenblutung bezeichnend angesehen werden, finden sich in der gleichen Weise bei Blasenblutungen mit Residualharn. Das aus dem Institute von *Freund* in Wien zuerst von *Gross* 1894 angegebene verschiedene tinktorielle Verhalten des in dem Harnsedimente vorhandenen «Schleimes» bei Färbung mit einer einprozentigen Lösung von alizarinsulfosaurem Natrium wurde bisher an keiner anderen Stelle nachgeprüft; es soll eine Differenzierung insoferne möglich sein, als sich der «Schleim» bei Blasenprozessen rot färbt, während er bei Nierenaffektionen ungefärbt bleibt.

Unter solchen Umständen muss es Wunder nehmen, dass eine so souveräne Methode, wie sie die Kystoskopie seit ihrer Erfindung durch *Nitze* 1878 nur so langsam sich Eingang verschaffen konnte.

Schon die Vorbereitung für die Kystoskopie gibt uns manchmal einige Anhaltspunkte für die Quelle der Eiterung oder der Blutung. Stammt das Blut oder der Eiter aus der Blase, so wird bei Präparation der Blase die Spülflüssigkeit meist nur langsam klarer; stammt die blutige oder eitrige Trübung aus der Niere, so tritt die Aufhellung meist sehr rasch ein, um eventuell bei der nächsten Ureterkontraktion wieder zu verschwinden.

Ist nun die Quelle der Blutung oder der Eiterung in der Niere festgestellt, so erwächst die weitere Frage, ob wir aus ihrer Intensität einen Schluss auf die Ausdehnung des Prozesses ziehen können. Dies ist auch nicht annähernd der Fall. Wir finden bei Nieren, welche makroskopisch kaum eine Veränderung zeigen, abundante, ja selbst lebensgefährliche Blutungen, während eine kaum fleischwasserähnliche blutige Färbung bei schwerer anatomischer und funktioneller Läsion bestehen kann, und andererseits die Blutung selbst bei grossen Nierentumoren vollständig fehlen kann. Aehnlich ist es auch mit der Eiterbeimengung; eine starke Eiterbeimengung kann dem Durchbruch eines Nierenabscesses, einer Caverne in das Nierenbecken ihre Entstehung verdanken, wobei das übrige Nierenparenchym keine wesentlichen anatomischen und funktionellen Läsionen aufweisen muss; eine ganz geringfügige eitrige Trübung kann von einer tuberkulös auf das schwerste veränderten Niere, von einem schlaffen, pyonephrotischen Sacke stammen, der vollständig funktionsuntüchtig ist, endlich kann ein vollkommen klarer Harn von einer in ihrer Erkrankung weit vorgeschrittenen Schrumpfniere, von einer Kystenniere herrühren, welche quoad funktionem nicht mehr in Betracht kommen.

Ich habe wiederholt solche Fälle gesehen und ich erinnere an den Fall *Steinthal's* 1896, eine Patientin betreffend, welche nach Nephrektomie unter urämischen Erscheinungen zu grunde ging; bei der Autopsie fand man an Stelle der zurückgebliebenen Niere, von welcher vor der Operation das Abfliessen klaren Sekretes diagnostiziert worden war, einen mit klarer Flüssigkeit gefüllten Sack.

Gewöhnlich besteht die *chemische Untersuchung* des Harnes in erster Linie aus der *Bestimmung des Eiweissgehaltes.* So wertvoll die Kenntnis des Eiweissgehaltes unter Berücksichtigung aller übrigen Momente ist, so leicht kann man zu Trugschlüssen kommen, wenn man ihr allein folgt. Zunächst sei daran erinnert, dass der prozentuarische Eiweissgehalt nur unter Berücksichtigung der Harnmenge zu verwerten ist, denn er steht im umgekehrten Verhältnis zu dieser. Es sollte also eigentlich immer die absolute Eiweissmenge bestimmt werden. Wie wichtig dies unter Umständen ist, geht zum Beispiel daraus hervor, dass *Neumann* nachgewiesen hat, *Pavy* wäre bei seinen Untersuchungen gerade zu den entgegengesetzten Schlüssen gekommen, wenn er statt des prozentuarischen Albumengehaltes die absolute Eiweissmenge in Betracht gezogen hätte. Aber auch der absolute Eiweissgehalt des Harnes allein gibt uns keine verlässlichen Aufschlüsse über den anatomischen und funktionellen Zustand der Nieren. Wir sehen Patienten mit hohem Eiweissgehalt im Harne ohne Beschwerden herumgehen, und andere mit Spuren von Albumen uraemisch zu grunde gehen. Ich habe vor kurzem eine Patientin mit 40 $^0/_{00}$ Albumen und Zylindern im Harne ohne Oedeme, ohne krankhafte Erscheinungen am Herzen, scheinbar bei Wohlbefinden gesehen. Andererseits sei an die schlappen, pyonephrotischen Säcke erinnert, deren Sekret nur Spuren von Albumen enthält, obwohl oder gerade weil ihr funktionsfähiges Parenchym schon ganz zu grunde gegangen ist. Endlich kann nicht nur bei chronischer parenchymatöser und interstitieller Nephritis, sondern auch bei Schrumpfniere und Cystenniere Albumen im Harn vollständig fehlen, wie aus den Beobachtungen zahlreicher Autoren hervorgeht.

Seit *Tuffier* 1889 auf experimentellem Wege nachgewiesen hat, dass eine Verminderung der Menge des funktionsfähigen Nierenparenchyms in einer Herabsetzung der Harnstoffmenge zum Ausdruck kommt, haben *Albarran, Rovsing, Israel, Casper* und *Richter* die Harnstoffbestimmung zur Diagnostik chirurgischer Nierenerkrankungen herangezogen. *Albarran* nimmt 1905 an, dass die Niere eines Erwachsenen während einer zweistündigen Untersuchung 1,20 bis 1,80 g Harnstoffes ausscheiden müsse, dass eine zweistündige Menge unter 0,75 g eine schlechte Funktionsfähigkeit bedeute; *Albarran* fügt aber sofort hinzu, dass er eine Patientin, deren zum Zurückbleiben bestimmte Niere innerhalb von zwei Stunden nur 0,52 g Harnstoffes ausschied, mit gutem Erfolg nephrectomierte.

Der Wert der *Harnstoffbestimmung* für die Nierendiagnostik scheint ein sehr problematischer zu sein. Den Untersuchungsergebnissen einer Reihe von Autoren, welche bei Nephritis eine Verminderung der Harnstoffausscheidung beobachteten, ist entgegenzuhalten, dass *Rozemann* 1899 auch bei — allem Anscheine nach — gesunden Nieren eine erhebliche Stickstoffretention fand, dass umgekehrt wieder *Fränkel* und *Kornblum* bei Nephritis keine Herabsetzung, *Telegen* sogar eine gesteigerte Ausfuhr von Stickstoff beobachtet haben, dass schliesslich *Leube* und *Salkowski*, *v. Noorden* und *Ritter*, *Prior*, *Müller*, *Mann* bei Nephritis Perioden von normaler mit solchen von bedeutend verminderter Stickstoffausscheidung abwechseln sahen. Es kann keinem Zweifel unterliegen, dass diese widersprechenden Resultate auch in verschiedenen Untersuchungsbedingungen ihre Ursache haben; es kann nicht gleichgiltig sein, ob eine solche Prüfung bei normaler Kost oder bei Nephritisdiät vorgenommen wird. *Casper* und *Richter* betonen, dass Untersuchungen in der gewohnten Weise nur die Ausfuhr des Stickstoffes durch die Nieren zu prüfen, ohne Kontrolle der Einfuhr, wertlos seien; es wäre demzufolge ein exakter Stoffwechselversuch notwendig. Diesbezüglich kommen *Kövesi* und *Roth-Schulz*, welche sich in jüngster Zeit wieder eingehend mit dieser Frage beschäftigt haben, zu dem Schlusse, *der Stoffwechselversuch wäre infolge seiner methodischen Schwierigkeiten nicht einmal dann geeignet, in einer den praktischen Bedürfnissen dienenden Diagnostik eine grössere Rolle zu spielen, wenn die Verwertung seiner Ergebnisse durch den zu losen Zusammenhang zwischen Stoffretention und anatomischen Veränderungen nicht beeinträchtigt würde.*

Wir sehen also, dass von den alten Methoden der Nierendiagnostik keine einzige für sich allein im Stande ist, uns verlässliche Aufschlüsse zu verschaffen; alle zusammengenommen geben in vielen Fällen ein gewisses Gefühl der Sicherheit, sie führten aber oft genug zu verhängnisvollen Täuschungen. Die Zahl der publizierten Misserfolge ist eine viel zu grosse, um sie hier Revue passieren zu lassen, und überdies ist zu bedenken, dass eine weit grössere Zahl nicht publiziert ist. Eine Statistik von *Mankiewicz*, die letzten Jahre des 19. Jahrhunderts betreffend, weist 25 Nierentode auf, welche unmittelbar nach der Nephrektomie eintraten. *Tuffier* hatte in einer älteren Serie von 18 nephrectomierten Tuberkulosen 12 Nierentode, das sind 63,1 %. Bezeichnend für diese alte Aera sind auch die beiden von *Pinner* 1898 publizierten Fälle, wo die vergrösserte, druckempfindliche Niere, welche im Gegensatz zu ihrem Schwesterorgane Krankheitserscheinungen darbot, tatsächlich aber die Gesamtfunktion übernommen hatte, als die kranke angesprochen wurde, während die andere, anscheinend gesunde Niere vollkommen zu grunde gegangen war; in einem dieser Fälle wurde die kompensatorisch hypertrophierte Niere exstirpiert. Bedenken wir, dass die erste Nephrektomie von *Simon* 1869 nur einer falschen Diagnose ihre Entstehung verdankte, dass von *Depage*, von *de Letrez*, von *Lotheissen* (Klinik *Billroth*) Nierentumoren als Ovarialtumoren exstirpiert, dass in letzter Zeit an der v. *Czerny*'schen Klinik eine Hydronephrose als Ovarialcyste operiert wurde, wobei nicht einmal während der Operation die richtige Diagnose gestellt werden konnte, dass von *Reverdin* ein perirenales Fibrom von 48 Pfund als extrauterine Schwangerschaft angesprochen, dass schliesslich von einem amerikanischen Chirurgen einer Patientin eine Niere auf vaginalem Wege entfernt wurde, weil man sie für einen Adnextumor gehalten hatte, so muss zugegeben werden, dass die alten Methoden der Nierendiagnostik dringendst eines Ausbaues bedurften.

Die Erfindung *Nitzes* 1878 bildet die Basis für die neuen Errungenschaften in der Nierenchirurgie. Vorher hat schon *Simon* 1875 den Weg zu einer exakten Nierendiagnostik gezeigt, indem er beim Weibe den Ureter unter Leitung des Fingers sondierte, nachdem in Narkose die Urethra gedehnt worden war. *Grünfeld* in Wien war der erste, welcher 1876 bei der Frau unter Leitung des Auges mittels der Stirnlampe und Urethraltubus den Ureter sondierte. Es muss verwundern, dass, nachdem *Brenner* 1887 das erste Ureterenkystoskop konstruiert hatte, ein Instrument, das noch heute vielfach in Anwendung steht, so viele Zeit vergehen musste, bis die Allgemeinheit der Chirurgen anfing, diese epochemachende Erfindung zum Wohle ihrer Patienten zu verwerten.

Man kann sich des Eindruckes nicht erwehren, dass die grosse Bedeutung derselben vielfach nicht erkannt worden ist. Wie einerseits jede Anregung zum weiteren Ausbaue der Methode fehlte, so wirkte andererseits gerade auch das Urteil massgebender Nierenchirurgen hemmend. *Israel* sagte 1890: «Ich glaube, dass der praktische Wert der Kystoskopie für die Nierenchirurgie ein geringer sein, nur in Ausnahmefällen zur Geltung kommen wird.» Und 1894 — sieben Jahre nach Erfindung des Ureterkystoskopes — gibt derselbe Autor als einziges Mittel, um bei eiternden Nephrektomiefisteln ein sicheres Urteil über den Zustand der zweiten Niere zu gewinnen, das Einnähen des Ureters der kranken Seite in die Bauchwand an. *Bazy* charakterisiert übrigens 1903 das getrennte Auffangen des Harnes jeder Seite als eine überflüssige Spielerei.

Das Instrumentarium wurde 1895 von *Casper*, 1897 von *Albarran* in der glänzendsten Weise vervollkommnet, sodass uns gegenwärtig ausgezeichnete Mittel zur Verfügung stehen, um in einer Sitzung beide Ureteren zu sondieren, um der idealen Anforderung, gleichzeitig das Sekret von beiden Nieren direkt aufzufangen, vollkommen zu genügen. Während nur wenige an der Erreichung dieses Ideales mitgearbeitet haben, haben sich später viele bemüht, Mittel und Wege zur Umgehung des Ureterenkatheterismus zu finden, wobei vielfach auf ältere Ideen zurückgegriffen wurde. Es scheint mir, dass dabei eine gewisse Aengstlichkeit vor der Erlernung und Ausführung des Ureterenkatheterismus eine grosse Rolle gespielt hat, welche Aengstlichkeit gewiss nicht am Platze war, denn ich kann mit *Kümmell* sagen: »Ich glaube nicht, dass derjenige ein Gegner des Uretherenkatheterismus ist, oder Nachteile von demselben gesehen hat, der die Technik beherrscht.«

Es wurden wiederholt Bedenken ausgesprochen, bei kranker Blase den gesunden Ureter zu sondieren, und diese Massregel auch als überflüssig bezeichnet. Dagegen ist zunächst einzuwenden, dass wir bei dem Bestreben, Frühdiagnosen zu stellen, sehr häufig an die Aufgabe der Diagnosenstellung herantreten, ohne einen verlässlichen Anhaltspunkt über den Sitz der Erkrankung zu haben; und in jenen Fällen wieder, wo das Krankheitsbild so sehr ausgesprochen ist, dass über die Seite der chirurgischen Nierenerkrankung nicht der geringste Zweifel besteht, haben wir das weit grössere Interesse gerade an der zweiten, zum Zurückbleiben bestimmten Niere, über deren anatomischen und funktionellen Zustand uns in einwandfreier Weise zu orientieren, nur auf dem Wege des Ureterkatheterismus möglich erscheint. Von grösstem Werte in derartigen Fällen ist natürlich eine gute Technik und die Ausführung der prophylaktischen Instillation nach dem Katheterismus. Ich sondire *principiell immer beide Ureteren*, und ich habe bei gegen tausend Ureterensondierungen, bei genauer Beobachtung der Patienten *niemals auch nur den geringsten Nachtheil* davon gesehen. Während also durch den *einzeitigen, beiderseitigen Ureterenkatheterismus* der idealen Anforderung, den Harn von jeder Niere direkt aufzufangen, vollkommen Genüge geleistet wird, müssen wir die in jüngster Zeit von manchen Seiten so warm empfohlenen Separtoren als minderwertige Auskunftsmittel bezeichnen, von denen übrigens *Luys* selbst sagt, sie seien für jene bestimmt, welche nur »un peu au courant des pratiques urinaires« sind. Ihre Anwendung ist nach dem Ausspruche *Rafin's* nicht einfacher, nicht leichter, als der Ureterenkatheterismus, wogegen ihre Resultate niemals einwandfrei erscheinen, denn der bei ihrer Anwendung aufgefangene Harn hat die Blasenschleimhaut, welche ausgeschaltet werden sollte, passiert. *Sie sagen uns meist nicht mehr, als eine exakt ausgeführte Kystoskopie, aber immer weniger, als der Ureterenkatheterismus.*

Von allen Einwänden, welche *Luys* gegen den Ureterenkatheterismus ins Feld führt, scheint mir nur der einige Berechtigung zu haben, dass durch denselben Anomalien in der Nierensekretion hervorgerufen werden können. Ich habe 1903 auf diese Sekretionsanomalien aufmerksam gemacht und gleichzeitig gezeigt, wie wir uns durch genaue Messungen über ihr Vorhandensein und ihre Grösse genau orientieren können. Durch den Ureterenkatheterismus ist häufig eine Polyurie, seltener eine Oligurie oder Anurie bedingt, Störungen der Sekretion, welche meist in ungefähr einer Stunde vorübergehen. Nur der reflektorischen Polyurie kommt eine grössere Bedeutung zu, da sie ganz bedeutende Grade erreichen kann — z. B. einen Liter in ein und einhalb Stunden von einer Niere. Es ist daher wichtig, sie als solche zu erkennen, um Trugschlüssen zu entgehen. Da es sich auch hier, ähnlich wie bei gesteigerter Wasseraufnahme, oder bei der durch psychische Alterationen bedingten, nervösen Polyurie nur um eine gesteigerte Wasserausscheidung handelt, so sinkt dadurch der Prozentgehalt aller normalen und abnormalen Harnbestandteile bedeutend herunter; wir bekommen dadurch bei der Funktionsprüfung Resultate, wie sie einem schlaffen, hydronephrotischen Sack, oder einer Schrumpfniere entsprechen können. Aber auch die Eiweissuntersuchung kann täuschende Resultate ergeben, insofern dann nur Spuren nachgewiesen werden, wo bei normaler Wasserausscheidung ein Eiweissgehalt von ein bis zwei Prozent vorhanden wäre, ebenso wie nur eine Spur eitriger Trübung erscheinen kann, wo sonst eine ausgesprochene Pyurie besteht. Man müsste also in solchen Fällen statt des prozentuarischen den absoluten Gehalt an normalen und pathologischen Harnbestandteilen bestimmen, und dies ist wieder sehr häufig nicht möglich, weil, wie ich durch genaue Messungen nachweisen konnte, wie auch *Sard*, *Rovsing* und andere beobachtet haben, ein Teil des Harnes, ja oft die grössere Menge, neben dem Ureterenkatheter abfliesst, und es dann meist unmöglich ist, zu bestimmen, wie viel von rechts und wie viel von links stammt.

Unter solchen Umständen können wir also einmal einen wasserhellen Harn von niederem spezifischem Gewichte, von geringem prozentuarischem Harnstoffgehalte auffangen, welcher das Funktionsprodukt einer vollkommen normalen oder sogar einer bereits kompensatorisch hypertrophierten Niere darstellt, während ein anderes Mal ein ebenso zusammengesetzter Harn von einer Hydronephrose, von einer Schrumpfniere, von einer Cystenniere herrühren kann. Andererseits habe ich bei arteriosklerotischer Schrumpfniere und bei Cystenniere auch ganz normal aussehenden eiweissfreien Harn gefunden. — Ein diluierter, leicht eitrig getrübter Urin mit nur Spuren von Albumen kann unter den oben genannten Umständen das Funktionsprodukt einer Niere sein, welche bis auf eine leichte Nierenbeckenentzündung intakt ist, und ebensogut kann er einem schlaffen, vollkommen funktionsuntüchtigen Sacke entsprechen, welcher das Endprodukt eines hydronephrotischen oder pyonephrotischen Prozesses darstellt. Welche Mittel haben wir nun in solchen Fällen, eine Orientierung über den Funktionszustand der Niere zu gewinnen? Besteht ein Parallelismus zwischen dem Grade der Funktionsstörung und dem Grade der anatomischen Läsion?

Nachdem die alten Methoden selbst ganz groben diagnostischen Anforderungen gegenüber sich sehr häufig nicht gewachsen erwiesen, nachdem auch der Ureterenkatheterismus mit der physikalischen, chemischen, mikroskopischen, bakteriologischen Untersuchung des separat aufgefangenen Sekretes manche Fragen über den anatomischen und funktionellen Zustand der Nieren nicht zu lösen vermochte, ergab sich die Notwendigkeit, die Untersuchungsmethoden im Interesse einer exakten chirurgischen Nierendiagnostik, im Interesse einer exakten Indikationsstellung weiter auszubauen.

Die neueren Untersuchungsmethoden bewegen sich im wesentlichen *in zwei Richtungen*; *die erste* ist durch jene Methoden charakterisiert, welche in den neuen Errungenschaften der physikalischen Chemie fussen, sie bestehen in der Untersuchung des Harnes von neuen Gesichtspunkten aus, ohne künstliche Beeinflussung der Nierenfunktion; hierher gehören die Kryoskopie, die Prüfung des Brechungsexponenten, und des elektrischen Leitungswiderstandes. *Die zweite* Richtung erscheint durch jene Methoden charakterisiert, welche auf einer künstlichen Beeinflussung der Nierenfunktion beruhen; sie bestehen in der Einverleibung von Substanzen, welche dem Organismus zumeist fremd sind, um deren Ausscheidung durch die Nieren zu prüfen; hierher gehören die Jod-, die Salicyl-, die Fuchsin-, die Methylenblau-, die Rosanilin-, die Indigocarmin-, die Hippursäure-, die Phloridzinprobe und die experimentelle Polyurie.

Während die *Kryoskopie* für die funktionelle Nierendiagnostik des Chirurgen eine grössere, wenn auch nur vorübergehende Bedeutung erlangt hat, kann dies von der zu dem gleichen Zwecke von *Stubell* angegebenen Bestimmung des Brechungsexponenten und von der Leitfähigkeitsbestimmung *Löwenhart's* nicht gesagt werden. Es soll demzufolge hier nur die *Kryoskopie* einer kurzen Besprechung unterzogen werden.

Dreser hat 1892 die von *van't Hoff* 1887 aufgestellte Theorie über den osmotischen Druck der Flüssigkeiten auf die Nierentätigkeit in Anwendung gebracht und aus der Differenz der molekularen Konzentration des Blutes und des Harnes die Nierenarbeit zu berechnen gesucht. Angeregt durch die Ideen *Dreser's* hat *v. Koranyi* 1897 die Kryoskopie in die Klinik eingeführt, eine Menge neuer Begriffe, neuer Namen konstruiert, ein System von Formeln geschaffen, so dass es schon den Anschein hatte, als ob künftighin die Entscheidung über eine Nierenoperation nicht mehr am Krankenbette, sondern am grünen Tische durch Ausrechnen der gegebenen Formeln gefällt werden sollte. Die von *v. Koranyi* 1887 angegebenen Grenzen für den normalen Gefrierpunkt des Harnes von $-1{,}3^{0}$ bis $-2{,}3^{0}$ wurden von *Kümmell* und *Rumpel*, *Senator*, *Waldvogel*, *Roeder*, *Bouchard*, nach beiden Richtungen hin etwas verschoben, so dass im Allgemeinen $-1{,}0^{0}$ als die kleinste und $-2{,}5^{0}$ als die grösste Gefrierpunktszahl bei normalen Nieren angenommen wurde. Obwohl *v. Koranyi* 1897 diese Zahlen ausdrücklich auf die 24stündige Harnmenge bezogen hat, und später *Lindemann*, *H. Strauss*, *Israel* auf dieses Moment besonders aufmerksam gemacht haben, wurde die Berücksichtigung der Mengen in der Folge meist übersehen und die Werte als absolut angenommen; es wurden Zahlen, welche kleiner sind als 1,0 als charakteristisch für Nierenerkrankungen betrachtet, es wurde auch versucht, eine Differenzialdiagnose zwischen parenchymatöser und interstitieller Nephritis mittelst der Gefrierpunktsbestimmung aufzustellen (*Senator*, *Lindemann*), ein Unternehmen, das wohl schon von vornherein geringe Aussichten auf Erfolg haben musste, weil nicht einmal pathologisch-anatomisch ein strenges Auseinanderhalten beider Formen, zum mindesten in ihrem chronischen Verlaufe möglich erscheint (*Weigert* 1879). Nachdem *Casper* und *Richter* die Gefrierpunktsbestimmung in die chirurgische Nierendiagnostik eingeführt hatten, brachten *Kümmell* und *Rumpel* die Gefrierpunktszahl in eine direkte Proportion mit dem noch vorhandenen Nierenparenchym, indem sie sagten: »Je niedriger der Uringefrierpunkt .... desto grösser erwies sich die Zerstörung des Nierengewebes.»

Schon *Dreser* machte darauf aufmerksam, dass auch gesunde Nieren einen Harn ausscheiden können, dessen molekuläre Konzentration geringer ist, als die des Blutes, eine Tatsache, welche von mehreren Seiten bestätigt worden ist (*Koeppe*, *Fr. Straus*, *Göbell*, *Kapsammer*).

Nachdem *Casper* und *Richter* die Kryoskopie für den mittelst Ureterenkatheterismus aufgefangenen Nierenharn in Anwendung gebracht hatten, machte *Fr. Straus* 1902 darauf aufmerksam, dass den so gewonnenen Gefrierpunktzahlen nur ein Vergleichswert zukommen könne. Ich konnte 1904 zeigen, dass die manchmal durch den Ureterenkatheterismus ausgelöste Polyurie auch dies nicht gestattet: Durch die in unmittelbarem Anschlusse an denselben manchmal auftretende, gesteigerte Wasserfiltration sinkt der Molekulargehalt des Harnes oft tief unter den des Blutes, und so kann es sich ergeben, dass dann gerade die leistungsfähigere, ja sogar kompensatorisch hypertrophierte Niere die kleinere Gefrierpunktszahl aufweist, während die geschädigte Niere, welche infolge ihrer anatomischen und funktionellen Störung einer gesteigerten Wasserausscheidung nicht mehr fähig ist, die grössere Gefrierpunktszahl zeigt.

Bald wurde aber das ursprüngliche System, die kryoskopischen Daten zu verwenden, vollständig geändert: *Kövesi* und *Roth-Schulz* führten 1900 den *Verdünnungsversuch* in die funktionelle Nierendiagnostik ein. Sie geben dem Patienten 1,8 Liter Salvatorwassers zu trinken und bestimmen den Gefrierpunkt des Harnes vor- und nachher. So versuchten die beiden Autoren zu zeigen, dass der charakteristische Unterschied zwischen parenchymatöser und interstitieller Nephritis nicht so sehr in der verschiedenen Grösse der Gefrierpunktszahl, als vielmehr in der verschiedenen Veränderlichkeit derselben bei erhöhter Wasserzufuhr zum Ausdrucke kommt. Die Frage, welche ursprünglich lautete: Wie gross ist die Gefrierpunktszahl des Harnes? stellen *Kövesi* und *Roth-Schulz* mit Rücksicht auf den Verdünnungsversuch 1904 folgender massen: Wie gross ist die Gefrierpunktszahl des maximal konzentrierten, wie gross die des maximal diluierten Harnes? — *Nicht die Bestimmung der molekularen Konzentration ist das Wesentliche dabei, sondern die Bestimmung des Wechsels in der Konzentration; nicht der Grad der Durchlässigkeit für feste Moleküle wird dadurch gemessen, sondern in erster Linie der Grad der Durchlässigkeit für Wasser.* Aber um dies festzustellen, brauchen wir doch nicht die Gefrierpunktsbestimmung; dass ein Harn konzentriert, ein anderer diluiert ist, das *sehen* wir ja, und wollen wir den Grad der Konzentration in Zahlen ausdrücken, so haben wir dazu ein viel einfacheres Mittel, die *Bestimmung des specifischen Gewichtes.*

Und so sehen wir, dass *wir die Gefrierpunktsbestimmung des Harnes für die chirurgische Nierendiagnostik überhaupt nicht brauchen.*

Albarran hat den Verdünnungsversuch mit dem Ureterenkatheterismus verbunden und gleichzeitig auch die Menge des Harnes, die molekulare Konzentration, die Valenzzahl Δ. V (*H. Strauss*), den prozentuarischen und absoluten Gehalt an Harnstoff, Kochsalz und Chlornatrium bestimmt, eine Untersuchung, welche geeignet erscheint, einer ausgedehnten Fragestellung Rechnung zu tragen. *Albarran* fand, wie dies auch *Kövesi*, *Roth-Schulz*, *Fr. Straus*, *Sommerfeld* und *Röder* beobachteten, dass die Sekretion einer gesunden Niere bei dieser experimentellen Beeinflussung innerhalb weiter Grenzen schwankt, während die Ausscheidungsfähigkeit der kranken Niere unter den gleichen Umständen innerhalb von Grenzen bleibt, welche um so enger gefunden wurden, je schwerer die Nierenerkrankung war. Da *Albarran* dabei nur den kranken Ureter sondiert, da selbst neben dem am Ende offenen Katheter Harn abfliessen kann und unter solchen Umständen eine exakte Bestimmung der absoluten Harn-, Harnstoff- und Zuckermengen nicht in jedem Falle möglich ist, da durch die Verabreichung eines harntreibenden Mineralwassers oder Thees ein neuer Faktor eingeschaltet ist, über dessen Tragweite wir uns vielleicht noch nicht ganz im Klaren sind, da endlich eine derartige Untersuchung mindestens zweieinhalb Stunden dauert, dürfte dieselbe nach meinem Dafürhalten in die Praxis kaum Eingang finden. So interessant die Ergebnisse der *Albarran*'schen Untersuchungen in Fällen, wo das Abfliessen neben den Ureterenkathetern nachher ausgeschlossen werden konnte, vom theoretischen Standpunkte aus sind, so sehr muss ihnen gegenüber betont werden, dass wir für die allgemeine Praxis eines möglichst einfachen Verfahrens bedürfen.

Die Kryoskopie hätte in der Nierendiagnostik noch eine andere Rolle spielen sollen. Es war ein fruchtbar scheinender Gedanke *Korangi's*, den Schwerpunkt der Untersuchung nicht in die Bestimmung der im Harne ausgeschiedenen, sondern der im Blute zurückgehaltenen Moleküle zu verlegen. So entstand die *Verwertung des Blutgefrierpunktes für die Nierendiagnostik.* V. *Korangi* stellte 1899 die Behauptung auf, dass der Blutgefrierpunkt eine konstante Grösse darstelle, δ —0,56°, und bezeichnet die Bestimmung der molekularen Konzentration des Blutes als das sicherste und empfindlichste Verfahren zur Entdeckung der Niereninsufficienz. Während aber *Korangi* schon 1901 die Erklärung abgab, dass aus dem Werte von δ *allein* weder eine Indikation noch eine Kontraindikation für eine Nierenoperation abgeleitet werden könne, stellte *Kümmell* 1903 zwei Sätze auf, welche von der weitgehendsten Bedeutung gewesen wären, wenn sie sich als richtig erwiesen hätten.

Der *erste Satz* lautet: beträgt der Blutgefrierpunkt —0,58° bis —0,60°, so bedeutet dies eine beiderseitige Nierenerkrankung, eine *beiderseitige* Funktionsstörung, also eine Kontraindikation gegen eine Nephrektomie.

Der *zweite Satz* lautet: Der normale Blutgefrierpunkt δ —0,56° schliesst eine *doppelseitige* Funktionsstörung von *vorneherein aus.* Kennt man die kranke Seite, so kann man ohne Bedenken nephrektomieren.

Zunächst muss darauf aufmerksam gemacht werden, dass eine Reihe von Autoren *(Tuffier, de Grazia, Engelmann, Köppe, A. Kock, Rovsing)* den Blutgefrierpunkt normaler Menschen in weiten Grenzen (—0,50° bis —0,63°) schwanken sahen. Weiter wurde auch bei Erkrankung einer Reihe anderer Organe als der Nieren erhöhte molekulare Blutkonzentration gefunden, so bei Kohlensäureüberladung, bei inkompensierten Herzfehlern (*v. Korangi, Senator*), bei Acetonaemie (*Kovacz*), bei Diabetes mellitus (*Senator, Bousquet, Achard, Loeper, Rumpel, Bernard*), bei Abdominaltumoren, bei Carcinomen (*Korangi, Israel, Engelmann*). Weiter wurde bei Anaemie, Hydraemie und bei Kachexie eine verringerte molekulare Blutkonzentration beobachtet, und es ist klar, dass, wenn in solchen Fällen infolge einer Niereninsufficienz eine molekulare Retention eintritt, die Blutgefrierpunktszahl, welche kleiner als normal war, infolge der molekularen

Retention auf die normale Höhe ansteigt (*Israel, Kapsammer*).

Was nun die beiden von *Kümmell* aufgestellten elementaren Sätze betrifft, so erscheint gegenwärtig deren Unhaltbarkeit durch zahlreiche Beobachtungen der verschiedensten Autoren erwiesen. Als Beweis gegen die Richtigkeit des *ersten* Satzes liegen Beobachtungen von *Wiebrecht, Thumim, Barth, Israel, Göbell, Adrian, Rovsing* vor, in denen sich die *zweite Niere durch die Operation oder durch die Autopsie als gesund* oder mindestens als sufficient *erwies, obwohl der Werth für* δ *– 0,60° bis – 0,69° betrug.* Ebenso ist die Haltlosigkeit des *zweiten* von *Kümmell* aufgestellten Satzes durch eine Reihe von Beobachtungen (*Stockmann, Israel, Rovsing, Tuffier, Kapsammer*) erwiesen, wo entweder überhaupt nur eine schwer erkrankte Niere vorhanden war, oder durch die klinische Untersuchung, durch die operative oder post-mortale Autopsie *schwere, funktionelle und anatomische Läsion beider Nieren festgestellt werden konnte, obwohl der Blutgefrierpunkt normal war.*

Wenn wir also der Aufforderung von *Kiss* 1909: «Es wäre schon an der Zeit, solche Phrasen wie die über die besondere Wichtigkeit der Kryoskopie auf ihren richtigen Wert zu reduzieren», folgen, so müssen wir gestehen, dass *von der ganzen Kryoskopie für die chirurgische Nierendiagnostik nichts mehr übrig bleibt.*

Die *zweite Gruppe der neueren Methoden,* welche auf der Beobachtung der Ausscheidung künstlich in den Organismus eingebrachter Substanzen beruhen, eröffnen eine erfreuliche Perspektive für die Diagnostik der Lokalisation pathologischer Prozesse in der Niere selbst, allerdings erst dann, wenn das Studium ihrer physiologischen Ausscheidung noch wesentlich vertieft sein wird. Wenn wir auch gegenwärtig noch weit von diesem Ziele entfernt sind, so ist doch nicht zu leugnen, dass diese Methoden auch jetzt schon eine ungemein wertvolle Bereicherung der Nierendiagnostik bedeuten.

Zunächst muss hier eines Mannes gedacht werden, welcher als erster eine dem Organismus fremde Substanz einverleibte, in der klaren Absicht, dadurch das Vorhandensein und die Funktionstüchtigkeit der zweiten Niere zu prüfen. *Gluck* legte 1881 die als erkrankt erkannte Niere mittelst Lumbalschnitt frei, klemmte deren Ureter ab oder unterband ihn und injizierte hierauf im Harne rasch erscheinende Substanzen, wie Jodkalium oder Ferrocyankalium. Nachdem die Harnblase entleert worden war, repräsentierte der unter solchen Umständen aus ihr aufgefangene Harn das Sekretionsprodukt der zweiten Niere, welches auf das Vorhandensein dieser Substanzen geprüft wurde. Diese grundlegende Idee *Gluck's* wurde seinerzeit ziemlich mit Stillschweigen übergangen, ja überhaupt nicht entsprechend gewürdigt.

Eine Reihe der zur Funktionsprüfung der Nieren verwendeten Substanzen hat bisher keinen Eingang in die Praxis gefunden, so das Jodkalium (*Noe* 1897, *Simonelli* 1899, *Desprez*), die Salicylsäure (*Chopin* 1889, *Pugnat* und *Revilliod* 1903), das Fuchsin (*Bouchard* 1873), das Rosanilin (*Lépine* 1898, *Dreyfus*, *Pugnat* u. *Revilliod*), die Bestimmung der Hippursäure nach Einführung von Benzoesäure (*Jarsfeld* und *Stockvis* 1879, *Achard* und *Chapelle* 1900), und endlich die Prüfung der Harngiftigkeit nach *Bouchard*.

Es sollen daher hier nur jene Methoden, welche bisher eine Bedeutung für die Praxis erlangt haben, wie die Methylenblau-, die Indigokarmin- und die Phloridzinprobe einer Besprechung unterzogen werden.

Die Idee, das *Methylenblau* zur funktionellen Nierendiagnostik zu verwenden, gebührt in erster Linie *Kutner* und *Casper*, welche 1892 den Vorschlag machten, Methylenblau intern zu geben, um sich auf kystoskopischem Wege durch den grün gefärbten Harnstrahl von dem Vorhandensein und der Funktionsfähigkeit der in Frage kommenden Niere zu überzeugen. Diese Publikation hat jedoch keine besondere Beachtung gefunden. Später haben französische Autoren die Methode unter Aufwand einer enormen Sorgfalt durchgearbeitet, mit dem Ureterenkatheterismus verbunden, und so ist es zu erklären, dass gewöhnlich *Achard* und *Castaigne* als die Schöpfer der Methode bezeichnet werden. Die grundlegenden Arbeiten über die Verwendung des Methylenblau in der Nierendiagnostik stammen von diesen beiden Autoren aus dem Jahre 1897, von *Albarran* und *Bernard* (1899) und von *Friedrich Müller* (1899).

Die Methylenblauausscheidung erleidet bei interstitieller Nephritis und bei allen Prozessen, welche durch Veränderungen im interstitiellen Gewebe gekennzeichnet sind, eine Störung, insoferne ihr Auftreten verspätet, ihre Intensität verringert, ihre Dauer verlängert erscheint. Dass das Ausbleiben der Methylenblauausscheidung eine sehr schwere Nierenschädigung bedeutet, erscheint durch die beiden Nierentode, welche *Albarran* und *Bazy* erlebt haben, genügend illustriert; während normalerweise der blaue

Farbstoff 20 bis 30 Minuten nach der Injektion erscheint, trat in diesen beiden Fällen eine Blaufärbung innerhalb der ersten 6 Stunden nicht auf, Chromogen war erst ein bis einundeinhalb Stunden nach der Injektion festzustellen; beide Patienten starben nach der Nephrektomie an Insufficienz der zweiten Niere (grosse weisse Niere), obwohl die chemische Harnuntersuchung eine solche nicht hatte annehmen lassen.

Den interstitiellen Prozessen gegenüber fand *Bard* 1897 bei parenchymatöser Nephritis schnelleres Auftreten, kürzere Ausscheidungsdauer, also gesteigerte Durchlässigkeit für Methylenblau. Wenn diesen Befunden von *Widal, Bernard, Lipman-Wulf,* von *Nesti, v. Czyhlarz* und *Donath* widersprochen wird, so dürfte dies auf den bereits früher hervorgehobenen Umstand zurückzuführen sein, dass es, was die chronischen Formen betrifft, eine reine parenchymatöse und eine reine interstitielle Nephritis nicht gibt, dass es sich immer nur um ein Prävalieren des einen oder des anderen Prozesses handelt, was ja auch in der histologischen Untersuchung zum Ausdruck kommt.

Es hat sich ferner herausgestellt, dass das Methylenblau nicht immer als blauer Farbstoff, sondern häufig in Form von sogen. Leukoderivaten ausgeschieden wird (*Voisin* und *Hauser, Achard* und *Castaigne, Friedrich Müller*), ohne dass wir bisher im stande waren, die Bedingungen für die Ausscheidung der chromogenen Substanzen genau definieren zu können. Normalerweise tritt das Chromogen gleichzeitig mit dem blauen Farbstoffe auf; bei Nierenläsionen jedoch wird häufig das Chromogen allein ausgeschieden und in dem Falle, dass auch der blaue Farbstoff beobachtet wird, erscheint dieser wesentlich später.

Auf einen Umstand muss ich hier aufmerksam machen, dem bisher, wie es scheint, keine Beachtung geschenkt worden ist, dass es nämlich nicht erlaubt ist, die Methylenblaumethode und die gleich zu besprechende Indigokarminmethode mit der Phloridzinprobe in der Weise zu vereinen, dass zuerst die letztere ausgeführt wird und nach dem Erscheinen des Zuckers eine der beiden Farbenproben angeschlossen wird. *Der Phloridzinzucker reduziert nämlich das Methylenblau und Indigokarmin;* die Folge davon ist dass während der Zuckerausscheidung entweder gar kein blauer Farbstoff erscheint, oder dass dieser erst wesentlich verspätet erkannt werden kann, wenn er schon in solcher Menge im Harne auftritt, dass er durch den Phloridzinzucker nicht mehr vollkommen reduziert werden kann. Beim Uebersehen dieses Momentes kann ein Widerspruch in den Resultaten der angewandten Methoden vorgetäuscht werden.

Wenn auch die Methylenblauprobe für die Diagnose schwerer interstitieller Prozesse gewiss einen verlässlichen Index abgibt, so stand ihrem Prosperieren in der chirurgischen Nierendiagnostik doch unsere Unkenntnis über die Bedingungen der Chromogenausscheidung hinderlich im Wege, so dass mit dem Vorschlage von *Voelcker* und *Joseph* 1903, das Indigokarmin zur Funktionsprüfung der Niere zu verwenden, der Methylenblauprobe der Boden entzogen war; das Indigokarmin wird nämlich nur als blauer Farbstoff, nicht in Leukoderivaten ausgeschieden.

Die *Indigokarminmethode* stellt eine wertvolle Bereicherung der Nierendiagnostik dar. Die Uretermündung gesunder Nieren wird durch das ausgeschiedene Indigokarmin in einer in die Augen springenden Art und Weise markiert, was durch das zu dem gleichen Zweck vorgeschlagene Rosamin (*Lépine*) und Methylenblau (*Kutner, Casper, Albarran*) nicht in genügender Weise möglich war. Dabei ist wohl zu bedenken, dass uns das Indigokarmin *nur die Uretermündung der gut funktionierenden Niere deutlich markiert, während es meist die kranke Niere ist, deren Uretermündung schwer zu finden ist.* Von weiterer Bedeutung ist auch der Umstand, dass durch die blau gefärbte Kontraktionswelle ein exaktes Studium des Ausscheidungstypus unter normalen und pathologischen Verhältnissen ermöglicht ist (*Albarran, Voelcker* und *Joseph, Kapsammer*).

Während *Voelcker* und *Joseph* ursprünglich die Absicht hatten, mittelst des Indigokarmines den Ureterenkatheterismus zu umgehen, haben sie später ihre Methode im Vereine mit demselben in Anwendung gebracht, und in dieser Vereinigung kommt der Methode tatsächlich eine ganz besondere Bedeutung für die Funktionsprüfung der Niere zu. Die beiden Autoren haben ursprünglich nur Wert auf die Intensität der Ausscheidung gelegt. Indes ist nach meinen Beobachtungen gewiss auch die Zeit des Auftretens und die Dauer der Ausscheidung von Bedeutung. Um graduelle Abstufungen bezüglich der Funktionsstörung zu ermöglichen, bedarf die Methode noch eines weiteren Ausbaues.

Diesen weiteren Ausbau, welcher eine besondere Feinheit in der Diagnostik ermöglicht, hat die *Phloridzinmethode* bereits erhalten.

Nachdem durch *v. Mering* 1885 die Diabetes erzeugende Wirkung des Phloridzins erkannt worden war, wurde von einer Reihe von Autoren (*Zuntz* 1888, *Klemperer* 1892, *Schabad* 1894, *Levène* 1894, *Achard* und *Delamare* 1899, *Biedl* und *Kolisch* 1900, *v. Czyhlarz* und *Schlesinger* 1901, *Pavy, Brodie* und *Siau* 1903, *Albarran* und *Bergé* 1905) die Niere als den Ort der Phloridzinzuckerbildung in überzeugender Weise nachgewiesen. Nachdem *Klemperer* 1896 auf das Ausbleiben der *Phloridzinzuckerbildung* bei chronischer Nephritis aufmerksam gemacht hatte, konnten *Achard* und *Delamare* 1899 in sehr sorgfältigen Arbeiten nachweisen, dass Verminderung oder Ausbleiben der *Phloridzinglycosurie für Nierenaffektionen charakteristisch* ist. *Casper* und *Richter*, welche 1901 die Phloridzinprobe mit dem Ureterenkatheterismus verbunden für die chirurgische Nierendiagnostik in Verwendung gebracht haben, legen prinzipiell nur Gewicht auf den prozentuarischen Zuckergehalt im Harne nach Injektion von 0,01 g Phloridzin; sie sagen, dass bei schweren Nierenläsionen die Phloridzinzuckerausscheidung vollständig fehlt, während im allgemeinen die Menge des funktionsfähigen Nierenparenchyms in direkter Proportion zu dem Prozentgehalte des ausgeschiedenen Zuckers stehe; je grösser der Prozentgehalt des Zuckers ist, desto grösser ist auch die Menge des noch funktionsfähigen Nierenparenchyms. Nun ging aber schon aus den Untersuchungsergebnissen von *Casper* und *Richter* hervor, dass eine konstante normale Grösse für den Prozentgehalt des nach Injektion von 0,01 g Phloridzin ausgeschiedenen Zuckers nicht aufzustellen ist. Der Prozentgehalt des Zuckers wechselt im umgekehrten Verhältnisse wie die Harnmenge; es war demzufolge unbedingt notwendig, auf die Harnmengen Rücksicht zu nehmen (*Albarran, Israel, Pagnat, Rovilliod, Kapsammer*). Noch wichtiger wird aber die Berücksichtigung der absoluten Zuckermenge gegenüber der prozentuarischen, wenn es sich um ein Mass der Funktionsgrösse jeder einzelnen Niere, um den Vergleich des funktionsfähigen Nierenparenchyms beider Nieren zu einander handelt. Ich habe 1904 gezeigt, dass man unter dem Einflusse der reflektorischen Polyurie bei Berücksichtigung des prozentuarischen Zuckergehaltes allein zu direkt falschen Schlüssen kommen müsste; gesunde, oder vielleicht noch mehr kompensatorisch hypertrophierte Nieren reagieren auf den Ureterenkatheterismus nicht selten mit einer sehr beträchtlichen Polyurie, bei der gesteigerten Wasserausscheidung sinkt wie der Prozentgehalt der festen Bestandteile überhaupt so auch der des Zuckers bedeutend, und wenn aus irgend einem Grunde auf der zweiten, kranken Seite eine derartige Polyurie nicht eintritt —

z. B. weil die zweite Seite nicht sondiert wurde, oder weil die zweite Niere so schwer geschädigt ist, dass sie einer reflektorischen Polyurie nicht mehr fähig ist — so kann der prozentuarische Zuckergehalt auf der gesunden Seite kleiner sein, als er auf der kranken ist. Es müssen also auch hier die absoluten Mengen gemessen werden; dies ist aber häufig in exakter Weise nicht möglich, weil, wie bereits erwähnt, auch bei hohem Hinaufschieben des Ureterenkatheters oft Harn neben den Kathetern in die Blase abfliesst. Auch *Israel* und *Rovsing* machten 1904 auf Abfliessen von Harn neben dem Ureterkatheter aufmerksam und *Casper* bestätigt diese Erscheinung 1905.

So kam man wiederholt bei der Berücksichtigung des prozentuarischen Zuckergehaltes zu Trugschlüssen, und derartige Vorkommnisse waren die Veranlassung, dass manche Autoren über die ersten Phloridzinuntersuchungen nicht hinauskamen, und andere vorzeitig ein ungünstiges Urteil über diese gewiss wertvolle Methode fällten.

Von der Ueberlegung ausgehend, dass die Bestimmung des prozentuarischen Zuckergehaltes nicht genügt, dass die Berechnung der absoluten Zuckermenge häufig nicht möglich ist, endlich, dass die Beobachtung der Dauer der Zuckerausscheidung oft nicht durchführbar, falls sie aber durchführbar ist, zu viel Zeit in Anspruch nimmt, um in einer, praktischen Bedürfnissen dienenden Nierendiagnostik einen entsprechenden Platz finden zu können, habe ich von Anfang an auf *die Zeit des Auftretens der Zuckerausscheidung* geachtet, und gefunden, dass der *Zucker normaler Weise ungefähr 12 Minuten nach subkutaner Injektion von 0,01 g Phloridzin im Harne erscheint*, so dass wir bei guter Nierenfunktion in der 10 bis 15 Minuten nach der Injektion aufgefangenen Harnprobe immer Zucker nachweisen können. Ich habe mich weiterhin überzeugen können, dass das Auftreten des Zuckers in dieser normalen Zeit mit einer Ausnahme, auf welche ich sofort zu sprechen kommen werde, immer intakte Funktionsfähigkeit der Niere bedeutet, welche sich allerdings nicht mit *vollständiger* anatomischer Intaktheit decken muss; es können ganz geringfügige, ganz unbedeutende anatomische Läsionen dabei bestehen. *Erscheint der Zucker später als 15 Minuten, so bedeutet dies* in jedem Falle *eine funktionelle Störung*, welche auch mit einer *anatomischen Läsion* verbunden ist; der Zucker erscheint um so *später, je grösser die anatomische und damit die funktionelle Störung ist.* Ich habe auf Grund meiner Erfahrungen gewisse Grenzwerte aufzustellen versucht, welche uns eine präzise Indikationsstellung in der Nierenchirurgie ermöglichen sollen, und ich kann jetzt, da ich über fast 200 diesbezügliche Untersuchungen verfüge, diesen meinen Vorschlag in seinem ganzen Umfange aufrecht erhalten.

Die Grenze liegt bei 30 Minuten: *tritt der Zucker 30 Minuten nach der Injektion auf, so ist eine Nephrektomie noch zu wagen*, tritt der Zucker aber erst nach 40 Minuten oder *noch später auf, so bedeutet dies eine funktionelle und anatomische Störung, welche eine Nephrektomie kontraindiziert.*

Diese Art, die Phloridzinmethode in Anwendung zu bringen, gewährt ausser ihrer Kürze und Einfachheit noch andere Vorteile: während uns die prozentuarische und absolute Zuckerbestimmung am Gesamtharne in keinem Falle sichere Anhaltspunkte für eine einseitige oder beiderseitige Erkrankung gestattet, wird uns dies durch Berücksichtigung der Zeit ermöglicht: Tritt die Zuckerreaktion im Gesamtharne erst nach 45 Minuten auf, so bedeutet dies eine derartig schwere funktionelle und anatomische Läsion *beider* Nieren, dass an eine Nephrektomie nicht zu denken ist, und somit auch jede weitere diesbezügliche Untersuchung unterlassen werden kann. Tritt bei sicher nachgewiesener einseitiger Erkrankung, welche einen chirurgischen Eingriff erheischt, 10 bis 15 Minuten nach der Injektion Zucker im Gesamtharne auf, so bedeutet dies funktionelle Intaktheit der zweiten Niere.

Eine Ausnahme von diesen Regeln macht die *parenchymatöse Nephritis*, welche durch *Cylindrurie* und *Albuminurie* erkennbar ist. Die parenchymatöse Nephritis lässt häufig den Phloridzinzucker trotz schwerer anatomischer Veränderungen in normaler Zeit erscheinen.

Davon abgesehen bedeutet die Phloridzinmethode mit Berücksichtigung der Zeit des Auftretens eine wesentliche Verfeinerung unserer Nierendiagnostik. Der Umstand, dass wir einerseits manchmal da, wo die gewöhnliche Harnuntersuchung anatomisch gesunde Nieren vermuten liesse, mit der Phloridzinmethode eine Funktionsstörung finden, und andererseits wieder manchmal die gewöhnliche Harnuntersuchung eine anatomische Läsion anzeigt, wo uns die Phloridzinmethode funktionelle Intaktheit ergibt, ist ein Beweis für die Verfeinerung der Diagnostik, welche uns diese Methode gestattet. Die pathologische Anatomie lehrt uns, dass anatomische Nierenläsionen meist inselförmig auftreten. Der Umstand, dass wir manchesmal geringfügige anatomische Läsionen ohne Funktionsstörungen und scheinbar anatomische Intaktheit mit schweren funktionellen Läsionen finden, beweist, dass uns die Phloridzinmethode bei entsprechend exakter Beobachtung mehr zu sagen vermag, als die alten Untersuchungsmethoden, welche deshalb keineswegs vernachlässigt werden sollen. Ich habe mich daran gewöhnt, in solchen Fällen mit Erfolg der Phloridzinmethode die entscheidende Bedeutung beizumessen.

Die Phloridzinmethode mit Berücksichtigung der Zeit des Auftretens der Zuckerausscheidung bietet uns aber noch einen anderen Vorteil: Während wir durch die Bestimmung des prozentuarischen oder absoluten Zuckergehaltes nur Vergleichswerte für rechts und links gewinnen, erhalten wir bei Berücksichtigung der Zeit *absolute Werte*, welche uns an und für sich, ohne einen Vergleich mit dem Werte des Schwesterorganes zu erheischen, Diagnose- und Indikationsstellung erlauben.

Die Phloridzinmethode hat in der eben angegebenen Modifikation meines Wissens an grösserem Materiale in exakter Weise noch keine Anwendung gefunden, weshalb ich dies dringendst empfehlen muss.

Während der grosse Wert der Phloridzinmethode aus der Kasuistik von *Casper* und *Richter*, von *Rumpel* 1901, von *A. Götzl* 1903, von *Barth* 1903, wie aus meinen gegen 200 genau studierten Fällen in unleugbarer Weise hervorgeht, haben andere Autoren sich der Methode gegenüber ablehnend verhalten oder derselben nur einen bedingten Wert beigemessen. *Göbell* glaubt 1903, dass ihre Resultate nicht verlässlich seien. *Israel*, welcher den ursprünglichen Vorschlag *Casper's* und *Richter's* über die Anwendungsweise der Methode erfolgreich bekämpft hatte, und damit ein Gegner derselben geworden war, bezeichnet sie trotzdem 1902 als einen willkommenen Zuwachs der diagnostischen Hilfsmittel. *Rovsing* misst ihr 1905 nur bei positivem Ausfall eine entscheidende Bedeutung bei, bei negativem Ausfall könne man trotzdem nephrektomieren. *Zuckerkandl* spricht sich 1905 auf Grund von zwei Beobachtungen, bei welchen trotz anatomischer Läsion (das einemal ein Tumor, das anderemal eine kleine Caverne im oberen Nierenpol) eine von der Norm wesentliche Abweichung der Phloridzinzuckerbildung nicht gefunden werden konnte, gegen die Methode aus, und räumt ihr weder bei positivem noch bei negativem Ausfall eine ausschlaggebende Bedeutung bei. *Albarran* erklärte 1905, dass die Methode im allgemeinen und innerhalb gewisser Grenzen von reellem Nutzen ist, und dass sie in zweifelhaften Fällen oft wichtige Indikationen ergibt. *Albarran*, welcher sich laut

Publikation von allen zuletzt genannten Forschern am eingehendsten mit der Phloridzinmethode beschäftigt hat, fügt übrigens seinen Ausführungen bei, dass die Zahl seiner *gut studierten Fälle* zu gering sei, um alle Anomalien beobachtet zu haben.

Gegen die Phloridzinmethode wurde in allererster Linie von *Israel* 1902, dann von *Voelcker* und *Joseph* 1904 der Vorwurf erhoben, dass durch sie eine pathologische Nierenfunktion zum Wertmesser der normalen gemacht werde. Nun ist gewiss mit *Lépine* und *Albarran* anzunehmen, dass jeder Stoff einen eigenen Ausscheidungscoefficienten hat, dass man im allgemeinen von einem nicht auf den anderen schliessen darf. Wenn aber einmal nachgewiesen ist, dass ein derartiger Stoff analoge Schlüsse auf die Ausscheidung der Schlacken des Stoffwechsels ziehen lässt, dann ist die Verwendung desselben gewiss berechtigt. Nun wurde von *Albarran*, *Casper* und *Richter* für den Phloridzinzucker ein gleicher Ausscheidungscoefficient, wie für den Harnstoff nachgewiesen, und dadurch die physiologische Basis für die Methode gelegt.

Der Vollständigkeit halber muss hier auch noch einer Methode Erwähnung geschehen, deren grosse Vorteile für die Diagnostik der Nierensteine ja allgemein anerkannt sind, der *Röntgenographie*. Diese verspricht aber auch darüber hinaus, bezüglich topographischer Verhältnisse der Niere, des Nierenbeckens, des Ureters wertvolle Aufschlüsse.

Wenn wir schliesslich die jüngsten Wandlungen in der Nierendiagnostik vorurteilslos überblicken, so können wir uns der Ueberzeugung nicht verschliessen, dass dieselben auf der Basis des Ureterenkatheterismus eine *neue Epoche in der Nierenchirurgie* inauguriert haben, und dass sie bei weiterer Ausbildung eine *erfreuliche Perspektive in die Zukunft* eröffnen. Die Zeiten, in welchen so viele Fälle einseitiger chirurgischer Nierenerkrankungen, welche dringend einer Nephrektomie erheischten, wegen der grossen Angst vor dem Gespenste der kaum näher definierten, reflektorischen Anurie der zweiten Niere nicht operiert wurden, wo bei oft jahrelang bestehenden, in den verschiedensten Badeorten herumreisenden einseitigen Pyonephrosen schliesslich eine schüchterne Nephrotomie einer indicatio vitalis genügen musste, während eine rechtzeitig ausgeführte Nephrektomie den Patienten wieder vollständig gesund und erwerbsfähig hätte machen können, die Zeiten endlich, in welchen eine Unzahl von Kranken mit ursprünglich einseitiger Nierentuberkulose schliesslich an der tuberkulosen Kachexie oder an der Insufficienz beider Nieren zu grunde gehen mussten, sind jetzt vorüber; und *diese erfreuliche Wendung haben wir den neuen Methoden zu verdanken.* Denn, wenn *Israel* der Welt bewiesen hat, dass er mit einer meisterhaften Palpation im stande war, einen kirschgrossen Nierentumor zu diagnostieren, so dürfen wir nicht vergessen, dass gerade diese Palpationsmethode die subjektivste von allen ist. An Stelle solcher subjektiver Methoden sind jetzt vielfach durch die Bemühungen einer jüngeren Generation objektive Methoden getreten, welche jeder mit einiger Sorgfalt und Geschicklichkeit erlernen und zum Heile seiner Kranken verwerten kann.

Wenn *Israel* 1905 mit besonderer Berücksichtigung der Nierentuberkulose behauptet, dass wir die bedeutende Besserung der gegenwärtigen Operationsresultate nicht der funktionellen Nierenprüfung, nur in beschränktem Masse dem Ureterenkatheterismus, vor allem aber dem Umstande verdanken, dass wir jetzt Frühoperationen ausführen, so frage ich: Was ermöglicht uns denn diese Frühoperationen? Die Bedingung für die Frühoperation ist die Frühdiagnose, und die einzige Möglichkeit, vor allem bei Nierentuberkulose, eine exakte Frühdiagnose zu stellen, ist der Ureterenkatheterismus. *Wir verdanken also die Frühoperation in erster Linie dem Ureterenkatheterismus;* wir verdanken sie aber auch der durch den einzeitigen beiderseitigen Ureterenkatheterismus ermöglichten, exakten, getrennten Funktionsprüfung beider Nieren. In Fällen, wo wir trotz längeren Zuwartens nicht in die Lage kommen, den Patienten während der Dauer einer Haematurie oder Pyurie zu untersuchen, sondern, wo wir den Ureterenkatheterismus bei klarem oder nahezu klarem Harne ausführen, erlauben uns die Resultate der Funktionsprüfung die funktionell geschädigte, somit anatomisch lädierte Niere zu erkennen.

Und wenn Operateure gegenwärtig auch günstige Resultate bei Nierenoperationen erzielen, welche sich den epochemachenden Neuerungen noch verschliessen, so ist es gewiss, dass so manche von diesen nur unter dem Einflusse der neuen Methoden, sich mit Wahrscheinlichkeitsdiagnosen begnügend, erfolgreich eine Nephrektomie gewagt haben, von der sie in Unkenntnis der ermunternden Resultate der neuen Untersuchungsmethoden in früheren Zeiten Abstand genommen haben. Ich erinnere hier nochmals an das toto coelo verschiedene Vorgehen bei Verdacht auf Nierentuberkulose zwischen früher und jetzt. Früher hat der Nachweis von Tuberkelbazillen im Harne genügt, um alle chirurgischen Waffen zu strecken, ein Tuberkelbazillen enthaltender Harnapparat war ein noli me tangere; heutzutage sind wir zu dem gerade entgegengesetzten Vorgehen verpflichtet: wir müssen kystoskopieren, wir müssen Ureteren sondieren, um den primären Herd möglichst bald zu erkennen, und ihn rechtzeitig zu entfernen. Wenn nun heutzutage ein Chirurg eine einseitige tuberkulöse Pyonephrose exstirpiert, ohne die neuen Methoden in ihrer Gänze oder auch nur teilweise angewendet zu haben, so operiert er zwar ohne dieselben in dem einzelnen Falle in Anwendung gebracht zu haben, aber trotzdem auf Grund der mittelst dieser Methoden gewonnenen Erfahrungen, welche uns lehren, dass die Tuberkulose des Harnapparates meist eine primäre einseitige Nierentuberkulose ist, und dass selbst bei weitvorgeschrittener einseitiger Erkrankung die zweite Niere noch lange funktionsfähig bleibt.

Zur Illustration des oben gesagten mögen folgende Zahlen dienen. Ich habe die Obduktionsprotokolle des Wiener Allgemeinen Krankenhauses von 10 Jahren mit Rücksicht auf Nierenerkrankungen durchgesehen, aus einer Zeit, in welcher daselbst der Ureterenkatheterismus und die Funktionsprüfung der Nieren noch nicht systematisch ausgeführt wurde.

Voransschicken muss ich noch, dass selbstverständlich jene Fälle, wo es bei Miliartuberkulose auch zur Tuberkeleruption in den Nieren gekommen ist, wie die Fälle von Metastasenbildung maligner Tumoren in den Nieren nicht mit in Rechnung gezogen worden sind.

Unter 20 770 Obduktionen findet sich:

Nieren-Tuberkulose in 191 Fällen (davon 67 einseitige und 124 beiderseitige); *von diesen 191 Fällen* waren 6 diagnostiziert (4 davon falsch, eine operiert gestorben), während *185 nicht diagnostiziert* gestorben sind.

Nieren-Neoplasmen in 74 Fällen (davon 69 einseitige und 5 beiderseitige); *von diesen 74 Fällen* waren 24 diagnostiziert (12 davon operiert und gestorben), während *50 nicht diagnostiziert* gestorben sind.

Nieren-Steine in 73 Fällen (davon 51 einseitige und 22 beiderseitige); *von diesen 73 Fällen* waren 4 diagnostiziert (alle 4 operiert und gestorben), während *69 nicht diagnostiziert* gestorben sind.

Interessant sind auch noch die Zahlen, die Pyelitis betreffend: 38 als beiderseitige Pyelitis *diagnostizierten Fällen* (darunter 15 Diagnosen insoferne falsch, als die Pyelitis nur einseitig war) stehen *518 nicht diagnostizierte Fälle von Pyelitis gegenüber*, darunter 118 einseitige und 400 beiderseitige. Diese letzten Zahlen beweisen, wie wenig Aufmerksamkeit man in dem Bewusstsein des therapeutischen Unvermögens auf die Diagnose der Pyelitis verwendet hat.

Bedenken wir, dass in dieser Zeit *selbst am Obduktionstische noch 67 Fälle* von einseitiger Nierentuberkulose und 118 Fälle von einseitiger Pyelitis gefunden wurden, so ist dies ein genügender Beweis für die Unzulänglichkeit der alten Untersuchungsmethoden und für das dringende Bedürfnis nach neuen, verlässlicheren.

Laut der Operationsausweise desselben Krankenhauses stehen aber dieser enormen Zahl nicht diagnostizierter, chirurgischer Nierenerkrankungen eine für einen Zeitraum von 10 Jahren ganz verschwindende Anzahl von mit mehr oder weniger gutem Erfolge, das heisst nach der Operation nicht gestorbenen Fällen gegenüber.

In den 10 Jahren wurden wegen Tuberkulose (nur 4 Fälle!), Neoplasmen, Steinen, Pyonephrosen, Hydronephrosen, Ureterenfisteln, Ruptura renis, ren mobilis 92 Fälle (72 Nephrektomien, 20 Nephrotomien) operiert, von denen 23 (18 an Insufficienz der zweiten Niere) starben, während 69 nach der Operation entlassen wurden. Es stehen also in 10 Jahren 69 wegen Tuberkulose, Calkulose, Neoplasma, Hydronephrose, Pyonephrose, Ureterfistel, Ruptura renis, ren mobilis operierten Fällen, welche nach der Operation geheilt oder gebessert entlassen werden konnten, 304 obduzierte Fälle allein von Tuberkulose (185), Neoplasma (50), Calkulosis (69) gegenüber, welche nicht diagnostiziert gestorben sind.

Wenn wir nun die laut Ausweis in dieser Zeit klinisch diagnostizierten, nicht obduzierten Fälle von Pyelitis mit in Betracht ziehen, so kommen wir zu dem Schlusse, dass in einem Zeitraum von 10 Jahren von ungefähr 750 Fällen von Pyelitis etwas weniger als ein Drittel diagnostiziert wurde, während mehr als zwei Drittel nicht diagnostiziert starben, weiter, dass von fast 400 Fällen von Tuberkulose, Neoplasma und Calkulosis der Niere weniger als ein Viertel diagnostiziert wurde, während mehr als drei Viertel nicht diagnostiziert starben.

Wenn nun diesen Zahlen seinerzeit die Ergebnisse nach einer zehnjährigen exakten Anwendung der neuen Untersuchungsmethoden gegenübergestellt werden, so wird das Urteil über diese alte Aera ein vernichtendes sein. Aus derartigen Zusammenstellungen wird einwandfrei hervorgehen, was wir den neuen Methoden zu verdanken haben.

Auf keinem Gebiet der Chirurgie hat sich in den letzten Jahren ein so epochemachender Umschwung geltend gemacht, wie bei der Nierenchirurgie. Diesen Umschwung verdanken wir allein den neuen Untersuchungsmethoden, dem Ureterenkatheterismus, den Methoden der funktionellen Nierendiagnostik, und schliesslich aber nicht in letzter Linie der Röntgenographie. Sie haben es bedingt, dass heutzutage bei einer chirurgischen Nierenerkrankung die ganze Fragestellung eine andere geworden ist. Während man sich früher mit der Beantwortung der Frage, ob die zweite Niere überhaupt vorhanden und weiterhin, ob sie gesund sei, begnügte, fragen wir jetzt darnach, unter welchen Umständen wir bei zweiter kranker Niere operieren können oder operieren müssten. Allerdings sind wir auch gegenwärtig noch nicht im stande, diese letzte Frage *immer* in unbedingt verlässlicher Weise zu beantworten, doch sind wir auf dem besten Wege dazu. Hier besteht noch eine wesentliche Lücke, welche durch sorgfältige, der Funktionsprüfung möglichst rasch folgende histologische Untersuchungen ausgefüllt werden müsste.

In allen Fällen, wo die neuen Methoden zur Anwendung kommen können, führen sie eine wesentliche Klärung der Verhältnisse herbei und verbürgen eine gewisse Sicherheit für Diagnosen und Indikationsstellung. Und jene Fälle, wo infolge zu weit vorgeschrittener Erkrankung derartige Hindernisse bestehen, dass wir die neuen Untersuchungsmethoden nicht mehr in Anwendung bringen können, bedeuten nicht eine Unzulänglichkeit der Methoden, als vielmehr eine Unzulänglichkeit jener Aerzte, welche in mangelhafter Kenntnis der modernen Errungenschaften es versäumen, die Kranken rechtzeitig einer gründlichen lokalen Untersuchung zuzuführen.

Ich schliesse mein Referat mit dem Wunsche, es möge dazu dienen, die Erkenntnis von der grossen Bedeutung der neuen Untersuchungsmethoden in weitere Kreise zu tragen, es mögen die in der jüngsten Zeit gewonnenen Forschungsresultate die Veranlassung sein, dass auf dem bisher etwas vernachlässigten Grenzgebiete der chirurgischen Nierenkrankheiten die Internisten sich rechtzeitig mit den Chirurgen zu gemeinsamer Tätigkeit vereinen, im besten Interesse ihrer Kranken.

Supplément au rapport sur le

THEME I — L'URÉTRITE CHRONIQUE ET SON TRAITEMENT

Par M. le Dr. BARTHÉLEMY GUISY

Par suite d'un grand nombre de cas d'urétrite gonococcique que j'ai eu l'occasion de traiter récemment, je me suis persuadé qu'il faut, six à huit mois (quelquefois même avant) après la phase aiguë de l'urétrite gonococcique et les grands lavages urétro-vésicaux à la solution de permanganate de potasse, avoir recours au massage de la prostate, fait tous les jours, à l'aide de l'instrument spécial de Finger et suivi d'instillations journalières de l'urètre postéro-antérieur avec une solution de sulfate de cuivre, d'après le procédé suivant du Dr. Finger.

Chaque matin, ou assez de temps après la miction, on pratique le massage de la prostate par le rectum pendant quelques minutes et, après avoir conseillé au malade d'uriner dans deux ou trois verres (pour voir s'il y a des filaments lourds qui gagnent immédiatement le fond du verre), on introduit dans l'urètre un Béniqué Nº 26-28; on fait de suite une instillation, à l'aide de l'instillateur de Guyon, de solution (5 %) de sulfate de cuivre. On vide toute la seringue en retirant l'instillateur doucement et graduellement. Le massage de la prostate, l'introduction dans l'urètre du Béniqué et l'instillation au sulfate de cuivre seront répétés tous les matins pendant huit jours. Ensuite, durant la deuxième semaine, après le massage préalable de la prostate et la miction complète, on introduit un cathéter métallique de Béniqué n.º 28-35-40 dans l'urètre et, immédiatement après, on fait une instillation dans l'urètre postérieur et antérieur d'une seringue entièrement remplie d'une solution (10 %) de sulfate de cuivre. Pendant la troisième semaine on répète ces manœuvres en introduisant un Béniqué n.º 38-40 et en instillant une seringue de solution au sulfate de cuivre (15 %). Enfin, pendant la quatrième semaine, si de rares, très rares gonocoques continuent à exister, malgré l'application de tout ce qui a été plus haut mentionné, on instillera dans l'urètre profond et antérieur une seringue remplie de solution (20 %) au sulfate de cuivre. A la fin de chaque semaine, au lieu d'une solution au sulfate de cuivre, on instillera une seringue pleine de solution (1 %) au nitrate d'argent.

Tout cela se rapporte à l'urétrite chronique gonococcique. Mais, lorsqu'on a affaire à une urétrite microbienne, ou à une urétrite aseptique, on fera, pendant une à deux semaines, des lavages urétrovésicaux antiseptiques d'un mélange à parties égales de solution (1:2.000 ou 1:1.000) au permanganate de potasse et de solution (1:30.000, ou 1:25-20.000) au sublimé corrosif. Enfin, comme adjuvant, on prescrira 6-8 capsules d'arhéol par jour (et des médicaments toniques s'il s'agit d'un sujet affaibli ou lymphatique, etc.).

N. B. que si, malgré l'application de tout ce qui vient d'être mentionné, continuent à exister de rares gonocoques, etc., alors il faut avoir recours à l'urétroscopie, etc. . .

THÈME 1. — TRAITEMENT CHIRURGICAL DE L'HYPERTROPHIE DE LA PROSTATE

(Traitement de l'hypertrophie de la prostate)

Par M. le Dr. TUFFIER

Prof. agrégé à la Faculté de Médecine de Paris, chirurgien de l'Hôpital Beaujon

L'augmentation du volume d'une prostate devenue sénile est si fréquente que l'homme âgé qui n'en ressent pas l'atteinte est un privilégié des dieux. Elle nous paraît l'inéluctable compagne de la vieillesse plutôt qu'une maladie. Le «Cathéter à vie, le Catheter life» nous semblait, il y a quelques années encore, l'aboutissant fatal, la dernière étape et la sauvegarde des voies urinaires fatiguées par le *cursus vitæ*. La résignation des malades, l'impuissance de la vessie et celle du chirurgien marchaient de pair, et, faute d'un divorce possible, les prostatiques tâchaient de faire bon ménage avec cette vessie qui cachait si mystérieusement la cause de son refus de service. On s'en prenait, pour excuser ce découragement, à l'âge d'abord, puis à l'état général, à une artériosclérose dont le prostatisme ou la dégénérescence fibreuse de la vessie n'étaient qu'une manifestation locale. Notre plus grande faute, là comme ailleurs, comme partout en chirurgie, était de ne pas regarder et de ne pas chercher dans l'obstacle mécanique constitué par la prostate hypertrophique la cause de la rétention. Les convictions médico-chirurgicales étaient si profondes et la foi dans les textes était si robuste, que les premières tentatives pour secouer cette torpeur et ce fatalisme presque oriental furent dédaigneusement repoussées. Les résultats obtenus furent considérés comme des erreurs d'interprétation. Les inventeurs sont rares, ceux qui ne trouvent rien sont très nombreux et toujours disposés à regarder les premiers comme des visionnaires. Les faits même précis qui ne rentraient pas dans le cadre classique étaient tenus comme nuls et non avenus. Il y aurait longue et intéressante matière à philosopher autour de l'historique de cette question : nous l'avons tous vécu. J'aurais grand plaisir, mais mauvaise grâce, à vous le tracer ; nous sommes ici pour discuter l'état actuel de sa thérapeutique et vous m'avez commis pour vous l'exposer.

*

L'hypertrophie de la prostate est actuellement considérée comme l'*obstacle* presque exclusif et définitif à l'évacuation de la vessie, sa suppression s'impose par le cathétérisme ou l'extirpation, et c'est uniquement dans l'*étendue partielle ou totale*, dans la *technique* de cette suppression et enfin dans ses *indications* absolues ou relatives que réside le débat.

Pendant des siècles, on chercha à *tourner l'obstacle* par le cathétérisme ; aujourd'hui, nous voulons bien continuer cette tradition tant qu'elle n'est pas préjudiciable aux malades, mais si la sonde est insuffisante, nous avons la prétention de *fendre, d'ouvrir* ou de *supprimer* la barrière du col vésical. Bottini la sectionne, Rydigier l'ouvre, Gosset et Proust, Fuller la suppriment. S'ils n'ont pas été les premiers à s'attaquer directement à la lésion (et je puis parler ainsi puisque ma première prostatectomie partielle date de 1892), ces chirurgiens méritent d'être cités comme les prospecteurs de ces travaux.

*

Si les *premiers symptômes* du prostatisme, symptômes essentiellement d'ordre vasculaire et *congestif*, doivent être efficacement combattus par des moyens médicaux trop délaissés, que l'école française et son éminent chef, le professeur Guyon, ont remarquablement mis en lumière, il en est autrement quand la période de *rétention* s'est établie.

Cette *seconde période* peut être *retardée* dans son apparition, *atténuée* dans ses manifestations, efficacement *combattue* dans ses accidents, mais elle ne peut être supprimée que par une intervention directe; le *cathétérisme* ou la *suppression de l'obstacle*.

Le *cathétérisme* aseptique, méthodique, progressif, n'a été l'objet d'aucun perfectionnement récent; je n'aurai donc qu'à en discuter l'emploi au chapitre des indications thérapeutiques et je ferais le même honneur à la cystostomie sus-pubienne qui n'est qu'une évacuation par voie artificielle, si elle n'était vraiment qu'une méthode d'exception.

La *suppression définitive de l'obstacle*, voilà la tendance chirurgicale moderne. Elle a d'abord fait l'objet d'une fausse route des spécialistes qui, au lieu de l'attaquer franchement, pensaient l'atteindre au moyen d'une *voie détournée*. La *castration*, la *résection du canal déférent*, devaient assurer l'atrophie de la prostate; elles n'ont provoqué que la déroute de ceux qui se sont engagés dans cette voie et nous ont fourni la démonstration bien nette de leur impuissance. Pour ma part, je me suis toujours refusé à castrer un prostatique, le remède me faisant l'effet d'être plus grave que le mal.

L'*attaque directe* de la lésion a été courageusement poursuivie par Bottini qui, dès 1875, a sectionné au moyen de son ingénieux appareil la barre plus ou moins épaisse constituée par la prostate. Freudenberg en a notablement amélioré sa technique. Les résultats eurent le mérite de bien établir, contrairement à l'opinion alors régnante, que *l'hypertrophie de la glande était l'obstacle réel à l'évacuation de la vessie*. Les partisans actuels de cette méthode diminuent chaque jour; les comptes rendus des sociétés savantes, les publications périodiques dénotent que la section prostatique perd du terrain. Cette défaveur semble tenir à plusieurs raisons. L'opération est aveugle, son asepsie est mal réglée, sa mortalité est de 7,2 p. 100 et ses récidives après l'opération atteignent 13 p. 100. Cependant, dans les cinquante derniers cas de Freudenberg la mortalité est de 3,8 p. 100 et les insuccès de 5,8 p. 100; mais l'amélioration des ces résultats ne suffit pas à en pallier les inconvénients, la suppression de l'obstacle est incomplète et surtout la prostatectomie, méthode cadette et rivale, voit ses statistiques s'améliorer (la mortalité tombe de 7,13, p. 100 à 6,6 p. 100 dans la statistique totale de la prostatectomie périnéale et même à 4 p. 100 dans le relevé de certains opérateurs).

Il est un dernier inconvénient de l'opération de Bottini, inconvénient dont je n'ai pas trouvé mention. La prostatectomie peut devenir particulièrement difficile chez les malades qui ont subi l'incision de la prostate à la Bottini; cette section porte et sur la muqueuse urétrale et sur les tissus de la prostate adénomateuse, la cicatrice consécutive à cette section fait fortement adhérer le canal de l'urètre au tissu prostatique. Si vous pratiquez ultérieurement l'ablation de la glande, vous trouvez là un tissu fibreux sans plan de clivage et qui rend presque impossible tout isolement du canal. Que vous agissiez par voie sus-pubienne ou par voie périnéale, les difficultés et les dangers sont les mêmes. Il est bon d'en être prévenu. Pour toutes ces raisons, à moins qu'on ne nous apporte ici de nouveaux faits, il nous semble que l'ablation de la barrière vaut mieux que son entre-bâillement.

*

L'extirpation de la prostate peut être *partielle ou totale*. Bien que ce dernier terme soit sujet à de nombreuses controverses et que Wallace, Hartmann, Freyer, Motz et Perreau discutent sur son identité ou sa justification, on peut s'entendre au point de vue chirurgical et dire que, par opposition à une opération partielle, *l'ablation totale a la prétention d'enlever tous les tissus pathologiques énucléables autour de l'urètre prostatique.*

Les *extirpations partielles* sont de deux ordres, celles qui portent sur le *lobe médian* et s'exécutent par voie hypogastrique et celles qui plus étendues s'adressent à *la plus grande partie* de la prostate *(Rüdygier)*. Tant que les erreurs anatomiques avaient fait du *lobe médian* une entité spéciale, on pouvait penser à son ablation seule; nous savons aujourd'hui que, sur 100 cas d'hypertrophie de la prostate, le lobe médian est pris 36 fois, et que cette région peut former une tumeur non pas seulement par hypertrophie des glandes de la région, mais par décollement et soulèvement de la muqueuse par des excroissances des lobes latéraux. L'hypertrophie des glandes aberrantes existe bien plus souvent encore et il est impossible d'expliquer autrement le cas que j'ai rapporté en 1892, le fait d'Adenot en 1903, et les trois observations rapportées par Loumeau à la Société d'Urologie en 1905. Si donc au point de vue *anatomique* la prostatectomie *partielle* peut être discutable, la clinique garde ses droits. Chez un homme jeune, le *cathétérisme*, la cystoscopie, *la modalité de la miction* et le toucher rectal concluent à l'existence de l'hypertrophie du seul lobe moyen faisant valvule, comme facteur univoque de la rétention, son ablation constituera la méthode de choix. Mais ces cas sont exceptionnels, puisque sur bien des milliers de prostatiques examinés depuis vingt ans, je n'ai trouvé qu'un unique cas qui rentre vraiment dans la catégorie des phénomènes.

L'ablation *partielle, mais large* de la prostate a été préconisée par Rydigier; je n'ai aucune expérience de la valeur de son procédé et j'ai été étonné de la rareté des documents relatifs à ce mode opératoire; on le dirait exclusivement employé par son auteur depuis sa communication de 1900. Il consiste dans la résection partielle de la prostate par voie périnéale sans ouverture de la muqueuse urétrale. Une sonde dans l'urètre, une simple incision périnéale médiane et on aborde la prostate, la capsule est ouverte, les deux lobes décollés sont réséqués par moitié à plus d'un centimètre de l'axe de l'urètre; canaux éjaculateurs et canal urinaire sont donc absolument intacts. Quelques jours après, le malade se lève, pas d'infiltration, pas de fistule et le résultat est excellent. A lire le manuel opératoire et ses résultats, on est séduit par sa simplicité et sa bénignité, mais il est absolument nécessaire que Rydygier nous dise ses résultats *définitifs*. S'ils sont bons, s'ils sont seulement favorables, si même leur perfection est légèrement inférieure à ceux de la prostatectomie totale, il entraînera sûrement la conviction et « tous les chirurgiens seront de son avis. » De ce côté la parole est aux résultats thérapeutiques à longue portée, aux observations des malades longtemps suivis.

*

La prostatectomie doit être totale ou ne pas être, telle semble la formule généralement acceptée et l'on ne discute guère que la voie à suivre pour effectuer cette ablation devenue facile, bénigne et efficace. *Passer par le périnée* ou *passer par l'hypogastre*, prendre la voie basse ou la voie haute, c'est l'éternelle question pendante depuis des siècles toutes les fois qu'il s'est agi d'aborder le corps ou le col de la vessie pour en extraire un corps étranger, un calcul ou un néoplasme. Gosset et Proust, d'une part, Fuller, de l'autre, renouvellent l'antique tournoi et le rajeunissent en changeant l'objet convoité; cette fois-ci, c'est la prostate. A côté d'eux toute un série de chirurgiens ont branché sur ces grandes lignes des voies de nécessité, tâchant de les raccorder, de les compléter ou de les employer simultanément, ils ont créé des procédés mixtes applicables à des cas exceptionnels [1].

*

La technique opératoire de la *prostatectomie périnéale* a été décrite, précisée, figurée, schématisée dans une série de publications françaises. Etant ici entre chirurgiens de métier je ne dois vous en dire que les points en litige. *Pour aborder la glande*, l'accord complet est aussi unanime que rare, c'est l'incision de Nélaton pour la taille prérectale avec toutes les précautions pour ne blesser ni bulbe ni rectum; mais dès qu'on touche à la prostate l'harmonie cesse; les uns veulent l'enlever par petits morceaux, les autres par gros fragments et les plus adroits en un seul tenant. Pour faciliter cette ablation, chacun abaisse la prostate au moyen d'un catheter à bec très court, simple ou double, introduit par l'incision urétrale et dont les modèles doivent être bien nombreux, car chacun dit *mon désenclaveur*. A la vérité, chacun désire suivre le moyen qu'il connaît le mieux et il est certain que pour un commençant, un inexercé, ou un habitué, le morcellement offrira le minimum de chance d'accident, sans prolonger l'opération au delà des limites compatibles avec l'innocuité opératoire; ceux qui ont bien en main un procédé s'y maintiennent et ils ont raison. Il ne faut pas vouloir en médecine opératoire mettre à toutes les mains la même technique et pourvu qu'on enlève l'organe sans délabrement périphérique, sans hémorrhagie, qu'on reste bien sous la capsule et qu'on n'oublie pas de gros fragments antéurétraux après vérification dans la zone décollable, le morcellement par petits ou gros fragments, l'hémisection médiane totale ou l'énucléation en masse ne doivent guère influencer le résultat final. Beaucoup plus important est de savoir *respecter ou réparer l'urètre* autour du drain périnéal; cela ne semble pas très difficile puisqu'on voit le canal et qu'on peut le disséquer et c'est cependant le seul temps opératoire vraiment important et un peu délicat, car il ne faudrait pas prendre à la lettre les belles planches partout reproduites et absolument schématiques où des ciseaux côtoient un urètre en carton à fleur d'une peau complaisante ou celles dans

---

(1) Je ne puis que citer ici les procédés mixtes. Cathelin repousse la prostate vers le périnée en faisant une cystostomie; Israel dans certains cas septiques opère par l'hypogastre et draine par le périnée.

lesquelles une aiguille conduit docilement un fil sur la section d'un cylindre si superficiel qu'il paraît au-dessus des téguments. Cet isolement de l'urètre pour être complet doit être méthodiquement conduit surtout en avant et sa *réparation* doit être tout particulièrement soigneuse. Je l'ai essayée complète, j'y ai d'abord renoncé, les succès brillants me paraissant au début des coups de chance et des tours de force qui ne sont pas de mise dans la voie périnéale et cependant je crois devoir reprendre actuellement cette suture. Vraiment une prostatectomie périnéale avec un morcellement patient et un bon drain périnéal est une opération à la portée de tous les doigts, et qui doit guérir en six semaines. Sa mortalité oscille autour de 4 p. 100.

Le premier accident qui trouble la quiétude de l'opéré est une *orchite* souvent très douloureuse et quelquefois suppurée; elle existe dans 25 p. 100 des cas. Une *fistule* recto-urétrale primitive par blessure du rectum ou secondaire après 8, 10, 12, 30 jours (Pousson, Hartmann, Czerny) par sphacèle des bords de la plaie périrectale, une fistule recto-périnéale (Heresco), le tout consécutif à une fistule recto-urétropérinéale ou enfin une fistule uro-périnéale est le premier accident à redouter (5 p. 100 environ). Dans la moitié des cas, en quelques semaines, ces fistules guérissent.

L'incontinence d'urine est généralement temporaire ; elle est très fréquente dans les premiers jours qui suivent la cicatrisation *complète*. Presque aussi souvent diurne que nocturne, elle disparaît progressivement et complètement; les cas d'*incontinence vraie et complète* sont très rares, plus souvent diurnes et consécutifs à une destruction du sphincter comme a pu le constater Whiteside par l'examen direct, plus rarement à une section des nerfs qui commandent au sphincter membraneux (*Suffolk District Society. Section for surgery*, mars 1904; *Boston medical and surgical Journal*, 28 avril 1904, p. 462). Enfin un dernier inconvénient est *la difficulté fréquente du cathétérisme* chez ces malades, difficulté que compliquent les modifications anatomiques de la région (rétrécissement absolument exceptionnel, mais déviation souvent très accentuée).

La *déchéance génitale* est la règle presque sans exception sauf pour les malades de Young qui conservent par son procédé leurs canaux éjaculateurs. Dans 50 p. 100 des cas, la puissance génitale de ses malades serait normale. Pour ma part, je n'ai vu qu'un prostatectomisé chez lequel l'éjaculation persiste et, fait curieux, sans érection.

*

Ce sont ces inconvénients qu'évite la *prostatectomie transvésicale.* Si jamais conception chirurgicale put sembler paradoxale, si jamais opération parut illogique, ce fut bien l'idée d'enlever une prostate par l'hypogastre et la technique que suivit Fuller. L'opposition inexpérimentée s'expliquait. Il suffit d'avoir vécu les difficultés de l'ablation des tumeurs intravésicales avoisinant le col, il suffit d'avoir manœuvré si péniblement dans le puits, dans le bas-fond vésical constamment noyé par l'écoulement sanguin, il suffit d'avoir assisté à la difficulté de cette hémostase dont témoignent les mille subterfuges destinés à y remédier, pour comprendre *le tolle* qui s'éleva contre l'opération faite d'abord en Amérique par Fuller et perfectionnée, précisée et vulgarisée par Freyer. Une cystotomie, une incision de la muqueuse vésicale derrière la prostate, un rapide coup de doigt décollant tout ce qui est décollable d'un côté de l'urètre puis de l'autre jusqu'au bec de la prostate, qui est sectionné d'un coup de ciseaux, et la partie malade et oblitérante de l'organe avec ou sans la muqueuse urétrale tombe dans la main de l'opérateur; vous n'avez plus qu'à faire l'hémostase primitive de la plaie [1]. C'est vraiment là une des opérations qui m'a le plus ébloui depuis bien des années, et c'est une de celles que j'ai exécutée au début avec le plus d'étonnement. Je suture ensuite aux deux grands droits la face externe de la vessie à quelques centimètres en dehors de mon incision par quelques points de catgut. Un gros drain est mis entre les lèvres de la muqueuse vésicale, et jamais jusqu'au fond de la vessie, et la plaie abdominale rétrécie par quelques points de suture, un pansement sec changé aussi souvent qu'il est nécessaire complète l'opération [2]. J'ai l'habitude de mettre dans mon drain une mèche de gaze qui descend jusqu'à la perte des substances vésico-prostatiques; et de mettre ainsi mon malade à l'abri de la formation et du séjour des caillots.

---

(1) *L'hémorragie post-opératoire est souvent abondante; elle cède à une irrigation chaude; mais si elle est rebelle, un tamponnement peut devenir nécessaire et compliquer l'opération. Dans un cas de Richardson le suintement continu entraîne la mort de l'opéré.*

(2) *La prostatectomie par voie sus-pubienne est donc une opération simple et rapide, son intérêt réside bien plus dans le traitement post-opératoire que dans son exécution même. Il n'est d'intérêt qu'apportent les auteurs à l'effectuer en deux, trois ou cinq minutes. Je ne m'occuperai pas de sa technique. Je suis de ceux qui considèrent la rapidité opératoire comme un élément du succès. Les inconvénients de l'anesthésie, les chances d'infection, l'exposition à l'air et la dessiccation des élé-*

L'opération faite, vous êtes en présence de deux dangers d'infiltration urineuse, l'un dans le tissu prévésical ouvert par *la taille hypogastrique*, l'autre par une large brèche faite *au fond de la vessie*. Pour remédier au danger d'infiltration urineuse en avant de la vessie, je couds sa paroi latérale à la profondeur de la paroi abdominale. Si la vessie est aseptique, Israël la ferme complètement. Pour éviter la grave complication d'infiltration dans la loge prostatique libre et cruentée, il faut en assurer le drainage [1]. Freyer a donné là de bons préceptes : tamponner d'abord, mettre un drain de 22 millimètres de diamètre entre les lèvres de la vessie et ne pas l'enfoncer au contact de la paroi postérieure, laver à l'eau chaude et débarrasser chaque jour la vessie de ces caillots. Certains opérateurs mettent des tubes siphons Perrier-Guyon. Pour ma part je mets mon gros drain court métallique dans lequel une mèche à frottement doux descend jusqu'au contact de la loge prostatique. Elle aspire le liquide et les *caillots* à la condition que les compresses mises sur l'hypogastre à son contact soient bien absorbantes, c'est-à-dire qu'elles soient changées toutes les quatre heures et laissent toujours le malade au sec. Quel que soit le procédé du drainage employé, il doit être parfait tout le succès de l'opération est là. Dès le quatrième jour un drain plus petit est placé, et vers le dixième jour il est supprimé et remplacé par une sonde à demeure. C'est dans l'opportunité de chacun de ces temps post-opératoires que réside le succès de la méthode et je pense que chacun fera bien d'apporter ici son modus faciendi.

Je sais que les partisans de cette opération nous disent que la *capsule* vraie ou fausse est une *barrière suffisante* à l'infiltra-

---

ments anatomiques exposés pendant l'intervention sont des lacunes [illegible] qui croissent en proportion géométrique avec la durée de l'opération. Je me suis toujours fait le défenseur de ces préceptes et, — fait plus rare, — je les mets strictement à exécution. Que les premiers opérateurs nous aient donné comme preuve de la simplicité de la méthode son temps d'exécution, je l'accepte et je l'approuve; mais que maintenant chacun surenchérisse sur son voisin, je trouve cette pratique peu recommandable. L'opéré [illegible] s'en mal accommoder. Cette rapidité ne démontre donc qu'une chose : la simplicité de l'ablation; elle est acquise. Mais elle ne nous empêchera pas d'être attentifs et soigneux, patients et même lents pour l'hémostase. Si au cours de [illegible] la muqueuse urétrale antérieure rompue, vous l'arrachez avec la prostate, faisant ainsi une ablation en masse que je n'aime pas. La plaie saigne, lavez-la à l'eau chaude, comprimez-la, car cette hémorragie peut être assez grave pour tuer le malade. Je ne vous parle pas du toucher rectal que vous ferez pendant l'opération suivant la nécessité. En somme, ce n'est qu'après l'ablation de la prostate que le danger commence, et que les précautions chirurgicales, dont dépend la vie du malade, doivent être scrupuleusement observées.

(1) Pour cela Israël dans les cas septiques passe un drain, [illegible] à travers l'urètre périnéal ouvert comme dans une urétrotomie externe et ferme la vessie.

tion de l'urine dans le petit bassin et que la prostatectomie même totale, au sens anatomique, n'a rien à redouter de cet accident; malgré ces affirmations, les faits prouvent que la loge vide de sa prostate devient un réceptacle tout prêt à collecter et à conserver des produits septiques, jusqu'à ce qu'elle soit tapissée d'une muqueuse vésico-urétrale.

Pour la prostatectomie par voie hypogastrique, la *mortalité* de Freyer a été de 10 p. 100, puis de 6 p. 100 et enfin de 3 p. 100 dans trois séries d'observations, soit 6,3 p. 100 de mortalité totale. Les résultats fonctionnels de l'opération sont également meilleurs et les récidives sont plus rares.

Les *fistules* n'existeraient que bien exceptionnellement après l'opération sus-pubienne; pour ma part, je n'ai jamais constaté cette complication chez mes opérés, et tout ce que nous savons de la taille hypogastrique et de la reconstitution des cavités viscérales, suivant Carnot et Cornil, nous permet de croire à cette rareté. J'ai vu en consultation à Paris un malade intéressant à cet égard; il avait été successivement opéré par Roux, puis par Freyer, et portait depuis six mois une fistule hypogastrique. Malgré la présence d'une sonde à demeure qu'il tolérait parfaitement, malgré la limpidité de ses urines, il n'existait pas moins un trajet petit, mais laissant écouler la totalité de l'urine dès que la sonde était supprimée. Cet homme d'une soixantaine d'années, très bien constitué et très vigoureux, n'avait aucune cause organique de cette complication.

*

Discuter la valeur des différentes méthodes du traitement chirurgical de l'hypertrophie de la prostate, tel est le but même de ce rapport. Je laisse de côté la *prostatectomie partielle* qui ne peut entrer ici en ligne de comparaison. Seule l'ablation, à la Ridygier, me paraît intéressante, et si son auteur nous apporte des résultats lointains équivalents à ceux de l'ablation dite totale, je n'hésiterai pas à la déclarer la méthode de choix. Le fait de laisser intactes les voies urinaires me paraît une supériorité incontestable: il assure une bénignité spéciale et certaine, il élimine tous les accidents immédiats d'infiltration, il supprime la partie si pénible et si dangereuse du traitement post-opératoire, il met à l'abri des suppurations, des fistules prolongées; il abrège la durée, toujours défavorable, du décubitus chez les gens âgés. C'est vous dire combien je serais heureux de voir votre Congrès trancher définitivement cette question.

*

Je soumettrai les deux méthodes rivales, la voie basse et la voie haute, au critérium qui juge toute opération: la *facilité*, la *bénignité*, l'*efficacité*; j'envisagerai ensuite les cas exceptionnels.

La *facilité* d'une opération tient souvent beaucoup plus à l'*opérateur* qu'à la technique elle-même. Telle méthode un peu complexe devient un jeu dans les mains habituées ou habiles. La voie *périnéale* parait plus directe, surtout quand la glande prend son développement rectopérinéal, et dans ce cas c'est la voie de choix pour les débutants; j'en dirai autant du *morcellement* de la glande qui permet, dès que le plan de clivage est bien atteint (et pour cela il faut bien pénétrer sous la gaine), d'enlever sans danger toute la prostate, sans compromettre par sa durée la bénignité de l'intervention. Quant à l'ablation après *hémisection médiane*, elle nécessite beaucoup plus d'adresse que l'ablation par voie sus-pubienne, elle permet plus difficilement les manœuvres dans un champ restreint, au fond du fossé périnéal. La *voie haute*, qui parait plus compliquée, plus délabrante puisqu'elle est transvésicale, n'a qu'un temps délicat, c'est celui qui consiste à amorcer l'incision de la muqueuse immédiatement en arrière du col; vraiment, une fois ce premier plan trouvé, le reste est accessible à tout chirurgien, à tout spécialiste. La mise exacte du drain qui ne doit pas pénétrer dans la loge prostatique constitue le second point important. Je crois donc cette opération plus facile et plus rapide, sauf exceptions qui tiennent au *très petit volume* de la glande et à l'*embonpoint considérable du sujet*. En face d'une de ces très petites prostates très dures, ou en présence d'un abdomen trop proéminent, je préférerais la voie basse, le tout entendu au point de vue de la facilité de la technique.

La *bénignité* d'une opération semble le facteur le plus simple à apprécier et établir pour un rapporteur; il lui suffit d'aligner les chiffres donnés par les opérateurs et d'en tirer une démonstrative conclusion. Eh bien, si jamais la prétendue éloquence des chiffres n'a été qu'une rhétorique, c'est à coup sûr en face des statistiques opératoires. Les éléments capables de conduire à un échec ou à un succès sont tellement variables, complexes et multiples, que la part qui revient dans la guérison d'un malade au procédé suivi est difficilement appréciable. Je me suis consciencieusement mis à la besogne pour établir une proportion exacte, vraie, scientifiquement démontrable de la mortalité dans les deux procédés en question, et je dois renoncer à dresser ici autre chose qu'une moyenne très approximative. Comment voulez-vous comparer entre eux les résultats des opérateurs qui abattent la glande un peu grosse d'un jeune prostatique, à peine sclérosé, dont l'appareil réno-urétéral est sain, et ceux des chirurgiens qui ne touchent qu'à des glandes très volumineuses chez des sujets dont l'état général ou les reins sont fortement menacés sinon déjà touchés, dont l'âge avancé et l'état athéromateux font craindre une défaillance de l'organisme? Ce sont ces éléments de première, de seule importance qui manquent pour établir un bilan exact, et ils font surtout défaut dans les grosses statistiques. Quelle part reste alors à la voie suivie pour l'ablation de la prostate dans l'échec opératoire? Voici cependant quelques chiffres globaux que je vous donne sous toutes les réserves précédentes.

Sur 1192 cas représentant la statistique totale de la prostatectomie périnéale, cas rassemblés par Proust, cet auteur trouve 79 décès, soit une mortalité de 6,6 p. 100. C'est à peu de différence près ce que trouve Watson (1906): 539 cas, 33 morts, soit 6,2. Horwitz, cité par Proust, estime aussi la mortalité à 5,7 p. 100.

Si nous étudions quelques grosses statistiques particulières déjà publiées, on retrouve à peu près les mêmes chiffres.

	Cas	Morts	P. 100
Legueu	45	4	8,8
Hartmann	56	5	9
Delagénière	16	5	31
Pauchet	53	4	7
Rafin	32	2	6,2
Young	75	2	2,6
Albarran	73	3	4

Quant à la *prostatectomie transvésicale*, Watson, réunissant 243 cas, trouve 28 morts, soit 11,3 p. 100. Proust, 384 cas, 41 morts, soit 10,7 p. 100. Freyer sur 205 cas personnels a 15 décès, soit une mortalité totale de 7,35 p. 100.

Dans tous les chiffres que nous donnons ici, en recherchant quelles ont été les *causes de mort*, nous voyons que dans la prostatectomie périnéale comme dans la prostatectomie sus-pubienne, c'est l'insuffisance rénale qui en est le facteur principal.

Si l'on s'en rapporte à la statistique de Watson qui donne les chiffres les plus élevés bien que n'étant pas récents, on voit que les causes de mort se divisent ainsi :

Urémie, insuf. rénale	Prostatectomie	périnéale	35 p. 100
	„	hypogastrique	33 „
Infection	„	périnéale	17,8 „
	„	hypogastrique	8,6 „
Shock	„	périnéale	21,4 „
	„	hypogastrique	30 „
Complicat. pulmonaires	„	périnéale	17,8 „
	„	hypogastrique	22 „

Plus récemment, sur 73 cas de prostatectomie *périnéale*, Albarran perd 3 malades, c'est-à-dire 4 p. 100. De ces opérés, 2 sont morts d'infection rénale antérieure à l'opération, l'autre d'insuffisance rénale. Pauchet sur 53 cas de prostatectomie *périnéale* perd 4 malades, 3 d'infection pulmonaire antérieure à l'opération, soit 75 p. 100. Freyer dans ses 100 derniers cas de prostatectomie *hypogastrique* perd 6 malades (1 d'infection du foie, dit-il, 1 de shock, 1 autre de complication pulmonaire, 1 d'infection probablement et 2 d'insuffisance rénale), mais dans ses 36 dernières opérations, il a 1 seul décès, soit 2,74 p. 100, et cependant sa statistique comporte nombre d'octogénaires. Il est même vraiment remarquable de constater combien les hommes même *très avancés en âge* supportent facilement cette intervention. Quant aux accidents post-opératoires, ils sont infiniment plus nombreux après l'opération périnéale.

En dehors de tous ces éléments d'appréciation, l'opérateur joue un rôle et certainement plus grand que la méthode elle-même, et à un malade venu pour me demander si la prostatectomie était grave, j'ai répondu : « Qui vous opérera ? »

L'*efficacité* de l'ablation de la prostate consiste dans la disparition des accidents qui ont nécessité l'intervention :

1° Rétention ;

2° Accidents infectieux.

1. — La *disparition de la rétention* n'est plus en cause, et si curieux que paraisse le fait, le *retour de la contractilité vésicale* abolie depuis de longues années est un fait indéniable, c'est, là même, la raison d'être de l'opération. *Quels que soient l'âge du malade* et *la durée de la rétention complète*, on peut voir se rétablir l'éva-

cuation spontanée et totale de la vessie. J'ai opéré à l'âge de soixante-dix ans un rétentioniste depuis quinze ans qui vide spontanément et complètement sa vessie depuis la date de son opération, c'est-à-dire depuis quatre ans. Nombre d'opérés ayant soixante-dix ou quatre-vingts ans sont dans le même cas. Quel que soit le procédé employé, la miction *spontanée* est le résultat obtenu, mais des divergences s'établissent dès que nous faisons intervenir le qualificatif *complète*. L'évacuation totale de la vessie est indispensable pour justifier l'intervention, qui souvent n'a pas eu d'autre indication que l'existence d'une rétention incomplète. J'ai sous les yeux une grande partie des documents publiés à cet égard et j'aurais voulu en tirer une conclusion valable. Pour ce faire, il me faudrait trouver l'indication de la quantité d'urine résiduale avant l'opération, et cette même quantité notée après l'opération, et surtout six mois, un an, après l'intervention. Ces notions sont indispensables et voici pourquoi. Nombre d'observations indiquent que le résidu vésical diminue à mesure qu'on s'éloigne de la date de l'opération, en un mot, le malade s'améliore avec le temps et ce bénéfice touche surtout l'opération périnéale. Mais la recherche inverse n'a guère été faite, et j'appelle toute votre attention sur ce desideratum auquel Pauchet a répondu et que j'espère voir combler dans ce Congrès; parce que, transformer un rétentioniste de 100 grammes en un rétentioniste de 70 grammes, ne vaut vraiment pas la peine que donne l'opération et les dangers qu'elle fait subir. La seule conclusion générale et *revisable* que je puisse tirer des faits est celle-ci: la voie sus-pubienne donne des *résultats définitifs supérieurs* à la voie périnéale; en un mot, les malades auxquels on enlève la prostate et peut-être l'urètre prostatique par voie transvésicale vident complètement leur vessie; alors que la voie périnéale laisse un certain nombre d'opérés peut-être incomplètement, *encore rétentionistes*. Le fait est surtout remarquable pour des *rétentions chroniques incomplètes*.

Pour bien apprécier ces résultats, il faudrait savoir quelle est celle des deux méthodes qui laisse après opération la région vésico-prostatique le plus près de la normale. La «restitutio ad integrum» serait le facteur important. L'évacuation normale de la vessie a lieu, je crois, par le mécanisme suivant: contraction des fibres verticales de la vessie qui dilatent activement le sphincter vésical. Cette action est rendue impuissante et inefficace par l'adénome sous-muqueux prostatique.

J'aurais voulu chercher dans l'anatomie pathologique, dans

le *mode de réparation de l'urètre* ou l'état de la vessie des opérés l'explication de ces différences. En voici l'exposé.

La prostatectomie dite totale n'est-elle qu'une énucléation d'adéno-fibrome *qui serait plus complète par voie haute que par voie basse?* Il faut ici regarder entre l'arbre et l'écorce. L'écorce laissée par énucléation serait *aponévrotique* pour les uns, *prostatique normale ou pathologique* pour les autres. Je me range, dans cette discussion, à l'avis de Thomson-Walker, Motz et Perreau : La lésion «hypertrophie prostatique» n'est qu'un adénofibrome encapsulé des glandes périurétrales et la prostate est amincie et refoulée à la périphérie sous forme de capsule; aussi, Walker et Hartmann ont-ils noté la structure glandulaire de cette enveloppe. Si l'énucléation de l'épithélioma vrai est difficile et incomplète et si l'énucléation de la glande saine et normale est complexe, c'est que la capsule anatomo-pathologique, le bon plan de clivage manque et est remplacé par les parois de la loge anatomique. Ceux-là mêmes qui prétendent à la prostatectomie totale nous montrent des planches en contradiction avec leur texte, puisqu'elles figurent dans la paroi laissée des acini glandulaires prostatiques. Mais comme cette constatation de l'ablation intraprostatique a surtout été faite chez des opérés *par voie haute* dont la vessie se vide parfaitement, ce n'est pas de ce côté qu'il faut chercher l'explication de leur différence de succès.

L'examen de la vessie chez les prostatectomisés par les deux méthodes comporte actuellement un nombre restreint de faits que j'ai interrogés. Si l'on ne tient pas compte des opérations incomplètes par la faute de l'opérateur et si l'on parle de la région à longue échéance, on ne trouve pas de différence sensible entre les résultats des deux méthodes. Elles laissent toutes deux une cavité prostatique entre la vessie et l'urètre. Sur la pièce d'ablation par voie périnéale présentée à la Société de chirurgie par Hartmann, l'urètre se continue sous forme d'une dilatation notable au niveau de la portion qui, autrefois, correspondait à la prostate. Les pièces de Kuss, celles de Thomson-Walker provenant de prostatectomisés par voie haute, montrent la cavité prostatique très nette, tapissée de muqueuse, elle est séparée de la vessie par une bande musculaire transversale contenant quelquefois du tissu glandulaire prostatique; les orifices urétéraux sont intacts ou un peu déformés et, en bas, l'urètre prostatique et les canaux éjaculateurs, perméables ou non, se continuent avec la paroi postérieure de cette excavation. Il est bien difficile de tirer de ces faits une conclusion en faveur de l'une des deux méthodes et de baser une explication de la divergence des résultats obtenus dans les deux cas. Je croirais volontiers que les déformations de la région prostatique consécutive à l'ablation doivent jouer un rôle encore imprécis dans le degré d'évacuation de la vessie. Sur ce point, ce sont les faits que vous voudrez bien apporter qui jugeront la question.

II. — *L'infection vésicale* qui, dans certains cas, a nécessité cette intervention, s'atténue dans les deux cas. Cette atténuation va jusqu'à disparition complète après quelques mois. C'est là le fait que nous pouvions prévoir, car pour la vessie, comme pour tous les réservoirs de l'économie, la chronicité de l'infection est souvent fonction de la rétention. Aussi voyons-nous les phénomènes de cystite persister surtout chez les malades qui conservent un résidu vésical. Alors sondages et lavages deviennent nécessaires comme par le passé; c'est pourquoi il y a grand avantage à suivre un procédé qui au moins donne au malade un réel bénéfice compensant les risques qu'il a courus. L'évacuation complète de la vessie est donc en cas d'infection un avantage considérable. La fréquence de la miction persiste souvent et pourrait même être indépendante de la cystite.

III. — *Le cathétérisme est quelquefois difficile chez les prostatectomisés*, le changement brusque des courbures du canal en est la cause; la présence d'un tissu cicatriciel à ce niveau quand l'urètre a été ouvert ou détruit explique ces difficultés. Aussi la suture du canal quand on opère par le périnée me paraît un grand avantage qui compenserait son infériorité sur la voie hypogastrique moins sujette à cet accident. Ces rétrécissements secondaires ont été bien étudiés par Rochet et, *s'ils font défaut après l'intervention haute*, ils sont tellement exceptionnels après la voie basse, qu'ils ne peuvent fixer d'aucune façon ni sur l'efficacité générale de la prostatectomie, ni sur la valeur respective des deux méthodes.

IV — *La récidive* n'est que la conséquence d'une opération incomplète et partant défectueuse. Elle ne peut donc entrer en ligne de compte dans le bilan respectif des deux méthodes. Il semble cependant que l'attaque du néoplasme par voie transvésicale a plus de chances d'être suivie d'une extirpation radicale que celle qui passant par le périnée est toujours beaucoup plus éloignée du siège des lésions. L'anatomie pathologique, en démontrant que le *point de départ et l'évolution de la tumeur prostatique se localisent sous la muqueuse de l'urètre et du col de la vessie*, refoulant à la périphérie le reste de la glande, a fourni un argument sérieux pour son abord par le point vers lequel elle tend, c'est-à-dire vers a muqueuse vésicale; on a ainsi plus de chance de faire une opération radicale.

Toutes choses égales d'ailleurs, *l'opération par voie périnéale* est plus logique et paraît plus bénigne. Elle évite les délabrements vésicaux et sa technique est plus facile; elle possède le très grand avantage de permettre le drainage de la région au point déclive. Aussi pour les cas particulièrement graves ou aléatoires, je suivrais cette voie. Je sais tout le brillant de l'opération sus-pubienne, son innocuité même chez les gens âgés, mais elle aura toujours sur sa rivale l'infériorité d'un drainage défectueux et difficile à parfaitement réaliser. Les opérés doivent être suivis avec le plus grand soin si l'on veut être à l'abri de terribles complications de cellulite pelvienne. Il est certain qu'avec une fixation latérale de la vessie et un bon drainage périnéal au besoin, on peut éviter cette complication, mais dans ce cas ne vaudrait-il pas mieux faire le tout par le périnée? En somme, je crois cette voie plus abordable et un peu plus bénigne pour tous.

Dans les suites et les complications post-opératoires, la voie basse perd une partie de ses avantages. Ses résultats fonctionnels paraissent moins nettement favorables que ceux obtenus par la prostatectomie sus-pubienne. Elle expose aux orchites et à une incontinence d'urine plus longue; les fistules qui sont rares après une opération par la voie haute sont au contraire fréquentes dans la prostatectomie périnéale; enfin la déchéance génitale qui est presque la règle dans la voie basse n'est que l'exception dans l'intervention par voie sus-pubienne.

Il résulte de ce court aperçu que j'emploie la voie basse pour une hypertrophie à développement franchement périnéo-rectal (la poche déclive qui résulte d'une énucléation par voie sus-pubienne me paraissant un élément de gravité dans ce cas), et je réserve la voie haute aux prostates à développement vésical. Malgré les statistiques optimistes, les deux opérations, si on veut les réserver aux cas où le cathétérisme est impossible ou dangereux, restent sérieuses et ne doivent être appliquées qu'à bon escient. Vouloir prostatectomiser tous les prostatiques équivaudrait à opérer tous les français au-dessus de soixante-cinq ans! Gardons-nous d'approuver des exagérations compromettantes pour la chirurgie et les opérateurs.

*

Avant toute intervention sur la prostate, il faut interroger l'*état fonctionnel du rein* et s'abstenir de toute intervention, s'il est insuffisant. Nombre de malades qui ont succombé au *shock*, après une intervention simple, avaient certainement une sécrétion rénale défectueuse, et je m'étonne de ne pas trouver dans ces observations trace de cette recherche. Le shock opératoire n'est pas toujours une septicémie à forme anormale, comme l'ont voulu certains chirurgiens trop spécialisés dans les interventions abdominales septiques. On réunit sous ce nom les cas de morts dont le mécanisme est absolument différent: *La violence*, l'*étendue*, la gravité d'*un traumatisme* sur un homme dépourvu de toute tare organique peut constituer à elle seule le shock; c'est le blessé qui a les deux jambes simultanément écrasées et qui meurt sans hémorrhagie. Une *septicémie suraiguë* colibacillaire et apyrétique, après une intervention sur l'abdomen, tue dans les trente-six heures et on dit: «mort par shock». Enfin une *opération simple, rapide*, et généralement *bénigne*, est suivie de mort dans les vingt-quatre heures, on dit «mort par shock», et on s'aperçoit que les reins, le foie, le cœur de l'opéré présentaient une infériorité physiologique telle que l'issue fatale s'explique facilement. C'est à cette variété qu'appartiennent les décès par prostatectomie, survenant dans les délais que je viens d'indiquer. Le choc n'est que le résultat d'un traumatisme bénin sur un *homme porteur d'une tare organique* méconnue et l'insuffisance antécédente du rein est le facteur le plus fréquent de ce désastre. Ce fait devait être mis en évidence avant d'aborder la valeur respective des méthodes opératoires.

La seconde *contre-indication* générale s'adresse au *moment à choisir* pour opérer. Il faut éviter l'opération *à chaud* et j'entends sous ce nom l'intervention pratiquée au moment d'accidents ou de complications aiguës. C'est ainsi qu'un accès de rétention aiguë provoque une perturbation de la sécrétion rénale à laquelle il ne faut pas ajouter la dépuration urinaire maxima qui suit une intervention. Cette rétention s'accompagne également d'accidents congestifs locaux défavorables à l'opération. De même une hémorrhagie vésico-prostatique est l'expression d'une congestion à éviter. J'en dirai autant des infections vésicales aiguës, ou des accès fébriles. Il ne faut pas profiter de ces troubles pour proposer la prostatectomie. Il faut, au contraire, chercher à faire disparaître toutes ces complications avant d'intervenir, et nos moyens sont assez nombreux et efficaces pour enrayer ces accidents. On opérera donc *à froid*.

Les indications opératoires générales de la prostatectomie peuvent être maintenant assez nettement dégagées. La mortalité opératoire (4 à 5 p. 100), les accidents, les résultats fonctionnels satisfaisants dans le plus grand nombre de cas, les avantages restreints chez les rétentionistes incomplets, les succès quel que soit l'âge des malades et celui de la rétention complète, nous permettent de penser que l'intervention n'est de mise que pour remédier à des accidents bien nets. Je les avais précisés dès mon premier mémoire à la Société de Chirurgie : *Difficulté ou accidents du cathétérisme, infection rebelle* du fait de la rétention et le moment est venu d'examiner les limites du traitement palliatif. Il est seul applicable chez les malades dont la résistance organique est entachée de glycosurie, d'albuminurie, d'insuffisance rénale. Chez ceux dont la prostate est petite, sclérosée et la vessie dépourvue de contractilité, il faut en poursuivre l'emploi, car les résultats thérapeutiques d'une intervention paraissent douteux.

Le *cathétérisme*, qui a sauvé tant d'hommes et qui permet encore à un grand nombre de vivre si bien et si longtemps, mérite-t-il l'ostracisme dont on l'a frappé? est-il l'origine fatale et univoque de tous les maux que les opérateurs un peu outranciers lui imputent? Je ne le crois pas. Quand on cherche, sans parti pris et sans désir immodéré de grossir une statistique écrasante mais nullement démonstrative, des prostatiques réellement justiciables de l'opération, on en trouve seulement un petit nombre. Tous les malades qui se sondent facilement, même matin et soir, même 4 ou 5 fois dans les vingt-quatre heures, en un mot les rétentionistes totaux ou partiels, ne m'ont jamais paru justiciables d'une intervention qui en tuera de 3 à 6 p. 100 et qui laissera un grand nombre d'autres dans un état de santé lointain de la guérison complète. Une exception peut être faite pour les prostatiques dont le travail quotidien ne permet pas l'évacuation régulière de la vessie. Je m'élève absolument contre cette prétention qui veut que le cathétérisme ne vive que des contre-indications de la prostatectomie, à moins que ces contre-indications ne soient si nombreuses et si fréquentes qu'elles deviennent une règle presque absolue. C'est compromettre gravement la méthode que d'en élargir trop ou plutôt de ne pas en préciser le cadre.

Le cathétérisme douloureux (si la complication paraît *permanente* ou définitive), le cathétérisme hémorrhagique ou difficile (si cette difficulté est constante et si comme la douleur elle ne peut être modifiée, atténuée ou supprimée par des moyens usuels) deviennent des indications opératoires. Mais nous ne saurions trop insister sur ce fait que la complication doit avoir résisté à une thérapeutique bien conduite et cette thérapeutique est la gloire incontestée de l'École de Necker. Il est trop facile de dire, à propos d'une inflammation légère de l'urètre et de la vessie, ou d'une orchite, que le cathétérisme était difficile ou douloureux. Nous avons le droit d'exiger d'autres garanties de l'indication opératoire et toute statistique qui ne cherche pas et ne précise pas consciencieusement ces indications est le fait d'un opérateur et non d'un chirurgien. Agir ainsi, c'est compromettre un réel progrès dans la thérapeutique des urinaires.

Qu'il y ait ou non rétention, qu'il y ait ou non tumeur prostatique, l'indication opératoire n'est pas là : *elle est uniquement dans la protection de l'appareil urinaire supérieur* ; or cet appareil est-il certainement menacé dans la *rétention aseptique* et surtout dans la *rétention septique!* Il faut bien s'entendre sur la valeur des mots. Un malade qu'on sonde facilement et complètement, ou un malade dont on peut éteindre progressivement le foyer infectieux de la vessie, n'est pas menacé dans son fonctionnement rénal. Il le devient seulement *quand la rétention ne peut pas être supprimée dans les limites physiologiques*, et ces conditions sont réalisées dans les rétentions douloureuses septiques et difficilement réductibles, dans les cystites avec fréquence et impériosité des mictions (cystite douloureuse) ; la contraction vésicale sans évacuation est une cause de rétention urétéro-rénale avec reflux possible de l'urine infectée ou non dans les uretères. De ce fait l'appareil de sécrétion souffre. La rétention aseptique qui ne peut être supprimée en temps voulu, la cystite rebelle à l'extinction du processus infectieux, cystite compliquée de lithiase secondaire et récidivante, les cathétérismes hémorrhagiques, voilà, je crois, les cas qui commandent et justifient une prostatectomie : elle vient efficacement en aide au fonctionnement du rein. Pour ma part, je n'ai jamais obéi qu'à ces indications et je suis bien décidé à continuer. Tous les autres malades vivront aussi longtemps avec leur prostate que sans prostate et ils éviteront les chances de mort que comporte toute opération. Le fait même de subir une chloroformisation longue, de rester plusieurs semaines au lit avec une fistule urinaire, équivaut à une maladie qui n'est point à rechercher pour des hommes âgés.

En dehors des faits généraux que je viens de présenter, pouvons-nous prévoir *l'inefficacité du traitement en face de certains signes cliniques?* Pour ma part, je n'ai eu qu'un seul malade chez lequel j'ai pu affirmer la nullité de l'opération qu'il réclamait. C'était chez un petit homme maigre, mince et scléreux, décoloré, d'environ soixante ans, et qui avait déjà subi l'opération de Bottini, opération bien faite par un spécialiste expérimenté mais avec un insuccès complet. Sa rétention était complète, sa vessie aseptique, le toucher rectal simple ou combiné au cathétérisme révélait un très petite prostate aussi bien rectale que vésicale (pas de saillie médiane); c'était une glande de trente ans, mais assez dure et contrastant avec la flaccidité et la minceur de la vessie. J'ai refusé de pratiquer l'intervention et j'envoyai cet homme consulter une série de mes collègues, médecins et chirurgiens. Les premiers affirmèrent l'intégrité de la moelle et les seconds unanimes conseillèrent l'intervention. Le malade fut opéré, avec l'aide de mon assistant, M. Desfosses, et de notre confrère Cheurlot. Je fis une tentative de prostatectomie transvésicale. Gêné par l'ancienne opération de Bottini qui avait fusionné le canal et la prostate, je dus enlever le bloc fibreux diffus, ligneux, par morcellement. Le malade guérit facilement et le résultat thérapeutique fut nul. Le cathétérisme s'effectue comme par le passé, facilement, et on trouve par le toucher rectal une induration aux lieu et place de la sclérose prostatique. Je regrette de n'avoir pas pratiqué l'ablation large de toute la région. Je livre ce fait sans commentaires. Je connais nombre d'ablations de petites prostates avec des résultats thérapeutiques favorables. Il me semble que dans des cas analogues à celui que je viens de vous présenter, des réserves sérieuses doivent se poser.

Il est un dernier argument invoqué en faveur de l'intervention. C'est la *transformation possible de l'adénofibrome qui constitue l'hypertrophie de la prostate en tumeur maligne* (cancer de la prostate). Je ne puis accepter cette conception anatomo-pathologique avant qu'on ne nous ait montré la fréquence relative et absolue du cancer de la prostate. Que cette transformation puisse se faire, cela n'est pas douteux, mais qu'un malade ayant une grosse prostate y soit particulièrement exposé, les faits ne le prouvent pas, et pour ma part, les cancers de la prostate que j'ai vus survenaient chez des hommes dont l'âge n'était pas très avancé; ils sont plutôt au-dessous de la moyenne. Je ne relève pas chez eux les signes d'un passé prostatique. Souvent même *l'absence de ces signes précurseurs de l'hypertrophie* pèse pour une part dans le diagnostic du cancer opposé à celui d'hypertrophie simple.

Toute cette argumentation n'est pas un réquisitoire, c'est un exposé impartial; il a pour but de mettre au point une importante question, non pas pour répudier, mais pour justifier et pour établir solidement et sur des bases indiscutables une opération légitime qui doit rester comme une des conquêtes de la chirurgie moderne.

CONCLUSIONS

Les accidents dus à l'hypertrophie de la prostate sont justiciables d'un traitement *préventif*, d'un traitement *palliatif* et d'un traitement *curatif*. La méthode décongestionnante constitue tout le traitement *préventif*, elle doit être appliquée suivant les préceptes du Professeur Guyon, elle retarde ou atténue les accidents de rétention.

Le traitement *palliatif* est représenté par le cathétérisme; il doit être seul appliqué, quand il est régulièrement praticable, facilement exécuté et bien toléré. En cas contraire, il faut combattre les *complications temporaires* qui peuvent en gêner l'exécution. Ces complications, le plus souvent, cèdent à un traitement simple bien approprié, et tant qu'elles ne menacent pas le fonctionnement des voies supérieures réno-urétérales, elle ne créent pas d'indication opératoire. Ces menaces sont: l'impossibilité définitive d'évacuer la vessie quelle qu'en soit la cause, les hématuries persistantes, l'infection vésicale chronique, rebelle à toutes les médications, à tous les topiques essayés consciencieusement suivant les préceptes établis à Necker. Le cathétérisme reste donc la méthode de choix qui convient à l'immense majorité des malades. C'est dans son emploi et son application judicieux si bien précisés par l'École française que résident tous les secrets de son succès.

Le traitement *opératoire* a pour but de sectionner ou de supprimer l'obstacle. L'opération de Bottini améliorée par Freudenberg donne la même mortalité que la prostatectomie et ne met pas à l'abri des récidives; elle peut devenir un obstacle très gênant pour l'ablation ultérieure de la glande. Elle a démontré l'intégrité du muscle vésical et son retour à l'activité quand la barre prostatique a été sectionnée.

L'ablation partielle de la prostate n'est applicable qu'à des cas très restreints où l'adénome s'est développé sur une des glandes périurétrales au niveau du col. L'opération de Rydygier équivaut à une prostatectomie totale sans ouverture de l'urètre; il nous manque ses résultats à longue portée pour établir si les avantages post-opératoires incontestables qu'ils présentent cadrent avec une guérison complète.

L'ablation totale est actuellement la méthode de choix recommandable par le nombre de faits publiés et les résultats thérapeutiques obtenus. La mortalité globale oscille autour de 4 p. 100, le rétablissement de la miction spontanée et la disparition des accidents infectieux vésicaux sont la règle chez les opérés; la déchéance génitale est habituelle. L'âge du malade ni celui des lésions ne sont des contre-indications, mais l'intégrité relative du fonctionnement rénal est nécessaire ainsi que l'absence de toute tare organique grave telle que diabète ou albuminurie, sous peine de voir succomber le malade au prétendu « shock ».

La voie périnéale et *la voie transvésicale* ont toutes deux leurs avantages et leurs inconvénients. Les deux voies combinées s'appliquent à des cas spéciaux. L'ablation par le périnée semble plus difficile; peut-être un peu plus bénigne, elle est suivie d'une déchéance génitale à peu près fatale. La suture totale de l'urètre est un perfectionnement dans sa technique, le procédé par morcellement est plus long, l'hémisection est plus rapide, les complications opératoires les plus fréquentes sont les fistules urinaires. La mortalité est de 4 p. 100, les résultats thérapeutiques semblent moins parfaits qu'après l'ablation par voie haute, les malades à rétention chronique et incomplète conservent quelquefois, après l'opération, une rétention de quantité moindre.

La prostatectomie transvésicale s'exécute très rapidement, sa technique est facile, l'ablation est complète, sa mortalité est un peu plus élevée (environ 5 à 6 p. 100), son danger réside dans l'infection périvésicale par drainage insuffisant. Ses résultats thérapeutiques sont parfaits, l'évacuation complète, spontanée de la vessie est la règle, la pollakiurie est rare, la puissance génitale est conservée le plus souvent.

Les indications opératoires en général résident dans la menace d'une distension définitive ou d'une infection des voies supérieures de l'arbre urinaire et cette indication est impérieuse si cette rétention est septique. Mais il ne faut comprendre sous cette dénomination que les prostatiques qui ne peuvent être régulièrement sondés et dont l'infection résiste à tous nos moyens d'action. On fait trop souvent bon marché des moyens simples et au premier incident on propose et on pratique une opération qu'un traitement anodin éviterait certainement. C'est dire que l'intervention doit être l'exception et non pas la règle dans le traitement du fibro adénome sénile de la prostate. Elle doit être pratiquée autant que possible *à froid*, c'est-à-dire en dehors des périodes d'accidents et de complications locales et générales. L'âge du malade, si ses viscères fonctionnent normalement, le volume de la glande, l'ancienneté des troubles de rétention ne créent aucune contre-indication opératoire, et ne peuvent faire préjuger du résultat thérapeutique. Au contraire, l'état des reins bien examiné, les tares organiques portant sur le cœur, le foie, le poumon, la nutrition générale, et certains états scléreux prostato-vésicaux peuvent créer des contre-indications.

Le choix entre la voie périnéale et la voie hypogastrique doit s'inspirer de plusieurs constatations. D'abord de l'évolution vésicale habituelle ou périnéale du néoplasme, puis du volume de la prostate, les petites prostates scléreuses étant justiciables de la voie périnéale, de l'embonpoint considérable des opérés, qui réclament également cette voie, et enfin de l'habitude ou de l'habileté de chacun. Je crois que dans les conditions moyennes, les deux voies accusent les mêmes échecs, mais, pour le moment, la voie périnéale donne des résultats thérapeutiques moins complets avec une mortalité légèrement plus faible. D'ailleurs on fait peut-être fausse route en interposant la valeur des chapitres dans cette question, et pour ma part, je regarde comme infiniment plus important de savoir *quels malades on devra opérer* que de trancher le débat sur la meilleure voie à suivre. L'avenir est aux indications plutôt qu'à la technique opératoire.

THÈME — TRAITEMENT CHIRURGICAL DE L'HYPERTROPHIE DE LA PROSTATE

Par M. le Dr. HENRIQUE BASTOS (Lisbonne)
Chirurgien à l'Hôpital Desterro, Membre du Comité International de Chirurgie

Ayant été chargé par le Comité organisateur du XV Congrès International de Médecine de l'élaboration d'un rapport sur le traitement chirurgical de l'hypertrophie de la prostate, je vais essayer d'accomplir la tâche que le Comité a bien voulu me faire l'honneur de m'imposer.

Le sujet dont je vais m'occuper, fort riche déjà en documents, s'enrichit chaque jour davantage, par suite des nombreux travaux présentés aux congrès et réunions ou parus dans les journaux scientifiques. Tous ces travaux, et les avis et statistiques qui en résultent, étant fort bien connus de nous tous, je crois ne pas devoir m'en occuper et devoir plutôt vous exposer les résultats de mes études et de mon expérience et les conclusions auxquelles j'ai été amené.

«Les chirurgiens fatigués de la furieuse atteinte qu'ils ont portés contre l'organe le plus noble du sexe fragile se sont maintenant portés d'une furie exagérée contre l'organe du sexe fort qui lui est homologue par son utricule»; voici, ce que Giordano a à peu près dit, lors du Congrès de la Société Internationale de Chirurgie, en même temps qu'il réclamait une étude plus approfondie de ce sujet et qu'il protestait contre les si nombreuses interventions qu'on pratique actuellement sur la prostate.

Au mois de juin 1905, Georges S. Whitside, devant l'American Urological Association, à propos de la prostatectomie périnéale, a commencé par dire: «It is an infortunate thing that the human mind is so constituted as to be credulous in the extreme»; et il a terminé sa précieuse enquête sur 238 prostatectomies dont 51 de Murphy, 75 de Young et 75 de Goodfellow, en disant: «Let us think it over from the patient's stand point. If you yourself suffered from frequency, tenesmus or even had been forced to lead a catheter life, would you eagerly embrace an operation offering you a 30 % chance of cure and a 7 %, or more, chance of death, and, more important still, a 50 % chance that you would be no better but have only exchanged an urinary difficulty for another?»

Ceux-ci ont peut-être été les premiers cris de révolte contre les trop nombreuses interventions que l'on pratique actuellement sur la prostate. Trop d'interventions ont été pratiquées d'ailleurs sur bien d'autres organes, avant que l'on ait connu et que l'on ait été fixé sur leur respective anatomie pathologique et sur leur thérapeutique, mais il faut bien reconnaître qu'elles sont inhérentes aux progrès de la science.

Je ne peux pas me proposer ici de suivre *pari passu* les progrès de la thérapeutique et de voir ce que nous devons aux générations de médecins qui nous ont précédés et à chacune des différentes découvertes dont la science en nous enrichissant s'est enrichie à la fois. Quelques légères considérations suffiraient à mettre bien en évidence que les leçons de l'histoire seraient encore ici bien profitables, et qu'elles réussiraient peut-être à éviter les répétitions d'essais connus et mis de côté depuis longtemps.

C'est ainsi que les rétentions complètes d'urine, si fréquentes chez les prostatiques, doivent avoir donné lieu, aux époques anciennes, à l'incision de la vessie à l'hypogastre, là où elle fait saillie. Nous voyons suivre cette pratique encore de nos jours, et il y en a qui la suivent même systématiquement, en suivant la technique de Poncet. Le même accident, combattu autrefois par la ponction vésicale moins dure, est aujourd'hui combattu, par suite des progrès de l'industrie, par la ponction capillaire, laquelle diminue bien les chances d'infiltration d'urine, si fréquentes autrefois et si rares aujourd'hui.

Les sondes d'abord en métal et pour des mains expertes, et moins offensives après la découverte du caoutchouc, sont devenues facilement maniables après l'emploi de la soie. Ces sondes en soie, d'une fabrication si soignée en France, ont rendu réalisables les savants conseils de notre maître vénéré le professeur Guyon sur le cathétérisme systématique chez les rétentionnistes, lesquels auraient été impraticables quelques années auparavant.

On pourrait même avancer que la France, à cause de ses excellentes sondes, a trouvé une thérapeutique qui l'a amenée à se reposer, tellement elle était bonne par rapport aux précédentes, et de facile application par les médecins et même par les profanes, et que cette thérapeutique ne saurait aucunement convenir aux esprits américains si pratiquement orientés. Ceux-ci cherchaient la solution plus radicale, permettant de libérer le patient de l'organe malade et en même temps des complications et des accidents qu'il amène.

C'est entre ces deux solutions extrêmes qu'on peut placer

l'ingénieuse opération de Bottini, laquelle a été accueillie avec un si grand enthousiasme en Italie et à l'étranger. Cette opération, si séduisante à cause de sa facilité apparente, doit à cette facilité même ses insuccès, soit que les sujets aient été mal choisis, soit que les opérations aient été mal faites. Les statistiques affreuses qui en sont résultées contrastent singulièrement avec le chiffre 3,8 % de mortalité indiqué au dernier Congrès de la Société Internationale de Chirurgie.

Parmi les si nombreuses interventions conseillées et rapportées comme curatives de l'hypertrophie de la prostate, c'est la prostatectomie celle dont les résultats les plus brillants ont été plus tôt atteints.

Les chirurgiens européens ne connaissaient encore que quelques cas d'excision pratiquée sur des prostates hypertrophiées, lorsqu'en 1893 Belfield en Amérique nous rapportait 150 prostatectomies faites par plusieurs méthodes et ne donnant qu'une mortalité de 13 %; Prédal, dans sa thèse présentée à Paris l'année 1898, rapportait 40 succès sur 53 cas, avec une mortalité de 11,3 %.

Les résultats opératoires étant donc si brillants, il est étonnant de voir, malgré les documents que la littérature médicale nous fournissait depuis bien longtemps, que ce n'est que si tard, vers 1900, que les chirurgiens européens ont regardé de près et avec intérêt cette méthode thérapeutique si remarquable et si répandue aujourd'hui.

Ceci ne diminue cependant pas le grand mérite du professeur Albarran et ne peut pas non plus nous faire oublier tout ce que la prostatectomie doit à ce savant illustre, soit à cause de la méthode de la voie périnéale, avec le concours de Gosset et Proust, soit à cause de la vulgarisation qu'en quittant Necker, nous, ses élèves, en avons fait. Et ceci n'obscurcit pas non plus la gloire de Freyer, car c'est surtout à lui que la prostatectomie transvésicale doit le bon accueil qu'elle a eue de la part des chirurgiens européens.

Il serait très intéressant d'étudier la marche des acquisitions scientifiques qui ont si considérablement enrichi cette section. En ce qui concerne spécialement l'hypertrophie de la prostate, cette étude nous amènerait forcément à des conclusions utiles et ferait peut-être terminer les classifications actuellement en usage et qui sont susceptibles de fausses interpréta ions.

Or, si longtemps avant 1900 on connaissait déjà bien en Amérique les prostatectomies périnéales, suspubiennes et combinées, il serait injuste de les désigner actuellement sous les noms de prostatectomies d'Albarran ou de Freyer, car cette désignation nous ferait oublier ceux qui, s'en étant occupés avant ces deux illustres chirurgiens, avaient déjà les mêmes voies opératoires et employaient la prostatectomie comme thérapeutique systématique contre l'hypertrophie de la prostate.

Si, parmi les conduites chirurgicales, la prostatectomie est aujourd'hui celle qui nous est plus sympathique et celle qui exige une étude plus sérieuse, le cathétérisme systématique, la vasectomie et la prostatotomie galvanocaustique ont encore des défenseurs qui s'imposent à tout respect ou des indications dignes d'être respectées bien des fois, même par les partisans les plus acharnés du radicalisme.

Le cathétérisme systématique perd chaque jour du terrain; en effet, nous connaissons tous des rétentionnistes aseptiques qui s'infectent rapidement malgré toutes les désinfections, ou qui malgré tous les soins ont souvent des crises d'orchiépididymite ou de prostatite partiale, si peu commodes, de cystite et d'infections ascendantes ou à distance et qui meurent bien plus tôt que leur état, à l'occasion de notre premier examen, nous le faisait prévoir.

Mais, comment soignerons-nous un rétentionniste largement infecté, tombé en profonde déchéance organique, avec de graves lésions cardio-vasculaires et chez qui nous craignons tant l'anesthésie que l'immobilité post-opératoire, si le cathétérisme est facile et bien toléré?

Je ne parlerais même pas de la vasectomie, si le dernier Congrès de la Société Internationale de Chirurgie ne me faisait pas y penser.

C'est sûrement parce que je suis né déjà à l'époque des prostatectomies que j'ai été aussi surpris de l'entendre préconiser ainsi que la cystotomie suspubienne comme thérapeutique à suivre en des cas si fréquents.

Rovsing a établi, dans son rapport, des indications précises, mais, quoique l'opération soit bénigne et malgré le chiffre de 60 °/o de succès que l'auteur même indique, la vasectomie est, pour l'auteur, sur 40 °/o des cas, une indication future pour la cystostomie suspubienne. Et, comme la vasectomie n'est indiquée que pour les cas où la maladie n'est pas trop avancée, et, comme en ces cas la mortalité par la prostatectomie sera nulle ou à peu près nulle, ceci montre bien plus rapidement que tout autre argument qu'on ne doit pas se servir de la vasectomie comme traitement systématique de l'hypertrophie de la prostate. La prostatectomie nous fait donc espérer la guérison définitive habituelle; la vasectomie nous fait craindre, au contraire, la guérison transitoire si fréquente, laquelle amène Rovsing à employer plus tard la cystostomie suspubienne avec sa dégoûtante fistule.

Quant à moi, je ne réserve la vasectomie que pour les cas cliniques peu fréquents où le malade souffrant beaucoup refuse absolument la prostatectomie quelle qu'en soit la voie et demande la vasectomie. Ce ne sera qu'alors que je consentirai à la faire, au cas où le malade soit un rétentionniste aseptique.

La prostatotomie galvano-caustique de Bottini est encore couramment pratiquée par quelques chirurgiens, donnant les résultats favorables dont Freudenberg a parlé. Les résultats immédiats et les suites opératoires, d'après son dernier rapport, sont aussi bons ou meilleurs que ceux de la prostatectomie en général; mais les résultats de cette opération sur les malades que j'ai soignés ont cependant été peu favorables.

La mort d'un malade ayant conservé un fonctionnement vésical parfait jusqu'à la dernière période de l'insuffisance rénale qui l'a tué en vraie urémie, à la fin de cinq mois; la mort d'un autre resté partiellement incontinent jusqu'à son décès, lequel a eu lieu seize mois après, à la suite d'accidents toxi-infectieux de nature et siège mal définis, mais qui allaient à merveille dans le cadre de l'insuffisance rénale progressive; le mauvais état vésical et général d'un troisième malade opéré depuis deux ans et demi; ce sont des mauvais résultats qui, s'ils ne me permettent pas d'avancer qu'ils soient dus à l'opération elle-même, me forcent cependant à garder les plus grandes réserves sur l'avenir de la prostatotomie par la méthode de Bottini.

Si l'on compare, maintenant, les résultats des prostatectomies faites en Portugal avec ceux des prostatotomies de Bottini que des mains expérimentées ont faites à Berlin, on voit que les prostatectomies faites en Portugal, soit par voie périnéale soit par voie transvésicale, ont, malgré le peu d'expérience que nous avons de cette opération, car elle n'est pratiquée ici que depuis deux ans, donné toujours les meilleurs résultats et leur chiffre de mortalité est zéro; au contraire, des quatre portugais opérés à Berlin par la méthode de Bottini, il n'y en a que deux survivants et l'un d'eux en si mauvais état que, quoiqu'il ait les mictions faciles, elles sont impérieuses et elles se réalisent toutes les deux heures pendant la journée et à des intervalles d'une heure et demie pendant la nuit; si, par conséquent, nous admettions qu'il n'y ait eu ni de mauvais choix des sujets ni de faute opératoire, il en résultera que nous devrons rejeter absolument la prostatotomie galvano-caustique de Bottini-Freudenberg, quoiqu'elle donne parfois de très bons résultats immédiats, à cause des surprises fort désagréables et des résultats médiats très variables qu'elle nous donne aussi.

Cela posé, rappelons la nouvelle orientation de la chirurgie pendant les dernières années, laquelle a pris pour base la conviction que c'est par l'obstruction mécanique que la prostate hypertrophiée cause de si grands accidents et que la si bien déduite théorie de Guyon est erronée malgré tout.

La cause supprimée, son effet devrait cesser, et c'est bien ce qui est arrivé chez un grand nombre de prostatectomisés; il y en a cependant bien d'autres à qui l'intervention n'a rapporté que peu de bénéfice ou n'en a même pas rapporté du tout. Cette inégalité de résultats nous engage donc à mieux choisir les sujets et à chercher de nouvelles indications plus précises et plus définitives, nous dirigeant plus sûrement.

Il me semble que ce point, étant de la plus grande utilité, est celui que nous devons tâcher de résoudre avec le plus grand intérêt dans la thérapeutique de l'hypertrophie de la prostate.

Devant tout prostatique, nous devons d'abord tâcher de savoir si la suppression de sa prostate hypertrophiée lui sera avantageuse, et il me semble que ce problème est beaucoup plus digne d'étude et d'attention que celui qui consiste dans le choix de la méthode d'excision, car toute méthode opératoire est bonne, pourvu que l'indication le soit également. Ce ne sera qu'après que l'on sera convaincu de l'utilité de l'excision de la prostate, pour le cas en question, qu'on devra choisir la méthode à suivre, car d'ailleurs en vérité la faible mortalité des prostatectomies est aujourd'hui à peu près la même. On ne doit donc pas prostatectomiser tous les prostatiques et une fois que l'opération aura été faite son résultat dépendra plutôt de la bonne indication établie que de la méthode choisie.

Pour l'établissement de cette indication opératoire, nous disposons de plusieurs facteurs, lesquels, nous permettant parfois d'accepter ou de rejeter l'opération, sont la plupart du temps parfois tellement embarrassants qu'ils nous empêchent de voir nettement la conduite à suivre.

Je suis loin de prétendre avoir résolu un problème si difficile. Mon étude et mon observation journalières m'ont cependant montré des faits si fortement impressionnables que je suis amené à formuler un avis absolument différent de tout ce qui est établi sur la nommée hypertrophie de la prostate.

Le grand nombre de prostatiques d'âges différents que j'ai eu occasion d'observer à des périodes différentes peuvent se classer en deux grands groupes, deux modalités cliniques, à mon avis, absolument différentes par leurs symptômes, comme ils le seront par leur anatomie pathologique, par leur étiologie et par conséquent par la thérapeutique qui en résultera.

Les uns, dont la prostate molle à hypertrophie franchement asymétrique, c'est-à-dire presque exclusivement sur un des lobes et presque toujours sur le gauche, ont le canal flaccide et facilement perméable à toute sonde; ces malades sont généralement ceux chez qui les grands accidents arrivent à l'improviste, car ils se sont inaperçus des petits accidents plus ou moins transitoires. Les autres, dont les difficultés de miction datant de fort longtemps se sont accrues d'une façon progressive et continue, présentent une prostate régulièrement développée et dure au toucher; ces malades sont ceux chez qui le cathétérisme est difficile à cause de la rigidité et de la déviation de leur canal.

Les premiers ont un résidu vésical variable chaque jour et les urines presque toujours aseptiques; les seconds ont un résidu constant et moins appréciable et leurs urines sont presque toujours infectées.

Les uns montrent au cystoscope, en faisant varier la distension vésicale, une muqueuse presque normale, un bas fond mal dessiné à relief prostatique plutôt latéral sinon exclusivement latéro-supérieur, laissant nettement apercevoir un ou deux sillons par où la vessie se vide; les autres montrent de larges colonnes musculaires, et une proéminence prostatique nettement moyenne et plus ou moins inférieure, mais qu'à la distension dessinent un col vésical semblable à un museau de tanche, que les premiers ne montrent pas.

Ceux-là ont souvent des rétentions aiguës et des hématuries; tout est bien plus simple chez ceux-ci.

Cette différence de symptômes doit tenir à une différente anatomie pathologique; je ne peux pas l'assurer, ma petite expérience ne me le permettant pas, mais je le suppose d'après les pièces que j'ai obtenues.

Les premiers sont des prostatiques par adénomes de la prostate; les seconds le sont par la prostatite chronique hypertrophiante.

La littérature médicale n'a malheureusement pas d'observations assez détaillées sur des prostatectomisés avant et après l'opération; s'il y en avait, les affirmations précédentes seraient peut-être indiscutables. Abondent cependant les observations où au premier tableau clinique a correspondu la forme adénomateuse, ainsi qu'il y en a d'autres où la déviation du canal, sa sclérose ou longue infiltration, le développement plus symétrique de la prostate durcie, etc., dépendaient de lésions identiques à celles qui ont été trouvées en des cas de prostatite chronique.

La plupart des auteurs ne se trouvant pas d'accord sur les descriptions anatomo-pathologiques de l'hypertrophie de la prostate, et la ressemblance de quelques-unes de ces descriptions avec celles de la prostatite chronique, ne font que fortifier ma conception et que m'autoriser à affirmer qu'il n'y a pas une entité morbide qu'on puisse nommer hypertrophie de la prostate et qu'il n'y a que des prostates hypertrophiées par plusieurs maladies.

En certains cas l'adénome (1er groupe), en d'autres (2e groupe) la prostatite chronique avec des périodes et des lésions anatomo-pathologiques différentes, peut-être suivant la disposition et la richesse anatomique de la prostate, peut-être suivant la quantité et la qualité des agents infectieux qui attaqueront ou épargneront les éléments anatomiques et ceux-ci plutôt que ceux-là.

On comprend ainsi que les anatomo-pathologistes ne soient pas d'accord, et on s'explique la fréquence des lésions concomitantes de l'urètre, de lésions périprostatiques et, c'est bien possible, de lésions de la vessie elle-même.

Chacun de ces deux types doit avoir une étiologie différente. Aux cas d'adénome, lequel apparait à la prostate comme partout ailleurs, sans qu'on sache pourquoi, l'étiologie doit être étudiée par les anatomo-pathologistes ; ayant, cependant, observé trois cas de véritable prostatite glandulaire aseptique chez des jeunes hommes, j'ai cru qu'il est bien possible que celle-ci soit une des formes de commencement de l'hypertrophie adénomateuse des personnes âgées.

En deux des cas dont je parle il s'agissait de deux jeunes hommes, l'un de 18, l'autre de 16 ans, sans passé vénérien, chez qui la maladie dépendait de la masturbation avouée et répétée ; le troisième cas était un prêtre, âgé de 41 ans, sans aucun passé vénérien, dont les sécrétions et les urines étaient absolument stériles, comme aux deux cas précédents, et où à défaut d'aveu de masturbation, j'ai dû expliquer la maladie par l'abstinence absolue, imposée par les lois de l'Église romaine. Ces trois sujets étaient porteurs de grandes prostates, asymétriques et uniformément molles, qui se réduisaient sous la pression du doigt, revenant immédiatement au dessin précédent sans laisser d'encoche, et qui causaient aux malades une pollakiurie très prononcée et une faible cystite, ce qui les a amenés à me visiter.

Est-ce que la masturbation, la longue abstinence ou les excès sexuels, le coït interrompu et d'autres actes contre nature sont des causes de la future hypertrophie de la prostate, mais de l'hypertrophie adénomateuse ou glandulaire de ce premier groupe ?

Il y en a qui l'assurent. Moi, je pense que c'est là un sujet ne pouvant être éclairci que par des observations très prolongées, mais qu'il serait infiniment intéressant de connaître.

L'étiologie de l'hypertrophie de la prostate, chez les prostatiques de mon second groupe, est, à mon avis, évidente ; ce sont des infections gonococciques ou associées, conséquences plus ou moins lointaines de la blennorrhagie ou d'autres infections de l'appareil génital et qui, si en quelques cas elles rendent le malade prostatique par hypertrophie, en d'autres cas, bien plus rarement, donneront le paradoxe d'un prostatique sans prostate, comme la taille hypogastrique me l'a montré déjà.

Nous avons tous vu des prostates augmentées de volume et dures chez de jeunes hommes de 30 ans ex-blennorrhagiques, et nous voyons quelquefois qu'un traitement bien dirigé pendant plusieurs mois consécutifs n'aboutit pas à réduire le volume de la prostatite chronique, et c'est à peine s'il réussit à faire disparaître les accidents toxi-infectieux qui nous les ont amenés, quand le médecin effectif a fait attention aux légères altérations de forme ou de qualité des mictions ou des urines. Il y a d'ailleurs des dizaines de cas, où nous pouvons reconstituer pas à pas l'évolution de la maladie depuis la première infection blennorrhagique survenue en première jeunesse jusqu'à la prostatite chronique hypertrophique actuelle et à l'infiltration de l'urèthre qui l'accompagne; et nous avons tous entendu très souvent le malade attribuer la maladie actuelle à une blennorrhagie très ancienne et qui l'a toujours laissé plus ou moins souffrant.

L'inégalité des symptômes, la différente anatomie pathologique, ainsi que la différente étiologie des deux groupes cliniques, nous forcent donc de protester contre l'incorrecte désignation d'hypertrophie de la prostate, qui sert d'en-tête à ce rapport.

L'ensemble symptomatique qui a été regardé comme une maladie connue sous le nom d'hypertrophie de la prostate ne doit plus être regardé que comme un symptôme donné quelquefois par l'adénome de la prostate, un plus grand nombre de fois par la prostatite chronique et plus rarement par l'absence de la prostate et par d'autres affections, la cancéreuse, par exemple. Le mot n'est même pas digne d'être conservé comme syndrome, à cause de la différence des symptômes de l'adénome et de la prostatite chronique, et il vaut bien mieux qu'il n'ait scientifiquement plus qu'une valeur synonyme de hypermégalie, signifiant donc augmentation de volume de l'organe.

Le traitement chirurgical de la nommée hypertrophie de la prostate dependra donc de la nature de l'hypertrophie.

Aux cas d'hypertrophie adénomateuse ou plutôt aux cas d'adénome de la prostate, le chirurgien doit se conduire comme aux cas de toute autre néoplasie. Il doit donc extirper toujours la néoplasie bénigne, aussitôt son diagnostic fait, pour qu'elle ne devienne pas maligne, soit en faisant un mauvais voisinage, soit en se transformant en une autre spécifiquement maligne.

Tel est le cas de l'adénome de la prostate; le chirurgien doit l'extirper immédiatement par l'opération qu'on nomme aujourd'hui prostatectomie, nom dont l'incorrection en ce cas sera peut-être montrée à l'avenir. En vérité, il est si difficile d'extirper la prostate saine qu'il est facile de l'extirper lorsqu'elle est adénomateuse, en beaucoup de cas le doigt marche si facilement sur la face uréthrale qu'il ne sent même pas les canaux éjaculateurs, à l'examen de la pièce, l'anatomo-pathologiste diagnostique adénome, etc., et il lui ajoute *prostata* parce que cela lui a été indiqué, qu'il sera permis ainsi de douter si l'on a extirpé un adénome ou si l'on a fait une prostatectomie.

Quoiqu'il en soit, les résultats des prostatectomies aux cas d'hypertrophie adénomateuse sont excellents. La cure opératoire se fait rapidement, complètement et sans accidents, et les résultats fonctionnels immédiats et médiats sont bons et sûrs.

De la lecture des observations des prostatectomies faites par les auteurs sur les prostates molles, adénomateuses, glandulaires, congestives, etc., il s'ensuit que ces bons résultats s'obtiennent aussi bien par voie périnéale que par voie hypogastrique.

Quelle que soit la voie que l'on ait choisie, l'extirpation est facile et la cure opératoire se fait rapidement (1 à 2 mois) et sans aucun des accidents (fistules, incontinence, etc.) qui accompagnent fréquemment les interventions sur les prostatites chroniques. Lorsqu'il s'agit de l'adénome de la prostate, tous les procédés d'extirpation seront donc couronnés de succès et toutes les méthodes opératoires seront bonnes.

Mais on devra choisir parmi toutes les méthodes celle qui sera la moins dangereuse pour le malade pendant chacune des périodes et des temps qui s'écoulent depuis les soins pre-opératoires jusqu'à la guérison parfaite.

C'est assurément la prostatectomie suspubienne celle qui nous donnera la plus grande facilité et les meilleures garanties.

Quant à moi, malgré ma longue assistance aux prostatectomies et aux prostatectomisés par voie périnéale (Albarran, Legueu, etc, 1901 à 1903) et malgré ma connaissance, rien que par des lectures, de la prostatectomie suspubienne, j'ai cru dès le début que je devais préférer celle-ci et m'abstenir complètement de la prostatectomie périnéale.

A l'âge avancé où les patients se font opérer, les anesthésies générales de trois quarts d'heure à une heure et demie, la longue immobilité post-opératoire en *decubitus dorsalis*, la difficulté de maintenir le pansement aseptique, les orchites et fistules encore fréquentes, etc., sont tant d'autres dangers ou inconvénients, dignes d'attention, de la voie périnéale par rapport à la voie suspubienne.

Fréyer met de 3 à 8 minutes depuis la première incision de

la peau jusqu'à l'instant où il remet la prostate extirpée à l'assistant; mes opérés sont assis au bout de deux ou trois jours et se lèvent au bout de 10 ou 15; le pansement et le traitement post-opératoire sont pour moi ceux de la taille hypogastrique; les orchites et les fistules urinaires sont inconnues. Telles sont les principales raisons qui m'ont fait préférer la prostatectomie suspubienne à la périnéale.

Les discussions sur la valeur comparative de la voie périnéale et hypogastrique, qui font le tour du monde, condamnent celle-ci principalement à cause de l'hémorrhagie plus grave et du drainage moins correct, mais ces arguments sont, à mon avis, bien faibles pour ne pas dire nuls.

Quant à l'hémorrhagie, elle ne m'a pas encore embarrassé, je crois cependant qu'elle sera facile à combattre à cause du large accès que l'incision vésicale nous fournit; la voie périnéale n'est pas non plus exempte d'hémorrhagie, celle-ci étant quelquefois si formidable qu'on est forcé d'interrompre l'intervention ou même de tamponner et retamponner les opérés.

Quant à l'argument qui consiste à dire que le drainage de la vessie est plus parfait, complet et sûr par le périnée que par l'hypogastre, il me semble que c'est une affirmation que rien n'autorise et en contradiction flagrante avec ce que nous faisons tous les jours.

Nous avons abandonné la taille périnéale contre les cas de calculose vésicale, pour plusieurs raisons et aussi à cause du mauvais drainage; nous faisons un drainage hypogastrique et non pas un drainage périnéal lorsque la sonde permanente n'en est pas assez pour combattre la grave infection qui exigeait un bon drainage; nous avons une vessie ouverte et accessible où nous pouvons à notre aise régler le même drainage, où nous pouvons faire le lavage continu, le tamponnement de Nicolich ou même le cathétérisme urétéral double, ou nous servir du *decubitus ventralis* bien supporté par quelques malades, et on affirme que le drainage périnéal est préférable à l'hypogastrique ?

Quand même serait démontrée l'infériorité du drainage hypogastrique, elle serait compensée et excédée par la supériorité de tous les autres avantages de la voie hypogastrique, et on serait par suite autorisé à conclure que l'adénome de la prostate doit être extirpé par la voie hypogastrique transvésicale et non pas par la voie périnéale.

C'est voix générale que la prostatectomie donne des bénéfices d'autant plus grands qu'elle est faite plus tôt, et que nous devons tâcher de la faire pour avoir les meilleurs résultats immédiats et médiats.

Ce qui est vrai pour les porteurs d'adénomes ne l'est sûrement pas pour les malades de mon second groupe, pour lesquels la prostatectomie a des indications assez limitées, à mon avis.

La conduite à suivre aux cas d'hypertrophie due à la prostatite chronique devra varier suivant les modalités cliniques.

D'une manière générale, nous devons toujours penser à ce qui a été établi dans la thérapeutique de la prostatite chronique sur laquelle von Frisch (de Vienne) a dit très judicieusement: «Le traitement de la prostatite chronique est presque toujours long et difficile, il exige autant de patience et d'*à propos* de la part du médecin que de la part du malade».

C'est un long chapitre qui, n'étant que trop connu, nous omettons en ce moment où nous n'étudions que la thérapeutique chirurgicale.

Ainsi, lorsque les lésions siègent exclusivement sur la prostate, c'est-à-dire, lorsque à la forte ou faible augmentation de volume de l'organe ne s'ajoutent que des lésions minimes de l'urèthre, cas d'ailleurs peu fréquents, nous croyons que la prostatectomie donnera de si bons résultats qu'aux cas d'hypertrophie par adénome. Ici encore, je préfère la voie suspubienne à la voie périnéale, à cause de la rapidité de l'opération et de la facilité du traitement post-opératoire, etc.

Lorsque, en dehors des lésions prostatiques, quoique bien palpables, il y a des lésions prononcées de l'urèthre pré ou post-bulbaire, ce que j'ai fréquemment observé, la prostatectomie ne donnera que de légers bénéfices qui ne peuvent pas compenser tous les aléas de l'opération et ses fréquents accidents en de pareils cas. Nous devons alors avoir recours à l'ingrate thérapeutique de la prostatite chronique, thérapeutique très semblable au traitement dit palliatif de l'hypertrophie de la prostate. En général, les guérisons sont impossibles à obtenir à l'âge avancé où nous les essayons, mais les traitements étant bien conduits donneront des résultats satisfaisants et meilleurs même que ceux que donnerait la prostatectomie. C'est peut-être en ces cas que l'opération de Bottini aura le plus souvent donné de bons résultats immédiats.

et plus ou moins durables, et que je crois comparables à ceux que l'on obtient en régions plus antérieures de l'urèthre par l'uréthrotomie interne ou par l'électrolyse.

Lorsqu'il y a des lésions de péricystite ou de périprostatite, je crois l'intervention formellement contre-indiquée, parce qu'il doit y avoir dans ces cas de très bonnes dispositions pour les fistules périnéales et uréthro-rectales, cellulites pelviennes, et d'autres graves complications bien connues de la plupart des chirurgiens.

D'après ce que je viens de dire, on voit que je pense que ce n'est qu'à la prostatectomie que nous devons recourir pour trouver le traitement curatif de la nommée hypertrophie de la prostate, mais nous ne la ferons qu'aux cas indiqués, et alors elle méritera le nom de guérison radicale.

Aux nombreux cas où cette guérison radicale ne doit pas être tentée, nous aurons recours à la thérapeutique que l'état et la nature de l'hypertrophie nous indiqueront suivant l'opportunité. Tout dépendra du diagnostic parfois plein de difficultés, mais que l'avenir nous apprendra mieux.

Je crois que ce n'est pas ici la place de m'occuper de la thérapeutique que j'appellerai d'urgence et à laquelle on peut être forcé d'avoir recours pour les accidents dus à la prostate hypertrophiée et à sa maladie causale. La ponction vésicale, la cystostomie, la prostatectomie d'emblée même, etc., ont leurs indications et on préfèrera l'une ou l'autre suivant le cas clinique et suivant le chirurgien.

CONCLUSIONS

1re L'hypertrophie de la prostate ne doit pas être regardée comme une entité morbide, mais plutôt comme un symptôme commun à plusieurs maladies de la prostate.

2e Ce symptôme dépend le plus souvent, chez les vieillards, des adénomes de la prostate, de la prostatite chronique hypertrophiante, ou du cancer.

3e L'adénome, lequel est fréquent, est l'origine d'un cadre symptomatique nous permettant le plus souvent de faire son diagnostic ferme.

La prostatite chronique hypertrophiante est la cause la plus fréquente de la dite hypertrophie de la prostate.

Le cancer dont la symptomatologie au moment où il commence à se développer est encore aujourd'hui si peu claire, est plus fréquent que l'on suppose ordinairement.

4° Dans l'état actuel de nos connaissances, le porteur d'un adénome de la prostate doit être prostatectomisé, ce qui donnera de bons résultats médiats et immédiats.

Dans la prostatite chronique hypertrophiante : si les lésions siègent presque exclusivement sur la prostate, la prostatectomie donnera d'aussi bons résultats que ceux que nous connaissons des cas d'adénome ; si, outre les lésions prostatiques, il y a des lésions prononcées de l'urèthre, nous devons nous abstenir de la prostatectomie, laquelle ne donnera que des résultats très incomplets ; s'il y a de la péricystite ou de la périprostatite ou si, malgré la sensation de mobilité absolue de la paroi du rectum sur la prostate qui nous est donnée par le toucher, la prostate se présente immobilisée dans l'espace bi-ischiatique, ce qui nous fera soupçonner la cancérose, je crois l'intervention absolument contre-indiquée. En ces deux cas, c'est aux classiques traitements palliatifs tant chirurgicaux que médicaux que nous devons avoir recours, suivant l'opportunité.

Dans la cancérose soupçonnée ou avérée, nous ne pouvons prétendre aujourd'hui qu'à une thérapeutique de symptômes et non pas à une guérison radicale.

5° Parmi toutes les interventions proposées et présentées comme étant curatives de la nommée hypertrophie de la prostate, la prostatectomie seule doit être regardée comme l'étant réellement. D'autres interventions chirurgicales doivent être employées comme thérapeutique d'urgence contre de graves accidents dépendant de celle-là.

6° De toutes les prostatectomies conseillées aujourd'hui on doit préférer la technique de Fuller avec la propulsion transrectum de Freyer, que j'ai employée.

a) incision des parois du ventre et de la vessie assez large pour montrer la tumeur prostatique.

b) incision de la muqueuse qui la recouvre faite aux ciseaux et suffisamment large pour permettre son passage après qu'elle soit libérée.

c) sa décortication faite au doigt, aidée et surveillée par deux doigts introduits dans le rectum.

d) emplacement et fixation des tubes Guyon-Périer, et des soins consécutifs pareils à ceux d'une taille hypogastrique avec cystotomie temporaire.

Voilà les conclusions auxquelles mes études et mes observations m'ont amené et que je me vois forcé de présenter simplement comme conclusions préalables.

De nouvelles études anatomo-pathologiques et de nouvelles observations détaillées me montreront, lorsque je les aurai réunies dans un nouveau travail orienté conformément à celui-ci, jusqu'à quel point ces conclusions préalables doivent être modifiées.

THÈME 2 — INTERVENTION CHIRURGICALE DANS LES NEPHRITES MEDICALFS

Par M. le Dr. D. GIORDANO (Venise)

RÉSUMÉ

La médecine perd ses droits sur les néphrites lorsqu'elle paraît impuissante à en conjurer les dangers immédiats ou à en enrayer l'évolution. La chirurgie intervient efficacement :

1° en ramenant à leur place des reins souffrants en ectopie ;

2° en débridant — ou décortiquant — la capsule, contre laquelle le parenchyme engorgé vient s'étrangler dans les phases aiguës, ou qui étrangle par rétraction le parenchyme, dans les formes chroniques ;

3° en incisant le parenchyme lui-même.

Les effets heureux de l'intervention paraissent être dus : à la malaxation opératoire de l'organe, qui désobstrue mécaniquement les canalicules excréteurs ; à la saignée locale ; au *coup de fouet* qui accélère la circulation et la fonction ; au dégagement du rein étranglé ou disloqué.

Aussi les méthodes qui tendent à disloquer le rein dans le péritoine sont à rejeter *à priori*. La circulation collatérale n'est pas le but de l'intervention ; si bien que la *néphrolysis* peut être indiquée en certains cas d'adhérences vicieuses, quoique très vasculaires.

La décapsulation donne ses meilleurs résultats dans les formes aiguës post-infectieuses qui menacent de l'anurie, ou de passer à la suppuration, ou d'évoluer vers la chronicité ; dans les épisodes aigus, au cours d'une néphrite chronique. La décapsulation est encore indiquée dans les néphrites hémorrhagiques aiguës, mais rebelles au traitement interne ; dans les hémorrhagies chroniques, ou récidivantes, il vaut mieux recourir à la néphrotomie, *en fendant surtout le pôle inférieur.*

Dans les formes bilatérales, il vaut mieux intervenir des deux côtés.

La rapidité de l'intervention est un fort coefficient de succès; rapide, elle soulage le rein; prolongée, elle le surcharge de travail avec les déchets toxiques (urotoxiques), cadavres et toxines cellulaires tout faits ou mis en liberté au cours des manœuvres opératoires.

Les expériences sur les animaux ne sauraient être absolument concluantes, en fait de décapsulation rénale: elles furent même jadis apportées contre la pratique de la néphropexie par décortication de lambeaux capsulaires!

Le traitement chirurgical de la néphrite est assis désormais sur les preuves cliniques.

Comptes Rendus des Séances

SÉANCE D'OUVERTURE (20 AVRIL)

Présidence : MM. FURTADO, POSNER et ALBARRAN

M. ARTHUR FURTADO salue les confrères étrangers et exprime aux collègues allemands ses profonds regrets pour le décès de l'éminent urologue prof. Max Nitzl.

Le bureau provisoire est confirmé dans sa charge.

Sont nommés présidents d'honneur de la section MM. Tuffier (Paris), Albarran (Paris), Legueu (Paris), Kapsammer (Vienne), Posner (Berlin), Gnisy (Athènes), Cavalcanti (Rio de Janeiro), Barragan (Madrid), Reginald Harrison (Londres), Michele Pavone (Palerme), Ferd. C. Valentine (New-York), Pedro Albarran (La Havane).

Traitement chirurgical de l'hypertrophie de la prostate

Par MM. TUFFIER, Paris (v. page 241), FELIX LEGUEU, Paris (v. page 58), ALBERT FREUDENBERG, Berlin (v. page 88) et HENRIQUE BASTOS, Lisbonne (v. page 265).

DISCUSSION

M. TÉDENAT : Mes premières opérations de prostatectomie datent de 1895. J'ai eu en prostatectomies périnéales 3 morts sur 27 opérations; jamais de fistules rectales. J'ai fait 10 prostatectomies transvésicales avec deux morts, dont une au 21e jour par gros abcès de la fesse développé à la suite d'une injection de sérum.

Je tends à donner la préférence à la voie sus-pubienne; mais il ne faut pas oublier que la sonde a de larges indications et qu'il faut, dans chaque cas de dysurie, faire juste part à la prostatite et à l'hypertrophie.

Valeur comparée des prostatectomies

Par M. F. CATHELIN, Paris.

J'ai l'honneur d'apporter au Congrès les derniers résultats de ma pratique sur la prostatectomie.

J'ai eu l'occasion de faire:

— 4 prostatectomies périnéales sub-totales, d'après la technique d'Albarran. Je n'ai pas eu une seule mort ni aucun incident grave. Une seule fois, j'ai eu une fistulette qui a persisté au périnée pendant plusieurs mois et une fois j'eus, à l'enlèvement des mèches, une hémorrhagie importante et qui m'inquiéta.

Dans 2 cas, le périnée fut fermé en 20 jours et dans 3 cas j'eus un excellent résultat fonctionnel. Les malades rétentionnistes, complets dans 2 cas et incomplet dans l'autre, furent définitivement guéris, sans résidu. Dans tous ces cas, d'ailleurs, il s'agissait de prostate assez grosse au toucher rectal. Dans le quatrième cas, au contraire, il s'agissait d'un malade de 55 ans, paludéen et ancien colonial, rétentionniste, se sondant depuis plusieurs années et porteur d'une très petite prostate de 11 grammes. L'opération fut laborieuse, saignante, et le résultat nul, le malade restant encore rétentionniste, et étant obligé de se sonder, sans difficultés d'ailleurs.

— 3 prostatectomies hautes, sus-pubiennes, par le procédé de Füller-Freyer.

Mon premier malade qui avait des hématuries profuses pendant 12 jours guérit, mais conserva une fistulette hypogastrique qui dura trois mois et qui se ferma seule, au moment où j'allais me décider à lui faire une autoplastie.

Mon second malade guérit également de son opération qui avait été très rapide (1 minute pour l'énucléation), mais il mourut au 24e jour et l'autopsie montra un abcès du poumon gauche (lobe moyen) et de la pyélite double.

Mon troisième malade mourut le 3e jour, sans hémorrhagie, d'anurie par insuffisance rénale. C'était un malade extrêmement adipeux, du poids de 100 kilos et dont la prostate pesait 70 grammes.

— 3 prostatectomies périnéo-sus-pubiennes, *totales, avec extirpation de l'urèthre prostatique* en entier d'après une méthode qui m'est personnelle.

J'ai eu *deux guérisons totales sans fistule* avec un résultat fonctionnel parfait et le troisième malade mourut le 1er jour d'hémorrhagie haute sus-pubienne, mais non périnéale.

— 2 prostatectomies périnéales *totales* avec extirpation de l'urèthre prostatique (dont l'une en collaboration avec Iselin) et sans ouverture de la vessie. Les deux malades moururent l'un d'insuffisance rénale au 3e jour, l'autre d'anurie au 8e jour.

En réalité, ces deux malades étaient des déprimés, l'un somnolent et l'autre très adipeux, à taux d'urée faible et qui furent plutôt victimes de leur état général que de l'opération elle-même.

Le désenclaveur. — J'insiste sur la nécessité de l'emploi du désenclaveur pour faciliter la technique de ces dernières prostatectomies *totales* à la façon de *Freyer* bien qu'effectuées par le périnée. Mes pièces anatomiques sont en effet superposables à celles du chirurgien anglais et je ferai remarquer que dans mes deux premiers cas les malades guérirent *sans fistule*. Si les faits se généralisent, dans les mains d'autres chirurgiens, ils donneront une grande force à la prostatectomie périnéale *totale*.

J'ai déjà donné la description de mon désenclaveur au dernier Congrès français d'urologie de la façon suivante :

C'est l'instrument le plus important de toute mon instrumentation, mais voyons auparavant les *qualités* que doit présenter tout bon désenclaveur :

a) Il doit tracter en haut et non en avant (le malade étant supposé en position sacro-verticale);

b) Les branches doivent être mousses pour ne pas crever la vessie.

c) Il doit agir sur les portions latérales de la glande et non sur la partie moyenne à cause de l'existence possible d'un lobe moyen qu'il blesserait et sur lequel il déraperait.

d) Il doit être d'orientation facile dans la vessie et à la sortie.

Description. Mon désenclaveur comprend une tige médiane terminée par un bec coudé à 90°, arrondi en dehors, et perforé au-dessous, facilitant ainsi l'introduction de l'instrument par la brèche de l'urèthre prostatique.

Latéralement sont deux tiges élargies chacune et coudées à 90° à leur extrémité, formant deux sortes de cuillers excavées en dehors, les deux surfaces convexes venant se toucher chacune au travers de l'orifice décrit plus haut de la tige médiane.

Ces deux cuillers sont arrondies et mousses sur leur circonférence et nullement traumatisantes.

Ces tiges jouissent de la propriété de tourner de 140° environ sur leur axe, de sorte que les parties concaves des cuillers viennent ainsi divergeant à droite et à gauche se mouler sur les convexités des lobes latéraux de la prostate saillant dans la vessie.

Il suffit d'incliner la tige de l'instrument sur le pubis pour voir la prostate faire une saillie très marquée dans la plaie; elle est donc bien désenclavée et nullement *tractée en avant* comme avec les autres appareils similaires.

En outre le bec de l'instrument se dirige en arrière et en haut et peut, en s'accrochant au pubis, permettre un bon repérage sans dérapage possible du côté de l'urèthre, comme cela arrive si souvent avec les autres désenclaveurs.

Des tenons métalliques empêchent aux cuillers d'évoluer complètement jusqu'à 180° et un système de glissière à coches, semblable à celui de mon diviseur des urines, permet la fixation des deux tiges en position de repos et d'ouverture; il y a pour cela deux glissières opposées sur chacune des faces de l'appareil. La disposition en crochet de l'extrémité des tiges permet aussi de toujours savoir la direction des cuillers dans la vessie; c'est donc un instrument d'un repérage et d'une exécution facile, nullement blessant et d'un maniement extrêmement simple, je suis convaincu qu'il rendra des services aux chirurgiens s'occupant de prostatectomie.

En résumé, d'après mon expérience personnelle et d'après ce que j'ai pu voir à Necker, entre les mains de mes maîtres Albarran et Legueu, je donne la préférence, dans l'immense majorité des cas d'hypertrophie prostatique, à la prostatectomie périnéale d'après la technique de Proust et d'Albarran ; je ne suis pas partisan de la prostatectomie haute, sus-pubienne, à cause de ses dangers d'hémorrhagie et de son mauvais drainage (la comparaison avec les hystérectomies haute et basse n'étant pas de mise) ; enfin je réserve mon procédé combiné périnéo-sus-pubien, d'exécution facile et rapide, grâce surtout à mon désenclaveur, aux grosses prostates à évolution vésicale et avec hypertrophie considérable du lobe moyen.

Bibliographie

Dr F. Cathelin.

1. — Nouveau procédé mixte de prostatectomie totale (méthode périnéo-sus-pubienne) avec 7 figures. Tribune médicale, 23 septembre 1905, et Congrès d'urologie, octobre 1905.

Voir également Thèse de Coupas, Paris, décembre 1905.

2. — Instruments pour la prostatectomie totale périnéo-sus-pubienne et nouveau désenclaveur (avec 6 figures). Congrès d'urologie, Paris, octobre 1905.

3. — Pièce de prostatectomie totale périnéo-sus-pubienne (avec figures). Bulletin Soc. Anat. de Paris, 28 juillet 1905.

4. — Prostatectomie périnéale sous-capsulaire (avec figures). Bull. Soc. Internat des Hôpitaux de Paris, 26 octobre 1905.

5. — Pièces de prostatectomie sus-pubienne (avec figures). Bull. Soc. Anat. de Paris, février et mars 1906.

6. — Appareil drainage d'un prostatectomisé sus-pubien. Bull. Soc. Anat. de Paris, 30 mars 1906, et Thèse Minet, Paris, mai 1906.

La prostatectomie dans le cancer de la prostate

Par M. G. Pasteau (Paris).

Le cancer de la prostate se présente cliniquement sous deux formes bien distinctes : ou bien c'est le cancer diffus, la carcinose prostato-pelvienne, ou bien c'est le cancer encore limité à la glande.

Dans le premier cas, la prostatectomie, de l'avis général de tous les chirurgiens, n'a pas de raison d'être.

Dans le second cas, doit-on la tenter ?

La prostate est si riche en vaisseaux lymphatiques qu'on peut considérer qu'elle forme, par ses réseaux intra et extra glandulaires, par ses anastomoses multiples avec les vaisseaux blancs de la base de la vessie, de l'urèthre et surtout des vésicules séminales, une véritable «éponge lymphatique» d'où partent des troncs plus ou moins volumineux, en particulier vers les ganglions du bassin (ganglions obturateurs et rétro-pubiens, ganglions de la paroi pelvienne latérale et postérieure) et vers les ganglions lombaires, pré et rétro-aortiques au contact même des vertèbres.

Dès le début, alors même que, histologiquement, le cancer est encore bien limité à la glande, les ganglions sont souvent pris. La prostatectomie ne peut pas être une opération curatrice. Il ne faut pas l'oublier, et on ne peut établir une analogie entre la prostatectomie pour cancer, et la prostatectomie qui donne de si beaux résultats dans les cas d'hypertrophie simple.

Lithotritie et prostatectomie

Par M. Desnos, Paris

Les progrès accomplis dans les indications et la technique de la prostatectomie l'ont rendue si peu meurtrière que beaucoup de personnes la considèrent aujourd'hui comme indiquée toutes les fois qu'un calcul s'est développé en arrière d'une prostate hypertrophiée. Cette généralisation me semble beaucoup trop étendue et il faut faire une étude minutieuse de ce qui revient au calcul et à l'obstacle prostatique dans la symptomatologie; les indications de la lithotritie et de la prostatectomie resteront bien distinctes et précises.

En présence d'une rétention nulle ou peu considérable, des douleurs vives, d'hématuries provoquées, et d'un état aseptique des urines, il est évident que la présence du calcul joue un rôle prédominant; on peut constater en même temps que la prostate est plus ou moins volumineuse, mais celle-ci entre pour peu de chose dans la production des symptômes. La lithotritie s'impose alors car elle paraît suffisante à rétablir l'état normal. Tout au plus un état d'infection grave ferait-il hésiter. Par contre, si un malade porteur d'un calcul présente une prostate très développée, une rétention importante, si ses urines sont infectées, ses mictions hésitantes et pénibles, fréquentes la nuit et au repos, la présence du calcul, développé secondairement, n'est qu'un épisode au cours de son hypertrophie prostatique: le broiement de son calcul diminuerait peut-être ses souffrances, sans modifier son état local. Ici il est indiqué de demander à une même opération l'extirpation de la prostate et du calcul. Mais il ne faut pas priver un malade des grands avantages de la lithotritie, lorsqu'elle est seule indiquée, sous prétexte qu'il aura peut-être besoin un jour d'une prostatectomie.

Sur la prostatectomie périnéale totale

Par M. Paul Hallopeau, Paris.

Le manuel opératoire de la prostatectomie périnéale, tel qu'il est actuellement établi, n'envisage guère que les hypertrophies de la prostate au point de vue des indications; aussi l'opération est-elle toujours décrite comme intra-capsulaire, et le temps essentiel, lorsque la prostate est mise à découvert, consiste-t-il à la dépouiller de son aponévrose que l'on refoule latéralement aussi haut que possible. C'est d'ailleurs par cette manœuvre que l'on évite les gros vaisseaux, principalement veineux, qui longent ses bords antéro-supérieurs. Toutefois, lorsqu'on aura affaire à un néoplasme malin de la prostate, et l'ablation d'une telle tumeur tend à reprendre une certaine faveur, il est de toute évidence que l'intervention, pour être plus efficace, sera de préférence extracapsulaire.

Comme nous venons de le dire, l'aponévrose qui enveloppe la prostate sur ses faces latérales, est doublée en dehors de volumineuses veines nées du plexus pré-vésical et pré-prostatique pour se rendre plus ou moins directement à la veine hypogastrique. En effet, tandis que le plexus donne naissance, par sa partie inférieure, aux deux grosses veines honteuses internes, de ses extrémités supéro-latérales se détachent un ou deux troncs bientôt sub-divisés et d'ailleurs augmentés de vésicules qui descendent des faces de la vessie; il se forme ainsi quatre ou cinq veines qui montent parallèlement sur les côtés de la prostate et de la base de la vessie et qui sont précisément renfermées dans des dédoublements des aponévroses latérales. C'est de cet obstacle vasculaire que l'on se débarrasse en disséquant et en refoulant la capsule. Voyons, au contraire, comment il conviendrait de procéder pour enlever la capsule sans avoir à redouter les vaisseaux.

Il est tout d'abord un fait indéniable, c'est que le doigt qui libère la prostate passe plus facilement en dehors de la capsule qu'en dedans; ce sera encore plus vrai lorsque la glande aura subi une dégénérescence maligne la faisant adhérer à sa capsule et rendant l'isolement de celle-ci plus difficile tout en provoquant des hémorrhagies.

Une fois la prostate ainsi isolée en arrière et un peu sur les côtés, on sectionnera l'urèthre et on remontera en avant de lui. On sait que les tumeurs malignes ne se développent pas vers la partie antérieure de la glande, même tardivement; à plus forte raison, dans les cas opérables, c'est-à-dire très rapprochés du début, ce côté de la prostate sera peu altéré et pour ainsi dire normal.

Il ne pourra donc y avoir de difficulté, après la section totale de l'urèthre, à remonter juste au-devant de lui, en attirant en arrière la glande et bientôt la paroi vésicale, séparant au contraire en avant le plexus veineux fixé par les aponévroses. Il se forme ainsi sous le travail du doigt un véritable infundibulum, bordé sur les côtés par les veines dont nous avons parlé et qui naissent à ce niveau pour se diriger en arrière et en haut. En refoulant en arrière l'urèthre et la prostate, on sent d'ailleurs se former de chaque côté une sorte de cloison résistante, c'est l'aponévrose latérale retenue par son insertion pubienne et dans laquelle pénètrent les veines. C'est à ce moment qu'entre deux pinces de Kocher sera sectionnée de chaque côté cette cloison sagittale, permettant alors de continuer l'opération par l'ablation totale de la prostate et du bas-fond vésical, comme elle se fait actuellement. On aura donc ainsi créé deux véritables pédicules antérieurs de la prostate par opposition aux deux pédicules postérieurs, dont la ligature ou le pincement termine l'opération. Des ligatures remplaceront d'ailleurs facilement chacune des deux pinces placées sur ces pédicules antérieurs.

Nous croyons qu'il est possible de cette façon, tout en enlevant la capsule prostatique, de diminuer notablement l'hémorrhagie au cours d'une opération qui provoque toujours un saignement considérable, de l'avis des auteurs qui l'ont pratiquée.

Discussion

M. Albarran. *De la voie périnéale dans la prostatectomie.* — Depuis les travaux de Freyer, la prostatectomie transvésicale jouit d'une grande faveur en Angleterre. En Amérique on reste fidèle à la voie périnéale. En France un certain nombre de chirurgiens croient que la voie haute est préférable dans la majorité des cas et que l'opération périnéale est rarement indiquée. Tout récemment, au Congrès International de Lisbonne, j'ai discuté cette importante question.

Voici les principaux inconvénients et avantages de la voie périnéale.

1° *L'opération est plus difficile et expose à la blessure du rectum.* — Dans la plupart des cas la prostatectomie périnéale est plus difficile que l'opération transvésicale. Pourtant, dans les prostates enflammées, lorsque la glande est de médioce volume, lorsque l'hypertrophie est de nature glandulaire, la prostatectomie transvésicale peut être d'une exécution très difficile.

La blessure du rectum dans la prostatectomie périnéale doit toujours être évitée lorsqu'on opère soigneusement.

2° *La prostatectomie périnéale expose à la formation d'une fistule urinaire.* — Il est absolument exceptionnel d'observer une fistule permanente laissant passer quelques gouttes d'urine après la prostatectomie périnéale et on voit aussi quelques fistules hypogastriques consécutives aux opérations pratiquées par la voie haute. Il faut surtout bien savoir que les rares fistules consécutives à la prostatectomie périnéale ne laissent passer que quelques gouttes d'urine au moment de la miction et qu'elles ne s'observent que chez les malades très infectés à périnée épais, ayant des conditions générales médiocres ; c'est-à-dire chez des malades qui auraient eu de grandes probabilités de mort si on eût pratiqué chez eux la prostatectomie transvésicale.

3° *Les résultats thérapeutiques sont plus parfaits dans la prostatectomie transvésicale.* — En réalité, si dans les cas de rétention complète quelques opérés de prostatectomie périnéale gardent encore un certain résidu, cela est dû à une technique opératoire imparfaite. Pour obtenir des résultats parfaits il est indispensable d'opérer très soigneusement et de bien enlever toutes les parties de la prostate qui gênent la miction. Dans les cas de rétention incomplète nous manquons de statistiques précises sur les résultats obtenus par les opérations transvésicales pour pouvoir les comparer à ceux de la prostatectomie périnéale.

4° *La prostatectomie périnéale est moins grave que l'hypogastrique.* — Comparant les résultats obtenus par Freyer avec ceux que nous avons obtenus nous-même, c'est-à-dire, les deux plus fortes statistiques par voie transvésicale et périnéale, nous trouvons :

Voie hypogastrique	Freyer.	Mortalité 8 pour 100
Voie périnéale	Albarran.	— 2,3 —

Réunissant les statistiques de tous les autres chirurgiens, les deux ci-dessus exceptées, nous arrivons aux chiffres suivants :

Voie transvésicale.	mortalité 17 pour 100.
Voie périnéale	— 9 —

Incontestablement, au moment où nous sommes, la voie périnéale présente une gravité beaucoup moindre : jusqu'à plus ample informé nous ne pratiquons l'opération transvésicale que chez les individus encore relativement jeunes qui tiennent essentiellement à conserver leur puissance génitale et dont la prostate est de nature fibro-adénomateuse et fait franchement saillie dans la vessie. Dans ces conditions, l'opération par la voie haute peut se faire sans grand danger et les malades paraissent avoir plus de chances de conserver leur génitalité. — Ce dernier point demande d'ailleurs de nouvelles recherches.

SÉANCE DU 21 AVRIL

(Sections de Médecine et chirurgie des voies urinaires, de Médecine et de Chirurgie réunies)

Présidence: M. OLIVEIRA FEIJÃO.

La catastrophe de Californie — La mort de Curie

M. NUNO PORTO: Messieurs:

Vraiment ému par les deux grands malheurs, qui viennent de frapper le monde, j'ai l'honneur de vous proposer, en l'énonçant dans notre procès verbal, de signifier notre grande douleur à nos confrères américains qui se trouvent ici, nous faisant l'honneur de nous accompagner dans la lutte contre la douleur et contre la mort, leur exprimant les plus vifs sentiments de condoléance pour la terrible catastrophe qui a blessé le cœur de leur grande nation, maintenant couverte de deuil; et, en même temps, à nos confrères français, au monde scientifique, qui a perdu une de ses plus éclatantes lumières par la mort du grand Curie. Je vous propose aussi d'adresser l'hommage de nos plus profonds et douloureux regrets, demandant à nos illustres présidents de présenter de notre part, dans une lettre, à la savante Mme Curie, sa compagne du cœur et de l'esprit, l'expression de nos plus respectueux sentiments de douleur.

Diagnostic fonctionnel des reins

Par M. G. KAPSAMMER, Vienne (v. page 209).

DISCUSSION

M. O. PASTEAU: Pendant longtemps les chirurgiens qui étaient amenés à opérer sur le rein se sont contentés de l'exploration extérieure de l'organe: les différentes méthodes de palpation ont été étudiées en particulier par Guyon, Israël, Glénard. Mais les résultats obtenus étaient bien incomplets, alors même que l'examen histo-bactériologique et chimique de l'urine recueillie dans la vessie était fait aussi complètement que possible. L'exploration de la surface du rein mise à nu et la néphrotomie étaient considérées non pas seulement comme de simples temps opératoires, mais comme des moyens d'arriver au diagnostic de l'état du rein.

Quand Nitze, Casper et Albarran apportèrent l'instrumentation nécessaire pour le cathétérisme urétéral, la question fit un pas décisif; l'examen séparé de l'urine de chaque rein donna des renseignements précis sur le côté atteint, le degré des lésions, l'état du côté opposé. Les différents diviseurs qu'on présenta ensuite ne changèrent pas la face des choses. Le but poursuivi était toujours le même:

recueillir séparément l'urine de chaque rein. Dès 1897, avec Albarran, on n'opérait plus à Necker sans avoir fait un examen comparé de l'urine de chaque rein, examen histo-bactériologique et chimique ; puis on y ajouta en 1898 la recherche de l'élimination du bleu de méthylène.

Actuellement les méthodes de recherche se sont multipliées : la cystoscopie, le cathétérisme urétéral, la recherche du bleu, la cryoscopie, l'élimination du sucre après l'injection de phloridzine, et surtout l'étude de la polyurie expérimentale donnent les résultats les plus complets. On arrive maintenant normalement à établir un diagnostic précis de l'état fonctionnel du rein et à réduire au minimum la mortalité opératoire due à l'insuffisance rénale.

M. Cathelin, après avoir décrit son cystoscope à vision directe et à air, apporte une statistique personnelle de 37 opérations rénales (voir plus loin ses deux communications).

M. Albarran. Tous les procédés d'exploration des fonctions comparées des deux reins, employés jusqu'à nos travaux, ont cherché à déterminer la valeur respective de chaque rein en comparant les éliminations provoquées ou spontanées dans les deux urines recueillies pendant un certain espace de temps.

Nous avons démontré, pour chacun des procédés en particulier, que la comparaison des deux reins est d'autant plus exacte que l'espace de temps pendant lequel les urines sont recueillies est plus long, mais nous avons vu aussi que, même lorsque les deux urines sont recueillies séparément pendant deux heures, et même pendant vingt-quatre heures, on peut commettre des erreurs. Le rapport de travail des deux reins varie d'un moment à l'autre ; en comparant les deux urines pendant un court espace de temps, on pourra parfois croire meilleur le rein qui, en réalité, est le plus mauvais ; nous avons montré que l'erreur peut être commise aussi bien en étudiant le point Δ que la composition chimique de l'urine ou les éliminations provoquées de sucre ou de matières colorantes.

Il est encore plus aléatoire d'essayer, par ces différents procédés, d'établir un rapport quelconque entre la valeur fonctionnelle des deux reins ; suivant le moment considéré, les écarts peuvent être et sont habituellement considérables.

Ces défectuosités des procédés employés nous ont engagé à comparer la marche des éliminations dans les deux reins pendant un temps déterminé ; dans le but d'accentuer les différences entre les deux reins pour essayer ainsi de déterminer la capacité de travail de chacun d'eux, nous provoquons la polyurie, à un moment de l'expérience, en faisant absorber une certaine quantité d'eau.

Nous désignons sous le nom de *polyurie expérimentale* le procédé qui consiste à explorer la fonction comparée des deux reins avant et après l'absorption d'une certaine quantité d'eau dans le but d'étudier la marche comparée de la sécrétion de chaque rein.

Dès l'année 1897, dans un travail avec notre maître Guyon, nous avons appelé pour la première fois l'attention sur la constance fonctionnelle du rein malade dans les lésions unilatérales des reins. Depuis, nous avons pratiqué chez un très grand nombre de malades des analyses successives des urines des deux reins simultanément recueillies de chaque côté.

Ces analyses ont été faites pendant des périodes successives d'un quart d'heure, d'une demi-heure, d'une heure et de vingt-quatre heures. Chez certains malades, les examens journaliers des deux reins ont été faits pendant seize et même quarante jours consécutifs. Or, chez tous nos malades, ayant des lésions de quelque importance, nous avons vu le rein malade varier beaucoup moins dans son fonctionnement que ne le fait le rein sain ; tandis que le graphique du rein sain présente de grandes oscillations, celui du rein malade en présente peu. Il suffit de jeter un coup d'œil sur la courbe que nous donnons ici [1], pour se convaincre que le même phénomène s'observe, aussi bien lorsqu'on ne considère que la diurèse aqueuse que lorsqu'on étudie les variations de la diurèse moléculaire, celle de l'urée ou des chlorures, ou encore les éliminations provoquées de bleu de méthylène et de phloridzine.

En outre, ayant opéré presque tous les malades étudiés à ces différents points de vue, nous avons pu vérifier que le fonctionnement d'un rein malade varie d'autant moins d'un moment à l'autre que son parenchyme est plus détruit.

La concordance de tous ces faits nous a permis de formuler cette loi :

Le rein malade a un fonctionnement beaucoup plus constant que le rein sain et sa fonction varie d'autant moins d'un moment à l'autre que son parenchyme est plus détruit.

Il résulte de cette loi que lorsqu'on compare entre eux le fonctionnement des deux reins, même pendant une période de temps de vingt-quatre heures, on ne peut déterminer quel est le rapport qui existe dans la fonction des deux organes. A certaines heures, ou certains jours, l'écart entre les deux reins sera beaucoup plus considérable qu'à certaines autres heures ou à certains autres jours.

Il pourra même se faire, en comparant les deux reins à des moments différents, que le rein qui paraît meilleur à un examen soit celui qui semblera fonctionner moins bien à un nouvel examen.

On comprend, d'après cela, que l'examen comparé des urines sécrétées par les deux reins pendant un espace de temps déterminé ne puisse nous donner que des notions imparfaites sur leur fonctionnement respectif.

Cette remarque s'applique à tous les procédés d'exploration des fonctions rénales par l'examen des urines, aussi bien aux analyses chimiques qu'à la cryoscopie ou aux éliminations provoquées.

On comprend aussi que les chances d'erreur dans la comparaison des deux reins seront d'autant plus grandes que le temps pendant lequel les urines auront été recueillies sera plus court.

Si, au lieu d'examiner comparativement la quantité totale d'urine sécrétée pendant un certain espace de temps, nous considérons une série de fractions de ce même temps, nous pourrons étudier comparativement la marche fonctionnelle des deux reins. Si, au lieu de recueillir simplement les urines droites et gauches pendant trois heures par exemple, et de comparer les quantités totales émises pendant ce temps par chaque rein, nous divisons ces trois heures en six périodes d'une demi-heure chacune, et nous examinons les six échantillons de chaque côté en les comparant, nous pourrons établir une courbe du rein malade et une autre courbe du rein sain. En comparant la marche des éliminations des deux reins dans ces courbes nous acquerrons des notions très importantes puisque, nous le savons, les oscillations de la courbe d'urine de chaque rein seront d'autant moins prononcées que le rein sera plus malade. Le procédé d'exploration, qui consiste à examiner une série d'échantillons successifs des urines de chaque rein, aura donc un grand intérêt, et cela d'autant plus que les courbes de comparaison s'étendront à une plus longue durée de temps.

Il résulte, en outre de tous les faits que nous avons observés, que l'écar

(1) Le cliché de cette figure ne nous a pas été remis. R.

entre le fonctionnement des deux reins s'exagère toutes les fois qu'une cause accidentelle vient augmenter temporairement le travail qu'ils doivent exécuter ; il en est ainsi de l'absorption des boissons et de la période digestive.

Aussi bien lorsque le malade se trouve dans la période digestive que lorsqu'il a simplement bu de l'eau, l'écart entre le fonctionnement des deux reins s'exagère parce que le rein sain accommode beaucoup mieux son fonctionnement aux nouvelles conditions que ne le fait le rein malade ; les oscillations de sa courbe s'exagèrent ; celles de l'autre se modifient peu. On peut donc formuler une loi en disant :

Lorsqu'un des deux est seul malade ou plus malade que l'autre, si la fonction urinaire vient à être troublée, il modifie sa fonction moins que l'autre : l'écart entre les deux glandes s'exagère surtout par les variations dans le fonctionnement du rein sain.

La polyurie expérimentale est basée sur ces deux lois, et se déduit des considérations qui précèdent. Par elle on étudie dans des temps successifs la marche comparée des éliminations de chaque rein et on exagère, à un moment donné, ces écarts par une perturbation accidentelle d'ordre physiologique, l'absorption d'eau.

Nous croyons devoir faire remarquer que les considérations que nous venons de développer à propos des reins peuvent s'appliquer aussi bien à tous les organes de l'économie. On peut dire que tout organe malade présente moins d'écarts fonctionnels que lorsqu'il est sain et qu'il est moins apte à s'accommoder à un surcroît de fonctionnement. L'application implicite de ce principe est constante en clinique ; il en est ainsi, par exemple, lorsque nous comparons la respiration d'un poumon malade à celle d'un poumon sain, nous constatons une moindre amplitude fonctionnelle, et, lorsque nous prions le malade de respirer fortement, nous remarquons que l'organe malade s'accommode moins bien que l'autre au surcroît de fonction qui lui est ainsi imposé.

Technique de l'épreuve. — Par le cathétérisme urétéral on recueille séparément les urines du rein droit et du rein gauche pendant quatre demi-heures consécutives ; on obtient ainsi aseptiquement huit échantillons séparés qui servent aux différentes analyses.

Au moment même où l'on commence à recueillir les urines on fait une injection sous-cutanée de 2 centigrammes de phloridzine, et, à la fin de la première demi-heure, on fait boire trois verres d'eau d'Évian.

Les analyses déterminent pour chaque échantillon : la quantité d'urine, le Δ, le ΔV, la quantité d'urée, de chlorures et de sucre par litre et en centigrammes. Le premier échantillon recueilli avant que le malade ait bu sert en outre aux analyses microscopiques et au dosage de l'albumine.

ÉPREUVE DE LA POLYURIE EXPÉRIMENTALE A L'ÉTAT PATHOLOGIQUE. — Nous avons appliqué l'épreuve de la polyurie expérimentale à l'étude des pyélonéphrites simples et calculeuses, à celle des uronéphroses et pyonéphroses, à la tuberculose rénale, au cancer du rein, au rein polykystique et aux néphrites unilatérales et bilatérales. Dans tous ces cas les deux reins se comportent d'une manière analogue l'un par rapport à l'autre ; les différences tiennent moins à la nature de la lésion qu'à la quantité de parenchyme encore capable de sécréter.

Nous avons distingué trois groupes de cas, suivant que le rein sain fonctionne seul, à l'exclusion de l'autre ; que les deux reins fonctionnent, un seul étant malade ; que les deux reins sont atteints simultanément.

1er Groupe. — Un rein est très détruit et l'autre, sain, fonctionne à peu près seul. — Dans ces cas les courbes d'élimination du rein qui fonctionne présentent des caractères analogues à celles d'un rein normal : du côté malade la courbe indique un fonctionnement presque nul, sans modifications importantes d'un moment à l'autre.

Fréquemment les oscillations du bon rein sont semblables à celles d'un rein sain exagérées : exceptionnellement, dans des cas graves, la fonction du rein sain est influencée par le rein malade et ses courbes sont analogues, mais moins hautes et moins oscillantes, que celles d'un rein normal.

2e Groupe — Les deux reins fonctionnent, un seul étant malade. — Quantité d'urine. La courbe de la quantité d'urine du rein sain est plus élevée que celle du rein malade ; du côté sain, la polyurie déjà indiquée dans la demi heure qui suit l'ingestion de l'eau, s'accuse souvent davantage dans la demi heure suivante pour diminuer ensuite. Du côté du rein malade, la polyurie est d'autant moindre que la lésion est plus grave.

Lorsque le rein sain sécrétait déjà plus d'urine avant l'expérience, l'écart des deux courbes s'exagère pendant la polyurie.

Lorsque, au début de l'épreuve, les deux reins sécrétaient la même quantité d'urine, on voit ensuite que la polyurie devient plus active du côté du rein sain.

Lorsque le rein malade était polyurique par rapport à l'autre au début de l'expérience, ce qui n'est pas très exceptionnel, on voit la courbe du rein sain se rapprocher de la sienne, le plus souvent même l'atteindre et la dépasser.

Exceptionnellement, en cas de lésion rénale peu importante, on peut observer que la polyurie du rein malade est égale ou même plus marquée que celle du rein sain : nous avons observé ce fait dans des pyélonéphrites calculeuses et dans la tuberculose rénale au début.

Concentration moléculaire de l'urine. — La concentration moléculaire de l'urine, que mesure le point △, varie dans le rein sain inversement à la quantité d'urine.

Pendant la polyurie, le △ du rein sain s'abaisse, pour remonter lorsque la quantité sécrétée devient moindre.

Pendant que le △ du rein sain présente ainsi de grandes oscillations, le △ du rein malade ne varie que dans des proportions beaucoup moindres ou même, si la lésion rénale est grave, ne varie aucunement.

Les différences que nous avons signalées dans le degré de dilution des deux urines ont pour résultat de diminuer, pendant la durée de l'épreuve, l'écart entre les deux △ du rein sain et du rein malade : ce n'est qu'en cas de lésion rénale légère qu'on n'observe pas de différence sensible entre les deux urines comparées avant et après l'absorption de l'eau.

Variations de la diurèse moléculaire vraie ou △V. — Comme nous l'avons vu en étudiant le simple △ des urines, on constate, en étudiant le △V, que les écarts entre les deux reins diffèrent avant et pendant l'épreuve de la polyurie expérimentale ; mais, tandis que la plus forte dilution de l'urine du rein sain rapproche le △ des deux urines, l'augmentation plus grande du travail de ce même rein sain augmente les écarts des deux courbes lorsqu'on étudie le △V. Ici encore les différences entre la marche des éliminations des deux reins sont considérables lorsque la lésion est grave et elles sont faibles ou nulles si la lésion rénale est légère.

Chez certains malades, le △V des deux reins est semblable, au début de l'expérience, avant que le malade ait bu ; parfois même le △V du rein malade est supérieur à celui du rein sain ; par la suite, après l'absorption d'eau, l'écart entre les deux reins se manifeste par la plus grande ascension de la courbe du rein sain.

Variations de la quantité d'urée. — L'urée et le △ varient habituellement dans le même sens : la courbe du △ simple est comparable à celle de l'urée par litre, la courbe du △V, à celle de l'urée mesurée en centigrammes. Souvent, le parallélisme des deux courbes urée et △ est parfait ; parfois l'écart entre les deux reins se marque mieux pour l'une ou l'autre de ces courbes.

Variations de la quantité de chlorures. — Pendant l'épreuve de la polyurie expérimentale les courbes des chlorures sont analogues à celles du △ et de l'urée, mais il est fréquent d'observer que les différences entre le rein malade et le rein sain sont moins accusées pour les chlorures.

Courbes de la glycosurie phloridzique. — Lorsque les courbes sont établies après l'injection sous-cutanée de 2 centigrammes de phloridzine, comme nous le conseillons, on voit que l'élimination de sucre par les deux reins suit la même marche que celle de l'urée, des chlorures, etc. Mais il est intéressant de remarquer que les écarts entre les deux reins s'accentuent souvent d'une manière notable dans les courbes de sucre : *le procédé de la phloridzine employé pendant la polyurie expérimentale permet ainsi de déceler des lésions légères mal indiquées par les autres courbes.*

3e *Groupe. — Les deux reins sont malades.* — Dans ce cas, les différences entre les courbes des deux reins sont moins accusées que lorsqu'un seul rein est malade ; on constate ce fait aussi bien pour la quantité des urines que pour leur teneur en urée, en chlorures ou en sucre. Les courbes du rein le plus atteint sont supérieures à celles de l'autre, mais elles n'atteignent pas l'amplitude d'oscillations des reins sains.

Dans les lésions doubles on voit parfois des différences peu considérables dans les courbes de quantité d'urine, de △ simple, d'urée ou de chlorures au litre, mais les différences s'accusent davantage si on étudie les courbes du △V, de l'urée, des chlorures ou du sucre mesurées en centigrammes.

Valeur clinique de la polyurie expérimentale. — Nous avons démontré, par de nombreux exemples, que lorsqu'on compare entre elles les urines de deux reins dont un seul est malade, ou celles de deux reins malades dont l'un est plus gravement atteint, on observe le plus souvent que le rein sain fournit une plus grande quantité d'urine, ayant un △ plus élevé et contenant davantage d'urée et de chlorures que le rein malade.

Dans d'autres cas, qui ne sont pas très rares, le rein sain donne plus d'urine, mais avec un △ moins élevé et contenant par litre moins d'urée et de chlorures que le rein malade ; si on compare alors le △V et la quantité d'urée et de chlorures en centigrammes fournis par les deux reins, on constate que le rein sain a un travail utile plus considérable que l'autre. L'élimination de sucre par la glycosurie phloridzique se comporte comme celle de l'urée.

D'après cela il semblerait que, pour déterminer le rein sain, il suffise de considérer le △V, l'urée en centigrammes et la quantité de sucre que chaque glande élimine dans un espace quelconque de temps.

En réalité, on ne peut raisonner ainsi parce que, dans des cas nombreux, le rein malade est polyurique et ses éliminations sont alors analogues à celles d'un rein sain qui serait polyurique par rapport à l'autre.

Dans ces cas, on voit du côté malade, comme dans le cas précédent du côté sain, plus de quantité d'urine ayant un △ moins élevé, contenant au litre moins d'urée, de chlorures et de sucre que le rein sain ; le ΔV, les quantités d'urée, de chlorures et de sucre fournies par le rein malade sont en réalité plus grandes que celles données par le rein sain.

Chez ces malades, en comparant les deux urines pendant un quart d'heure, une demi-heure ou même une ou deux heures, on pourrait juger malade le rein sain.

Nous avons cité plusieurs exemples qui démontrent à l'évidence comment on peut, en ne faisant que comparer deux échantillons d'urine recueillis dans les deux reins pendant quelque temps, croire malade le rein qui est sain ou, en cas de lésion double, plus malade le meilleur des deux. De pareilles erreurs ne sont pas possibles avec le procédé de la polyurie expérimentale, lorsqu'on sait interpréter l'ensemble des courbes d'élimination : ce procédé est celui qui nous renseigne le mieux et le seul qui permet de résoudre, d'une manière à peu près constante, ce double et important problème :

1° Quel est le rein qui fonctionne le mieux ?

2° Quel est le rapport approximatif dans la valeur fonctionnelle de chaque rein ?

En outre, et ceci est d'une importance pratique capitale, *la polyurie expérimentale permet de se rendre compte, jusqu'à un certain point, de la suractivité dont un rein est capable en présence d'une perturbation accidentelle et d'indiquer sa capacité d'accommodation à un surcroît de travail.* C'est là une donnée pronostique de premier ordre lorsqu'il s'agit de poser une indication opératoire. Il est des cas faciles dans lesquels la simple comparaison des urines des deux reins suffit à déterminer l'indication opératoire : si les urines, d'un côté, sont purulentes, de mauvaise composition chimique et à Δ peu élevé ; si celles de l'autre rein sont abondantes, limpides et présentent les caractères opposés, il n'y a guère de place au doute. Mais il existe d'autres cas où le doute est permis, où l'erreur est possible, et nous en avons cité maint exemple, aussi bien lorsqu'un rein est seul malade que lorsque les deux reins sont atteints à des degrés divers. Lorsqu'un seul rein est malade et que les urines de son côté sont infectées, le problème du diagnostic du siège de la lésion peut être résolu, mais celui de la valeur fonctionnelle de chaque rein peut rester en suspens ; or, il importe de le résoudre, parce que le rein non infecté peut présenter une lésion non infectieuse ou être congénitalement plus mauvais que celui qui est infecté. L'étude des graphiques d'élimination des deux reins donne, dans ces cas, la solution d'un difficile problème de clinique.

En cas de lésion rénale double, aseptique ou infectieuse, il peut être indiqué d'opérer, et le chirurgien a besoin de savoir jusqu'à quel point il est en droit de compter sur le fonctionnement des deux reins.

Peut-on aller plus loin et l'exploration des fonctions rénales permet-elle de dire qu'un des deux reins est absolument sain ? Nous ne le croyons pas. Un rein malade, lorsqu'il n'est pas gravement atteint, présente bien une modalité fonctionnelle inférieure à l'autre rein du même sujet, si cet autre rein est sain, mais si on le considère isolément il peut fonctionner comme le rein sain d'un autre individu.

Lorsqu'on n'étudie la sécrétion d'un rein que pendant quelques heures, ou même pendant vingt-quatre heures, on ne saurait établir une moyenne suffisamment précise des éliminations spontanées ou provoquées pour dire quel est le fonctionnement normal type. Le rein normal, chez le sujet sain, fonctionne déjà très différemment suivant l'âge, le sexe, le poids corporel, l'activité de la nutrition, etc., chez l'homme malade un rein sain fonctionne encore plus différemment suivant la variété de la maladie, l'existence de la fièvre, etc., et, lorsqu'un des deux reins est seul malade, à tout cela s'ajoutent des influences réflexes inhibitrices ou excito-sécrétoires capables de modifier le fonctionnement de l'autre rein.

Ayant soigneusement étudié tous les cas dans lesquels nous avons appliqué le procédé de la polyurie expérimentale, nous ne sommes en mesure de donner que des indications très vagues sur le fonctionnement qu'il est légitime de considérer comme normal lorsqu'on étudie isolément la sécrétion d'un des deux reins sur les malades n'ayant pas de fièvre.

Un rein sain doit répondre à l'excitation polyurique déterminée par la boisson. La courbe de la quantité d'urine doit s'élever en même temps que s'abaissent le Δ, l'urée et les chlorures par litre. Ces oscillations doivent être franches et comprendre plusieurs divisions de nos tracés, lorsque le malade absorbe trois verres d'eau. Les courbes des éliminations vraies, ΔV, urée en centigrammes, peuvent ne subir que des modifications peu importantes, s'élever ou s'abaisser pendant la polyurie, de sorte qu'il soit impossible d'en tirer des conclusions lorsqu'on les considère isolément, sans les comparer à celles de l'autre rein. L'étude de la quantité totale des substances éliminées n'indique que des chiffres peu précis.

Il est permis de considérer comme satisfaisante l'élimination de l'urée lorsqu'elle atteint chez l'homme adulte, pour un seul rein, le chiffre de 1 gr. 20 à 1 gr. 70 pendant les deux heures de la durée de l'épreuve. Il nous a paru que l'élimination de 75 centigrammes à 1 gramme dans les deux heures doit être considérée comme médiocre et que, au-dessous de ces chiffres, elle peut être regardée comme mauvaise. Chez les femmes peu fortes, l'élimination normale est souvent de 90 centigrammes à 1 gramme et nous avons même vu deux tuberculeuses maigres et mal nourries dont le rein sain ne donnait que 52 et 86 centigrammes pendant les deux heures de l'épreuve; toutes deux avaient de bonnes courbes et ont été néphrectomisées avec succès.

Le ΔV présente d'aussi grandes variations que la quantité d'urée. Chez l'homme, pendant la durée de l'épreuve, on peut regarder comme bons les chiffres de 13.000 à 17.000 ; seraient médiocres les chiffres de 8.000 à 10.000 et mauvais ceux au-dessous de 6.000. La quantité de sucre éliminée par un rein normal pendant les deux heures de l'épreuve est de 1 gr. à 1 gr. 20.

M. Kümmell. En se servant des anciennes manières éprouvées depuis longtemps et en y réunissant les nouvelles méthodes du cathétérisme des uretères et les différents moyens pour s'assurer de la fonction des reins, nous sommes pour ainsi dire sûrs de la diagnose et de la prognose des maladies rénales. Une seule méthode ne nous donnerait guère la sûreté de la diagnose dans des cas si graves, et nous sommes obligés de nous servir de tous les moyens à notre disposition pour parvenir à de parfaits résultats. Hors du cathétérisme urétéral, indispensable dans chaque cas, où il faut s'assurer de la fonction des reins, c'est la cryoscopie qui, selon notre idée, tient la première place et qui dans bien plus de 1000 cas ne nous a jamais trompés. J'espère de tout mon cœur que bientôt cette excellente méthode sera plus répandue dans la chirurgie moderne et que par un travail mutuel et en comparant les valeurs nous trouverons la cause de la différence des chiffres entre les observations de quelques uns de nos chirurgiens les plus éminents et mes résultats.

Dans 5 cas, où nous fîmes la néphrectomie, quoique nous n'eussions qu'un point de congélation de $\delta = 0{,}6$ et moins, les malades sont morts après peu de temps par suite d'urémie.

Entre 404 opérations rénales, il y avait 189 néphrectomies, dont 15 sont morts avant de nous servir de cette nouvelle méthode = 36,5 %, tandis que de 148 cas de néphrectomies faites en nous servant du cathétérisme urétéral, de la cryoscopie, etc., nous n'avions que 10 cas de mort = 6,7 %. Si dans 3 cas, où nous avions constaté un point de congélation de $\delta = 0{,}6$ et 0,65, nous n'avions pas opéré suivant notre méthode, nous n'aurions pas eu ces 3 cas de mort et notre mortalité entière n'aurait pas surpassé 4,7 %. Dans quelques groupes, p. ex. dans les néphrectomies des reins tuberculeux, la mortalité était seulement de 3 %.

M. Kapsammer: Ein wesentlicher Erfolg der heutigen Discussion liegt darin, dass die Frage bezüglich der Gewinnung des Harnes von jeder Niere endgültig und übereinstimmend zu Gunsten des Uretherenkatheterismus entschieden ist. Albarran gegenüber ist darauf aufmerksam zu machen, dass uns die Zuckerbestimmung mit Berücksichtigung der Zeit des Auftretens auch aus dem Gesammtharne innerhalb gewisser Grenzen wichtige Aufschlüsse zu geben vermag. Finden wir 15 Minuten nach der Injektion im Gesammtharne Zucker, so ist mindestens eine Niere funktionsfähig; finden wir 45 Minuten nach der Injektion noch keinen Zucker, so sind *beide* Nieren derart geschädigt, dass eine Nephrektomie von vorneherein ausgeschlossen erscheint. Diese Orientierung gewinnt eine besondere Wichtigkeit, wenn z. B. bei Tuberkulose die Blase derart erkrankt ist, dass die instrumentelle Untersuchung auf Schwierigkeiten stösst. Die Untersuchungen über die normale Nierenfunktion hat Redner unabhängig von Albarran, gleichzeitig mit diesem gemacht und ist zu dem gleichen Resultate gekommen. Die Thatsache, dass beide Nieren gleichzeitig nicht vollkommen gleichmässig secerniren, hat bezüglich der Zeit des Auftretens keine ausschlaggebende Bedeutung; die Differenzen sind zu gering, als dass sie praktisch in Betracht kommen könnten. Bezüglich der geringen Verspätungen, welche Albarran ausnahmsweise auch bei anscheinend gesunden Nieren gesehen hat, ist zu bedenken, dass manchmal auch eine etwas verspätete Resorption bei starken panniculus adiposus unwesentliche Verspätung bedingen kann. Redner hat bei mehr als 250 Beobachtungen niemals Abweichungen von der Norm ohne anatomische Laesion gesehen. Die Prüfungsmethode von Albarran sei ja vom theoretischen Standpunkte aus ausgezeichnet, doch erscheine sie dem Redner für die Praxis zu umständlich. Man müsse dem allgemeinen Chirurgen möglichst einfache Methoden zur Nierenfunktionsprüfung an die Hand geben. Die Methode Albarrans erfordere 2 bis 3 Stunden, die Methode des Redners $\frac{1}{4}$ bis $\frac{3}{4}$ Stunden. Wenn die kryoskopische Untersuchung wegen der Schwierigkeit der Technik eine derart grosse Uebung und Erfahrung erfordere, wie die Kümmells ist, so spricht dieser Umstand auch gegen ihre Anwendung für die Praxis.

Was die probeweise Freilegung der Nieren betrifft, geht aus den Mittheilungen von Albarran und des Redners hervor, dass auch auf diesem Wege eine Tuberkulose, ja selbst ein Tumor der Niere vollkommen verborgen bleiben können. Man müsste also auch die Niere spalten und Giordano hat auf dem I. internationalen Chirurgencongress in Brüssel auch die probeweise Spaltung beider Nieren verlangt. Ganz abgesehen von der Gefährlichkeit eines solchen Eingriffes gibt er uns aber auch keinen verlässlichen Aufschluss. Allen ist bekannt, dass bei Obduktionen oft der pathologische Anatome, bevor er eine Diagnose stellt, den Kliniker über das Vorhandensein von Cylindern oder Albumen frägt. Es genügt also auch der probeweise Sektionsschnitt nicht um eine exakte Diagnose zu stellen; es genügt nur die histologische Untersuchung der Niere. Denselben Zweck erreichen wir aber auch mit den neuen Methoden der Nierendiagnostik.

Indication de la cystoscopie à vision directe

Par M. F. Cathelin, Paris.

Je ne reviens pas ici sur la description de mon cystoscope à vision directe, bien connu de tous et qui a sur les autres, employés à l'étranger, les avantages suivants :

1. Le tube destiné à la vision est absolument libéré de tout accessoire, lampe et tube d'aspiration.

2. Son bec est vertical et non oblique, de sorte que la lampe, suspendue verticale comme la lampe du plafond des appartements éclaire de haut en bas et non obliquement.

3. Il y a un réservoir d'urine qui permet d'examiner les malades en position de la cystoscopie ordinaire sans les mettre en position déclive.

4. Grâce à un obturateur-loupe qui se visse à l'extrémité de l'instrument, le tout forme un système étanche qui permet un examen prolongé.

5. Le tube métallique d'aspiration est mobile.

Malgré les efforts de ceux — imitateurs de l'étranger — qui en France ont voulu remplacer l'ancienne cystoscopie à prisme et à eau par la cystoscopie à air, il faut bien reconnaître que celle-ci conserve une place à part, ne voulant détrôner aucune autre, ni la cystoscopie simple de Nitze, ni le cathétérisme cystoscopique d'Albarran, ni mon diviseur des urines.

En réalité, la supériorité incontestable du cystoscope à vision directe apparaît dans deux circonstances bien nettes :

a) Dans l'*ablation des corps étrangers vésicaux* d'origine endo ou exogène.

On a pu enlever un chapiteau de sonde de Pezzer. J'ai moi-même enlevé par mon cystoscope tout récemment un petit calcul et l'on comprend avec quelle facilité on extraira des conducteurs de béniqués, des épingles à cheveux et d'autres corps étrangers que l'ingéniosité des pervertis fait trouver. Suivant les cas, on les enlèvera complètement par le tube, suivant d'autres, on les saisira avec une pince de Grünfeld par leur extrémité non offensante puis on retirera le tube avec la pince intérieure qui entraînera à sa suite le corps étranger, sorte d'extraction «à la suite» qui peut réussir dans certains cas.

b) Dans les *cautérisations directes* de végétations, d'ulcérations ou de points enflammés de cystite qui demandent un traitement prolongé et qui ne peuvent guérir aussi vite par les autres méthodes. C'est encore là une supériorité sur les cystoscopes à eau et à vision renversée, avec lesquels on ne peut faire des attouchements à la teinture d'iode, au nitrate d'argent et autres substances chimiques qui donnent de si bons résultats. Ces cautérisations médicamenteuses ne sont d'ailleurs aucunement douloureuses, même dans des vessies enflammées, et leur importance nécessiterait à elles seules l'utilité et la nécessité de la cystoscopie à vision directe qui, ainsi composée, pourra rendre les plus grands services tant aux médecins qu'aux malades.

Bibliographie

Dr. F. Cathelin.

1 — Cystoscope à air sans partie optique avec lampe renversée au plafond (avec 6 figures). Tribune médicale, 27 mai 1905.

2 — Réponse à Max Weinrich (de Berlin). Sur la cystoscopie à air et à vision directe. Annales des maladies des organes génito-urinaires, 15 sept. 1905.

3 — Sur la cystoscopie à vision directe. Congrès d'urologie, Paris, 1905, p. 482, et Société de l'Internat des Hôpitaux de Paris, 23 nov. et 28 déc. 1905.

4 — Cathétérisme urétéral avec le cystoscope à vision directe. Soc. anat. de Paris, Janvier 1906.

5 — Ce qu'il faut demander à la cystoscopie à vision directe (avec figures). Annales de la Polyclinique centrale de Bruxelles (dr. Dubot), Janvier 1906.

6 — Voir également le *Manuel du Praticien*: Clinique et Thérapeutique spéciales, chez Paulin, 21, rue Hautefeuille, Paris.

Statistique personnelle de 37 opérations rénales

Par M. F. Cathelin, Paris.

J'ai eu l'occasion de faire, jusqu'au 1er avril 1906, 37 opérations rénales, tant dans ma clientèle privée qu'à l'hôpital Necker dans le service de mon maître, M. le prof. Guyon.

Ces interventions sur le rein et l'uretère se répartissent ainsi :

9 néphrostomies pour pyonéphrose, dont 3 d'urgence ;

14 néphrectomies, dont 9 primitives et 5 secondaires, sous-capsulaires. Les 9 primitives ont été faites par la voie lombaire, 7 fois pour tuberculose, 1 fois pour cancer, 1 fois pour hydronéphrose (celle-ci en collaboration avec Pierre Duval) ;

5 néphrolithotomies pour des calculs d'oxalate de chaux dans

4 cas et de phosphate de chaux pur dans un cas (ce dernier était surtout un calcul pyélo-urétéral). Parmi les 4 autres il y avait 3 calculs du bassinet dont 2 enclavés dans la portion supérieure de l'uretère et un ramifié, coralliforme, du poids de 52 gr., long de 9 cm. et large de 5 cm. Les 3 calculs du bassinet, tous diagnostiqués par la radiographie, avaient la forme d'un triangle à pointe inférieure, urétéral (calcul formant clapet);

4 néphrorraphies pour rein mobile douloureux et avec rétention, dont 3 à droite chez la femme et 1 à gauche chez l'homme;

3 ouvertures d'abcès périnéphrétique dont 2 d'origine tuberculeuse;

1 pyélotomie postérieure pour calcul oxalique du bassinet, sans sutures;

1 urétérostomie iliaque sous-péritonéale, après exploration abdominale pour calcul oxalique diagnostiqué à la radiographie.

Côté et sexe. Parmi ces 37 interventions nous trouvons 13 hommes et 24 femmes. 24 fois le côté droit fut en cause, 12 fois le côté gauche.

Procédé de division des urines. L'étude séparée du fonctionnement des 2 reins fut obtenue 15 fois avec mon diviseur des urines, 3 fois avec le cathétérisme urétéral, 2 fois avec la division et le cathétérisme, 2 fois enfin avec le cathétérisme à vision directe. Dans 1/3 des cas, aucun de ces procédés ne put être appliqué, mais on eut recours, pour justifier l'intervention, à un examen clinique attentif, à la cystoscopie simple, à la radiographie et à l'injection de bleu de méthylène.

Résultats. Parmi ces 37 interventions nous n'eûmes à déplorer que 5 morts qui survinrent de la façon suivante:

une hémorrhagie au cours d'une néphrectomie transpéritonéale pour cancer, hémorrhagie tellement grave que nous ne pûmes terminer l'opération: mort immédiate;

une septicémie avec mort le lendemain après une néphrectomie pour tuberculose (forme abcédée);

une infection survenue le 15me jour chez un néphrectomisé pour calcul (nous avions d'abord fait une néphrolithotomie, mais le rein ayant été ouvert de haut en bas, à cause de la grosseur du calcul, il y eut une hémorrhagie qui nous obligea à faire d'emblée la néphrectomie);

une méningite tuberculeuse survenue plusieurs semaines après une néphrectomie secondaire pour tuberculose rénale, anciennement néphrostomisée;

F. Cathelin: Statistique pe

N° d'ordre	Nom et sexe	Age	Date de l'opération	Côté malade	Diagnostic	Mode d'exploration
1	Ha. F	»	23 sept. 1901	»	Pyonéphrose	—
2	Men. F	20	20 sept. 1902	G	Pyonéphrose tuberculeuse énorme	Cathétérisme dir
3	Mas F	35	23 — 1903	G	Gros abcès périnéal tuberculeux pris pour une pyonéphrose	Division des urin
4	Ar. F	39	18 mai 1904	D	Rein mobile	Division des urines thétérisme
5	Gr. H	57	26 juin 1904	G	Cancer du rein avec hématuries	Divisson des urin
6	Pe. H	49	12 oct. 1904	D	Calcul ramifié	Division des urines; graphie
7	De F	30	déc. 1904	D	Rein mobile avec rétention intermittente	—
8	Bo. H	33	14 déc. 1904	G	Calcul du bassinet	Radiographie
9	Co. F	27	20 déc. 1904	D	Tuberculose rénale	Division des urin
10	Yo. H	41	21 déc. 1904	D	Cancer du rein avec hématuries	Division des urin
11	Al. H	29	28 déc. 1904	G	Rein mobile avec crises de rétention	—
12	De. F	21	29 déc. 1904	D	Tuberculose rénale	Division des urin
13	Rou. F	42	28 jan. 1905	D	Pyonéphrose droite énorme	Cystoscopie
14	Fa. H	37	8 févr. 1905	D	Calculs multiples	Division des urines et après l'operati
15	Sch. H	28	1er mars 1905	D	Calcul de l'uretère pelvien	Division des urin
16	Cr. F	39	mars 1905	D	Pyélonéphrite tuberculeuse	Division des urin
17	Pa. F	28	12 avr. 1905	D	Tuberculose rénale	Division des uri
18	Pe. F	35	29 avr. 1905	D	Rein mobile	Division des uri
19	Be. F	26	20 avr. 1905	D	Pyonéphrose tuberculeuse, après ancienne néphropexie	Cystoscopie à
20	Be. H	43	20 avr. 1905	D	Pyonéphrose énorme	—
21	St. F	52	22 avr. 1905	G	Calcul du rein	Division des uri
22	Bo. H	36	15 août 1905	D	Pyonéphrose énorme	Vessie de quelques mes!
23	Va. F	34	18 nov. 1905	D	Tuberculose rénale	Division des uri
24	Gi. F	43	4 déc. 1905	G	Pyélonéphrite gauche	Division des uri
25	Ca. H	35	13 déc. 1905	G	Hydronéphrose volumineuse	Cathétérisme uré
26	Du. H	44	6 janv. 1906	G	Calcul du bassinet sans hématuries	Radiographie
27	De. F	28	8 janv. 1906	D	Abcès périnéphrétique avec pyonéphrose	Division des urines cathétérisme uré vision directe
28	Ca. F	21	9 janv. 1906	G	Abcès périnéphrétique	—

…s de 37 opérations rénales

…enre d'intervention	Particularités	Résultats	Observations
Néphrostomie	—	Guérison	Néphrectomisée ultérieurement
…rectomie secondaire	Ancienne néphrostomie	Guérison	Mort plusieurs mois après de tuberculose méningée.
…verture et drainage	Ouvert dans la vessie	Guérison	—
Néphropexie	—	Guérison	—
…hrectomie lombaire	Pinces à demeure	Guérison	La guérison se maintient 2 ans après
…olithotomie suivie de …hrectomie immédiate …gence.	Pinces à demeure	Mort le 15e jour	R. G. normal
Néphropexie	—	Guérison	Bon état actuel
…tomie postre avec drain	Plaie fermée le 4me jour	Guérison	—
…hrectomie lombaire	—	Guérison	—
…ectomie transpérito…e.	Hémorrhagie intense	Mort le jour même	Opération non terminée à cause de l'hémorrhagie.
Néphropexie	Ouverture pleurale sans gravité.	Guérison	—
…rectomie lombaire	—	Morte le lendemain.	R. G. normal
Néphrostomie	—	Guérison	Néphr. secondaire ultérieurement
…rolithotomie Drain	Fermeture complète rapide	Guérison	On avait une crépitation des calculs à l'examen clinique
…stomie iliaque sous-…onéale après laparo…e exploratrice	—	Mort le 7e jour	Péritonite
…stomie puis néphre…te secondaire	Fièvre persiste après la néphrostomie	Mort 15 j. après la néphrect.	R. G. normal
Néphrectomie	—	Guérison	—
Néphropexie	—	Guérison	—
…rectomie lombaire …capsulaire	—	Guérison	Dilatation kystique intravésicale de l'uretère gauche
…rostomie d'urgence	—	Guérison	Néphrectomie secondaire
…éphrolithotomie	—	Guérison	—
Néphrostomie	—	Guérison	Mort plusieurs mois après
…ctomie sous-capsu…	—	Guérison	—
Néphrostomie	—	Guérison	—
Néphrectomie	—	Guérison	En collaboration avec Duval
…rolithotomie Drain	Fermeture en 4 jours	Guérison	Le malade souffrait depuis 10 ans
…erture et drainage	Communication rénale	Guérison	—
Ouverture	—	Guérison	—

N° d'ordre	Nom et sexe	Age	Date de l'opération	Côté malade	Diagnostic	Mode d'explorati
29	Mu. F	24	17 janv. 1906	D	Tuberculose rénale droite, ancienne néphrostomisée	(Divisée autrefo
30	Gi. F	43	18 janv. 1906	D	Pyélonéphrite ancienne déjà ouverte	—
31	Fl. H	35	janv. 1906	D	Calcul du bassinet	Radiographie et d des urines.
32	Au. F	35	2 févr. 1906	G	Cancer utérin avec compression des uretères	(Vessie déform
33	Fa. F	49	14 févr. 1906	D	Tuberculose rénale	Division des ur
34	Va. F	35	14 févr. 1906	D	Pyonéphrose tuberculeuse	(Vessie de 10 gra
35	F	—	—	G	Pyélonéphrite tuberculeuse déjà néphrostomisée	Division des ur
36	F		mars 1906	D	Pyonéphrose avec calcul secondaire	Cathétérisme ur
7	H		mars 1906	D	Calcul de l'uretère supérieur	Cathétérisme ur

enfin une péritonite survenue le 7me jour après une urétérostomie iliaque, le malade ayant commis l'imprudence de se lever au 4me jour pour marcher dans la salle.

Conclusion. Nous tenons à faire remarquer que, grâce aux procédés de division des urines employés, grâce en particulier au diviseur des urines, *je n'eus à déplorer aucune mort par insuffisance rénale*, nouvelle preuve de la nécessité de procéder à cet examen avant toute intervention sur les glandes rénales, et nouvelle preuve de la valeur en clinique des procédés modernes de division endovésicale avec mon appareil.

Bibliographie

Dr. F. Cathelin :

1 — Cancer du rein gauche. Division endovésicale des urines en période hématurique. Néphrectomie. Guérison (avec 3 figures). Congrès d'urologie, 1904. Tribune médicale du 29 oct. 1904, n° 44, p. 694, et 1er n° de The American Journal of Urology, New York, oct. 1904, p. 3.

2 — Calcul du bassinet extra-vésical enlevé par pyélotomie postérieure sans suture. Guérison sans fistule. Bulletin médical, 18 fév. 1905, p. 154 (avec figure).

3 — Néphrolithotomie pour calculs multiples du rein. Division endo-vésicale des urines vérifiée après l'opération par l'examen des urines lombaire et vésicale. Guérison (avec figure). Bull. de la Société de l'Internat des Hôpitaux de Paris, 20 avril 1905.

4 — Diagnostic fonctionnel et traitement chirurgical de la tuberculose vésicale de l'adulte (6 observations, avec figures). Congrès de la tuberculose, Paris, octobre 1905.

5 — Calcul de l'uretère pelvien (avec 6 fig.). Bulletin de la Société anatomique de Paris, mars 1905.

...ture d'intervention	Particularités	Résultats	Observations
...ectomie secondaire	—	Guérison	—
...ectomie secondaire	—	Guérison	—
...phrolithotomie	Calcul enclavé	Guérison	—
Néphrostomie	—	Guérison	—
...rectomie lombaire	—	Guérison	—
Néphrostomie	—	Guérison	—
...ectomie secondaire	—	Guérison	En collaboration avec M. le dr. Demoulin
...phrolithotomie	—	Guérison	—
...phrolithotomie	—	Guérison	En collaboration avec Sourdille.

6. — Pyonéphrose fermée dans un rein anciennement néphropexié. Néphrectomie. Guérison (avec fig.). Bulletin de la Société anatomique de Paris, juin 1905.

7. — Néphrectomie pour tuberculose rénale (avec figures). Bulletin de la Société anatomique de Paris, mars 1906.

8. — Néphrectomie pour hydronéphrose (avec fig.). Bullet. de la Société anatomique de Paris, mars 1906.

9. — Recherches sur la sécrétion et l'excrétion des reins malades (avec 3 fig.). Annales des maladies des organes génito-urinaires, 15 juillet 1905.

SÉANCE DU 23 AVRIL

Présidence : MM. Cavalcanti et Kapsammer

Intervention chirurgicale dans les néphrites médicales

Par MM. Alfred Pousson, Bordeaux (v. page 142),
Reginald Harrison, Londres, (v. page 54)
et David Giordano, Venise (v. page 280).

Discussion

M. O. Pasteau. La première conclusion à tirer des nombreuses observations publiées jusqu'ici est que l'intervention chirurgicale est capable à elle seule de donner de bons résultats dans certains cas de néphrites médicales, alors que tous les autres moyens de traitement sont restés inactifs. Si l'opération ne guérit pas, du moins elle peut arrêter momentanément l'évolution des lésions et améliorer l'état du malade.

Mais la décapsulation ne suffit pas toujours, alors même qu'elle a été faite aussi complètement que possible, et quand il y a hématurie grave, pyurie abondante, anurie ou oligurie très prononcée, il est préférable d'ajouter la néphrostomie et le drainage du bassinet à la décapsulation.

En cas de décapsulation, il faut toujours libérer d'abord le rein de sa capsule adipeuse jusqu'au niveau du pédicule, puis séparer complètement la capsule propre du tissu rénal.

M. ALBARRAN : Opérant sur des lapins sacrifiés de quelques jours à six mois après la décapsulation, nous avons constaté, avec Léon Bernard, la néoformation autour du rein décortiqué d'une nouvelle capsule plus épaisse que la première. Cette nouvelle capsule conjonctive, très vascularisée dans les premiers temps, présente plus tard un réseau capillaire peu important. Le parenchyme rénal lui-même ne subit que des altérations légères dans les couches superficielles ; six mois après la décapsulation on ne trouve plus que quelques cloisons conjonctives qui, partant de la capsule, s'enfoncent dans le parenchyme entre les tubes rénaux. Ceux-ci ne présentent aucune altération.

Nous n'avons pas constaté, chez le lapin, de modification fonctionnelle importante.

ÉTUDE CLINIQUE. — Il est nécessaire de distinguer plusieurs groupes de néphrites au point de vue des indications de l'intervention chirurgicale ; ce classement n'est pas rigoureux et se propose uniquement de donner quelque clarté à cette question complexe.

1° *Néphrites aiguës infectieuses* comprenant les néphrites infectieuses avec diapédèse marquée des globules blancs et les pyélonéphrites ascendantes d'origine hématogène.

a) *Diapédétiques.* — Je ne pense pas que la diapédèse soit une cause suffisante d'intervention opératoire dans les cas de néphrite aiguë. La plupart de ces malades guérissent par le traitement médical et il faudrait, pour opérer, d'autres indications.

b) *Pyélonéphrites.* — Il nous faut distinguer les cas légers ou moyens des cas graves.

Les *pyélonéphrites* uni- ou bilatérales aiguës, même d'une certaine intensité, guérissent le plus souvent par le traitement médical, ou ne laissent comme reliquat qu'une infection du bassinet qui cède souvent aux lavages pratiqués avec la sonde urétérale. J'ai publié de remarquables exemples de guérison. On ne peut songer à intervenir chirurgicalement que lorsque les phénomènes morbides prennent un réel caractère de gravité.

La *pyélonéphrite ascendante ou hématogène grave* peut être, dans certains cas, justiciable de l'intervention chirurgicale.

A mon avis, il faut mettre hors de question les *pyélonéphrites des vieux urinaires*, presque toujours bilatérales. Dans ces cas, il existe dans les reins des altérations anciennes sur lesquelles se greffent des lésions récentes d'infection par la voie circulatoire. Je n'ai jamais opéré dans ces cas et les résultats obtenus par d'autres chirurgiens sont mauvais.

La *pyélonéphrite unilatérale grave* est justiciable de l'intervention chirurgicale. J'ai opéré quatre malades dans ces circonstances ; chez trois d'entre eux, je fis la néphrostomie, mais la continuation des accidents m'obligea quelques jours après à enlever le rein. Ces trois malades ont guéri. De même guérit un autre malade à qui je pratiquai, d'emblée, la néphrectomie pour un rein cancéreux farci d'abcès miliaires. Lorsque la lésion est franchement unilatérale et que le rein malade préseule des lésions diffuses avec abcès miliaires, si le rein du côté opposé est sain, mieux vaut pratiquer d'emblée la néphrectomie.

Dans la *pyélonéphrite bilatérale grave*, lorsque les phénomènes deviennent menaçants, on peut pratiquer la néphrostomie double; les chances de succès sont médiocres.

2° *Néphrites toxiques ou toxi-infectieuses aiguës.* — J'ai pratiqué la néphrostomie dans un cas d'anurie scarlatineuse au cinquième jour et chez une malade atteinte de néphrite saraigué due à l'intoxication par le sublimé. Mes deux opérés sont morts. Dans des cas semblables, le malade est perdu et, jusqu'à plus ample expérience, on peut essayer la néphrostomie.

Dans des cas moins désespérés, lorsque, malgré le traitement médical, les phénomènes s'aggravent, lorsque, avec l'augmentation de la tension sanguine et l'oligurie, on voit les phénomènes urémiques s'accentuer, on peut opérer et pratiquer la néphrostomie. L'intervention a peu de chances de succès, mais la gravité de la maladie la justifie et il ne faut pas trop tarder à opérer.

3° *Néphrites chroniques.* — Il nous faut distinguer les néphrites douloureuses, les formes hémorrhagiques et les néphrites hydropigènes et urémigènes.

Dans les *néphrites douloureuses* parcellaires ou diffuses, avec ou sans albuminurie, l'intervention opératoire calme les douleurs, mais rien n'autorise à dire que l'évolution ultérieure de la maladie soit modifiée par l'opération. Dans ces cas, si rien ne fait soupçonner un calcul, la décapsulation suffit; j'ai soin, en outre, de dépouiller le mieux possible le pédicule pour faire l'*énervation partielle du rein.*

Les *néphrites parcellaires hémorrhagiques*, ainsi que les *néphrites chroniques avec hémorrhagie* abondante, doivent être opérées. Dans ces cas, je pratique la néphrostomie, nécessaire pour contrôler le diagnostic, et la décapsulation avec énervation du rein. *Le résultat immédiat de l'opération est la cessation de l'hématurie, mais l'évolution ultérieure de la maladie ne paraît pas modifiée dans la plupart des cas.* Chez cinq de mes opérés j'ai vu l'hématurie se reproduire: l'un est mort un an après de sa néphrite; un autre a eu des poussées aiguës de néphrite seize mois et deux ans après l'opération.

Dans les *néphrites chroniques urémigènes ou hydropigènes*, qu'on peut rattacher aux lésions diffuses du rein à prédominance parenchymateuse ou interstitielle, on doit distinguer les résultats de l'opération sur les épisodes aigus et sur l'évolution ultérieure de la néphrite.

Dans les épisodes aigus, lorsque des accidents urémiques ou d'hydropisie existent et le traitement médical échoue, les observations publiées semblent montrer qu'on peut obtenir des résultats en opérant. Je n'ai pas d'expérience personnelle de ces cas, mais l'opération la plus indiquée semble être la néphrostomie qui détermine un abondant saignement en même temps qu'elle agit sur le système nerveux. Il est nécessaire de ne pas opérer trop tard et il faut savoir que les résultats obtenus jusqu'à présent ne donnent pas grand espoir de réussite.

Effets de la décapsulation sur l'évolution ultérieure de la néphrite. — Pour juger cette importante question, les auteurs se sont basés sur l'observation clinique et sur de l'examen plus ou moins complet des urines totales. J'ai cru, en outre, utile de comparer les résultats de l'opération chez le même malade en n'opérant qu'un seul rein et en étudiant son fonctionnement comparé à celui de l'autre rein avant et après l'opération.

J'ai pratiqué ces recherches en me servant de mon procédé de polyurie expérimentale avec examen comparé de la quantité d'urine, de l'urée, des chlorures et du sucre, après injection de phloridzine : trois malades ont été ainsi étudiés, deux d'entre eux atteints de néphrite avec albuminurie légère et cylindrurie, la troisième de néphrite peu albumineuse avec œdèmes étendus. Dans un cas, le rein décapsulé fonctionnait, par rapport à l'autre, d'une manière semblable avant l'opération et un mois après. Chez un autre malade, 21 jours après l'opération, le rein décapsulé fonctionnait plutôt un peu moins bien. Chez le troisième malade il y a eu d'abord une légère amélioration fonctionnelle du rein opéré dans le premier mois; elle n'existait plus six mois plus tard. Dans ces trois cas, comme chez les cinq malades atteints de néphrite hématurique que j'ai opérés et que j'ai pu suivre, l'intervention chirurgicale n'a pas modifié l'évolution de la maladie. Le nombre de mes opérés est trop restreint pour me permettre de conclure, mais les résultats que j'ai obtenus au point de vue de l'évolution des néphrites chroniques sont peu encourageants.

M. E. Tedenat : Il y a des néphrites ascendantes mono ou bilatérales pour lesquelles des opérations sur les voies urinaires inférieures, en particulier la suppression d'un rétrécissement de l'urèthre, donnent des résultats excellents, souvent définitifs. En ces cas, c'est l'uréthrotomie qui est indiquée.

Mais au cas de pyélonéphrite avec abcès miliaires du rein, cela ne suffit pas. Alors aussi la néphrotomie est insuffisante et dans trois cas de néphrite diffuse purulente monolatérale, j'ai fait avec succès l'ablation du rein.

Il existe des néphrites parcellaires nombreuses, diverses maladies infectieuses les produisent, la scarlatine en particulier. Souvent il y a des crises douloureuses et des hématuries graves. La décortication, la néphrotomie dans quatre cas m'ont donné la disparition du sang et des douleurs, mais il reste toujours plus ou moins d'albumine dans l'urine.

Quant au vrai mal de Bright, aucune opération ne le guérit. J'ai eu, dans cinq opérations, des améliorations légères et passagères des douleurs, des hématuries, mais point d'effet durable. Le mal de Bright est une maladie généralisée.

M. Kapsammer stimmt den Schlussausführungen Albarrans vollkommen bei und berührt mit Rücksicht auf das von dem Vorredner Gesagte kurz die Frage der Nephrotomie und Nephrektomie bei der einseitigen Pyelonephritis. Bei dieser Erkrankung wird vielfach erst im Spätstadium Nephrotomie gemacht; durch diesen Eingriff wird aber meist das Organ, das funktionsfähige Parenchym nicht erhalten, sondern die Patienten kommen dadurch meist erst nachdem sie jahrelang mit einer Nierenfistel gelebt haben, dahin, wohin sie durch eine primäre Nephrektomie sofort gekommen wären; das nephrotomierte Organ geht vollkommen zugrunde und sobald dies geschehen ist, hören alle Unannehmlichkeiten der Nierenfistel auf. Redner hat einen Fall beobachtet wo er durch andere Umstände gezwungen war, bei einer eitrigen Pyelonephritis Nephrotomie zu machen und obwohl durch die Fistelbildung freier Abfluss des Harnes nach beiden Seiten hin geschaffen war, förderte die ein halbes Jahr später ausgeführte Nephrektomie einen häutigen Sack zu Tage, von Nierenparenchym war gar nichts mehr vorhanden. Redner schliesst sich vollkommen der Ansicht Albarrans an es sei in derartigen Fällen die primäre Nephrektomie auszuführen. Aber selbst dann, wenn die zweite Niere nicht vollkommen gesund sei, käme dieser Eingriff in Betracht. Diesbezüglich müsse die Indikationsstellung noch vervollkommnet werden.

Urétérolithotomie dans les calculs de la portion pelvienne de l'uretère

Par M. J. ALBARRAN, Paris

En 1894 j'ai pratiqué la première urétéro-lithotomie directe pour calcul de la portion pelvienne de l'uretère. Ne pouvant, à cette époque, faire le cathétérisme cystoscopique de l'uretère, je plaçai une sonde à demeure dans ce conduit à l'aide de la taille hypogastrique. Mon malade guérit sans fistule.

Mon procédé actuel, que j'ai tout dernièrement décrit, m'a permis d'obtenir la réunion par première intention chez trois malades ayant des calculs très bas situés dans la portion pelvienne, quoique chez tous trois les urines fussent infectées.

On commence par placer, à l'aide du cystoscope, une petite sonde dans l'uretère; elle s'arrête au niveau du calcul ou le dépasse et pénètre jusque dans le bassinet. Dans ce dernier cas, la sonde sert à évacuer le liquide de rétention et à bien laver la poche avec une solution de nitrate d'argent au 1/1000. On aborde ensuite l'uretère par une incision appropriée de la paroi abdominale et on incise ce conduit *au niveau même du calcul* qu'on peut ainsi extirper sans contusionner ses parois. La petite sonde urétérale servant alors de conducteur, on place dans l'uretère une sonde drain n° 12 ou 13 et on suture au catgut très fin la paroi urétérale. On lave à nouveau l'uretère et le bassinet avec du nitrate d'argent, ce qui permet de vérifier l'étanchéité des sutures, et on ferme la paroi abdominale laissant un drainage juxta-urétéral. La sonde urétérale est retirée vers le 7e jour.

Calculs urinaires

Par M. E. KALLIONTZIS, Athènes (V. page 194)

Étiologie et évolution de la tuberculose urinaire

Par M. DESNOS, Paris.

Personne ne songe à contester aujourd'hui que l'envahissement primitif du rein dans la tuberculose génito-urinaire constitue le mode de début le plus fréquent. Beaucoup de personnes tendent même à nier que cette infection commence et se limite aux voies inférieures. Cette hypothèse a pour elle la difficulté qu'il y a à démontrer que le rein n'est pas atteint ou ne l'a pas été au début. Pour ma part, j'ai observé plusieurs malades chez lesquels la prostate et la vessie sont restées seules infectées pendant de longues périodes ayant atteint plus de 10 années chez l'un de mes malades; je puis l'affirmer car j'ai employé pour le constater le seul moyen qui donne la certitude, l'examen cystoscopique et chez plusieurs le cathétérisme urétéral. Ce procédé ne peut être appliqué sur le tous les sujets, mais il est inoffensif lorsque la périphérie de l'orifice urétéral n'est pas infectée; je suis donc affirmatif sur l'existence isolée de la tuberculose prostato-vésicale.

La tuberculose rénale est longtemps silencieuse et ne se manifeste souvent que par l'inoculation des voies inférieures; aussi dans ces cas doit-on toujours explorer les supérieures. La cause qui prédispose le plus à ces infections secondaires est la blennorrhagie; non pas, comme on le prétendait autrefois, par transformation de l'inflammation chronique qui devenait, disait-on, tuberculeuse. Mais, si au cours d'une tuberculose rénale un sujet contracte une blennorrhagie, cette dernière, devenue chronique, constitue un terrain d'inoculation tout préparé pour le bacille de Koch qui s'y développe rapidement et donne lieu à des symptômes plus bruyants que la lésion rénale.

Discussion

M. Kapsammer spricht über die Diagnosenstellung bei Tuberkulose des Harnapparates. Hier komme der grosse Unterschied zwischen der alten und neuen Aera am markantesten zum Ausdrucke. Während in früherer Zeit die Erkenntnis von Tuberkelbacillen im Harne, ja selbst nur die Vermutung einer Blasentuberkulose, ein noli me tangere bedeutete, während man früher derartige Kranke vor jeder instrumentellen Untersuchung oder Behandlung bewahren zu müssen glaubte, sind wir heute darüber einig, dass diesen Kranken nur durch ein rechtzeitiges instrumentelles Vorgehen geholfen werden kann. Redner macht in jedem Falle wo Verdacht auf Nierentuberkulose besteht, auch bei ausgebreiteter Blasentuberkulose, den Katheterismus der gesunden oder wenigstens gesund vermuteten Seite. Die Furcht vor Infektion des gesunden Ureters bei Blasentuberkulose ist vollkommen unberechtigt.

Redner hat mehr als 50 Patienten in dieser Weise untersucht und nie auch nur den geringsten Nachteil davon gesehen. Zwei Momente spielen dabei eine Rolle: 1. müsse man mit der „Technik" des Ureterenkatheterismus vollkommen vertraut sein — Redner sondirt in solchen Fällen immer nur wenige Centimeter hoch — und 2. sei wie immer so auch in diesem Fall die prophylaktische Instillation einer 1:1000 Sublimatlösung, welche keinerlei Beschwerden verursache, von der grössten Wichtigkeit. Das Sondiren der gesund vermuteten Seite gebe die einzige Möglichkeit sich über den Zustand der zum Zurückbleiben bestimmten Niere sich genau zu orientiren.

M. O. Pasteau: Si chez un malade atteint de tuberculose vésicale et rénale on est amené à pratiquer le cathétérisme urétéral d'un rein sain, on peut, avec des précautions, éviter l'infection urétéro-rénale. Pour cela il est nécessaire d'introduire assez vite la sonde dans l'uretère, de se servir d'une sonde nouvelle, avec laquelle on n'aura pas essayé de faire le cathétérisme de l'uretère malade, de ne pas tâtonner et toucher avec la sonde urétérale quelques points malades de la vessie avant d'introduire la sonde dans l'uretère à cathétériser.

Il faut enfin toujours faire un lavage de l'uretère avec une solution antiseptique au fur et à mesure qu'on retire la sonde une fois l'urine du rein recueillie.

Frühdiagnose und Frühoperation der Nierentuberkulose

Par M. HERMANN KÜMMELL, Hambourg.

Die Nierentuberculose ist zweifellos die für die Diagnose schwierigste aber auch die für die Therapie dankbarste Art der an den Chirurgen herantretenden Nierenerkrankungen. Schwierig und eigenartig für die Diagnose deshalb, weil sich meistens die ersten subjektiv empfundenen und objektiv nachweisbaren Symptome in der Blase abspielen und dadurch der eigentliche primäre Sitz des Leidens nicht in der Niere, sondern in einem andern Ausgangspunkt, sei es in der Blase selbst oder in einer etwas gleichzeitig vorhandenen Genitaltuberculose gesucht wird. Erst seitdem wir duch eingehendes Studium der Tuberculose des Urogenitalapparates gelernt haben, dass es eine primäre Nierentuberculose giebt und dass von da aus die Infection des Harnleiters und der Blase zu Stande kommt, war der Gedanke nahe liegend, durch möglichst frühzeitige Entfernung des infectiösen Herdes die tiefer liegenden Teile des Harnapparates vor Infection und den mit ihr zusammenhängenden, oft irreparablen Schäden zu schützen.

Bei unsern 81 wegen Nierentuberculose operativ behandelten Patienten hatten wir den Eindruck, dass ein primärer tuberculöser Herd, der öfter in den Lungen, in früher überstandenen Drüsentuberculose, in einem Falle in einem Leichentuberkel des Fingers oder anderweitig nachgewiesen werden konnte, die Quelle der Niereninfection bildete, und dass von hier aus tuberculöse Infection der Niere auf dem Wege des Blutstromes zu Stande gekommen war. Sehr oft jedoch fehlte jede nachweisbare Erkrankung der Lunge oder anderer Organe und nur die Niere und Blase wurden tuberculös erkrankt gefunden. Solange man annahm, dass die Nierentuberculose vielfach durch aufsteigende Infection von der Blase aus entstehe, konnte von einem operativen, erfolgreichen Einschreiten gegen ein sekundär erkranktes Organ nur im beschränkten Maasse und unter besonderen Verhältnissen die Rede sein. Diese Anschauung wurde lange Jahre hindurch, vor allem durch die Autorität Guyons gestützt, welcher unter anderen in seinen bekannten Vorlesungen die Ansicht aussprach, dass wir nicht einen einzigen Fall von primärer und einseitiger Nierentuberculose kennen, bei welcher nicht zugleich Schädigungen derselben Art in der Blase, in den Samenblasen oder an andern Organen vorhanden seien. Diese Anschauung ist später durch zahlreiche wissenschaftliche Arbeiten von *Baumgarten, Krämer, Steinthal u. a.* sowie durch pathologisch anatomische Befunde und klinische Beobachtungen wiederlegt.

Durch die interessanten Tierexperimente *Baumgartens* wurde festgestellt, dass die Ausbreitung der tuberculösen Infection dem Wege der Drüsensekrete folgt, *also bei primärer Nierentuberculose dem Harnleiter nachgehend zur Blase absteigt, bei primärer Hodentuberculose dem Vas Deferens entlang zur Samenblase und Prostata aufsteigt, der umgekehrte Weg »gegen den Strom« jedoch ausgeschlossen ist. Krämer* suchte diese beim Tierversuch gewonnenen Resultate auch für die Ausbreitungsweise der Urogenitaltuberculose des Menschen als möglich und wahrscheinlich nachzuweisen. Im Wesentlichen stehen vom Tier der hämatogene Weg und die congenitale Infection der Nieren resp. des Hodens in Frage. Die letztere ist häufiger als bisher angenommen und bei unreifen Föten und Kindern des zartesten Alters nachgewiesen. Sie bleibt lange latent und kommt später durch eine Gelegenheitsursache zur Entwickelung.

Wir wissen jetzt, dass bei der Tuberculose des Harnsystems die Niere der primäre Sitz des tuberculösen Leidens ist, von der aus *die Infection des Ureters und der Blase allmählich erfolgt.* Dass bei ausgedehnter Genitaltuberculose, wenn Hoden, Prostata und Samenblase ergriffen sind, auch eine von dort ausgehende tuberculöse Erkrankung der Blase eintreten kann, ist nicht ausgeschlossen, jedenfalls sehr selten. *Dass jedoch gleichzeitig mit der Tuberculose der Genitalien auch eine solche der Nieren einhergehen kann, von welch letzteren alsdann die tuberculöse Cystitis entsteht, ist mehrfach von uns beobachtet worden. Fanden wir eine Genital- und Blasentuberculose, so nahmen wir eine gleichzeitige Nierentuberculose an und die eingehende Untersuchung bestätigte stets unsere Annahme, dass es sich um zwei nebeneinander hergehende tuberculöse Erkrankungsformen mit zwei verschiedenen primären Ausgangspunkten handelte.* Dies haben wir in 5 Fällen festzustellen Gelegenheit gehabt. (Einige Fälle habe ich in früheren Arbeiten ausführlich erwähnt, einige später beobachtet).

Auch bei der häufiger von uns operirten Genitaltuberculose

des Weibes, die zur ausgebreiteten Tuberculose des Peritoneums mit Ascitisbildung führte, haben wir kaum eine Mitbeteiligung der Blase zu beobachten Gelegenheit gehabt, wenn nicht gleichzeitig eine Tuberculose der Niere bestand.

Dass bei doppelseitiger Nierentuberculose die 2. Niere von der Blase aus sekundär, also durch einen aufsteigenden Prozess infizirt werde, wie beispielsweise *Tuffier* annimmt, ist ja möglich, erscheint uns aber nicht wahrscheinlich. In den von uns beobachteten Fällen doppelseitiger Nierenerkrankung, schien vielmehr eine gleichzeitige Infection beider Organe aufgetreten zu sein, wenn auch die Schwere der Erkrankung der einen Seite die der andern zurücktreten liess. Immerhin überwiegt ja, wie uns die klinische Erfahrung und die lang anhaltende Heilung nach Nephrectomie des erkrankten Organs beweisen, bei Weitem die *einseitige Tuberculose* der Niere. *Schon die Möglichkeit der Infection der 2. Niere von der Blase aus durch einen aufsteigenden Prozess lässt eine frühe Entfernung der erkrankten Niere geboten erscheinen.*

In einwandsfreier Weise kann man durch das Cystoskop die allmähliche Infection der Blase von der Niere aus beobachten.

Bei Betrachtung einer, im Anfangsstadium der tuberculösen Infection sich befindenden Blase, sieht man im cystoskopischen Bilde kleine Ulcerationen sich um den Ureter gruppiren, welcher von der kranken Niere ausgeht, während die Umgebung des gesunden Harnleiters vollständig frei ist. Bei der weiteren dauernden Berührung der Blasenschleimhaut mit dem Tuberkelbacillen enthaltenden Urin sieht man im weiter vorgeschrittenen Stadium der Erkrankung die Ulcerationen sich mehr ausbreiten und allmählich einen grossen Teil der Blasenschleimhaut einnehmen. Vor längeren Jahren, als man noch eine primäre Blasentuberculose annahm, beobachtete ich einen in mehrfacher Beziehung sehr instruktiven Fall in dem ein anscheinend circumscriptes tuberculöses Ulcus bei sonst gesunder Blase entfernt und geheilt und erst später die Niere, als der primäre Sitz des Leidens erkannt wurde.

Eine 26Jahre alte Patientin klagte über häufigen Harndrang und entleerte einen trüben Urin. Ueber Schmerzen in der Nierengegend wurde nicht geklagt. Patientin kam 1894 in Behandlung. Im Urin konnten spärliche Tuberkelbacillen nachgewiesen werden. Das Cystoskop liess zunächst eine vollständig normale Blase erkennen. Unterhalb der rechten Uretermündung sass ein längliches ca. 1 cm breites und 1 ½ cm langes Geschwür, welches wir als die Ursache der Tuberkelbacillen im Urin ansahen. Das Ulcus wurde nach Eröffnung der Blase durch Sectio alta exidirt und durch die Naht vollständig vereinigt. Es erfolgte eine glatte Heilung und auch durch das Cystoskop konnten vollkommen normale Blasenverhältnisse sowie die Verheilung der intravesikalen Operationswunde festgestellt werden.

Da wir damals noch die Möglichkeit einer primären Blasentuberculose annahmen, glaubten wir nach der radikalen Beseitigung einer so circumscripten und selten früh in Behandlung gelangten Blasentuberculose eine Heilung annehmen zu dürfen.

Die Patientin kehrte nach einigen Monaten in unsere Behandlung zurück. Sie hatte weiter trüben Urin entleert, klagte über Schmerzen der linken Seite und war in ihrer Ernährung sehr heruntergekommen. In der Blase liess sich ausser einem mässigen Blasenkatarrh keine tuberculöse Ulceration nachweisen, dagegen war die rechte Niere stark vergrössert und schmerzhaft. Wir legten das erkrankte Organ frei und entfernten es durch Nephrectomie. Am 15.2.95 war das Organ durch zahlreiche käsige und eitrige Herde fast vollständig zerstört, nur wenig normales Nierengewebe vorhanden. Rascher Heilungsverlauf. Patientin erholte sich bald und ist auch jetzt nach 12 Jahren gesund und arbeitsfähig.

Bei dieser Patientin war es als ein glücklicher Zufall anzusehen, dass die später auftretenden Beschwerden sich auf die Nieren bezogen und durch die Palpation des vergrösserten Organs den Sitz des Leidens erkennen liessen.

So günstig auf den primären Sitz des Leidens hinweisend, liegen die Verhältnisse gerade in den *früheren Stadien der Tuberculose des Urogenitalsystems selten.*

Als frühes Stadium der Tuberculose der Harnorgane möchte ich dasjenige bezeichnen, in welchem subjektive Beschwerden nicht auf den Sitz des Leidens hinweisen und äussere objektive diagnostische Anhaltspunkte, palpatorischer Nachweis des vergrösserten Organes, Schmerzhaftigkeit desselben u. a. m. fehlen, der Prozess noch vor allen auf die Niere beschränkt ist und womöglich noch nicht den Harnleiter, jedenfalls die Blase garnicht oder nur im geringen Masse in Mitleidenschaft gezogen hat. Als ein immerhin relativ frühes und günstig zu beeinflussendes Stadium würde ich überhaupt die primäre Tuberculose der Niere bezeichnen, solange sie auf diese selbst beschränkt ist. Nach einer günstig verlaufenden, früh operativen Entfernung der erkrankten Niere pflegt meist eine definitive Heilung einzutreten.

Eine einmal vorhandene Blasentuberculose ist am Besten durch die Beseitigung der kranken Niere, vorausgesetzt dass die andere functionsfähig ist, zur Heilung zu bringen. Wir kennen ja alle zur Genüge die lebhaften Beschwerden, welche die Blasentuberculose von den anfangs leichten Reizerscheinungen des Blasenkatarrhs, dem häufigen Blasendrang bis zur hochgradigen Schrumpfblase mit fast vollständiger Incontinenz und dauerndem Harnträufeln dem Träger verursacht. Wir kennen auch die Unzuträglichkeit der lokalen Therapie, die Empfindlichkeit der tuberculösen Blasen gegen Blasenspülungen aller Art, ihre lebhaften Reaktionen gegen Höllensteinlösung, sowie Unwirksamkeit operativer Eingriffe. Es ist auch schwer verständlich, wie ein chirurgisches Vorgehen gegen die Blasentuberculose, sei es, dass dasselbe in Auskratzung, in Cauterisation oder in Exision mehr oder weniger grosser Teile der Schleimhaut besteht, einen mehr als vorübergehenden Erfolg haben kann, da stets neue Infection durch den aus der kranken Niere herabfliessenden tuberkelhaltigen Urin stattfindet. *Die Blasen-Tuberculose als das sekundäre Leiden, sollte niemals operativ behandelt, dagegen möglichst früh die Ursache derselben, die kranke Niere entfernt werden.*

Selbst bei weiter vorgeschrittener, mit den lebhaftesten Beschwerden verknüpften Blasentuberculose, selbst bei hochgradiger Schrumpfblase, haben wir nach Nephrectomien ohne irgend eine Behandlung der Blase, sehr gute Resultate erzielt, die Kranken geheilt, die qualvollen Blasenbeschwerden beseitigt oder wenigstens in den schwersten Fällen wesentlich gebessert.

Wieviel günstigere und rascher zu erzielende Resultate würden wir bei frühzeitiger Beseitigung des primären tuberculösen Nierenleidens ehe dasselbe auf die Blase übergegriffen hat erzielen.

Dazu bedarf es in erster Linie einer möglichst frühen Diagnose, einer frühen Feststellung und richtigen Deutung der ersten Symptome. Gerade die Tuberculose der Harnorgane bleibt oft lange Zeit latent, oder geht mit nur geringen subjektiven Beschwerden und wenig deutlichen objektiven Symptomen einher, welche vielfach unrichtig gedeutet werden. In den von uns in einem frühen Stadium der Erkrankung zur Beobachtung gelangten Fällen bildeten *die ersten Krankheitserscheinungen Störungen von Seiten der Blase.* Vor Allem war es *leicht trüber Urin*, welchen die Kranken selbst oder der Arzt oft nur zufällig entdeckt hatten, ohne dass subjektive Blasenstörungen, Harndrang, Brennen am Ende der Entleerung etc. bestanden hätte. Gerade bei Frauen bedarf eine derartige Abweichung von der normalen Urinbeschaffenheit einer häufigen und gründlichen Untersuchung, man soll sich nicht mit der Diagnose eines Blasenkatarrhs zufrieden erklären, sondern die Ursache desselben festzustellen suchen.

Nach meiner Erfahrung ist jeder Blasenkatarrh speciell bei der Frau, welcher nicht auf gonorrhoischer Erkrankung beruht, oder durch Infection von aussen, durch einen evtl. Katheterismus veranlasst ist, sehr verdächtig auf Tuberculose und eine wiederholte eingehende Untersuchung auf Bacillen, sowie die Anwendung unserer modernen Untersuchungsmethoden ist dringend geboten. Auch bei einem chronisch gonorrhoischen Blasenkatarrh sollte man nach Tuberkelbacillen suchen, da die Gonorrhoe ein ätiologisches Moment für spätere tuberculöse Infectionen bildet. In fast allen Fällen ist es uns oft nach längerem Suchen gelungen, Tuberkelbacillen nachzuweisen und damit die vermutete Diagnose zu sichern. Durch Verwendung mehrerer Liter Urins, wie es von anderer Seite angegeben ist, aus welchen man durch Absetzen und Centrifugiren eine grössere Menge Sediment erhält, gelang uns der Nachweis auch spärlich vorhandener Bacillen fast stets.

Oft ist nur der trübe Urin ohne andere subjektive Erscheinungen des Blasenkatarrhs das einzige auf Störung des Harnsystems hinweisende Moment. Kommen dazu noch leichte Lungenerscheinungen und sonstige auf Tuberculose verdächtige Symptome, Drüsenschwellung u. dgl., so ist der Verdacht auf eine Tuberculose des Harnsystems sehr gross.

Bei einer 23jährigen Patientin deutete nur der leicht trübe Urin auf ein Blasenleiden hin. Kein palpatorischer Befund, keine Beschwerden irgend welcher Art. Erster Ureterenkatheterismus und der Nachweis der Bacillen stellten die Tuberculose der linken Niere fest. Die Patientin ist vollkommen geheilt, blühend und kräftig. Die extirpirte Niere zeigte weitgehende, tuberkulöse Zerstörungen.

Die 45jährige Patientin, bei welcher diese auffallend kleine mit vielen tuberculösen Herden besetzte Niere entfernt wurde, klagte nur über allgemeine Schwäche und Mattigkeit. Unterleibsbeschwerden wurden längere Zeit gynaekologisch ohne Erfolg behandelt. Im trüben Urin wurden Bacillen nachgewiesen. Mässiger Blasenkatarrh, keine Ulceration in der Blase. Ureterenkatheterismus stellte die tuberculöse Erkrankung der rechten Niere fest. Jetzt vollkommen gesund und arbeitsfähig.

Oft sind es beim Fehlen subjektiver, auf eine Erkrankung des Harnsystems hinweisende Symptome, Unterleibsbeschwerden, welche die Patienten veranlassten die gynäkologische Hülfe in Anspruch zu nehmen. Es ist nicht selten, dass bei dem *latenten, im Anfang wenig charakteristischen Verlauf der tuberculösen Cystitis und Nephritis bei Frauen die vorhandenen Beschwerden auf eine Erkrankung der Geschlechtsorgane zurückgeführt werden und als solche lange Zeit behandelt werden. Stoeckel* hat in sehr richtiger und eingehender Weise auf diesen Punkt aufmerksam gemacht und ich kann seine Anschauungen nur voll und ganz bestätigen. Vorhandene leichte Blasenbeschwerden werden oft auf eine etwaige Retroflexio, eine leichte Cystocele als Folge von Adnex erkrankungen u. s. m. bezogen und diese Leiden behandelt ohne der Blasenerkrankung die nötige Aufmerksamkeit zu schenken. *In jedem Falle von Blasenbeschwerden und auch ohne solche sollte der gynäkologisch behandelnde Arzt den Urin einer genauen Untersuchung unterziehen und jeden auch nur leicht trüben Urin nicht nur als einfachen Blasenkatarrh betrachten und behandeln, sondern die Grundursachen desselben zu entdecken suchen.* Ich habe eine grössere Zahl Patientinnen mit ausgesprochener Nieren und Blasentuberculose operirt, welche lange Zeit erfolglos gynäkologisch behandelt waren. Eine einseitige, sich nur auf die Genitalorgane beschränkende Behandlung, kann die schwerwiegendsten Folgen für die Patienten haben.

Dass gonorrhoische Infection, sowohl beim Manne als auch bei der Frau ein ätiologisches Moment für spätere Tuberkulose des Harnapparates, sowie der Geschlechtsorgane bilden, ist bekannt und haben wir unter unseren Kranken mehrfach die Gonorrhoe in der Anamnese vorgefunden. Auch Hodentuberculose ist von Andern und uns mehrfach im Anschluss an Epididymitis Gonorrhoica beobachtet. Dass beim Vorhandensein einer chronischen Gonorrhoe des Mannes oder bei einem auf derselben Infectionsbasis beruhenden Cervixkatarrh der Frau eine Cystitis als gonorrhoisch angesehen werden und dadurch eine tuberculöse Erkrankung übersehen wird, ist sehr naheliegend.

Bei einer Patientin bestanden keinerlei Lungenerscheinungen, der Ernährungszustand war ein guter, etwas blass das Aussehen. Der Urin war trüb. Es bestand mässiger Harndrang, welcher die einzige Klage der Kranken ausmachte. Ein vorhandener Cervixkatarrh hatte lange Zeit zur Annahme einer gonorrhoischen Cystitis geführt. Die lokale Behandlung war ohne jeden Erfolg geblieben. Trotz der langen Dauer des Leidens war keine nennenswerte Erkrankung der Blase vorhanden. Im cystoskopischen Bilde fanden sich nur am linken Orificium des Ureters am unteren Rande einige kleine Ulcerationen. Erst der Ureterenkatheterismus sicherte vollkommen die Diagnose einer linksseitigen beginnenden Nierentuberculose, nachdem durch den Nachweis der Bacillen die Tuberculose des Harnapparats im Allgemeinen und durch das Cystoskop die fast vollständige Intactheit der Blase festgestellt war.

Die entfernte Niere zeigte, dass die Operation in einem recht frühen Stadium vorgenommen ist. Nur kleine Herde im Nierengewebe waren vorhanden, während einzelne miliare Knötchen auf der Schleimhaut des etwas erweiterten Nierenbeckens zu sehen sind. Der Ureter war kaum inficirt. Die Heilung der Operationswunde daher eine relative rasche.

In den bisher mitgeteilten Fällen traten krankhafte Erscheinungen von Seiten des Urins in den Vordergrund. Es waren weniger Störungen der Urinentleerung, abnorme Häufigkeit oder Schmerzhaftigkeit der Entleerung, als vielmehr trübes von der Norm abweichendes Aussehen des Harns, welches teils zufällig von der Patientin, teils bei der eingehenden Untersuchung der Kranken vom Arzt festgestellt wurde; die subjektiven Beschwerden waren gering, sie fehlten meist vollständig, auch solche, welche auf die Niere hinwiesen. *Mehr Störungen des Allgemeinbefindens, schlechtes Aussehen, Mattigkeit, Abmagerung und dgl.* traten als allgemeine Symptome in den Vordergrund. In allen Fällen war der Urin mehr oder weniger, jedenfalls ausgesprochen trüb. Es waren Leukocyten, Nierenepitelien und Bacterien der verschiedensten Arten vorhanden.

In einzelnen Fällen wird die Diagnose oder der Hinweis auf eine Erkrankung des Harnsystems durch den bei oberflächlicher Beobachtung anscheinend klaren und normalen Urin noch erschwert.

Dies trat in auffallender Weise bei einer Patientin zu Tage, welche wegen eines Beinleidens in unsere Behandlung kam. Die auffallende Blässe und das elende Aussehen liessen uns nach der Ursache suchen. Wir entdeckten im Urin einige Bacillen. Der Ureterenkatheterismus stellte eine kranke Niere fest, welche entfernt wurde. Patientin wurde geheilt.

Wir waren überrascht bei der relativ geringen Veränderung des Urins, bei dem fast vollständig fehlenden pathologischen Befund der Blase, eine so weit gehende Zerstörung der exstirpirten Niere zu finden. Das ganze Nierengewebe mit erbsen- bis haselnussgrossen, käsigen Herden durchsetzt und zerstört. Das Nierenbecken etwas erweitert, mit einzelnen miliaren Knötchen bedeckt. Wir haben hier also tief greifende pathologische Veränderungen weitgehend tuberculöse Zerstörungen. Massige käsige Herde, welche das Gewebe einer Niere durchsetzten und kaum subjektive Beschwerden und innerlich relativ geringen objektiven Befund erkennen lassen.

Wenn bei so relativ geringfügigen äusseren Symptomen schon soweit vorgeschrittene Zerstörungen der Niere vorhanden sein können und tatsächlich sind, so spricht das für einen in einzelnen Fällen rasch und unbemerkt vorschreitenden Prozess, welcher sehr bald sein Zerstörungswerk auch auf die Blase ausgedehnt haben würde. Dass in einzelnen Fällen lange Zeit die primäre Nierentuberculose vollkommen latent ohne jegliches Symptom bleiben kann, dass sie nach *Krämers* Untersuchungen sogar vielfach einzeln bis in die späteren Lebensjahre verborgen bleiben kann, um erst durch einen äusseren Einfluss infolge einer Gelegenheitsursache aus dem schlummernden Zustand erweckt zu weiterem Fortschreiten angeregt zu werden, ist nicht zu bezweifeln. *Jedenfalls fordern uns diese relativ weit vorgeschrittenen Zerstörungen auf, den frühesten, anscheinend geringfügigen Symptomen, vor allem Trübung des Urins, anscheinend leichten cystitischen Beschwerden, besonders beim weiblichen Geschlecht, leichten Schmerzen in der Nierengegend, gestörten allgemeinen Befinden aus zunächst unbekannten Ursachen, eine besondere Aufmerksamkeit zu widmen und den Urin auf Tuberkelbacillen zu untersuchen*, und die sonstigen gleich näher zu erwähnenden Untersuchungsmethoden anzuwenden und dadurch die Diagnose zu sichern. Wir dürfen nicht warten, bis ein palpabler Nierentumor, hohes Fieber, schwer gestörte Blasenfunction oder Erscheinungen von tuberculöser Schrumpfblase die Diagnose von vornherein zweifellos erscheinen lassen und der dauernde Erfolg der operativen Therapie alsdann ein sehr zweifelhafter ist. *Je früher die Diagnose gestellt und je früher die in dem Anfangsstadium der Erkrankung befindliche Niere entfernt wird, um so sicherer ist bei dem zu dieser Zeit meist noch vorhandenen guten allgemeinen Befinden der direkte Erfolg der Operation*, um so günstiger die *Aussicht auf Dauerheit.*

Die Ulcerationen in der Blase heilen zwar nach Entfernung der schädigenden Ursachen, wenn sie nicht zu weit ausgebreitet, auch vielfach von selbst. Weit sicherer und schneller ist der Erfolg der Entfernung der tuberculösen Niere zu einer Zeit, wo noch keine oder nur geringfügige Infection der Blase stattgehabt hat.

Anderseits finden wir, wenn auch seltener weitgehende Zerstörungen der Blase, vielfach schwer kranken Ureter und ein mit Tuberkelknötchen ausgefülltes Nierenbecken, während in der Niere selbst nur verhältnismässig wenig und kleine käsige Herde vorhanden sind.

Die bisher mitgeteilten Fälle von in relativ frühem Stadium diagnostizirten und operirten Tuberculosen des Harnsystems betrafen ausschliesslich Frauen.

Ein in sehr frühem Stadium diagnostizirter und operirter Fall betrifft einen jungen Mann. Starke körperliche Anstrengung, vielleicht längere Zeit vorher überstandene Gonorrhoe scheinen die Momente zu bilden, welche bei dem kräftigen gesunden Arzt einen durch ein Leichentuberkel erworbenen, bei der Sektion einer phthisischen Leiche, in die Niere gedrungenen tuberculösen Herd zur Entwicklung brachten und bemerkbare Symptome veranlassten. In diesem Falle scheint es sich um ein auf hämatogenem Wege durch einen inficirten Finger in die Niere gelangten Herd zu handeln mit dessen Beseitigung eine definitive Heilung eingetreten ist. In den übrigen Organen des Körpers war nichts krankhafts nachweisbar. Das Leiden wurde anfangs für eine Nephritis gehalten. Später wurden Bacillen nachgewiesen. Der Ureterenkatheterismus fand bei sonst gesunder Blase unter wenigen Ulcera um das linke Orificium eine kranke Niere. Sie enthält mehrere käsige Herde mit viel gesundem Nierengewebe. Patient ist sonst vollkommen geheilt, gesund und arbeitsfähig. Bei allen Patienten, über die ich soeben berichtete, konnten Bacillen nachgewiesen werden. Nur in einem Falle gelang der Nachweis nicht, obwohl wir von dem Vorhandensein einer tuberculösen Nierenerkrankung überzeugt waren, da 13 Jahre zuvor ein Hoden wegen Tuberculose entfernt war. Die als erkrankt diagnosticirte, trüben Urin entleerende Niere wurde entfernt. Es zeigte sich, dass es sich um ausgeheilte tuberculöse Herde handelte und die z. Zt. vorhandenen multiplen Abscesse nicht tuberculöser Natur waren.

Diesen Fall möchte ich hier, wenn er auch eigentlich nicht zur Gruppe der im frühen Stadium der Nierentuberculose operirten gehört, seine Eigenart und wegen des Vorhandenseins einzelner ausgeheilter Tuberculoseherde hier erwähnen. Er beweist uns, dass die Möglichkeit der Ausheilung einer Nierentuberculose vorliegt, gewiss aber zu den seltenen Ereignissen gehört. Die Niere war, wie Sie sehen, schwer erkrankt, jedoch konnten keine Bacillen nachgewiesen werden.

Bei den mehrfach erwähnten, wenig markanten Symptomen, welche uns die Tuberculose der Harnorgane in ihren frühen Stadien vorführt, bietet auch die Frühdiagnose manche Schwierigkeiten, welche wir jedoch stets bald überwunden haben. In den weiter vorgeschrittenen Stadien ist die Diagnose der Blasen- und Nierentuberculose nicht schwierig, wenn es sich z. B. um abgemagerte kachektisch aussehende Patienten mit einer vergrösserten schmerzhaften Niere und verdicktem, palpablem Ureter mit häufigem und quälendem Urindrang handelt. Kommen dazu noch Fieberbewegungen, die Entleerung eitrigen trüben Urins, in welchem Tuberkelbacillen nachgewiesen werden, so ist die Diagnose meist zweifellos. Aber gerade bei beginnender Erkrankung, wenn die einzelnen Symptome wenig ausgeprägt, wenn kein Schmerz, keine Vergrösserung des Organs auf die erkrankte Seite hinweist, wenn der Ureter noch nicht inficirt und palpabel ist, müssen wir die Diagnose stellen und können sie tatsächlich stellen. Sie werden nach der Schilderung der Fälle, in welchen nur einzelne circumscripte Herde oder nur miliare Knötchen vorhanden sind, den Eindruck gewonnen haben, dass bei der vorzüglichsten Palpation unter den günstigsten äusseren Bedingungen, selbst bei schlaffen

Bauchdecken, schwächlicher magerer Individuen, es unmöglich ist, diese Herde an nicht vergrösserten Organen zu erkennen, Veränderungen, welche selbst an der exstirpirten Niere, ehe sie gespalten war, durch äusseren Anblick nicht festzustellen war.

Dass *Tuberkelbacillen* selbst bei sicher erkrankter Niere nicht immer nachzuweisen sind und vielleicht auch nicht nachgewiesen werden können, da z. Zt. vielleicht keine Communication des Herdes mit dem Harnleiter besteht, ist genügend bekannt. Dass es oft zahlreicher Präparate bedarf, um einzelne Bacillen nachzuweisen, gehört nicht zu den Seltenheiten. Immerhin ist der Nachweis der Bacillen der sicherste Beweis und eines der wichtigsten diagnostischen Erfordernisse zur Feststellung der Tuberculose der Harnorgane. Durch das in unserem Krankenhause geübte Anreicherungsverfahren nach *Jochmann*, durch Tierimpfung und durch häufige Untersuchung des durch häufige Urinmengen gewonnenen Sediments, ist uns bis jetzt der Nachweis von Bacillen in allen Fällen und auch speciell in den frühen Stadien gelungen. Die Verwechslung mit Smegmabacillen ist durch sterile Entnahme des Urins, sowie durch die Art der Färbemethode auszuschliessen.

Mit dem Nachweis der Tuberkelbacillen wissen wir, dass es sich um eine Tuberculose der Harnorgane handelt, aber nichts weiter. Ob es sich um eine bereits eingetretene, mehr oder weniger weit verbreitete Tuberculose der Blase handelt, welche *der Nieren* der Ausgangspunkt ist, ob beide erkrankt, oder eine gesund ist, erfahren wir nicht und können es durch unsere gewöhnlichen klinischen Methoden trotz exactester Logik, trotz der besten palpirenden Hand und dem schärfsten Verstand u. A. nicht feststellen.

Diese diagnostische Sicherheit bietet uns das Cystoskop und vor Allem das Ureterencystoskop, welche uns über die Beschaffenheit der Blase und Nieren Aufschluss geben. In vorgeschrittenen Fällen zeigt uns das Cystoskop die in mehr oder weniger weiter Ausdehnung ulcerirte Blase; in dem Anfangsstadium der von der Niere ausgehenden Infection der Blase sehen wir kleine charakteristische, in der Umgebung der kranken Harnleitermündung sitzende tuberculöse Geschwürchen, ein zuweilen ektropionirt erscheinendes, zuweilen gezackt und angenagt aussehendes, oft als unregelmässig-trichterförmiges Loch erscheinendes Ureterorificium. Im Grossen und Ganzen sind es sehr charakteristische, nicht zu verkennende Bilder. Handelt es sich aber um eine primäre Nierentuberculose ohne klinische Erscheinungen, welche die Blase noch intakt gelassen hat, nützt uns das Cystoskop allein nichts. Für die Frühdiagnose der Nierenkrankheiten im Allgemeinen, welche wir mehr und mehr ausbilden müssen um durch rechtzeitige Nephrectomie die andere Niere vor Erkrankung zu schützen und speciell *bei der Frühdiagnose der Nierentuberculose lässt uns das Cystoskop im Stich. Hier bringt uns nur der Ureterenkatheterismus in welchem die Cystoskopie ihre grössten Triumphe feiert, rasch und sicher die gewünschte Diagnose die volle Klarheit.* Das von *Volkers* und *Joseph* in die Nierendiagnostik eingeführte Indigocarmin hat zweifellos Vorzüge vor dem von *Achard* und *Castaigne* verwandten Methylenblau, indem seine blaue Farbe durch den Urin weit weniger verändert wird. Die Methode ist als eine wesentliche Erleichterung für den Ureterenkatheterismus dankbar zu begrüssen, in dem es dem Anfänger die oft nicht leicht zu findende Uretermündung durch den blau ausspritzenden Harnstrahl deutlicher markirt, und den Geübten in den schwierigen Fällen von ulceroser Cystitis, wie wir sie bei Tuberculose, bei Balkenblase und anderen sehen, die Auffindung der verborgenen oder sich im Geschwürfeld nicht deutlich kennzeichnenden Harnleitermündungen erleichtert.

Ob zwei Uretermündungen und damit voraussichtlich zwei Nieren vorhanden sind und ob dieselben Urin entleeren, werden wir ebenfalls mit Anwendung des Indigocarmins nachweisen können. Auch das etwaige Vorbeifliessen des Urins neben dem eingeführten Ureterkatheter den Augen in deutlicher Weise zur Anschauung bringen.

In einigen Fällen trat die Blaufärbung erst nach mehreren Stunden ein, sodass eine so lange Beobachtung der Ureterenmündungen mit dem Cystoskop ausgeschlossen war und die Methode vollkommen versagte. Es ist mehrfach davor gewarnt die gesunde Niere zu sondiren um jede Infection derselben zu vermeiden. Wir haben niemals bei den in vielen hundert Fällen ausgeführten Ureterenkatheterismus eine Infection gesehen, nachdem wir die Kranken wochen- und monatelang später beobachtet haben. Den Ureterenkatheterismus und die functionelle Nierendiagnostik wird die Indigocarminmethode nicht überflüssig machen können. Damit dass wir wissen, dass beide Nieren Urin entleeren, die eine vielleicht mehr als die andere, können wir keinen vergleichenden Aufschluss über das Verhalten der beiden Nieren zu einander, über die Dichte, die Harnstoffconcentration, die molekuläre Beschaffenheit, kurz über den Zustand des jeder einzelnen Niere gesondert entnommenen Sekrets erhalten. Und das ist vor jeder eingreifenden Nierenoperation notwendig. *Wir müssen mit Bestimmtheit wissen, ob die zurückbleibende Niere gesund und im Stande ist, die Function der entfernten mit zu übernehmen. Das sagt uns mit Sicherheit der Ureterenkatheterismus und die functionelle Nierendiagnostik; die Beobachtung des aus den Uretermündungen sich entleerenden Urins und die danach zu schätzende functionelle Leistung erscheint mir nicht sicher.* Die Infectionsgefahr bei einem *sachgemäss ausgeführten* Ureterenkatheterismus erscheint mir sehr gering. Gerade bei der Frühdiagnose ist derselbe absolut notwendig, da wir vorher nicht wissen, welches die kranke Niere ist. Keine Ulceration um das Orificium, kein Schmerz, kein palpatorischer Befund weisen auf den vermuthlichen Sitz hin. Anderseits ist die Gefahr der Verwechslung, besonders bei weitergehenden Ulcerationen in der Blase sehr gross. Vor kurzem katheterisirte ich eine anscheinend gesunde R. Niere. Um das Orificium der anderen Seite waren ausgedehnte Geschwüre. Der entleerte Urin erschien klar, gelb gefärbt und anscheinend der *gesunden* Niere entstammend; der indirekt aufgefangene trüb, eitrig, blutig. Die Untersuchung stellte Tuberkelbacillen in dem klaren Urin fest. Als ich dann die linke, als krank angenommene Niere katheterisirte erwies sich diese als vollkommen gesund. Die Operation bestätigte die Richtigkeit der Diagnose. Der indirekt aufgefangene Urin giebt keine absolute Sicherheit, da es durch die Ulcerationen der Blase und ihre Absonderungen getrübt wird. Dies ist nun der Grund für die unsicheren Resultate bei Anwendung der Harnsegregatoren. *Die Gesundheit oder die Functionsfähigkeit der zurückbleibenden Niere vor der Operation festzustellen und ihr Schicksal nicht mehr oder weniger dem Zufall zu überlassen ist die Errungenschaft der neuen Methode der Nierendiagnostik.* Es ist mit Freude zu begrüssen, dass sich dieselbe mehr und mehr Anhänger erwirbt und immer mehr Verbreitung findet. Ich halte es für ausgeschlossen, dass ein Chirurg, welcher den *Ureterenkatheterismus beherrscht und die Methode der functionellen Nierendiagnostik kennt und fehlerfrei ausführen kann,* nicht ein warmer Anhänger derselben ist. Auf dem gegnerischen Standpunkt können nur diejenigen stehen, welche die Methode nicht in genügender Weise beherrschen. Dass noch manches an der Methode gebessert, noch manche streitigen Punkte geklärt werden müssen, bezweifle ich nicht und es wird dieses Ziel bei der zunehmenden Verbreitung der Methode bei gemeinsamer Arbeit wieder mehr und mehr erreicht werden. Gerade bei der Tuberculose der Harnwege ist der Ureterenkatheterismus nicht zu entbehren, besonders wenn es sich um eine Frühdiagnose handelt, Erscheinungen von Seiten der Blasen nicht vorhanden sind und sonstige objektive Anhaltspunkte und subjektive Klagen nicht auf den Sitz des Leidens hinweisen. Auch die Anwendung des Indigocarmins wird uns keinen positiven Nachweis über die Beschaffenheit des Urins und die Gesundheit der einen Niere geben.

Das alles erreichen wir durch den Ureterenkatheterismus in vollständigster Weise. Der Unterschied des aus der tuberculös erkrankten und des aus der gesunden Niere entleerten Urins ist schon makroskopisch sehr auffallend; der *tuberculöse Urin* ist meist weiss, hell, wässrig; der gesunde von der bekannten Farbe und Beschaffenheit. Wir wissen, welches die kranke Niere ist, wir können durch Dichtigkeits- und Gefrierpunktsbestimmungen, durch Feststellung der Harnstoffmengen annähernd feststellen, ob noch viel normales, functionirendes Nierengewebe vorhanden ist oder ob die Zerstörung weiter vorgeschritten ist. Wir erkennen durch dieselbe Methode die Intactheit der anderen Niere und die Fähigkeit, die Function der zu exstirpirenden mit zu übernehmen. Selbst bei nicht vollkommen gesunder zweiter Niere haben wir die Entfernung der schwer erkrankten vorgenommen, wenn ihre Function als ausreichend festgestellt werden konnte. Wenn, wie erwähnt, von einigen Autoren die Anwendung des Ureterenkatheterismus bei Blasen- und Nierentuberculose als nicht tunlich angesehen wird, so muss ich dem nach unseren Erfahrungen widersprechen. *Es gibt keine Art der Nierenkrankheiten, bei welchen der Ureterenkatheterismus zu einer sicheren Diagnose so unentbehrlich ist, wie bei der Tuberculose.* Einen Nachteil haben wir von demselben bisher in keinem Falle gesehen.

In den weiter vorgeschrittenen Fällen der Blasentuberculose bei bestehender Schrumpfblase bieten sich oft grosse Schwierigkeiten für den Ureterenkatheterismus; diese zu überwinden ist mir bisher fast stets gelungen. Selbst bei einer Kapacität von 50-80 gr. Bei Patienten im frühen Stadium der Erkrankung ist die Technik des Ureterenkatheterismus nicht schwierig. Bei Anwendung von Eucain und Einspritzung von Antipirinlösung in die Blase mit evtl. Hinzufügen einer subcutan Scopolamin und Morphium Injection, kann die Empfindlichkeit auf ein Minimum herabgemindert werden. Nur bei Kindern, bei Mädchen von ca. 10 und Knaben von 14 Jahren, halten wir die Narkose für nötig. Auch bei die sen gelang der Ureterenkatheterismus und gab uns sicheren Aufschlusss über die Beschaffenheit jeder einzelnen Niere. Wenn wir mit dem Katheterismus der kranken Niere auskommenen und das indirekt aufgefangene Sekret der als gesund angenommen uns den genügenden Aufschluss gibt, verzichten wir auf die Sondirung dieser letzteren.

Ist der Zustand der als gesund angenommenen Niere ohne direkten Katheterismus nicht festzustellen, so zögern wir nicht, denselben in der bereits geschilderten Weise anzuwenden. Nachteile haben wir auch hier bis jetzt niemals gesehen. Theoretische Erwägungen müssen hier hinter den praktischen Erfahrungen zurückstehen. Für einen Kunstfehler, wie *Stöckel* annimmt, halte ich den Katheterismus der gesunden Niere bei Blasentuberculose *nicht, wohl aber in vielen Fällen, besonders aber für die frühe Diagnose für dringend geboten.* Bisher haben wir ausschliesslich Fälle beobachtet, bei denen der Ureterenkatheterismus mit relativer Leichtigkeit auszuführen war und die Kryoskopie *eine* gesunde, functionsfähige Niere feststellte. Verhältnisse wie wir sie bei der Frühoperation, welche ja den eigentlichen Gegenstand unserer heutigen Mitteilung bildet, meistens finden werden. Nicht immer wird sich die Diagnose so verhältnismässig leicht gestalten, sehr häufig bekommen wir weiter vorgeschrittene Fälle mit ausgedehnter Blasentuberculose und Beteiligung der anderen Niere in Behandlung. Auch hier müssen wir eine sichere Diagnose stellen und eine Erfolg versprechende Therapie einleiten können.

Ich möchte drei Gruppen von Nierentuberculose je nach den verschiedenen Stadien unterscheiden. Die erste Gruppe bilden die erwähnten Fälle, in welchen wir die Frühoperationen zeitig ausführen konnten. Zu der zweiten Gruppe gehören die Fälle, in denen die eine Niere nach den Resultaten des Ureterenkatheterismus schwer erkrankt, die andere aber auch nicht intact ist. Der elende Zustand des Patienten, das vorhandene Fieber verlangen einen Eingriff, und es fragt sich, *ob die weniger kranke Niere im Stande ist nach der Nephrectomie die Arbeit für die zu entfernende andere Niere mit zu übernehmen.* Ausser der Harnstoffbestimmung und der Kryoskopie des Urins gibt als wesentlicher Factor die *Gefrierpunktsbestimmung des Blutes in diesen Fällen den Ausschlag.* Dieselbe hat uns bisher niemals im Stich gelassen. Ist ein normaler Gefrierpunkt 0,56—0,57 vorhanden, so legen wir die schwer erkrankte Niere frei. Ist sie weitgehend zerstört, so entfernen wir sie und haben stets die andere functioniren sehen.

Nach unserer Erfahrung müssen wir hier annehmen, dass die schwer zerstörte Niere nicht mehr für die Ausscheidung der Stoffwechselprodukte in Betracht kommt und dass der günstige Gefrierpunkt nur durch die gut functionirende andere Niere bedingt sein kann.

Bewegt sich dagegen der Gefrierpunkt unter 0,6, so stehen wir nicht etwa von jedem Eingriff ab, wie es irriger Weise von anderer Seite von uns behauptet ist, sondern wir legen die am meisten erkrankte Niere frei, machen eine Nephrotomie, entfernen die tuberculösen und eitrigen Massen und tamponiren sie. Erweist sich dann im Laufe der nächsten Zeit die Niere als functionsfähig, übernimmt dann die relativ gesunde Niere allmählich die Function der anderen und wird der Gefrierpunkt vor allem normal, so nehmen wir als dann die Entfernung der nephrotischen Niere vor.

Dies haben wir in einigen wenigen Fällen, wie ich es anderweitig bereits mitgeteilt habe, ausgeführt, und zwar mit Erfolg. Diese Kranken haben meist noch längere Zeit, über ein Jahr und mehr gelebt. Einige erfreuen sich noch einer relativen Gesundheit. Ihr Urin ist jedoch noch trüb. Gerade bei diesen Fällen schreibe ich der Kryoskopie einen hohen Wert zu. Eine dritte Gruppe von Fällen, welche gerade bei der Tuberculose uns häufig entgegentreten, sind diejenigen, bei denen infolge von Schrumpfblase weitgehende Ulcerationen, nicht zu beseitigende Incontinenz des Blaseninhalts wegen jugendlicher Enge der Urethra und trotz aller Uebung der Ureterenkatheterismus, überhaupt die Cystoskopie unmöglich sind. Wenn es mir auch mehrfach gelungen ist, schon bei einer Kapacität von nur 50—80 Gramm den Ureterenkatheterismus auszuführen, so war dieser in einzelnen Fällen aus den aber angeführten Gründen schlechterdings unmöglich, da die Blase überhaupt keine Flüssigkeit aufnahm. Auch in diesen Fällen fehlte trotz des weit vorgeschrittenen Krankheitsprozesses jeder weitere Anhaltspunkt. Vergrösserung der einen Niere oder Schmerz in derselben, welcher auf den Sitz in der rechten oder linken Seite hinleitete. Unter diesen ungünstigen Umständen haben wir meist durch die Palpation des verdickten Ureters einen ungefähren Anhaltspunkt gefunden, welche Seite die erkrankte war. Vorher war natürlich der Gefrierpunkt des Blutes festgestellt. Bewegte sich dieser in dem normalen Gange, so legten wir die als krank angenommene Niere frei, fanden wir sie, wie meist weitgehend zerstört, so haben wir von vorneherein die Nephrectomie gemacht, denn nach unseren Beobachtungen und unseren Erfahrungen musste alsdann die andere genügende Functionsfähigkeit besitzen. Auch das haben wir stets mit Erfolg ausgeführt. Einen Misserfolg haben wir nicht zu beklagen. Die zurückbleibende Niere erwies sich als gesund und functionirte gut. War der Gefrierpunkt unter 0,6, sahen wir also gestützt auf unsere Erfahrungen daraus, dass beide Nieren nicht vollkommen functionirten, dass z. Zt. wenigstens eine Niereninsufficienz bestand, so machten wir zunächst die Nephrotomie, bei der am meisten erkrankt erscheinenden Niere Spaltung, Entfernung der kranken Massen Tamponade. Erholte sich dann die andere Niere, functionirte sie, wurde der Gefrierpunkt normal, konnten wir später die Nephrectomie vornehmen. Blieb der Gefrierpunkt niedrig, entleerte sich auch durch die Blase an der nicht operirten Seite eitriger Urin, oder drängte Fieber und dgl. weiter zu dem Eingriff, so haben wir auch die andere Seite, wenn notwendig gespalten. Die Patienten mit doppelseitiger Erkrankung sind nach einigen Wochen oder Monaten gestorben. *Bei Beobachtung dieser Gesichtspunkte und vor allem bei Berücksichtigung der Kryoskopie des Blutes, haben wir auch in den schweren Fällen in denen auch der Ureterenkatheterismus unmöglich war, niemals einen Nierentod zu beklagen gehabt.*

Die Kryoskopie soll niemals, wie wir gesehen haben, eine andere Methode ersetzen, sondern dieselbe ergänzen. In den Fällen, in welchen der Ureterenkatheterismus unmöglich ist wird sie dies in hervorragender Weise tun. Bei den übrigen wird uns der normale Gefrierpunkt über die Functionsfähigkeit belehren und die Erniedrigung desselben δ 0,6 und darunter vor Ausführung einer Nephrectomie warnen.

Seit Einführung und bei Beobachtung der modernen Untersuchungsmethoden haben wir unter 148 Nephrectomien keinen Fall an Nierentod verloren, während unter 41 in früherer Zeit ausgeführten Entfernungen der Nieren, 6 Patienten infolge von Niereninsufficienz zu Grunde gingen. In 5 Fällen, bei denen trotz Gefrierpunktserniedrigung von δ 0,6 bis 0,66 die Nephrectomie ausgeführt wurde, trat der Tod in unmittelbarem Anschluss an die Operation ein.

Bei den meist multiplen Herden, welche sich vielfach der makroskopischen Feststellung entziehen, ist eine partielle Resektion, ein Ausschneiden der einzelnen Herde nicht zu empfehlen, sondern *die Entfernung der ganzen erkrankten Niere vorzunehmen.*

Wenn es auch Fälle gibt, in denen eine Spontanheilung eintreten kann, wie der erwähnte Fall in deutlicher Weise klarlegt und die Nierentuberculose lange Zeit stationär bleiben oder nur langsame Fortschritte machen kann, so sind das die seltenen Ausnahmen. *Im Allgemeinen ist die Tuberculose der Niere ein mehr oder weniger rasch fortschreitender Zerstörungsprozess, welcher auf das Nierenbecken, den Ureter und die Blase übergeht, dort, immer weiter um sich greifende Ulcerationen hervorruft, und dem Träger viele Qualen, langes Siechtum und schliesslich tödlichen Ausgang bereitet.*

Die rationellste und eine möglichst lange Heilungsdauer in Aussicht stellende Therapie besteht in der Nephrectomie, in der Entfernung der kranken Niere in einem möglichst frühen Stadium.

Ich will auf die Technik der Nephrektomie nicht näher eingehen, zumal sich dieselbe nicht von derselben Operation bei anderen Nierenleiden wesentlich unterscheidet. Nur die Behandlung des oft erkrankten Ureters bildet eine Ausnahme. Bei der Nephrektomie wegen nicht tuberculöser Erkrankung pflegt nach Abtrennung des Ureters meist eine glatte Heilung einzutreten. Bei der Nierentuberculose bildet der erkrankte Ureterstumpf eine Quelle der Infection der Wunde und die Ursache der Fistelbildung. In einzelnen Fällen wird es rationell sein, den Ureter, soweit er erkrankt ist, evtl. bis zur Blase hin freizulegen und total zu entfernen. Ist jedoch, wie das in weiter vorgeschrittenen Stadien der Fall auch die Uretermündung und die Blase mit erkrankt, so ist die Gefahr einer Blasenfistel nicht von der Hand zu weisen. Immerhin wird der bei elenden Patienten schwere Eingriff der Nephrektomie durch die Entfernung des Ureters noch wesentlich komplicirt und ernster. Es ist uns bis jetzt noch in allen Fällen, oft allerdings nach längerer Zeit gelungen, die Fisteln des Ureterstumpfes durch Auskratzungen, Aetzungen, Anfrischungen u. dgl. zur Heilung zu bringen. In letzter Zeit haben wir versucht, durch ein entsprechend konstruirtes Instrument, einen 10 cm langen Platinbrenner von der Stärke einer dicken Uretersonde, die Schleimhaut des erkrankten Ureters vollständig zu zerstören. Das Instrument wird kalt in den Ureterstumpf nach stattgehabter Nephrektomie eingeführt und dann bis zur Weissglut durch den elektrischen Strom erhitzt und dann entfernt. In die Wunde wird ein Gazestreifen gelegt und dieselbe zum grössten Teil geschlossen.

Die *Prognose* der Nieren- und Blasentuberculose ist sowohl

was die direkten operativen Erfolge als auch die Dauerresultate anbetrifft als eine recht günstige zu bezeichnen und natürlich um so günstiger, je früher die Operation ausgeführt wird. Die zum Teil mitgeteilten, 12 früh operirten Fälle sind sämmtlich geheilt und bis jetzt alle vollkommen gesund. Allerdings ist die Zeit ca. 3 1/2 Jahre bei einzelnen, welche seit der Operation verstichen ist, noch zu kurz, um ein Urteil über die Dauerheilung abzugeben.

Natürlich nicht so günstig sind die Resultate der in sehr späten, ja in desolaten Stadien Operirten.

Zur Operation gelangten im ganzen 84 Fälle von Nierentuberculose, im Alter von ca. 4-50 Jahren. Davon:

70 Nephrektomien (darunter 6 secundäre) mit 5 operativen Todesfällen.

10 Nephrotomien mit 3 Todesfällen.

Vor Einführung der modernen Untersuchungsmethoden wurden 11 Patienten mit 3 Todesfällen operirt (Tod an Embolie, Peritonitis, Urämie in Folge Fehlens der zweiten Niere) = 27 p. Ct.

Nach Einführung des Ureterenkatheterismus, der Kryoskopie u. a. wurden ausgeführt: 69 Nephrektomien mit 2 operativen Todesfällen = 2,7 p. Ct. (Tod an Sepsis und Pneumonie nach 14 Tagen; die zurückgebliebenen Nieren waren gesund).

Von 10 Nephrotomien wurden 3 bei Erkrankung beider Nieren ausgeführt.

Die Patienten starben an Tuberculose und Urämie nach 7, 10 und 12 Wochen.

76 *überlebten* mehr oder weniger lange den Eingriff.

9 *starben nach 1-6 Monaten.* An Miliartuberculose 3, an Phthise 2, an tuberculöser Meningitis 1, unabhängig von der Nierentuberculose an Lebercirrhose 1. In 8 dieser Fälle, in welchen wir die Autopsie ausführen konnten, war die *zurückgebliebene Niere*, wie es durch den Ureterenkatheterismus und die Gefrierpunktsbestimmung festgestellt war, *vollkommen* gesund. Ueber 3 Fälle fehlt nähere Auskunft. *Eine Patientin war 4 Jahre nach der Operation noch gesund. Späteres Schicksal unbekannt. 1 Patientin starb 4 1/2 Jahre nach der Nephrektomie an Tuberculose der anderen Niere.*

Es leben zur Zeit 62 und zwar:

16	Jahre	nach	der	Operation	1 Fall
11	»	»	»	»	3 Fälle
9	»	»	»	»	3 »
8	»	»	»	»	2 »
7	»	»	»	»	1 Fall
6	»	»	»	»	2 Fälle
5	»	»	»	»	7 »
4	»	»	»	»	5 »
3	»	»	»	»	7 »
2	»	»	»	»	10 »

Im letzten und laufenden Jahr operirt und geheilt: 16 Fälle; noch in Behandlung: 5 Fälle.

Ich habe in der vorliegenden Arbeit nur meine Erfahrungen mitgeteilt und die Litteratur absichtlich kaum berücksichtigt.

Wir haben nach Einführung des Ureterenkatheterismus und der Kryoskopie keinen Nierentod mehr erlebt. Die primäre Nephrotomie halten wir für eine die Operation wesentlich komplicirende und nicht ungefährliche Voroperation, die nur selten notwendig ist. Angewendet wird sie nur bei Kindern, bei denen wegen infantiler Enge der Uretra die Cystoskopie resp. die Ureteroskopie technisch unmöglich ist oder in den seltenen Fällen, in welchen wegen hochgradigster Schrumpfblase oder dauernd trüben Inhalts eine Sichtbarmachung und Sondirung des Ureters unmöglich ist. — Auch in diesen Fällen wird sie bei sinngemässer bereits geschilderter Anwendung der Blutkryoskopie nur ausnahmsweise in Frage kommen.

Discussion

M. Kapsammer glaubt dass Kümmell etwas zu weit gehe mit der Behauptung, dass eine primäre Blasentuberkulose überhaupt nicht vorkomme. Es bestehe gar kein Zweifel mehr darüber, dass bei Tuberkulose des Harnapparates die primäre einseitige Nierentuberkulose die Regel sei, aber es gabe doch auch seltene Ausnahmen wie Redner in einem Falle beobachten konnte. Es handelte sich um eine Frau mit Cystitis, bei welcher der mit dem Blasenharn vorgenommene Tierversuch Tuberkulose ergab, während der mittelst beiderseitigen Ureterenkatheterismus aufgefangene Harn vollkommen normal war und der mit demselben angestellte Tierversuch negativ ausfiel.

SÉANCE DU 21 AVRIL

Présidence : MM. GUISY et PEDRO ALBARRAN

L'uréthrite chronique et son traitement

Par M. BARTHÉLEMY GUISY, Athènes (v. pages 1 et 240).

DISCUSSION

M. ARTHUR RAVARA : (Le texte n'a pas été remis).

Sur un cas de pleurésie par infection gonococcique

Par M. ARTHUR FURTADO, Lisbonne.

(Le texte ne nous a pas été remis).

Cystoscope universel

Par M. BAER, Wiesbaden.

Principe. Le cystoscope permet :

1) d'introduire 3 grands optiques,

a) optique simple — Nitze,

b) optique rétrograde — Schlagintweit,

c) optique direct — Boisseau de Rocher,

en profitant de tout le diamètre du cathéter pour ces trois optiques et permettant ainsi une orientation très exacte ou maintenant *bien orientée ;*

2) de remplacer ces optiques par des optiques plus petits *avec des instruments secondaires,* soit pour faire le cathétérisme simple ou double, soit pour extraire un corps étranger, soit pour traiter un point spécial avec le cautère, avec des liquides concentrés ou avec l'anse brûlante.

Un robinet très simple à double courant s'adapte bien légèrement pour faire les lavages rapides ; un deuxième robinet (chassis Kollmann) permet le remplacement des différents instruments, sans presque perdre une goutte de liquide.

Pour arriver à ce point, l'instrument est muni *d'une lampe avec fenêtre ouverte sur deux de ses faces.*

Si on enlève tous les optiques, l'instrument sert comme endoscope (cystoscopie à vision directe) dans la vessie vide (changement de la position du malade — Trendelenburg —) premièrement comme *instrument de traitement.*

Dans les premiers quinze jours, l'auteur est arrivé à trouver aussi le principe dans lequel nous arrivons maintenant à traiter les lésions ou les végétations du col par vision rétrograde en changeant l'optique rétrograde de Schlagintweit.

L'instrument est fabriqué par Reiniger, Gebbert & Schall, à Erlangen.

Cystoscope combiné pour irrigation, évacuation et cathétérisme de l'un ou des deux uretères

(Présentation de l'appareil)

Par M. A. Freudenberg, Berlin.

Mon cystoscope combiné «Combinations-Kystoskop» est un modèle perfectionné de l'instrument que j'ai présenté il y a un an au VIIIe Congrès de l'Association française d'Urologie [1].

La construction de cet instrument comportait déjà alors l'application de deux principes nouveaux, en vue de faciliter le cathétérisme des uretères: d'abord la disposition de la fenêtre, du prisme (ou de la lentille d'objectif) et de l'orifice de sortie des sondes urétérales du côté de la tige correspondant à la *concavité* de la courbure du bec; en second lieu, le remplacement du canal spécial ménagé dans l'instrument pour la ou les sondes urétérales par une cloison *amovible*, séparant l'espace destiné à la partie optique de celui qui reçoit les sondes urétérales. Ainsi que je l'ai exposé dès lors, ces deux perfectionnements facilitent notablement le cathétérisme des uretères; mais ils ont surtout l'avantage de rendre beaucoup plus aisée la pose de sondes à demeure dans les uretères, en permettant d'enlever sans difficulté l'instrument métallique. Les autres améliorations apportées à la construction de l'instrument ont déjà été signalées en partie l'année dernière, mais sont aussi, en partie, nouvelles, notamment la disposition de la partie optique, qui comporte également l'application d'un principe nouveau.

L'instrument sert à la fois de cystoscope à irrigation, de cystoscope à évacuation et de cystoscope pour le cathétérisme de l'un ou des deux uretères. On peut l'employer successivement pour tous ces buts, en y adaptant ou en y introduisant les pièces *ad hoc, sans avoir jamais à retirer de la vessie l'instrument une fois introduit.*

---

[1] Voir «Comptes rendus de l'Association française d'Urologie, VIIIe session, octobre 1904, page 780», et *Centralblatt für Chirurgie*, 1904, n° 51. — L'instrument est construit par la maison *Reiniger, Gebbert et Schall*, à Erlangen et Berlin.

Cet instrument comporte les parties suivantes :

I. Le « *tube extérieur* » rond, du calibre n° 23 de la filière française, employé pour toutes les applications (voir fig. 1). Ce tube présente, près de l'extrémité vésicale, un grand œil de forme oblongue, et porte près de l'autre extrémité le contact [1] pour la fourche du câble conducteur.

On peut visser à l'extrémité vésicale de la tige *deux becs différents* : l'un portant la lampe de la façon ordinaire et à l'endroit habituel, correspondant à la concavité de la courbure du bec (voir le tracé en pointillé sur la figure 1) ; *l'autre où la lampe est placée en sens inverse dans le bec et où la fenêtre se trouve sur la convexité de la courbure* (voir le bec tracé en traits pleins sur la figure ainsi que le bec de la figure 6). Par conséquent, comme le montre la figure 1, le grand œil oblong du tube extérieur se trouve du côté de la *concavité* de la courbure quand on emploie le *premier* bec et du côté de la *convexité* lorsqu'on emploie le *second*, et il en est de même des sondes urétérales. Pour permettre d'adapter à volonté l'un ou l'autre bec, la ligne de raccordement entre le bec et la tige n'est pas perpendiculaire, mais oblique à cette dernière (voir fig. 1 et 6) ; par suite, le pas de vis n'est pas dans l'axe de la tige, mais oblique également à celle-ci, et normal à la dite ligne de raccordement.

Par ce « tube extérieur » on peut, comme à travers une sonde métallique ordinaire, procéder à des lavages abondants de la vessie (de préférence après y avoir adapté l'« ajutage à évacuation » de la figure 2), de sorte qu'il n'est pas nécessaire de laver la vessie *avant* d'introduire l'instrument.

II. « *L'ajutage à évacuation* » (fig. 2) se compose d'une olive métallique à trou central, avec obturateur à coulisse ; pour s'en servir, on met l'olive en communication avec un aspirateur quelconque, à l'aide d'un gros tuyau de caoutchouc à parois épaisses, de 10 cm. de longueur environ. L'ajutage à évacuation s'adapte simplement au bout du « tube extérieur » (fig. 1) ; on le rend absolument solidaire de ce dernier en rabattant l'étrier spécial dont il est muni.

L'étrier à rabattement et l'obturateur à coulisse se retrouvent

---

(1) Ce contact a été un peu modifié, d'après mes indications : le disque contenant l'isolement des deux pôles est disposé entre deux rondelles métalliques, qui établissent de leur côté le contact avec les deux pôles de la fourche. On supprime ainsi les deux rondelles métalliques placées à l'extérieur de la fourche, de sorte qu'il ne se forme pas de rigoles et que le contact est bien plus facile à nettoyer qu'auparavant.

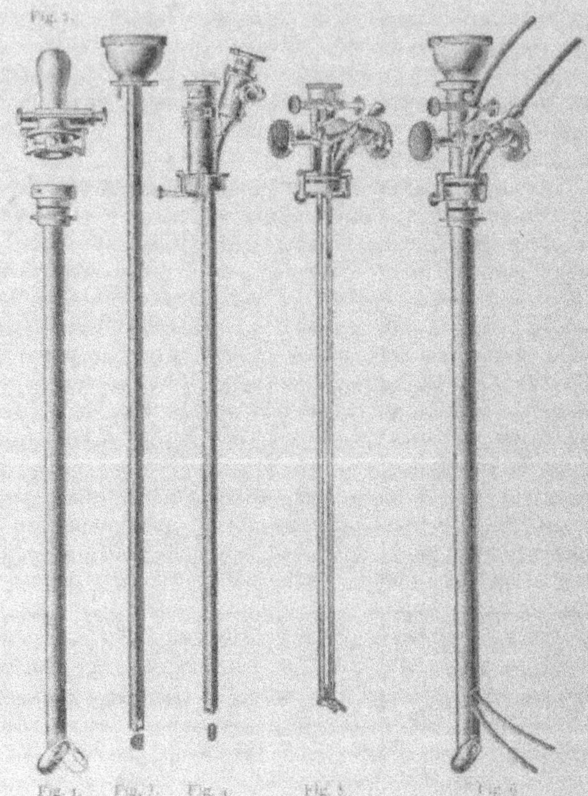

Cystoscope («Combinations-Kystoskop») de Dr A. Freudenberg, combiné pour les diverses applications.

Fig. 1. Tube extérieur. — Fig. 2. Ajutage à évacuation. — Fig. 3. Partie optique (au-dessous : coupe de la tige). — Fig. 4. Tube à irrigation (au-dessous : coupe de la tige). — Fig. 5. Guide-sondes urétéral. — Fig. 6. Instrument disposé pour le cathétérisme des deux uretères, muni du guide-sondes urétéral, de la partie optique et de deux sondes urétérales.

également dans le «tube à irrigation» (fig. 4) et dans le «guide-sondes urétéral» (fig. 5).

III. La monture de la *partie optique* (fig. 3), qui sert à toutes les applications, se distingue en ce qu'elle n'est *pas à section ronde* comme dans tous les cystoscopes connus jusqu'ici, mais bien à section aplatie d'un côté; il manque un segment pour que la section soit parfaitement ronde, et la lentille intermédiaire ainsi que l'objectif sont taillés en conséquence; je reviendrai plus tard sur l'avantage qui en résulte pour mon instrument.

IV. Le «*tube à irrigation*» (fig. 4), à section aplatie en forme de segment de cercle, est terminé extérieurement par une partie plus large, de 4 cm. de longueur, dans laquelle on peut introduire la monture de la partie optique (fig. 3); cette partie élargie est solidaire d'un robinet à trois voies. Si l'on fait arriver le liquide par l'un des petits tubes du robinet à trois voies, à l'aide d'un injecteur ou d'un irrigateur, ce liquide sort par une fente transversale ménagée à l'extrémité vésicale, sous la forme d'un courant très fort, qui passe directement au-dessus du prisme; lorsqu'on tourne le robinet de l'autre côté (le sens est indiqué par un bouton placé sur le disque extérieur tournant), le contenu de la vessie s'échappe par l'autre petit tube. En même temps, on peut toujours observer l'intérieur de la vessie par le cystoscope. Quand le robinet est dans sa position moyenne, les deux petits tubes sont fermés.

Quand on veut, on peut aussi avoir un second «tube à irrigation», dans lequel la section, en forme de segment de cercle, est divisée par une cloison horizontale intérieure qui forme un double canal.

Le premier canal conduit alors au-dessus du prisme le liquide injecté; l'autre — qui, dans ce cas, porte également un œil à l'extrémité vésicale — sert à l'écoulement du contenu de la vessie, écoulement qui peut au besoin avoir lieu en même temps. Bien entendu, la force du courant liquide qui passe au-dessus du prisme est alors deux fois moindre que dans le cas d'un tube à irrigation à canal unique.

Au surplus, le tube à irrigation a une forme telle — à son extrémité vésicale — qu'il sert en même temps d'obturateur pour le grand œil oblong du «tube extérieur».

V. Le «*guide-sondes urétérales*» (fig. 5), qui sert à introduire et à diriger la ou les sondes urétérales, porte à son extrémité vésicale le «doigt mobile d'Albarran» un peu modifié, destiné à diriger les sondes. A son extrémité extérieure, il porte les petits tubes d'entrée munis de robinets et recevant les sondes urétérales, ainsi que le pignon qui sert à redresser le «doigt d'Albarran»; ces pièces sont fixées à une partie élargie de 4 cm. de longueur, semblable à celle qui existe à l'extrémité du tube à irrigation (fig. 4) et à travers laquelle on peut passer la monture de la partie optique.

L'extrémité extérieure et l'extrémité vésicale sont reliées entre elles par des fils métalliques fins, glissant dans des tubes étroits et servant à transmettre au «doigt d'Albarran» le mouvement du pignon [1]. Par conséquent, alors que le modèle de l'année dernière présentait encore une cloison entre la partie optique et l'espace recevant la ou les sondes urétérales, cette cloison est entièrement supprimée dans le nouveau modèle: la ou les sondes glissent directement sur la monture de la partie optique, à l'endroit où cette monture présente une surface plane par suite de l'absence d'un segment (voir plus haut, § III).

Par les petits tubes d'entrée fixés à l'extrémité extérieure, on peut introduire simultanément 2 sondes urétérales n° 7 Charrière ou, après avoir fermé l'un des robinets, une seule sonde plus grosse. Pour utiliser complètement la place disponible, il est très pratique d'adopter, dans ce dernier cas, une sonde à section ovale: une sonde de cette forme, dont le petit diamètre correspond au calibre n° 7 à 8 Charrière et le grand diamètre au n° 9 à 10, passe avec facilité [2]. Pour servir à ce double usage, les tubes d'entrée doivent naturellement être ovales et avoir leur diamètre augmenté en conséquence; il est donc nécessaire, lorsqu'on emploie l'instrument, de glisser sur ces tubes et sur les sondes de petites coiffes en caoutchouc perforées et graissées intérieurement pour empêcher le liquide de suinter à côté des sondes.

L'instrument comporte encore comme accessoire un robinet à trois voies de forme courte, qui peut s'introduire à la place de la partie optique dans le «tube à irrigation» (fig. 4) ou dans le «guide-sondes urétéral» (fig. 5), lorsqu'on veut procéder à des lavages abondants de la vessie en utilisant l'espace ordinairement réservé à la partie optique. Ce robinet à trois voies n'est pas

---

(1) Je crois utile de faire observer ici qu'il ne faut pas oublier, lorsqu'on veut retirer du «tube extérieur» le «guide-sondes urétéral» (avec ou sans la partie optique), de rabattre préalablement le «doigt d'Albarran» tout à fait à plat, en tournant convenablement le pignon; si on négligeait de le faire, on ne réussirait pas à retirer le guide-sondes et on endommagerait l'instrument. Il faut naturellement faire de même quand on veut introduire le «guide-sondes» dans le «tube extérieur».

(2) C'est la maison Porges, de Paris, qui fabrique ces sondes sur mes indications. — J'ai aussi fait établir par cette maison des sondes urétérales graduées de manière qu'on puisse y lire directement, à l'aide du cystoscope, la profondeur à laquelle elles sont enfoncées dans les uretères. A cet effet, ces sondes reçoivent une coloration différente tous les 5 cm. et portent en outre, dans chacune de ces sections, des anneaux de 1, 2, 3, 4 traits marquant les centimètres. Nous faisons actuellement des essais pour nous rendre compte s'il suffirait de donner simplement à ces traits une coloration différente tous les 5 cm.

absolument nécessaire pour cet usage, mais il est particulièrement utile au médecin, lorsqu'il veut utiliser un irrigateur au lieu d'une seringue, par exemple quand il n'a pas d'aide. Les lavages que l'on opère par le tube extérieur (fig. 1) à l'aide de l'ajutage à évacuation (fig. 2) sont naturellement encore plus abondants (voir la description donnée au paragraphe I). Dans ce cas, on peut également, si l'on veut, se servir d'un robinet à trois voies de forme courte, que l'on introduit dans l'ajutage à évacuation; bien entendu, ce robinet doit alors être de section ronde et d'un calibre agrandi en conséquence [1]. Les petits lavages ou les remplissages de la vessie peuvent naturellement se faire aussi par l'un des petits tuyaux du tube à irrigation (fig. 4) ou du guide-sondes urétéral (fig. 5).

Au surplus, le mode d'emploi des différentes parties de l'instrument résulte clairement de leur destination et de la façon dont elles sont construites. Je ferai cependant observer encore qu'il est bon de glisser la partie optique (fig. 3) dans le tube à irrigation (fig. 4) et dans le guide-sondes urétéral (fig. 5) *avant* de les introduire dans le tube extérieur de la fig. 1 (une pointe fixée à ces deux accessoires correspond à une rigole du tube extérieur). De même, il convient de les retirer de ce tube *en même temps* que la partie optique. Toutefois, il faut naturellement déroger à cette règle quand les circonstances l'exigent, par exemple lorsqu'on veut procéder à des lavages en utilisant l'espace destiné à la partie optique, ou qu'on veut laisser la ou les sondes à demeure dans les uretères et retirer l'instrument métallique.

Pour laisser à demeure dans les uretères la ou les sondes qu'on y a introduites, on opère de la façon suivante :

On enlève d'abord la partie optique (fig. 3) du tube extérieur, puis on tire d'environ 15 mm. en arrière le guide-sondes urétéral (fig. 5) (après s'être assuré, en vérifiant la position du pignon, que le doigt d'Albarran est rabattu bien à plat). Il se forme alors, entre la partie élargie du guide-sondes urétéral et l'extrémité correspondante du tube extérieur un petit intervalle dans lequel apparaissent la ou les sondes urétérales, disposées entre les deux fils du guide-sondes. On saisit la ou les sondes entre le pouce et l'index de la main gauche, on les immobilise à cet endroit, puis on tire avec précaution le guide-sondes hors du tube extérieur.

---

[1] Il est probable qu'à l'avenir je ferai faire l'ajutage à évacuation (fig. 2) avec robinet à trois voies fixé à demeure, ce qui ne nuira d'ailleurs en rien à son emploi pour les évacuations.

Quand cela est fait, l'urèthre du patient ne renferme plus que le tube extérieur, dans lequel la ou les sondes urétérales se trouvent absolument libres; il n'est pas difficile d'ôter ensuite ce tube extérieur en le faisant glisser par-dessus les sondes sans entraîner celles-ci. (Au besoin, après avoir amené le bec du tube extérieur jusque dans la région du bulbe, on peut faciliter la manœuvre ci-dessus en exerçant une pression per rectum sur la ou les sondes, à travers la région membraneuse).

Quand on se propose de laisser une (et surtout deux) sondes à demeure dans les uretères, il est toujours à conseiller de se servir du bec qui porte la fenêtre de la lampe sur la *concavité* de la courbure (v. fig. 6). Si l'on prend en effet un bec ordinaire, portant la lampe du côté de la concavité de la courbure (qui est également, dans ce cas, le côté où se trouve le champ visuel et où sont placées les sondes urétérales), on est forcé, pour introduire les sondes, de tourner le bec de l'instrument en arrière, puis de ramener le bec en avant pour retirer l'instrument. Or, cette manœuvre a pour effet de croiser les sondes urétérales — ainsi qu'on peut aisément s'en convaincre en essayant en dehors du patient, — et ces sondes sont ensuite entraînées presque infailliblement par le bec quand on retire l'instrument de l'urèthre. Il est visible que cet inconvénient est supprimé par l'emploi du nouveau bec, car les sondes urétérales sortent alors du côté de la tige qui correspond à la convexité de la courbure (voir la figure 6) et il n'est plus nécessaire de faire tourner l'instrument autour de son axe.

En résumé, les avantages spéciaux de mon instrument sont les suivants :

1° Il peut être employé successivement — sans que l'on ait à retirer de l'urèthre le tube extérieur — pour les applications les plus diverses (cystoscopie simple, cystoscopie à irrigation avec dispositif à simple ou à double courant, évacuation, cathétérisme de l'un ou des deux uretères [1];

2° Les différentes pièces, sauf la partie optique et les lampes, peuvent être stérilisées, par ébullition, ce qui est notamment très important pour les tubes à irrigation et le guide-sondes urétéral ;

[1] Pour perfectionner encore l'instrument et en faire de plus en plus un cystoscope universel, nous sommes maintenant occupé à construire un appareil optique rétrograde dans le genre de celui de Schlagintweit et des accessoires spéciaux pour opérations; toutes ces pièces seront établies pour pouvoir être introduites dans le tube extérieur. Il ne s'agit naturellement que de nouveaux accessoires, qui ne changent rien au principe de l'instrument et qui n'entraîneront probablement aucune modification aux parties déjà en usage.

3° L'instrument peut être employé sans qu'il soit nécessaire de procéder au préalable à un lavage de la vessie. En outre, au cours de l'examen, il est toujours extrêmement facile de faire subir au besoin à cet organe un lavage abondant, sans avoir à retirer de l'urèthre le tube extérieur de l'instrument;

4° Il est possible d'effectuer, notamment en faisant usage d'une sonde urétérale à section ovale, un lavage très abondant et même un drainage du bassinet des reins;

5° La pose de sondes à demeure dans les uretères est rendue bien plus facile avec cet instrument;

6° L'instrument est à section ronde et n'a que le calibre 23 Charrière, malgré la diversité de ses applications, malgré son champ visuel étendu et malgré la possibilité d'employer de grosses sondes.

Cette réduction du calibre a pu être réalisée par suite de l'économie de place obtenue par la suppression des canaux spéciaux pour les sondes urétérales, et aussi à cause du mode de construction de la partie optique. J'ai déjà fait observer au paragraphe III que celle-ci n'a pas une section parfaitement ronde : il manque au cercle un segment, dont la place est utilisée pour loger les sondes urétérales ou le tube à irrigation. On peut se rendre compte de l'avantage résultant de cette disposition par le schéma ci-dessous (*fig.* 7), qui fait voir une coupe agrandie de l'instrument muni de deux sondes urétérales (marquées 1 et 2 dans la figure).

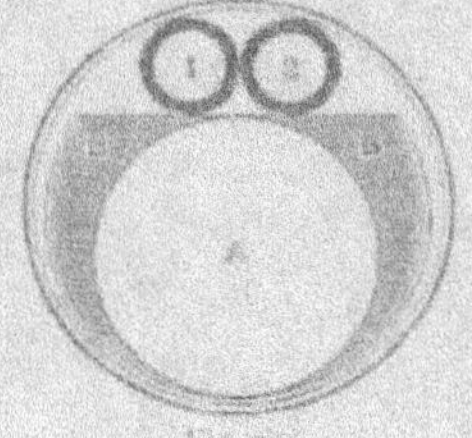

Fig. 7

Le cercle blanc inférieur (A) représente la dimension maxima que pourrait avoir la partie optique — pour pouvoir être introduite dans un instrument du calibre indiqué — si l'on adoptait un appareil optique à section ronde. Ce cercle blanc A, *plus* les deux parties hachurées BB de chaque côté, montre la partie optique telle qu'elle est en réalité dans mon instrument. Or, les champs visuels ont des dimensions correspondantes. Il s'ensuit donc que les deux parties hachurées BB sont autant de gagné pour l'étendue du champ visuel; en d'autres termes, il faudrait, avec un appareil optique rond, adopter un calibre total plus grand pour obtenir un champ visuel aussi étendu qu'avec mon système d'appareil optique.

En terminant, j'ajouterai que l'instrument paraîtra peut-être un peu compliqué, mais que cela résulte uniquement de la multiplicité de ses applications, qui exige une série d'accessoires divers. Mais l'emploi de l'instrument est loin d'être aussi compliqué que sa description! Naturellement, il importe néanmoins de bien se familiariser avec tous les détails de l'appareil avant de s'en servir sur le malade.

Discussion

M. Kapsammer würdigt die geistreiche Zusammenstellung der Instrumente von Freudenberg und Baer, welche teilweise auch vollkommen Neues gebracht haben. Er ist aber der Ansicht dass derartige Universal-Instrumente keine grosse Verbreitung in der Praxis gewinnen werden, denn der Specialist braucht unbedingt eine Reihe von Instrumenten. Redner gibt den einfach konstruirten Kystoskopen unbedingt den Vorzug, weil er bisher bei den komplicirt konstruirten immer beobachten musste, dass Blaseninhalt während der Untersuchung durch das Instrument abfliesst — und der Nichtspecialist dürfte wohl niemals mit den komplicirt gebauten Kystoskopen fertig werden.

M. Freudenberg : Ich kann die Bedenken Kapsammers in Bezug auf mein «Kombinations Kystoskop» zurückweisen, das weder Wasser durchlässt, noch wirklich komplicirt ist. Es *kann* z. B. als einfaches Ureterenkystoskop angewendet werden, wie jedes andere, es ist aber doch ein Vorteil dass man es für andere Zwecke anwenden *kann*, ohne dass man nötig hat ein zweites Instrument einzuführen, dass man also nacheinander die einfache oder Irrigationskystoskopie machen kann, darauf die etwa vorhandener kleiner Nierensteine, und darauf den Katheterismus eines oder beider Ureteren.

Es ist allerdings wünschenswert, dass das Instrument vor dem Ankauf zuverlässig geprüft ist, und deswegen sollten die Herren Collegen kein Instrument kaufen, ohne den Instrumentenmacher zu verpflichten, es ihnen vor der Absendung zur Prüfung vorzulegen.

M. Baer : L'instrument sert, ce que je ne croyais pas avoir besoin d'expliquer, à faire p. ex. un cathétérisme, immédiatement après un examen très exact avec un grand optique, avec le même instrument, en changeant seulement la partie intérieure.

L'instrument est compliqué *dans la boîte* (vous avez une dizaine d'instruments *complets*), mais tout à fait simple dans l'usage.

L'instrument une fois introduit ne contient jamais une vis en plus de ce qu'il faut pour le but de l'examen ou du traitement, au moment nécessaire ou choisi. Pendant l'examen pas une goutte du contenu ne peut s'en aller, grâce à la manière de construction de l'appareil.

Le reproche de M. Kapsammer, c'est plutôt un avantage. Si on veut, on introduit son cystoscope *combiné* de suite, c'est un instrument simple. Moi, si je vois un malade pour la première fois, je préfère faire un examen bien exact, et après introduire dans mon cystoscope-cathéter l'instrumentaire nécessaire, au lieu de commander mon malade une deuxième fois et d'introduire les instruments de nouveau.

Le cathéter peut bien mieux supporter la seconde introduction que la verge, sans parler maintenant des hémorrhagies de la vessie ou si le prisme est mouillé par du sang ou du pus, ce qui ne fait rien du tout pour notre examen.

Eine Leitvorrichtung zu Nitze's Kystoskop

Par M. C. Posner, Berlin.

In der soeben erschienenen No. 8 der Deutschen medizinischen Wochenschrift beschreibt Ringleb ein von ihm konstruiertes «Kystoskop nach Maisonneuve'schem Prinzip», d. h. eine Vorrichtung, welche die Einführung des Blasenspiegels unter Leitung einer filiformen Sonde in schwierigeren Fällen ermöglichen soll. Er erwähnt dabei, dass Nitze sich häufig eines «Führungskystoskops» bedient habe, welches auf ähnlichem Prinzip basiert gewesen sei; bei diesem handelte es sich um Einführung einer Filiformsonde, über welche dann ein, zur Aufnahme der Optik bestimmter Katheter geschoben wird, — bei Ringleb um einen Katheter mit festem, die angeschraubte Leitsonde tragendem Mandrin, der nach Einführung in die Blase zurückgezogen wird, um dann der Optik Platz zu machen. Beiden Instrumenten — das Nitze'sche ist, soviel ich weiss, nie publiziert worden — ist gemeinsam, dass die Leitsonde, bevor man anfängt zu kystoskopieren, aus der Blase wieder entfernt wird; beides sind speziell für den Zweck hergerichtete (daher kostspielige) Instrumente.

Dass der Besitz einer solchen Vorrichtung erwünscht ist, geht am besten daraus hervor, dass der uns so jäh entrissene Meister der Kystoskopie selber sich ein besonderes Führungskystoskop bauen liess. Naturgemäss muss es von Nutzen sein einmal für Geübte bei schwierigeren Fällen (leichte Strikturen, Prostatahypertrophie, Deviationen usw.), dann aber für Ungeübte, für welche immerhin oft genug, auch wenn sie mit Katheter und Sonde zu arbeiten verstehen, die eigentümliche Form des Kystoskops Hindernisse bietet. Ich habe mich selbst ebenfalls mit dieser Frage seit längerer Zeit beschäftigt und glaube, nachdem nun einmal die Angelegenheit zur Sprache gebracht ist, mit meiner Lösung derselben um so weniger zurückhalten zu sollen, als sie jedenfalls den Vorzug der Einfachheit und Billigkeit beanspruchen darf.

Meine Idee war, das Kystoskop selber mit einer Leitsonde zu versehen — wie Ringleb sagt, in der Tat der nächstliegende Gedanke! Wenn dieser Autor von seiner Verwirklichung Abstand nahm, so geschah dies, weil er von der, in der Blase liegenden Leitsonde eine Beeinträchtigung der Kystoskopie befürchtete; Versuche in dieser Richtung scheint er nicht angestellt zu haben. Ich halte diese Befürchtung ebenfalls für berechtigt, wenn man dabei an Leitsonden von 20 und mehr cm Länge denkt — auf solche habe ich denn auch von vorneherein verzichtet und mich begnügt, filiforme Sonden an den Kystoskopen anbringen zu las-

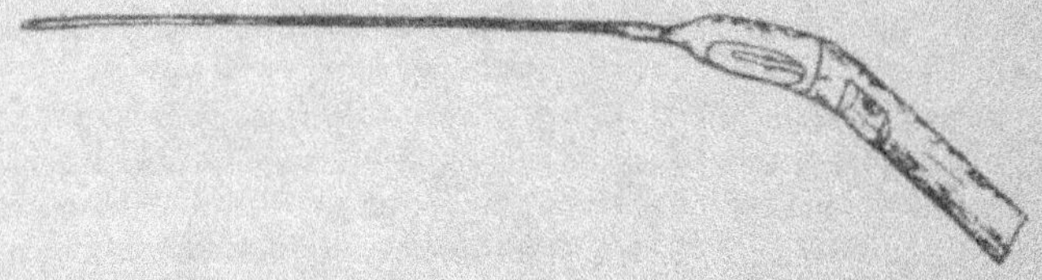

Kystoskopische Lampe mit angeschraubter Leitsonde.

sen, welche nicht länger sind als 8 cm. Diese werden — wie aus der Zeichnung ersichtlich — an besonders gestaltete Lampen angeschraubt. Die Einführung des damit armierten Kystoskops ist — wie ich auf Grund bereits ziemlich zahlreicher, z. T. auch schwieriger Fälle versichern kann — ganz ungemein leicht und mit einem grossen Gefühl von Sicherheit verbunden. Und — was die Hauptsache — die kurze Sonde stört die ausgiebigste Besichtigung der Blase in keiner Weise, sie legt sich vielmehr meist so um, dass man ihrer nur in gewissen Positionen überhaupt ansichtig wird; wenn man sie aber erblickt, so ist auch damit kein Schaden, sondern eher Nutzen verbunden, da sie alsdann einen Gegenstand von bekannten Dimensionen bildet, der als Vergleichsobjekt recht erwünscht sein kann — ich habe sogar daran gedacht, sie zu diesem Behuf mit einer Zentimeterteilung versehen zu lassen. Selbstverständlich muss die Herstellung der Lampen und Sonden äusserst exakt sein, damit jede Sicherung gegen Lockerung der Schrauben oder Abknickung der Bougie gegeben ist; die von mir benutzten Instrumente sind von der Firma Louis und H. Loewenstein in gewohnter Vollkommenheit hergestellt. Der Preis der mit dem Schraubengewinde versehenen Lampe wird sich auf etwa 4 M. (d. h. 1 M. mehr als eine gewöhnliche Kystoskop-Lampe), jener der kurzen Leitsonden auf etwa 2 M. stellen, so dass — selbst bei oftmaligem Wechsel — eine besondere Belastung des Budgets oder des Armamentariums nicht eintritt.

Ich glaube, diese kleine Vorrichtung den Kollegen für die oben angedeuteten Zwecke empfehlen zu dürfen.

Hémorrhagies graves après l'opération de l'uréthrotomie interne

Par M. Marcos Cavalcanti, Rio de Janeiro.

J'ai déjà pratiqué plus de cinq cents uréthrotomies internes avec l'uréthrotome de Maisonneuve; presque toujours j'emploie la lame moyenne, quelquefois la petite et jamais la grande. Trois fois j'ai observé des hémorrhagies graves, le sang ne sortant pas par l'urèthre, mais tombant dans la vessie. Le premier cas m'est arrivé en 1896 :

C'était un garçon de 30 ans; il avait un rétrécissement datant de trois ans à peu près, pas très fort, on passait une sonde n° 12 filière Charrière.

Après l'opération il a eu, par l'urèthre, un écoulement de sang un peu abondant, qui s'est arrêté par l'introduction d'une sonde Nélaton n° 20 laissée à demeure.

Douze heures après l'opération, nouvelle hémorrhagie, mais cette fois très forte; le sang ne sortait pas par l'urèthre, il tombait dans la vessie où il se coagulait; le malade, en faisant des efforts pour uriner, chassait de gros caillots. Avec des injections chaudes intra vésicales, l'hémorrhagie s'est arrêtée, mais il m'a fallu plus d'une heure. Après, le malade m'a raconté que depuis quelques mois il avait des hémorrhagies très abondantes par l'urèthre sans une cause appréciable.

Deux ans après (1898), j'ai observé le deuxième cas :

C'était un malade de 54 ans, rétrécissement ancien, très fort, filiforme, vessie infectée. Opération le 1er mars, petite hémorrhagie par l'urèthre qui a cédé à l'application d'une sonde à demeure n° 18 (Nélaton). Le 5 mars, le malade a eu une abondante hémorrhagie que j'ai fait disparaître par des lavages chauds. Le 8 mars, l'hémorrhagie recommence, très abondante, tous les moyens employés sont inutiles. Tout de suite je pratique la cystotomie supra pubienne, je fixe un fil de soie dans un grand morceau de gaze aseptique et en passant d'arrière en avant ce fil par l'urèthre, je le tire fortement de manière à faire avec le tampon à gaze une grande pression sur le col vésical; l'hémorrhagie s'arrête et je remplis la vessie de gaze aseptique. Deux fois par jour je change la gaze qui remplit la vessie et je laisse trois jours le tampon qui fait la compression du col. Vingt-sept jours après le malade est complètement guéri.

Le troisième malade (1904) était un homme de 55 ans. Rétrécissement très ancien, déjà opéré par l'uréthrotomie interne il y a douze ans. État général mauvais, infection de la vessie, fièvre urineuse.

L'hémorrhagie a commencé tout de suite après l'opération; une sonde introduite dans la vessie donnait lieu à un écoulement de sang continuel et abondant. Tous les moyens employés, même l'adrénaline, n'ont pas réussi. Pouls petit et rapide, chloroformisation légère, cystotomie supra pubienne. Tamponnement comme chez le deuxième malade. J'ai laissé la vessie ouverte pendant 4 mois parce que l'urine était pleine de gravelles, quelquefois même il y avait de petits calculs. Cinq mois après l'opération, le malade était guéri.

Je pense que dans les cas que je viens de décrire l'hémorrhagie ne provient pas du point de l'urèthre coupé par l'uréthrotome. Les conditions du col de la vessie dans les rétrécissements, surtout dans les rétrécissements anciens, sont tous favorables au développement des varices, et la blessure de ces varices, complète ou incomplète, donne lieu à ces hémorrhagies graves comme dans mes 3 malades.

Discussion

M. Albarran : J'ai pratiqué l'uréthrotomie interne de 1000 à 1500 fois sans jamais avoir eu d'hémorrhagie sérieuse. Pour l'éviter, je suis les préceptes de mon maître Guyon : pratiquer l'opération en plaçant la verge à 45° et en coupant avec des lames moyennes ; il faut en outre placer une sonde à demeure assez petite pour ne pas distendre le canal, le nº 16 ou 17 suffit.

On ne cherche pas par l'uréthrotomie à déterminer immédiatement une grande dilatation du canal, mais à provoquer une irritation de la partie sectionnée qui se ramollit par l'accumulation de cellules embryonnaires, ce qui permet une dilatation progressive par la suite. Pour faciliter ce résultat, je pratique toujours, avec mon uréthrotome, des sections multiples.

J'ai dû intervenir une fois pour une hémorrhagie grave chez un malade opéré quelques heures auparavant par un autre chirurgien : j'ai pratiqué dans ce cas l'uréthrotomie externe qui permet d'arriver sur le foyer du saignement. La cystotomie sus-pubienne ne me paraît pas devoir être pratiquée en cas d'hémorrhagie d'origine uréthrale quelle qu'en soit la cause. l'uréthrotomie externe remplit l'indication : elle permet d'agir directement sur le foyer hémorrhagique et, si la vessie contient des caillots, de pratiquer l'aspiration des caillots avec une sonde à lithotritie.

M. Pasteau : Trois fois j'ai été appelé pour des hémorrhagies consécutives à l'uréthrotomie interne ; dans les trois cas, la sonde à demeure qui avait été placée était trop volumineuse et le changement pour une sonde plus petite a pu suffire à faire cesser les accidents et pourtant, dans un des cas, la sonde qui avait d'abord été employée n'était qu'un 17 ; elle était trop grosse pour le cas particulier.

M. Tédenat : J'ai fait plus de 800 uréthrotomies internes et n'ai jamais vu d'hémorrhagie notable. Le grand point est de donner bonne direction à la verge et donc au conducteur. Si le manche de ce dernier est porté trop en arrière, sa partie profonde s'appliquera contre le pubis et la lame coupera profondément le plexus de Santorini. Il importe aussi de mettre à demeure une sonde à bout coupé de faible calibre (16 en moyenne) qui n'est pas destinée à dilater, à distendre, mais à drainer.

M. Desnos : Dans l'immense majorité des cas d'accidents consécutifs à l'uréthrotomie interne on relève presque toujours une faute de l'opérateur ou du malade. J'ai dû intervenir dans un cas d'hémorrhagie considérable chez un malade qui avait retiré sa sonde et l'avait remplacée lui-même par une plus grosse. La vessie, antérieurement infectée et très distendue ; j'ai fait la cystotomie hypogastrique pour assurer l'évacuation complète des caillots et l'asepsie : c'est une indication exceptionnelle de la cystotomie dans ces cas pour lesquels l'uréthrotomie externe peut être considérée comme la règle.

M. Kapsammer erklärt, dass an der Abteilung seines Chefs, Professor von

Frisch, seit jeher principiell Urethrotomia interna ausgeführt werde und dass niemals eine postoperative Blutung beobachtet worden wäre. Es werde immer bei der Operation ein Verweilkatheter Charrière N° 16 oder 18 eingeführt.

M. Furtado : Le texte n'a pas été remis.

M. Cavalcanti veut seulement dire qu'après l'uréthrotomie interne il introduit dans la vessie une sonde à demeure n° 15 ou 16 et si dans les cas qu'il a communiqués il a introduit les numéros 18 et 20, c'était dans le but de combattre l'hémorrhagie par la compression exercée par la sonde. Il a fait la cystotomie sus-pubienne parce qu'il trouve que cette opération peut être faite plus rapidement que l'uréthrotomie externe. Quant à la sonde à demeure après l'uréthrotomie, il la laisse presque toujours.

M. Albarran : Le texte n'a pas été remis.

Cystite grippale hémorrhagique

Par M. Pedro Albarran, La Havane.

L'infection vésicale au cours de la grippe est bien connue, mais je ne connais pas d'observation publiée dans laquelle la cystite ait donné lieu à de l'hématurie. J'ai observé un malade qui a présenté des phénomènes de cystite d'intensité moyenne, accompagnés d'une hématurie abondante qui dura pendant trois jours; le sang colorait toute l'urine qui était plus rouge à la fin de la miction.

L'examen cystoscopique me fit voir, dans la muqueuse vésicale, une grande quantité de points ecchymotiques démontrant la source vésicale de l'hémorrhagie.

Discussion

M. J. Albarran : J'ai observé trois cas analogues à ceux qu'a signalés mon frère le dr. Albarran, de la Havane; j'ai suivi un de ces cas avec mon élève de Sard. Chez ces trois malades, une cystite d'origine grippale s'est accompagnée d'hémorrhagies assez importantes; le cystoscope m'a montré dans deux cas des taches ecchymotiques dans la muqueuse vésicale; chez un autre malade, j'ai vu des ulcérations peu profondes qui se sont améliorées et complètement guéries par les instillations au nitrate d'argent.

M. Pasteau : J'ai observé une fois, au cours de la grippe, chez une femme d'une trentaine d'années, deux ulcérations vésicales très nettes, à bords inégaux et déchiquetés et dont l'évolution fut rapide. La guérison survint d'ailleurs assez vite et 3 semaines après on ne pouvait trouver trace des lésions antérieures. Aucune autre cause ne pouvait être attribuée à ces ulcérations que l'infection développée sur la paroi vésicale au décours de la grippe.

Fracture spontanée des calculs dans la vessie

Par M. Kapsammer, Vienne.

M. Kapsammer demonstrirt einen Fall von Spontanfraktur von Blasensteinen. Nachdem es nicht möglich war wegen Prostatahypertrophie ein Instrument in die Blase einzuführen, wurden auf dem Wege der Sectio alta 49 Bruchstücke entfernt, welche sich zu 10 etwa taubeneigrossen Steinen zusammensetzen liessen.

Besonders bemerkenswert erscheinen die vollkommen flachen Bruchflächen, wie der Umstand, dass alle 10 Steine scheinbar nach einem Gesetze in ganz gleicher Weise frakturirt waren. Der Umstand, dass fast kein Residuum bestand, dass Patient häufig an Blasenkrämpfen litt deutet darauf hin, dass es sich hier um Spontanfraktur infolge krampfhafter Detrusorcontractionen handelt.

Traitement des ruptures de l'urèthre périnéal — Cure radicale du rétrécissement traumatique de l'urèthre

Par O. M. Pasteau, Paris.

Jusqu'ici le traitement classique de la rupture de l'urèthre périnéal est la suture aussi complète que possible des deux bouts avec ou sans drainage de la plaie. Les faits cliniques démontrent cependant qu'il se forme constamment un rétrécissement consécutif.

Des expériences faites sur les animaux et de nouveaux faits cliniques observés par MM. Pasteau et Iselin, il résulte qu'il est de beaucoup préférable de ne pas suturer entre eux les deux bouts de l'urèthre, mais, au contraire, de les amener à la peau, de les suturer à la peau du périnée; cette *uréthrostomie faite par principe* se ferme seule ou est fermée secondairement par un *autoplaste*. Il ne se forme pas ainsi de rétrécissement traumatique.

En cas de rétrécissement traumatique, il faut réséquer largement le nodule fibreux, puis amener de même au périnée les deux bouts de l'urèthre sectionné. Des observations datant déjà de trois ans montrent qu'on obtient ainsi véritablement la *cure radicale du rétrécissement*.

Traitement de la tuberculose de la prostate

Par M. Tédenat, Montpellier.

Le traitement de la tuberculose prostatique est en retard sur celui des prostatites banales et de l'hypertrophie. La cause en est dans la nature de la maladie et dans les notions longtemps incomplètes sur le processus tuberculeux dans la prostate.

Tant qu'on pensait que la lésion prostatique n'existait jamais sans des altérations de même nature, presque toujours plus avanrées, dans les poumons et surtout dans les autres organes de l'appareil génito-urinaire, on hésitait devant des interventions délicates, mal réglées et en soi graves.

On sait maintenant que la tuberculose génito-urinaire existe sans lésions tuberculeuses ou avec des lésions bénignes et guéries des poumons et des grands viscères; que la tuberculose de la prostate apparaît, tôt ou tard, dans 75 % des cas de bacillose génito-urinaire; que, dans des faits relativement fréquents, elle est la lésion primitive, souvent latente, longtemps localisée.

Ces notions font au chirurgien obligation d'un diagnostic précoce et précis, condition nécessaire d'une intervention qui, opportune, peut devenir fructueuse.

Un foyer central peut être sans symptômes dans un tiers des cas, dit Marwedel, même pour des formations caséeuses d'un assez gros volume. Souvent des nodules très faciles à apprécier ne s'expriment que par des phénomènes très discrets, et encore de loin en loin à l'occasion de fatigues, d'un coup de froid, d'abus de coït: ténesme rectal, si les lésions occupent la circonférence de la glande; symptômes d'uréthro-cystite au cas de nodules para-uréthraux. Ces accidents, explicables par des poussées de congestion péri-tuberculeuse, vont et viennent, légers ou intenses, à intervalles variables, souvent longs de plusieurs mois. On les attribue volontiers à une uréthrite postérieure banale, pour peu que le malade ait eu la blennorrhagie. Le mal continue, parfois guérit, plus souvent s'aggrave. Aussi faut-il, suivant le conseil de Guyon, pratiquer le toucher rectal de la prostate dans tous les troubles urinaires (dans tous les troubles de la défécation, ajouterai-je), comme on interroge le cœur dans le rhumatisme. Il n'est pas moins important d'explorer les testicules, où existent souvent des nodules tuberculeux indolores et latents. On est surpris du volume et du nombre des masses tuberculeuses qu'on trouve chez des sujets qui jusque là n'ont éprouvé que des troubles fonctionnels nuls ou insignifiants.

Quand on se livre systématiquement à ces explorations, on est étonné de la fréquence des lésions tuberculeuses qui évoluent lentement et presque sans symptômes dans les divers organes de l'appareil génital, dans la prostate et les testicules en particulier. Que de vieilles hydrocèles petites au point de ne pas attirer l'attention du malade et qui dépendent d'une tuberculose épididymaire! Que de grosses hydrocèles aussi et à tout âge ont la même origine.

Ces notions ne sont pas sans importance au point de vue du traitement de la tuberculose génito-urinaire. Elles enseignent que la tendance à la guérison spontanée est plus grande qu'on ne le dit dans les livres classiques et que le rôle du médecin doit, en bien des cas, se borner à la favoriser par une bonne hygiène et un traitement général sévère. On cite un cas de Mitscherlich, où une tuberculose prostatique, qui durait depuis quinze ans avec des troubles fonctionnels légers, eut une évolution rapidement grave à la suite d'une blennorrhagie; un cas de Béraud et Robin, où le mal resta stationnaire pendant six ans. Plus intéressantes encore sont deux observations de Frisch, dans lesquelles la guérison se fit, bien qu'avec les lésions prostatiques il y eût des lésions tuberculeuses de la vessie.

Je possède dix observations personnelles de malades porteurs de lésions tuberculeuses très nettement accessibles au toucher rectal et qui sont restées localisées, inertes, presque latentes, se manifestant de loin en loin par de légères poussées d'uréthro-cystite, de congestion rectale. Je me suis abstenu de toute intervention instrumentale, me contentant de calmer les phénomènes congestifs et douloureux par des lavements chauds, des suppositoires belladonés, de petites injections rectales, contenant 0,50 d'antipyrine ou de pyramidon. Cinq de ces malades, que je revois de loin en loin, peuvent être considérés comme guéris. Depuis plus de six ans, ils n'éprouvent ni gêne ni souffrance, tant du côté du rectum que de la vessie et au toucher leur prostate est normale, sauf peut-être un peu de dureté, tenant à la sclérose de guérison. Deux ont succombé à la phthisie pulmonaire. Chez les trois autres, la situation n'a presque pas changé au point de vue des lésions prostatiques dont ils souffrent peu, à la condition d'une hygiène sévère.

En octobre 1887, j'ai vu un homme de 23 ans, soigné par le docteur Cambacérès pour une orchi-épididymite tuberculeuse bilatérale suppurée. Les lésions testiculaires avaient déjà été reconnues cinq ans avant, à l'occasion d'une petite hématurie qui avait duré pendant trois jours et qui fut attribuée à des excès de coït et de boisson. Le jeune homme n'avait jamais eu de blennorrhagie. L'hématurie ne s'est jamais plus reproduite et les testicules étaient restés dans le statu quo, lorsqu'à la fin d'une grave bronchite, ils furent le siège d'une poussée inflammatoire aiguë, qui se termina par une fonte caséo-purulente rapide. Quand je vis le malade (octobre 1887), il nous fut aisé de constater, dans le lobe droit de la prostate, un nodule dur, du volume d'une grosse noisette. La vésicule séminale du même côté nous apparut aussi atteinte, mais légèrement. Les poumons présentaient des lésions limitées au sommet et à tendances scléreuses. Nous pratiquâmes la castration bilatérale; la fonte purulente des deux testicules, des bourgeons fongueux l'imposaient. La guérison se fit par réunion immédiate. Cet homme se porte bien, n'éprouve aucun trouble recto-vésical. La place du nodule tuberculeux de la prostate est marquée par une menue dépression cicatricielle. Je dois ajouter qu'il vit à la campagne dans des conditions parfaites de climat et d'hygiène.

En février 1906 est entré, dans mon service de l'Hôpital Suburbain de Montpellier, un terrassier d'aspect vigoureux, sans lésions appréciables des poumons, mais avec ses deux testicules en fonte caséo-purulente rapide et complète. Dans le lobe gauche de la prostate, deux nodules du volume d'une petite noisette. De loin en loin, vagues symptômes de congestion ano-rectale, mais jamais aucun trouble urinaire. Ablation des deux testicules et d'une portion du scrotum envahi. Réunion per primam. J'ai revu cet homme le dix avril. Il se porte fort bien et l'état anatomique de sa prostate semble amélioré.

Dans ces cas de tuberculose fonctionnellement latente, à lésions peu étendues et sans tendance au ramollissement, je crois, avec Bryson, Cameron, que, le plus souvent, le mieux est de s'abstenir de toute intervention chirurgicale et de se borner au traitement général de toutes les tuberculoses: vie au grand air, alimentation abondante dans laquelle la viande crue, le lait, les œufs, les purées de légumineuses entreront pour une grande part. La fonction génitale sera réduite au minimum. On évitera toutes les autres causes de congestion des organes pelviens. On n'oubliera pas que la constipation, sans compter ses effets nuisibles sur les fonctions digestives, peut être dommageable à la prostate, en la congestionnant, en la traumatisant par ses scybales.

S'il survient des poussées congestives ou inflammatoires marquées par de la pesanteur pelvienne, des symptômes d'uréthro-cystite, on les combattra par des bains de siège chauds et courts, des irrigations chaudes du rectum avec une sonde souple à double courant, par des suppositoires morphiens et belladonés, auxquels on pourra incorporer de l'ichthyol, du thigénol, dont les effets décongestionnants sont utiles.

S'il arrive une véritable uréthro-cystite, caractérisée par la présence de pus dans l'urine, on aura d'abord recours aux antiseptiques internes, tels que l'urotropine, l'helmitol, la térébenthine, l'eucalyptol. Ce n'est que dans le cas où ils ne réussiraient pas qu'on emploierait les instillations. Il faut en effet éviter le plus possible l'introduction d'instruments dans la portion profonde de l'urèthre et, pour réduire au minimum leur action traumatisante, employer des instruments souples. On a proscrit, je crois avec raison, les instillations de nitrate d'argent; mais je me suis souvent bien trouvé des solutions de protargol, d'argyrol et aussi des solutions de sublimé corrosif mises en honneur par Guyon, des solutions huileuses d'iodoforme, appliquées suivant la technique de Bazy.

Contre la rétention d'urine, les suppositoires opiacés belladonés, les bains de siège chauds; mais s'ils n'agissent pas, évacuer la vessie sans attendre qu'elle soit distendue. La sonde de Nélaton, la sonde en gomme à béquille, auront la préférence sur la sonde métallique.

«Dans la tuberculose de la prostate, dit Morris, le mal à son début peut guérir, si l'état général est bon et les poumons peu atteints. Evitez, autant que possible, d'introduire des instruments dans l'urèthre. Ils font souffrir, irritent la prostate, aggravent la maladie et ne font que du mal».

Il en est de la tuberculose prostatique comme de la tuberculose pulmonaire. Jadis on ne diagnostiquait cette dernière que lorsque les lésions étaient très avancées et incurables. On méconnaissait la nature des formes de début légères et curables. On sait maintenant que beaucoup de tuberculoses du poumon guérissent. Je crois qu'on en peut dire autant de la tuberculose de la prostate, à la condition qu'on sache reconnaître les formes limitées à leur début et point seulement les cas où les lésions sont arrivées à la période des abcès et des cavernes, avec envahissement des tissus périprostatiques.

Mais l'intervention chirurgicale s'impose dans un certain nombre de cas. Si les lésions sont limitées à la prostate ou la dépassent peu, il faut agir sans retard, dès que se manifeste la moindre tendance au ramollissement. On mettra la prostate à nu par l'incision périnéale qui sert à la prostatectomie aujourd'hui classique dans le cas d'hypertrophie, et, suivant l'état des lésions, on incisera, curettera les foyers caséeux ou on pratiquera l'ablation de la prostate.

Dans deux cas, j'ai fait un large curage enlevant des masses caséeuses, des fongosités, cautérisé au thermo-cautère. La cavité a été bourrée de gaze iodoformée. Un de mes opérés a guéri en six semaines et reste guéri depuis cinq ans.

Observation i. — J. F. Met., 31 ans, de santé satisfaisante, a eu, à l'âge de 21 ans, une chaude-pisse qu'il a mal soignée et qui a toujours persisté. Il y a trois ans, uréthrite postérieure intense avec hématuries terminales abondantes, ténesme ano-rectal. Le traitement a consisté en suppositoires, bains de siège, essence de térébenthine. L'état aigu a persisté pendant cinq semaines. Depuis, les mictions restent fréquentes, toutes les heures, le jour, à peine un peu moins la nuit. Le moindre écart de régime les rend plus fréquentes et douloureuses. L'urine contient un peu de pus.

Le malade consulte M. Tédenat, le 15 janvier 1900, pour une orchite gauche survenue vers le milieu de novembre, peu douloureuse, mais dont le volume ne diminue pas, augmente plutôt. C'est une orchi-épididymite tuberculeuse, sans tendance au ramollissement. Par le toucher rectal, on sent la prostate un peu tuméfiée, avec deux nodules mous, fluctuants, occupant le lobe gauche. Ils ont le volume d'une petite noix chacun. Dans le lobe droit, quelques granulations fermes. Rien aux vésicules séminales. Pas de réaction infiltrative autour de la prostate. A cause de la longue durée de la blennorrhagie, l'urèthre est exploré : la bougie à boule 22 passe facilement. Une instillation de sublimé à 5000 est faite dans l'urèthre postérieur.

Le malade n'accepte pas le curettage de la prostate. Il fera le traitement suivant : suppositoires avec un centigramme de morphine, lavement chaud matin et soir, deux capsules d'eucalyptol à chaque repas, lait, œuf, viandes grillées.

10 février. Les mictions sont toujours fréquentes et douloureuses. Ténesme rectal augmenté, dépôt purulent abondant dans l'urine. L'appétit a diminué, l'état général a faibli, sans être encore mauvais. C'est à cause des douleurs de la miction qui a lieu toutes les heures, du ténesme ano-rectal, que le malade demande l'intervention qu'il avait refusée il y a un mois.

13 février. On a constaté la présence de quelques bacilles dans l'urine qui contient une forte proportion de pus. Pas de modification notable dans l'état de la prostate.

Le malade a été purgé la veille, le rectum abondamment irrigué avec de l'eau salée bouillie. Anesthésie au mélange A. C. E. Incision prérectale à légère concavité postérieure. La prostate est mise à découvert sans difficultés. Sa capsule est incisée sur la ligne médiane, mais le décollement en est difficile, aussi bien sur le lobe droit, où elle adhère par un tissu fibreux dense, que sur le lobe gauche. Là, en la décollant, les deux foyers caséeux, directement sous-capsulaires, se rompent et il s'écoule environ une cuillerée à soupe de pus grumeleux, fétide. Un tampon d'ouate imbibé de glycérine phéniquée au tiers est introduit dans les deux petites cavernes qui sont ensuite curettées. La curette travaille assez loin de l'urèthre, mis en relief par une grosse sonde à béquille en gomme, pour qu'il n'y ait pas danger de le blesser. On enlève avec la curette des blocs caséeux, des fongosités grises et rouges. La curette agit jusqu'à sensation de tissu résistant ; à ce moment l'hémorrhagie jusque-là insignifiante devient plus abondante.

Une petite mèche de gaze iodoformée laissée dans la cavité unique résultant du curettage arrête le suintement sanguin. Alors, à petits coups de ciseaux, la presque totalité du lobe droit dur et fragile est excisée, au prix d'un suintement sanguin qui est arrêté avec le thermocautère. Incision médiane de l'urèthre prostatique sur la sonde. Le doigt introduit dans la vessie sent la muqueuse molle, tomenteuse. Elle est curettée légèrement et cautérisée avec la solution de glycérine au tiers. Une sonde en gomme à béquille est mise à demeure ; les cavités d'abcès sont touchées à la teinture d'iode et bourrées de gaze iodoformée. Deux points de suture de chaque côté de la ligne médiane laissent un orifice central suffisant pour les pansements ultérieurs.

18 février. Le malade a peu souffert, sauf d'une vague pesanteur à l'extrémité de la verge. La température n'a pas dépassé 37,8, le pouls varie de 80 à 95. La presque totalité de l'urine est passée par la sonde et contient peu de pus, un

peu teintée de sang pendant les deux premiers jours. Les mèches de gaze iodoformée se détachent aisément et sont remplacées. Matin et soir, la vessie est lavée à petits jets, avec une solution de sublimé à 1/25000.

10 mars. La sonde a été définitivement enlevée le 3 mars, la cavité est réduite à un petit trajet fistuleux dans lequel on injecte tous les deux jours de la glycérine iodo-phéniquée. Pas le moindre suintement d'urine par la fistule. La miction a lieu toutes les deux heures le jour, deux ou trois fois la nuit. Elle est peu pressante et se fait sans douleur. Le ténesme ano-rectal a beaucoup diminué.

Le malade quitte l'hôpital le 7 avril, son testicule a subi une diminution sensible de volume. J'ai eu l'occasion de le voir à plusieurs reprises et encore le 10 février 1906; il urine toutes les deux ou trois heures sans douleur; son urine est claire. Le toucher rectal permet d'atteindre une masse scléro-cicatricielle, par points déprimée. État général bon. Impuissance génitale à peu près complète.

Observation II. Louis Mas., 27 ans, a eu des ganglions suppurés au cou dans son enfance. Jamais de blennorrhagie. Hématurie à l'âge de 18 ans attribuée à un refroidissement, certain. Depuis six mois, il rend, en allant à la selle, du pus par l'urèthre, a de la pesanteur dans la région sacrée et au fondement; par courtes périodes de trois ou quatre jours, besoins d'uriner fréquents et impérieux; léger dépôt purulent dans l'urine. L'appétit est satisfaisant et la santé générale aussi. Il y a trois semaines, rétention d'urine qui a rendu nécessaire le cathétérisme fait avec une sonde de Nélaton.

10 juin 1902. Le toucher rectal trouve un abcès du lobe droit de la prostate du volume d'une grosse noix verte. Rien aux vésicules séminales, ni aux testicules. Je conseille l'incision de l'abcès par voie périnéale qui est acceptée et pratiquée le 14 juin, après les préparatifs habituels.

On arrive sur la capsule prostatique sans difficultés. Elle est incisée sur la ligne médiane, mais, aux premières tentatives de décollement, l'abcès crève et il coule un verre à Bordeaux de pus grumeleux sans odeur. Tout le lobe droit est détruit et la caverne tuberculeuse communique par un pertuis large de trois ou quatre millimètres avec l'urèthre. Cette cavité est énergiquement curettée. Sur le lobe gauche, la décortication de la capsule, difficile au voisinage de la ligne médiane où elle adhère, se fait plus facilement à la périphérie. La presque totalité de ce lobe gauche est excisée, à petits coups de ciseaux, arrachée, puis curettée. Cela ne se fait pas sans un suintement sanguin, peu abondant mais tenace. L'urèthre mis en évidence par une grosse sonde en gomme n'est pas lésé et n'est point incisé sur la ligne médiane. La cavité opératoire est touchée avec des tampons d'ouate imbibés de teinture d'iode phéniquée et bourrée de gaze iodoformée. Un point de suture de chaque côté de la ligne médiane sur l'incision prérectale. Pendant les quatre premiers jours, réaction fébrile intense. Toute l'urine passe par la sonde; mais elle contient du pus et du sang en proportion notable. Après un purgatif, la fièvre tombe, le malade reprend de l'appétit.

La cicatrisation se fit en 30 jours, mais il persista pendant quatre mois une fistule périnéale par laquelle s'écoulaient, à chaque miction, quelques gouttes d'urine. Puis la fistule se ferma.

Le malade avait tiré bénéfice de cette intervention. Il urinait toutes les trois heures en moyenne, avec, de temps en temps, un petit dépôt purulent, lorsque, en juillet 1904 (25 mois après l'opération subie), il succomba à une bronchopneumonie aiguë, peut-être tuberculeuse.

Observation III. Chez un homme de 35 ans, j'ai enlevé le testicule droit rempli de foyers caséeux en ramollissement avancé et, deux mois plus tard (10 mai 1903), la prostate bosselée, douloureuse. Cet homme était réduit à un état misérable par des mictions très douloureuses qui avaient lieu deux ou trois fois par heure. Ses poumons étaient en bon état, l'urine à peu près normale.

J'arrivai sur la prostate par incision périnéale transverse. La capsule ne se décollait pas, mais se déchirait. Morceaux après morceaux, coupant avec les ciseaux, arrachant avec les pinces, j'enlevai toute la prostate et appliquai de chaque côté un point de suture au catgut, unissant le col vésical à la section centrale de la portion membraneuse. Elle fut bien imparfaite, cette suture en tissus fragiles et malmenés par les instruments ! La sonde fut bien supportée, mais la plus grande partie de l'urine coula par la plaie pendant quinze jours, puis peu à peu la plaie se combla, se cicatrisa et il ne resta qu'une menue fistule qui mit six mois à se fermer. J'ai suivi cet opéré pendant un an. Sa situation était améliorée, mais les mictions avaient encore lieu toutes les heures, peu douloureuses.

Les curettages que j'avais pratiqués dans mes deux premières observations avaient eu le même résultat, au point de vue de l'ablation du tissu morbide, qu'une véritable prostatectomie. Ainsi l'avait exigé l'étendue des lésions. Je crois qu'il vaut mieux faire de propos délibéré la prostatectomie sous-capsulaire. On respectera l'urèthre s'il n'est que peu ou point lésé. Dans le cas contraire, il faudra le sacrifier, en tout ou en partie. D'ailleurs le curage large des foyers caséeux a donné des résultats satisfaisants à Albarran, à Socin. La prostatectomie a réussi entre les mains de Dittel, de Marwedel, de Gaudier, d'Albarran.

On peut en espérer bénéfice dans les cas où les lésions sont limitées à la prostate et n'ont pas envahi les tissus voisins. Il faut donc intervenir de bonne heure, dès qu'on voit que le tissu morbide tend au ramollissement. Pourtant si le bon état général du malade, si l'intégrité relative des reins, des poumons, font espérer qu'il sera capable de faire les frais d'une opération qui n'est pas sans gravité, il sera permis d'enlever la prostate, les vésicules séminales et le col vésical malades. Je l'ai fait une fois avec succès opératoire dans un cas de cancer que j'avais pris pour une banale hypertrophie et Socin n'a-t-il pas réussi en enlevant la prostate, les vésicules séminales, une partie de l'urèthre et un testicule.

Quand la vessie est envahie au loin, que l'état des reins laisse à désirer, une cystostomie périnéale combinée, s'il y a lieu, à la taille sus-pubienne, permettra un drainage efficace qui calmera les douleurs. J'ai fait plusieurs fois la taille médiane, depuis l'année 1882. Mayer et Hanel, Conitzer Socin y ont eu également recours. Mais ceci est du traitement palliatif. Il n'est point à dédaigner.

Les injections intra-prostatiques de chlorure de zinc, après mise à nu de la prostate par voie périnéale, ont donné, en 4-6 semaines, une guérison par sclérose à Desnos. C'est un procédé douloureux, à résultats problématiques, et, une fois la prostate mise à découvert, le mieux est encore de l'extirper ou d'en faire l'évidement, aussi complet que possible.

Quant aux petits moyens vantés par quelques chirurgiens (instillations par voie uréthrale de sublimé, d'iodoforme, de baume de Pérou), nous croyons qu'ils sont plus nuisibles qu'utiles.

Clôture

M. Arthur Furtado déclare clos les travaux de la section.

Communications

QUI N'ONT PU ÊTRE LUES EN SÉANCE

La prostatectomie dans l'hypertrophie prostatique, au point de vue de la chirurgie américaine

Par M. RAMON GUITERAS, New York.

Lors du XIII Congrès International de Paris, en 1900, je présentais un rapport sur l'état actuel du traitement de l'hypertrophie prostatique dans les Etats-Unis, terminé par les mots suivants: «A mon avis, l'opération de la prostatectomie est encore dans son enfance; c'est-à-dire, elle occupe la même position tenue par l'hystérectomie il y a quelques années; mais je ne doute guère qu'elle ne soit simplifiée un de ces jours; et tous les opérateurs intéressés feraient bien de travailler pour l'amélioration du procédé en question».

Au jour qu'il est, d'après les opinions de mes confrères en ce qui regarde la prostatectomie, et encore la satisfaction que je ressens avec ma technique personnelle, je suis porté à croire que le temps est venu où l'opération de la prostatectomie se trouve réduite à une simplicité telle qu'elle est aussi facile à pratiquer que l'hystérectomie. Cette simplification dépend d'une meilleure exposition de la vessie et de la prostate, qui s'obtient par le changement de la position du malade, et par le recours à l'emploi du sac rectal.

Dès son origine, la prostatectomie a réclamé l'attention des opérateurs américains, qui dans la chirurgie urinaire, aussi bien que dans toutes les autres branches opératoires, basent leur manière de procéder sur ce qui leur paraît la méthode la plus désirable d'un chirurgien quelconque.

M. Gill, en 1886, avait à peine commencé ses travaux à l'égard de la prostatectomie sus-pubienne, par l'ablation de la glande en bloc ou par lobes et en fragments, que déjà Bellfield, de Chicago, la modifiait par l'addition de l'uréthrotomie périnéale (boutonnière) pour faciliter le drainage. L'opération de Bellfield, ayant été acceptée par nos chirurgiens, est encore suivie par la plupart de ceux qui pratiquent l'opération sus-pubienne. Pourtant

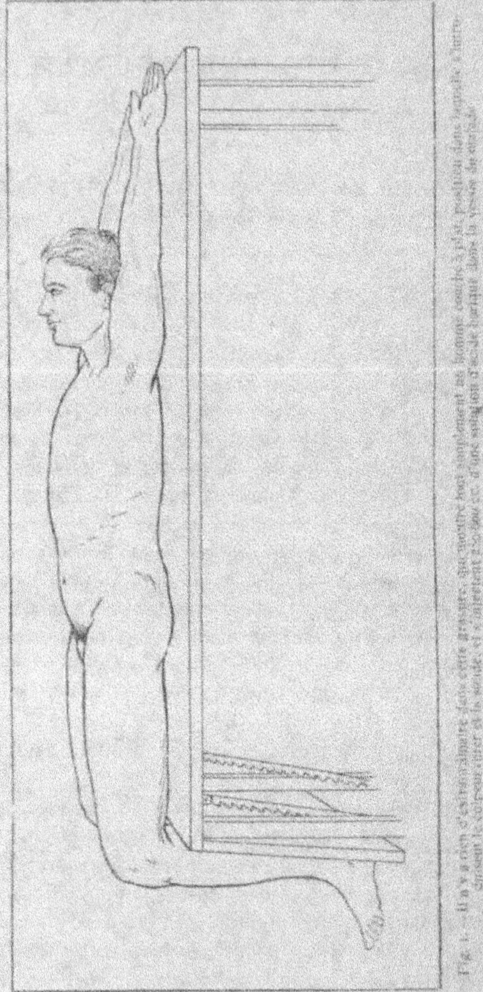

Fig. 1. — Il n'y a rien d'extraordinaire dans cette gravure, qui montre tout simplement un homme couché à plat, position dans laquelle à introduisant le ... la sonde et s'injectant 1 à 200 cc. d'une solution d'acide borique dans la vessie de ...

le temps a démontré que ce n'est plus nécessaire, et le procédé étant superflu, il a été abandonné par une partie des chirurgiens.

Pendant que les prostatectomies sus-pubiennes ou abdominales étaient pratiquées par la plupart des chirurgiens, Nicoll commençait à enlever la prostate d'en-bas par une voie dite périnéale. Cette opération se réduisait à une cystotomie sus-pubienne, avec le but de permettre l'emploi de la compression de la prostate du haut, finissant l'opération d'en bas par le périnée. Pour la partie périnéale de l'opération, on plaçait le malade comme pour la lithotomie, et l'on faisait une incision en T dans le périnée, en allant jusqu'à la prostate, qu'on poussait ensuite dans la plaie périnéale, moyennant les doigts placés dans la vessie. Nicoll coupait ensuite à travers la capsule externe de la prostate, énucléant la glande de sa place entre l'urèthre et la capsule externe avec l'index, assisté d'un «Volkmann curette», ou d'un périostome, sans ouvrir l'urèthre ou la vessie. Le drainage s'établissait par la voie hypogastrique.

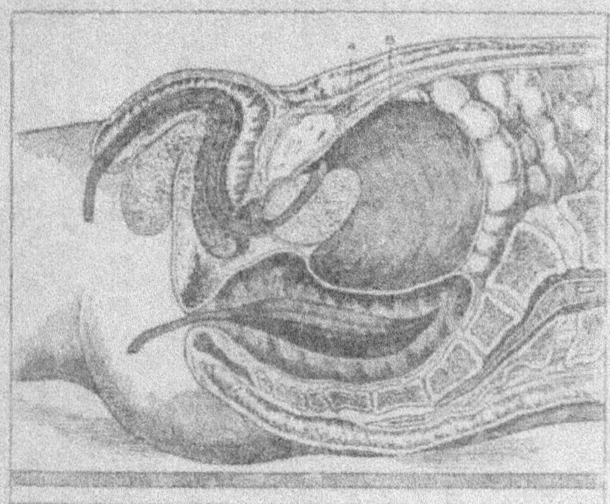

Fig. 2. — Montrant une section verticale du tronc, et la forme que prendra la vessie si elle contient assez de liquide pour la remplir. L'espace entre A-B montre la distance jusqu'à laquelle on a décollé le péritoine au-dessus de la symphyse du pubis. On voit la sonde introduite dans la vessie, prête à être fermée pendant l'opération. Le colpeurynter peut être vu aplati dans le rectum.

En étudiant cette opération attentivement, on verra bien que, avec la seule exception de la cystotomie sus-pubienne, c'est essentiellement la même manière d'enlever la prostate telle qu'elle est pratiquée par les chirurgiens français d'aujourd'hui.

L'opération était modifiée par Alexander, qui incisait l'urèthre membraneux, à travers le périnée, continuant cette incision jusqu'à l'apex de la prostate, de manière qu'il lui était possible d'insinuer son index entre la prostate et la capsule externe, après

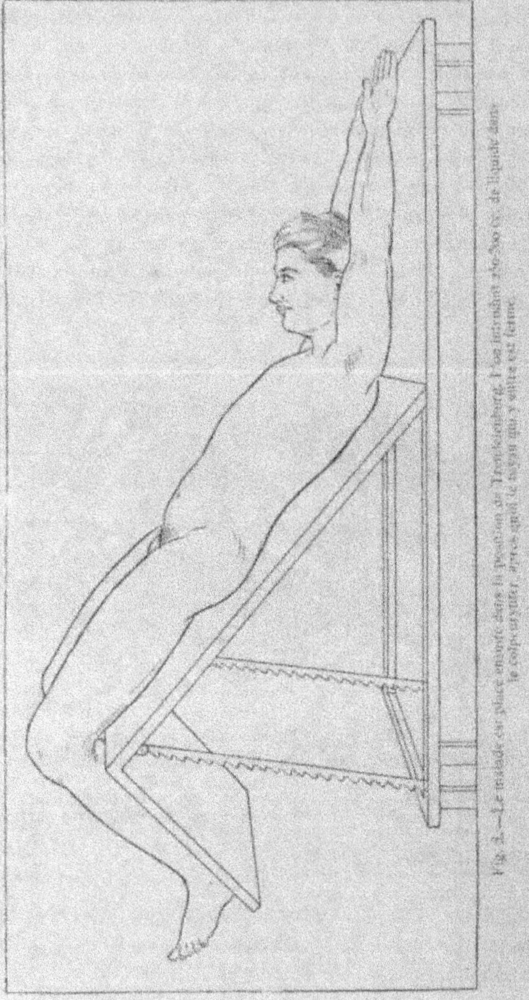

Fig. 3. — Le malade est placé ensuite dans la position de Trendelenburg. L'on introduit 250-300 cc. de liquide dans le colpeurynter, après quoi le tuyau qui y entre est fermé.

quoi il pratiquait l'énucléation de la glande. Le drainage s'établissait d'en-haut et d'en-bas.

Goodfellow, de San Francisco, et Whisard, de Indianapolis, furent les premiers chirurgiens qui énucléèrent la glande à travers l'urèthre prostatique, sans ouvrir la vessie, ce qui signifiait un grand progrès de la chirurgie périnéale prostatique.

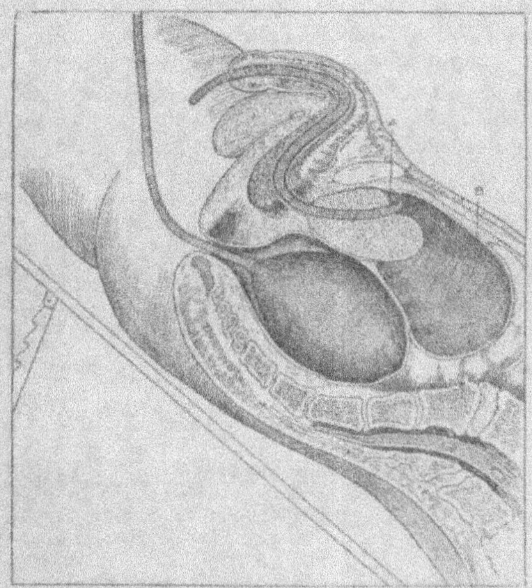

Fig. 3. — On voit que la forme de la vessie a été bien changée par la pression du colpeurynter sur cet organe d'en-bas. La vessie est vue allongée et aplatie. On remarque que l'espace A-B, qui montre la distance du péritoine au-dessus du pubis, est beaucoup plus grand que dans la section verticale précédente. Dans cette position, on fera une incision mesurant de neuf à onze centimètres dans la ligne médiane jusqu'au péritoine et la vessie, passant du pubis vers le haut et l'ombilic. On voit distinctement l'espace A-B de la paroi vésicale, aussi bien que l'attachement du pli péritonéal en B. Celui-ci est encore repoussé vers le haut, et l'on saisit la paroi vésicale, avec des pinces-à-boule, au plus haut point où elle n'est pas recouverte de péritoine.

Donc, pendant la première moitié de la dernière décade du XIX siècle, la prostate avait été avantageusement enlevée par 1) la voie sus-pubienne, avec drainage du haut seulement; 2) la même voie, drainage d'en-bas aussi; 3) la voie périnéale, sans ouvrir l'urèthre, contre-pression à travers la vessie, avec drainage vésical, sus-pubienne; 4) la voie périnéale, ouvrant l'urèthre, contre-pression à travers la vessie, avec drainage au dessus et au dessous; 5) la voie périnéale, après l'uréthrotomie périnéale, sans pratiquer la cystotomie sus-pubienne pour faire la contre-pression, et en établissant le drainage d'en-bas seulement.

Une nouvelle époque était alors inaugurée en chirurgie prostatique, qui recevait un nouvel élan moyennant la compression de la glande pour faciliter son enlèvement. Cela s'obtenait de deux manières différentes, celle de «pousser» et celle de «tirer». Fuller, de New-Nork, était le premier chirurgien qui avait recours au «pousser», moyennant la compression du périnée avec le poing, pour donner à la prostate une position plus favorable à l'ablation, par l'index de l'autre main dans la vessie, après la cystotomie sus-pubienne, bien entendu.

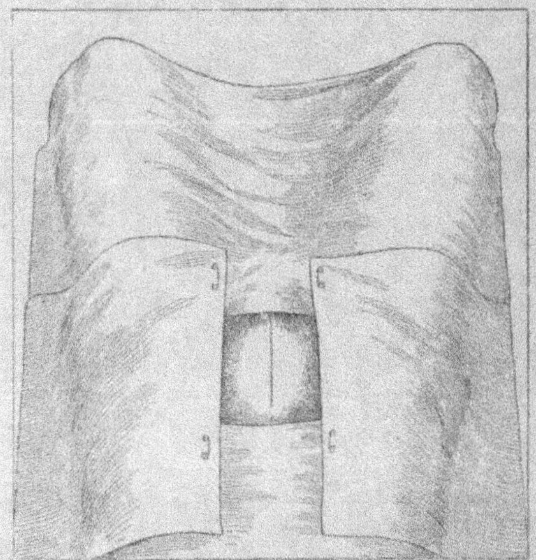

Fig. 3. — Illustrant le tronc et les extrémités dans la position de Trendelenburg, comme dans la dernière gravure ; mais vue du haut. Le tronc est recouvert d'un drap opératoire, et serviettes. La région de l'opération est visible du pubis jusqu'à l'ombilic, dans le centre duquel se trouve la ligne de l'incision.

Syms, de New York, au contraire, adoptait le «tirer» dans sa pratique de la prostatectomie périnéale, d'après la méthode de Goodfellow-Wishard. Après avoir pratiqué l'uréthrotomie périnéale, il introduisait dans la vessie un tuyau terminé par un ballon en caoutchouc. Ce ballon ayant été rempli d'eau, le tuyau était comprimé et tiré par un assistant, de manière à déprimer la prostate par la compression pendant le procès d'ablation. Drainage d'en bas seulement.

Des désenclaveurs en métal pour la vessie ont été introduits depuis ce temps par Gouley, Guiteras, Murphy, Lydston, Ferguson, Young, etc., instruments plus simples, plus forts, et plus sûrs que le bâillon de Syms.

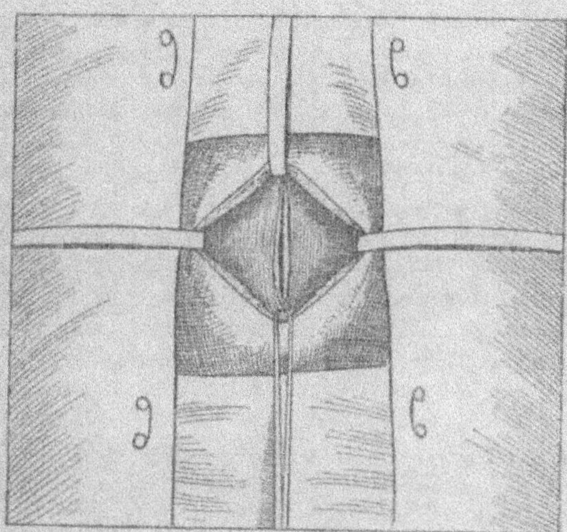

Fig. 6. — Montrant l'incision jusqu'à la vessie, la paroi vésicale tout juste au-dessous du péritoine étant retenue par des pinces à deux griffes, tandis que les parois de l'espace sont maintenues en bas et aux côtés par des rétracteurs. On voit l'incision dans la vessie, des pinces à boule jusqu'au pubis. Le liquide s'échappe maintenant de la vessie, et le colpeurynter est vidé et retiré.

La méthode de compression de l'auteur : L'opération rectovésicale. — En ce temps-là, je prenais un vif intérêt dans les opérations prostatiques sus-pubiennes, et comme je me trouvais du même service hôpitalier de M. Fuller, je suivais sa manière d'opérer avec grande attention. J'adoptais sa technique, avec cette exception que je comprimais la glande moyennant l'index et le troisième doigt de la main gauche placés dans le rectum, au lieu du poing fermé dans le périnée. Reconnaissant tout de suite l'avantage et la supériorité de cette méthode, un extrait de cette méthode de prostatectomie était offert par moi lors de mon rapport présenté au XIII Congrès International de Médecine, au mois d'avril 1900. La méthode ensuite était décrite en abrégé dans les transactions du Congrès, et au complet dans le «New York Medical Journal», décembre 8, 1900. La description de l'opération était répétée dans les transactions du Congrès Pan-American, à la Havane, Cuba, 5 février 1901; encore au Congrès de la American Medical Association à St.-Paul, juin 1901; et elle était publiée dans les transactions du département chirurgical, et dans le «Philadelphia Medical Journal», 20 avril 1901.

Sommaire des étapes de cette opération.—On pratique la cystotomie sus-pubienne. L'index de la main droite s'introduit dans la vessie, et deux doigts de la main gauche dans le rectum, touchant la prostate. Ensuite on introduit des ciseaux pointus dans la vessie, de manière à faire passer les pointes à travers la paroi vésicale, où elle recouvre le bas-fonds d'un lobe prostatique. On ouvre les ciseaux, produisant une déchirure, et une déchirure semblable s'impose ensuite à l'autre lobe; ou bien cette incision est faite justement à travers le bas-fonds de la glande, de manière à trancher la paroi vésicale qui couvre les deux lobes latéraux, ou bien tous les trois lobes prostatiques.

La pointe de l'index droit s'introduit ensuite dans l'une de ces incisions, s'insinuant entre la prostate et la capsule externe, que le doigt va énucléer l'une après l'autre. Le lobe médian s'enlève avec un des lobes latéraux, ou parfois il faudra l'enlever séparément. On établit ou le drainage sus-pubien, ou bien le drainage combiné, d'en haut et d'en bas, après la cystotomie périnéale.

En ce temps-là, j'étais parfaitement satisfait de cette opération, qui avait été adoptée par beaucoup de chirurgiens chez nous aussi bien qu'à l'étranger, comme par exemple Freyer, de Londres, et Deaver, de Philadelphie, par lesquels elle a été pratiquée bien souvent.

Pendant quelque temps, mes résultats étaient excellents, parce que j'opérais principalement sur des cas choisis, suivant la méthode de Bottini pour les autres. Néanmoins, peu à peu je commençais à pratiquer plus rarement les opérations Bottini, et plus fréquemment la prostatectomie, avec le résultat d'une plus grande mortalité.

Mes confrères, qui enlevaient la prostate par la voie périnéale, semblaient être convaincus de la simplicité et facilité supérieures de leur méthode, de ses meilleurs résultats, et de sa moindre mortalité. J'arrivais donc à la conclusion que pour le bien-être de mes malades il me faudrait adopter l'opération qui donnait les meilleures statistiques, et je commençais donc à pratiquer des prostatectomies périnéales. Je ne voyais aucune raison pour ouvrir la vessie par la voie sus-pubienne pour le but de la contre-pression; car j'étais convaincu de ce qu'on pourrait obtenir une pression suffisante en incisant la paroi abdominale par la voie sus-pubienne, comprimant la prostate dans l'espace de Retzius. Je me mettais donc à opérer de cette manière, avec de très bons résultats («Phila. Med. Journ.», 20 avril 1901).

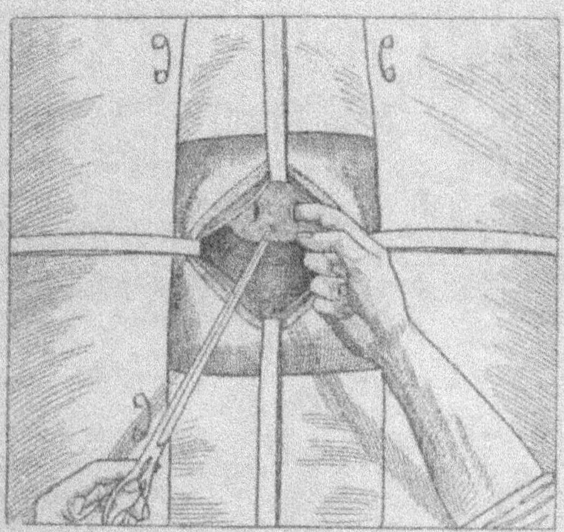

Fig. 7. — Les parois de la vessie sont rétractées en haut, en bas, et des deux côtés; la prostate est saisie avec des pinces à deux griffes, la pointe d'une branche se trouvant dans l'urètre prostatique, l'autre tenant la paroi postérieure du bas-fond de la glande. Les incisions passent par la paroi vésicale à travers le bas-fond de la glande de chaque côté. L'index et le doigt moyen de la main gauche gantée s'introduisent dans le rectum, pour y faire contre-pression d'en bas sur la glande, tandis que l'index de la main droite s'introduit dans l'incision au-dessus du bas-fond du lobe droit de la glande, pénétrant dans l'espace entre la paroi vésicale et la capsula propria de la prostate.

Mais bientôt j'appris que beaucoup de chirurgiens pratiquaient l'opération de Goodfellow, qui n'exige aucune incision sus-pubienne, et qu'ils réussissaient. Cette opération, je la mettais plusieurs fois à l'épreuve, et je me trouvais bien content de sa grande simplicité; mais j'étais convaincu de ce que la méthode de traction par le ballon Syms en constituait une amélioration. Je commençais à expérimenter avec des désenclaveurs en métal, et je faisais faire un instrument qui semblait aller au devant de toutes les exigences du cas. C'était une sonde aplatie en-bas, du devant au derrière, ayant une courbure postérieure à son extrémité. On pouvait introduire cet instrument à travers la plaie perinéale dans la vessie, et l'y tourner de manière à comprimer une partie quelconque

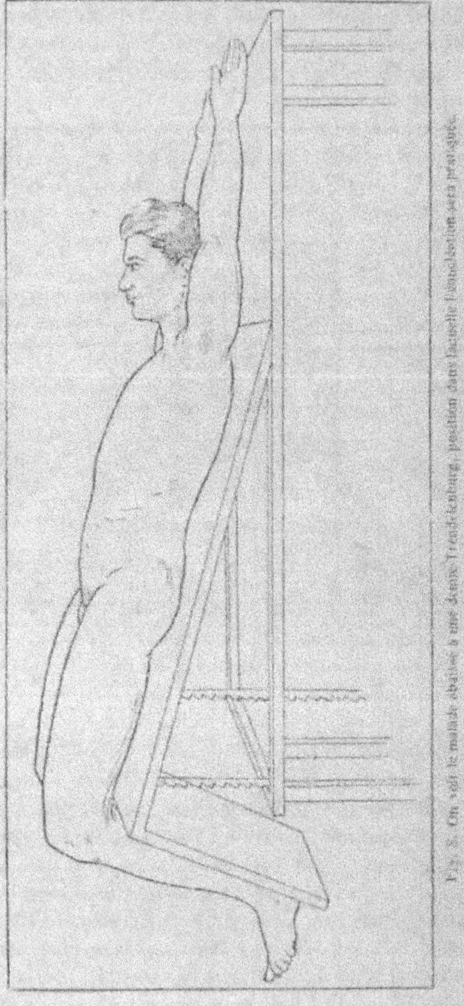

Fig. 8. On voit le malade abaissé à une demie Trendelenburg, position dans laquelle l'énucléation sera pratiquée.

de la prostate en train d'énucléation, poussant la glande vers le doigt qui enlève.

Dans cet espace limité, il m'était souvent assez difficile de retirer un lobe après l'avoir exposé, puisqu'il allait glisser au-dessus du doigt qui travaillait, et j'inventais une pince pour saisir les lobes, cette pince se retirant avec une main, tandis que l'index de l'autre main passait vers le haut au-dessus des branches des pinces, séparant le lobe où il y avait des adhérences. Ces instruments, je les présentai à l'Académie de Médecine au mois de janvier 1902; les descriptions, avec gravures, étant publiées en même temps dans le «New York Medical Journal». J'ai depuis donné la courbure périnéale à ces pinces. (Meeting of the American Urological Association, New Orleans, May, 1903).

Les prostatectomies périnéales, je les continuai jusqu'à ce que j'arrivai à la conclusion que, tandis qu'un nombre de prostates pouvaient en effet être enlevées avec plus de facilité et de sûreté par la voie périnéale que par la voie sus-pubienne, ce n'était guère possible pour les autres; et que des résultats bien supérieurs s'obtiendraient par la voie sus-pubienne, avec une technique également soignée. Autrement dit, j'étais convaincu que malgré la sûreté de la voie périnéale, les résultats, l'objet de l'opération n'étaient pas aussi bons; et j'avais l'idée que j'aurais pu perfectionner considérablement ma prostatectomie sus-pubienne si j'avais dévoué le même temps à l'étude de la technique dans l'opération sus-pubienne que j'avais donné aux détails de mon procédé périnéal. Il me semblait encore que les rapports brillants sur les opérations périnéales avaient servi à vanter les mérites d'une opération plus moderne, qu'on croyait plus facile que le procédé sus-pubien, à tel point que chaque opérateur se sentait à même de la pratiquer. L'observateur était témoin d'une opération qui consistait tout bonnement dans une incision faite dans l'urèthre périnéal, où l'on incisait la partie prostatique du canal, introduisait l'index dans l'incision, le glissait par-ci par-là, enlevait des fragments plus ou moins grands de la glande, introduisait un tuyau périnéal dans la vessie, permettait à la plaie de se fermer, et l'on rapportait ensuite une opération périnéale réussie, puisque le malade avait fait une guérison opératoire. Le soulagement temporaire ressenti par plusieurs de ces malades était dû au repos au lit, au drainage, au lavage de la vessie, et à l'emploi des antiseptiques et antispasmodiques urinaires. Mais, une fois le malade debout, l'on observait en plusieurs cas de l'incontinence urinaire, les urines s'échappant par gouttes, ou bien des fistules urinaires, avec un retour de l'urination fréquente et du ténesme.

Plusieurs malades venaient me voir dans ces conditions, et je commençai à croire que les rapports des opérations périnéales étaient trop teintés en rose; et aussi à réfléchir sur les avantages d'une étude plus approfondie des cas prostatiques, avec l'idée de ne pas avoir recours à une seule méthode de prostatectomie, et de perfectionner les détails de ma technique en général. J'arrivai à la conclusion que les prostates à enlever par la voie périnéale, c'étaient les glandes occupant une position basse dans des individus minces, et paraissant considérablement agrandies au toucher rectal. Quant aux autres, il vaut mieux les enlever par la voie sus-pubienne; de même pour les cas où il existe un calcul vésical.

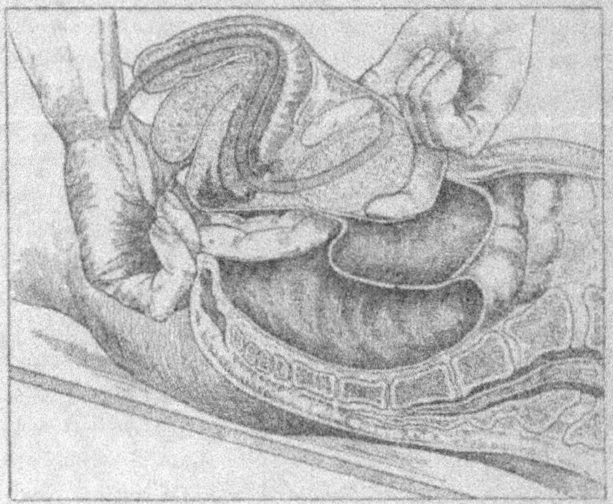

Fig. 9. — Montrant une section verticale antéro-postérieure du corps. L'index et le doigt moyen de la main gauche se trouvent dans le rectum, où ils repoussent la glande vers le haut. L'index de la main droite, après s'être insinué entre la paroi vésicale et la prostate, est prêt à passer entre la capsula propria et la capsule externe de la glande. Quand le doigt aura atteint l'apex du lobe, il ira l'accrocher, le poussant vers le haut et le faisant sortir par l'incision, dans laquelle on a vu passer la pointe du doigt (figure 7). Pendant l'opération, un petit tampon est maintenu dans la partie supérieure de la vessie, pour absorber tous les suintements. Un rétracteur est appliqué au-dessus, pour empêcher l'intestin de descendre vers la vessie, et repousser la paroi vésicale dans la région opératoire.

Les cas modèles pour la prostatectomie sus-pubienne sont ceux où il y a une grande quantité toujours croissante des urines résiduaires, à cause d'une prostate qui se pousse dans la vessie. Ces glandes-là parfois ne paraissent pas beaucoup agrandies au toucher rectal, mais elles procurent en général la «sensation haute».

En s'agrandissant, ces glandes s'étendent à la vessie le long de l'urèthre, et la partie postérieure du bas-fond de la prostate est à tel point plus hypertrophiée que la partie antérieure que la condition résulte dans la formation d'une espèce de colline, avec le méat urinaire intérieur sur la pente antérieur, tandis qu'il y a une poche vésicale derrière la prostate du côté postérieur.

Le retour à la méthode sus-pubienne. — A mon retour à la méthode sus-pubienne, je pratiquai la même opération de jadis, tout en essayant d'arranger les détails de mon travail de manière que la région était constamment exposée à un degré suffisant pour bien voir et démontrer les étapes de l'opération. Pour accomplir ce but, certains détails s'imposaient, tels qu'une incision assez longue dans la paroi abdominale; l'orifice le plus grand possible dans la vessie, sans blesser le péritoine; une bonne rétraction de la paroi vésicale; le malade dans une position empêchant qu'une accumulation de sang ne permette pas l'inspection de la prostate. En étudiant tous ces détails, je me rendais compte des avantages de la table de Trendelenburg, qui permet le changement de la position du malade au gré de l'opérateur, aussi du sac rectal, pour pousser le péritoine vers le haut; et de l'emploi de petits tampons abdominaux dans la paroi supérieure de la vessie, pour absorber des solutions ou du sang répandu.

Technique. — Le malade arrive, couché à plat sur le dos, sur une table Trendelenburg (fig. 1). On introduit dans le rectum un sac rectal, ou colpeurynter, et dans l'urethre une sonde en caoutchouc. La vessie est remplie ensuite avec une solution d'acide borique, 250 cc. à 600 cc., qu'on injecte par une seringue à piston (fig. 2).

Ensuite, on met le malade dans la position de Trendelenburg complète (fig. 3); ce fait, on injecte à peu près 250-300 cc. de liquide dans le colpeurynter, (fig. 4). Chez les sujets minces, la vessie dilatée est rendue visible de cette manière. On fait une incision mesurant à peu près onze centimètres, et remontant de la symphyse du pubis dans la ligne médiane, coupant la peau, les fascia, et les muscles (fig. 5). On décolle le péritoine aussi loin que possible de la vessie, retenant la paroi à ce point dans des pinces à deux griffes; et l'on fait une incision depuis les pinces jusqu'au pubis (fig. 6). Cette incision doit mesurer neuf centimètres si c'est possible. Une suture de traction est placée de chaque côté de l'incision. Ensuite, il faut essuyer la vessie avec des éponges, l'écarter des quatre côtés, et enlever le colpeurynter.

Puis il faut saisir la prostate dans une pince à deux griffes une branche dans l'urèthre et l'autre derrière le bas-fond prostatique dans la ligne moyenne. Deux doigts de la main gauche gantée s'introduisent dans le rectum, où ils poussent la prostate vers l'incision dans la vessie. A ce moment, la vessie étant écartée, la prostate retenue en haut par les pinces à deux griffes et repoussée du rectum par les doigts de l'autre main, on obtient la meilleure vue possible de la glande; et j'ai réussi quelquefois à faire

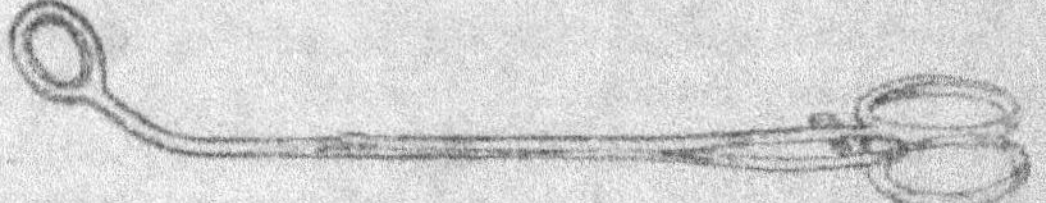

Fig. 10. Pince prostatique, pour enlever les lobes de la glande, après qu'ils ont été détachés de la capsule externe

sortir la prostate à tel point qu'une partie de la glande se trouvait au-dessus de la surface de la paroi abdominale. La position du malade sert à protéger la région prostatique en ce temps, car en cas d'hémorrhagie le sang coulera dans la direction opposée, où il sera absorbé par le tampon de gaze placé dans la partie supérieure de la vessie.

Il est maintenant possible de faire une incision verticale au-dessus de chaque lobe latéral de la prostate; ou bien l'on peut faire une incision transverse postérieure, placée au juste milieu entre le méat intérieur et la surface postérieure du bas-fond prostatique (fig. 7).

On changera la position du malade à la demie-Trendelenburg (fig. 8), puisque l'énucléation devient plus facile dans cette position que dans la Trendelenburg complète. On gardera dans le fond de la vessie un petit tampon abdominal, pour empêcher le prolapsus en bas, et pour absorber du sang répandu.

Introduire l'index droit dans l'une des incisions faites dans la paroi vésicale au-dessus du bas-fond de la prostate et enlever un lobe latéral, suivi de l'autre, à travers l'incision qui reste (fig. 9). Énucléer le lobe moyen, s'il ne sort point avec l'un ou l'autre des latéraux, ou les fragments qui restent. S'il y a des adhérences, disséquer avec des ciseaux courbes. En présence d'un lobe retenu à un point quelconque, on le saisira avec les pinces prostatiques (fig. 10), ayant recours à une douce traction, en essayant de le libérer.

Introduire une sonde en gomme, la plus grande possible (25-30), coudée à deux orifices, à demeure, à travers l'urèthre dans la vessie;

et une sonde molle en caoutchouc (36-40) à travers l'incision sus-pubienne dans la vessie, de manière que les bouts des deux tuyaux se trouvent en contact. Je les attache parfois moyennant une pièce de catgut fin. La vessie et les fascia sont ensuite fermés avec du catgut chromisé, sutures entrecoupées jusqu'au tuyau ; et la peau est réunie avec du simple gut. Une mince mèche de gaze longe le tuyau jusqu'à la vessie. Le tuyau est attaché à la peau par une simple suture en gut. Drainage de la vessie par siphon, à travers le tuyau sus-pubien ; le tuyau inférieur est fermé à bouchon (fig. 11).

On lave la vessie d'en haut ou d'en bas, trois fois par jour, ou plus souvent si le drainage ne suffit pas. Le liquide entre par le tuyau au-dessus, et il sort par le tuyau au-dessous, ou vice versa, dépendant du cas.

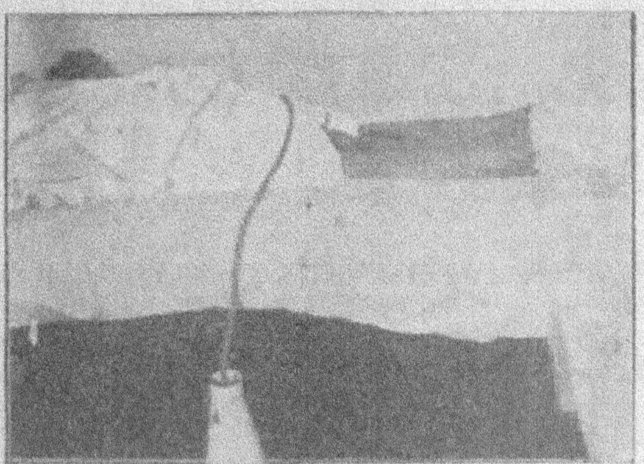

Fig. 11. — Montrant la manière de faire le drainage de la vessie après l'opération. Une sonde en caoutchouc est introduite à travers l'incision sus-pubienne de la vessie et une sonde en gomme à travers l'urètre.

Quand les urines ne sont plus mélangées de sang, on enlève le tuyau supérieur, tandis que la sonde uréthrale reste à demeure, jusqu'à ce que la plaie périnéale se soit fermée. Après quelques jours, une sonde plus petite en caoutchouc pourra remplacer la grande sonde en gomme.

La sonde sus-pubienne reste en général pour deux à quatre jours, et le tuyau infra-pubien pour deux semaines. On lavera la vessie tous les jours par en bas avec une solution d'acide borique ; une fois, avec une solution de nitrate d'argent 1/4000.

Après que l'orifice sus-pubien de la vessie s'est fermé, les urines cessant de s'échapper par gouttes, on pourra boucher la sonde uréthrale, enlevant le bouchon toutes les deux heures, ou aussi souvent que nécessaire pour soulager le besoin de miction.

Le malade est nourri de lait pour les premiers quatre jours, après quoi il est mis au régime ordinaire, s'il n'y a pas de complications. On lui donnera de l'urotropine, et beaucoup d'eau à boire. En général, le malade peut quitter son lit après deux semaines, et l'hôpital après trois semaines; quelquefois il sera debout et marchera dans la chambre peu de jours après son opération. Pourtant, à mon avis, ce n'est pas de la bonne chirurgie, à cause du danger des petits abcès des sutures, et des hernies ventrales.

L'emploi de la sonde uréthrale à demeure après l'opération est de la dernière importance, à mon avis, puisqu'il permet un drainage tout aussi efficace que celui obtenu par un tuyau à travers une incision périnéale après une uréthrotomie. Encore, l'espace qui reste après l'ablation de la prostate rencontre un objet assez grand dans l'urèthre prostatique, autour duquel il se ferme pendant le procès de guérison.

En finissant, je dirai que la prostatectomie sus-pubienne occupe la même position relative à l'opération périnéale que l'hystérectomie abdominale envers le même procédé vaginal; puisque c'est un meilleur procédé chirurgical; puisque le changement de la position du malade simplifie les différentes étapes de l'opération; et que dans la plupart des cas, la prostatectomie sus-pubienne est préférable à l'opération périnéale, à cause des résultats opératoires définitifs, pour lesquels cette opération est pratiquée.

Les praticiens demanderont: Mais pourquoi défendre une opération qui a une mortalité plus grande que par la voie périnéale? La réponse, c'est une autre question: Pourquoi les prostatiques sont-ils soumis à une opération? C'est avec le but de les soulager de certains symptômes fâcheux, de prévenir certaines complications dangereuses, et de leur rendre le mieux possible la miction spontanée volontaire et normale. Ces résultats s'obtiennent plus certainement par la méthode sus-pubienne; conclusion à laquelle l'auteur est parvenu après quinze années d'expérience opératoire avec des cas prostatiques, et après avoir fait une étude bien soignée, pendant tout ce temps, des opérations périnéales aussi bien que de celles par la voie sus-pubienne.

Deux graphiques de polyurie expérimentale

Par M. Henrique Bastos, Lisbonne.

Je viens vous présenter deux graphiques que je considère très intéressants par plusieurs raisons. Ce sont deux graphiques de polyurie expérimentale obtenus en deux cas de tuberculose rénale, nephrectomisés et guéris à merveille malgré le misérable état général des malades et si misérable que leur opération inspirerait des craintes, même au chirurgien le plus hardi. Dans l'excellent traité sur le diagnostic fonctionnel des reins, du prof. Albarran, il n'y a aucun graphique où les reins se soient conduits d'une façon si différente à l'égard de leur excitation fonctionnelle. Le bon rein a fait une élimination pareille à celle des reins sains, mais le mauvais rein a répondu dans un des cas d'une façon qui n'a pas encore été signalée.

Dans le graphique de l'obs. 379 l'élimination, qui était d'abord de 45 grammes du côté malade et de 40 grammes du bon rein, est montée ensuite à 53 et 138 gr. et dans la troisième demi-heure, pendant que l'élimination du bon rein montait à 302 gr., celle du mauvais rein descendait de 53 à 35 gr. et à 8 gr. pendant la quatrième demi-heure. Le même s'est passé depuis le commencement de l'épreuve avec l'urée et les chlorures. Par l'excitation fonctionnelle

Obs. 379

Quantité

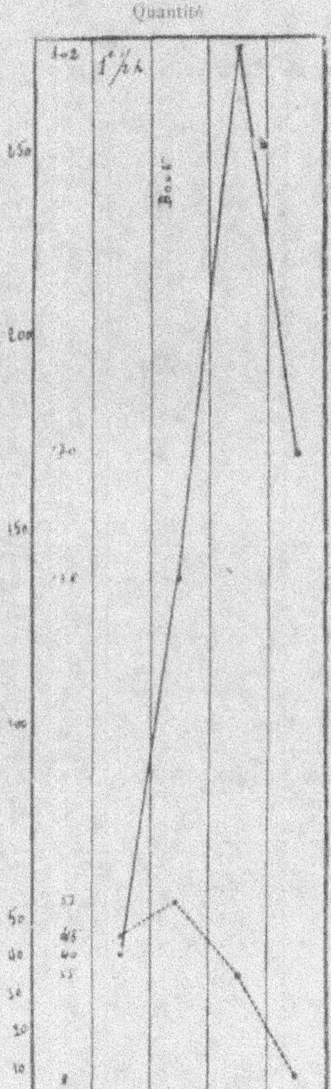

Obs. 379

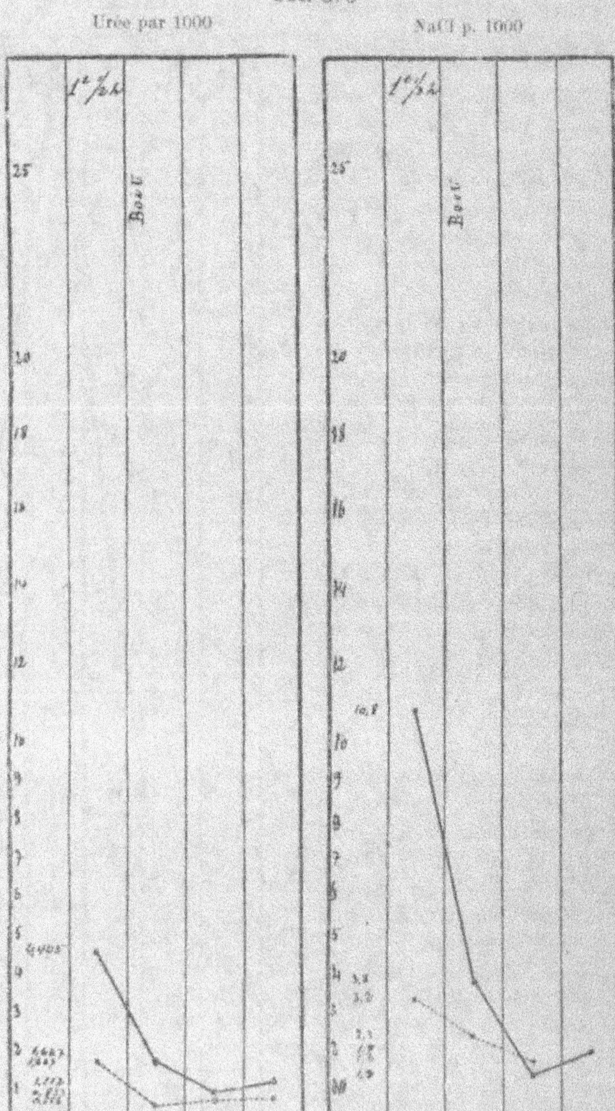

Obs. 379

Urée en centigrammes — NaCl en centigrammes

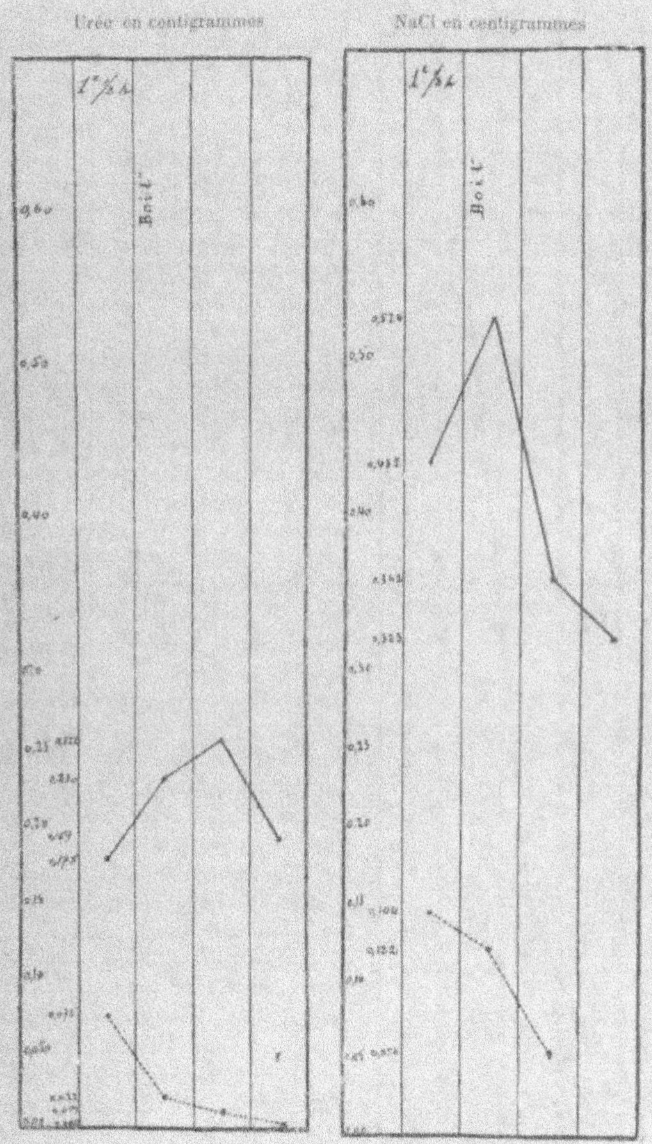

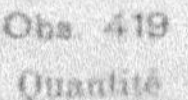

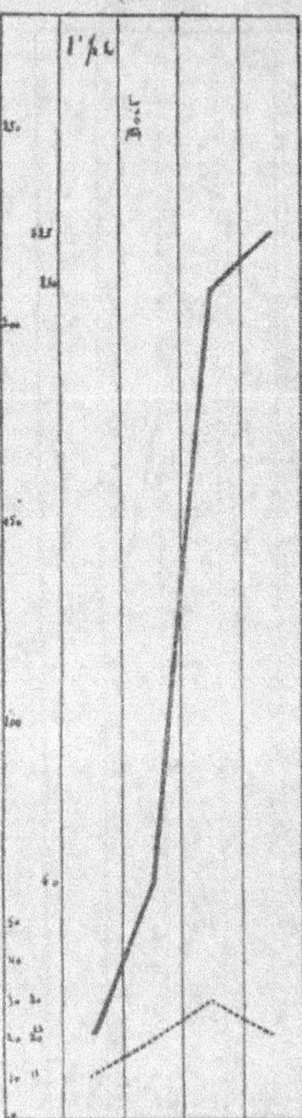

que j'ai obtenue par de l'eau commune froide, le bon rein a travaillé davantage, tandis que le mauvais rein a travaillé encore pire, ayant éliminé encore moins que lorqu'il n'était pas excité. Le résultat de l'épreuve dans ces deux cas a été si clair qu'il m'a entièrement suffi à faire le diagnostic précis et le pronostic sûr, sans perdre mon temps avec toutes les autres méthodes du diagnostic des reins.

Je crois qu'on doit faire systématiquement ce que j'ai fait moi-même et ce que je fais habituellement pour mon diagnostic renal. Dès que je pense à une maladie rénale, je prie mon malade de me visiter le matin à jeûn pour faire la cystoscopie. Je me sers du cystoscope à cathéterisme pour l'examen de sa vessie et je fais de suite la polyurie expérimentale que je crois préférable à toutes les autres méthodes, parce qu'elle est la seule qui nous renseigne exactement et avec sûreté sur l'état des deux reins. Par l'examen chimique, histologique et bactériologique de chacun des échantillons d'urine recueillis pendant l'épreuve d'Albarran, on peut toujours connaître la valeur de chacun des reins, comme on pourra dans la majorité des cas par la seule épreuve faire le diagnostic ferme de la maladie. Je crois même que quand l'urinologie sera plus avancée qu'elle l'est en ce moment déjà en Amérique, l'épreuve d'Albarran sera suffisante en tous les cas et on ne forcera plus les malades à pisser le bleu ou à

Obs. 419

Urée p. 1000 ClNa p. 1000

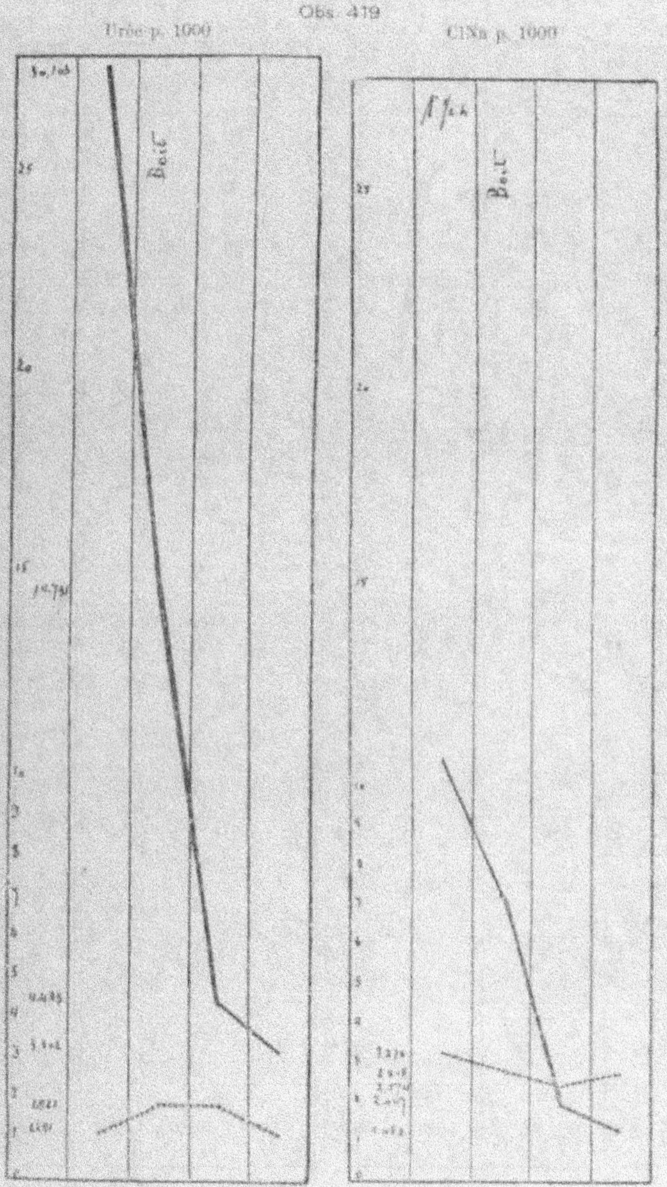

Obs. 418

Urée en centigrammes — ClNa en centigrammes

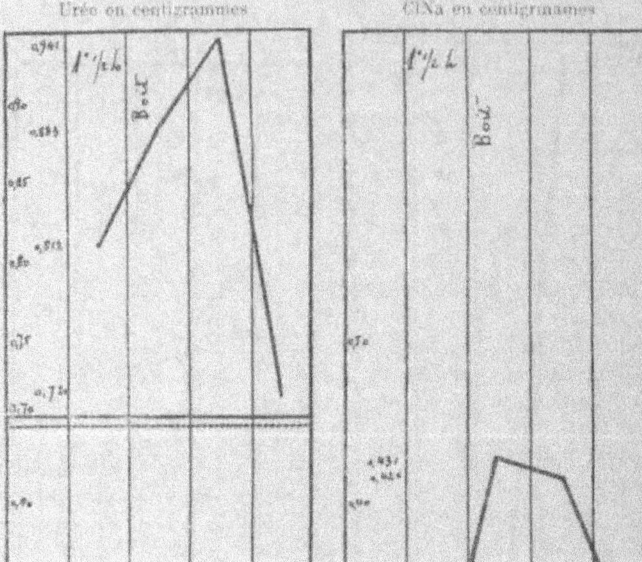

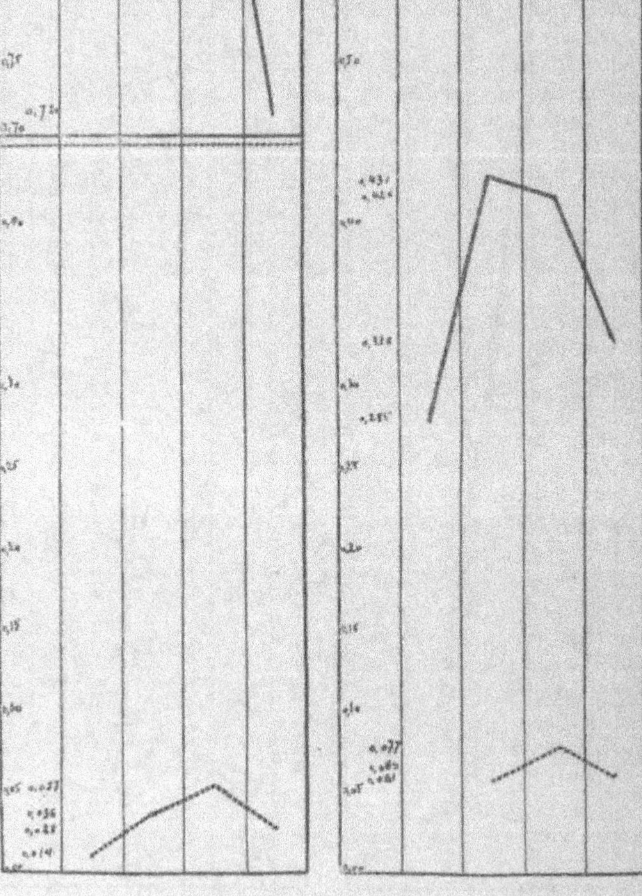

pisser le sucre, ni à d'autres essais plus ou moins trompeurs. Dans ces deux cas, la durée de la maladie, la maigreur des malades la purulence des urines et sa richesse en bacilles, les faciès qui ressemblaient tout à fait à ceux des poitrinaires cavitaires, les souffrances vésico-renales et la profondeur des lésions vésicales, amenaient à un pronostic très grave. Mes deux graphiques m'ont permis de faire un pronostic bénin et d'opérer, sûr des bons résultats médiats et immédiats. Pendant les opérations, j'ai eu le plus grand soin de ne pas crever les reins où je sentais des portions ramollies, et dès que j'ai pu couper entre deux clamps sur le bassinet et l'uretère, je l'ai laissé sans essayer même de faire la plus petite urétérectomie.

Les deux malades ont bien facilement guéri et il ne leur reste de l'opération faite depuis six mois qu'une petite fistule lombaire. L'une a encore des mictions très fréquentes (toutes les heures), mais elle n'a point de bacilles à l'examen direct et l'inoculation des cobayes a été négative; je crois que cette fréquence ne dépend que de très profondes lésions cicatricielles que sa vessie présente du fait même de la guérison.

Les deux malades ont vu grandir leur poids de quelques kilos et je suis heureux d'enregistrer ces cas comme des guérisons de tuberculose urinaire, malgré l'état déplorable qu'ils présentaient au début. Et je ne dois ces bons résultats qu'à l'épreuve d'Albarran, laquelle est pour moi la plus précieuse des nouvelles acquisitions pour le diagnostic et le pronostic des maladies des reins.

TABLE DES MATIÈRES

Première partie — Rapports officiels

Page

Barthélemy Guisy — L'uréthrite chronique et son traitement 1
Définition de l'uréthrite chronique.................... 1
Première partie
Uréthrites gonococciques chroniques 2
Étiologie des uréthrites gonococciques chroniques 9
Anatomie pathologique de l'uréthrite gonococcique chronique. 13
Symptômes de l'uréthrite gonococcique chronique......... 16
Diagnostic de l'uréthrite gonococcique chronique............ 17
Traitement de l'uréthrite gonococcique chronique 19
Traitement dirigé contre les altérations anatomiques des parois uréthrales 27
Seconde partie
I. Uréthrites non gonococciques microbiennes primitives..... 33
II. Uréthrites microbiennes non gonococciques secondaires.... 42
III. Uréthrites non microbiennes ou aseptiques primitives 43
IV. Uréthrites non microbiennes secondaires ou post-gonococciques... 44
Complications 45
Contagiosité.. 46
Traitement des uréthrites non gonococciques 48
Conclusions 51
Supplément 240
Reginald Harrison — Intervention chirurgicale dans les néphrites médicales (Surgical interference in medical nephritis)............. 54
Félix Legueu — Traitement chirurgical de l'hypertrophie de la prostate 58
I. Résultats généraux de la prostatectomie.................. 59
II. Indications et contre-indications 63
III. Choix de l'opération.. 67
Conclusions 86
Albert Freudenberg — Traitement chirurgical de l'hypertrophie de la prostate (Die chirurgische Behandlung der Prostata-Hypertrophie) 88
A. Palliative Methoden 90
B. Radikale Methoden.. 96
Indirekte radikale Methoden 96
Direkte radikale Methoden 103
Die Bottini'sche Operation.............................. 107

Prostatektomie 117
Prostatektomia perinealis 118
Suprapubische Prostatektomie 123
Combinirte Methoden der Prostatektomie 128
Soll man bei der Prostatektomie die Prostata partiell oder total exstirpiren? 130
Wann soll man dem Prostatiker eine radikale Operation vorschlagen? 132
Welche Methoden soll man als Radikal-Operation wählen? 136
Alfred Pousson — Intervention chirurgicale dans les néphrites médicales 142
1e — partie — Traitement chirurgical des néphrites aiguës.
§ I. Mode d'action des diverses opérations proposées 143
§ II. Valeur thérapeutique 147
§ III. Légitimité de l'intervention et réfutation des objections qui lui ont été faites 149
§ IV. Indications et contre-indications opératoires 153
§ V. Choix de l'opération 153
2e — partie — Traitement chirurgical des néphrites chroniques (Mal de Bright) 156
Chapitre I — Traitement palliatif.
§ I. Mode d'action des opérations palliatives 157
§ II. Valeur thérapeutique de l'intervention chirurgicale dans les accidents des néphrites chroniques 165
§ III. Légitimité de l'intervention et réfutation des objections qui lui ont été faites 168
§ IV. Indications et contre-indications opératoires 170
§ V. Choix de l'opération 171
Chapitre II — Traitement curatif 173
§ I. Mode d'action de la décapsulation 174
§ II. Valeur thérapeutique 186
§ III. Légitimité de l'intervention et réfutation des objections 188
§ IV. Choix de l'opération 189
Conclusions 190
E. Kalliontzis — Calculs urinaires 194
Gabriel Nobl — L'uréthrite chronique et son traitement 198
G. Kapsammer — Diagnostic fonctionnel des reins (Die Diagnostik der chirurgischen Nierenerkrankungen) 209
Tuffier — Traitement chirurgical de l'hypertrophie de la prostate 241
Henrique Bastos — Traitement chirurgical de l'hypertrophie de la prostate 265
Davide Giordano — Intervention chirurgicale dans les néphrites médicales 280

Deuxième partie — Comptes rendus des séances

1re séance (20 avril) — Adresse présidentielle, etc. 282
Tuffier — Traitement chirurgical de l'hypertrophie de la prostate 282

Felix Legueu — idem 282
Albert Freudenberg — idem 282
Henrique Bastos — idem 282
Discussion
M. Tédenat 282
F. Cathelin — Valeur comparée des prostatectomies 2-2
O. Pasteau — La prostatectomie dans le cancer de la prostate 285
Desnos — Lithotritie et prostatectomie 286
Paul Halopeau — Sur la prostatectomie périnéale totale 287
Discussion
M. J. Albarran 288
2me séance (21 avril). Sections de Médecine et chirurgie des voies urinaires, de Médecine et de Chirurgie réunies. La catastrophe de Californie, la mort de Curie 290
G. Kapsammer — Diagnostic fonctionnel des reins 290
Discussion
MM. Pasteau 290
Cathelin 291
J. Albarran 291
Kümmell 297
Kapsammer 298
F. Cathelin — Indication de la cystoscopie à vision directe 299
F. Cathelin — Statistique personnelle de 37 opérations rénales 300
3me séance (23 avril). 305
Alfred Pousson — Intervention chirurgicale dans les néphrites médicales 305
Reginald Harrison — idem 3-5
Davide Giordano — idem 305
Discussion
MM. Pasteau 305
J. Albarran 306
Tédenat 308
Kapsammer 308
J. Albarran — Urétérolithotomie dans les calculs de la portion pelvienne de l'uretère 309
E. Kalliontzis — Calculs urinaires 309
Desnos — Etiologie et évolution de la tuberculose urinaire 309
Discussion
MM Kapsammer 310
Pasteau 310
Hermann Kümmell — Frühdiagnose und Frühoperation der Nierentuberkulose 311
Discussion
M. Kapsammer 330
4me séance (24 avril) 331
Barthélemy Guisy — L'uréthrite chronique et son traitement 331
Discussion
M. Ravara 331

Arthur Furtado — Sur un cas de pleurésie par infection gonococcique 331
Baer — Cystoscope universel.......................... 331
Albert Freudenberg — Cystoscope combiné pour irrigation, évacuation et cathétérisme de l'un ou des deux uretères.................. 332
Discussion
MM. Kapsammer 340
Freudenberg.................................... 340
Baer.. 340
C. Posner — Eine Leitvorrichtung zu Nitze's Kystoskop.............. 341
Marcos B. Cavalcanti — Hémorrhagies graves après l'opération de l'uréthrotomie interne.................................... 343
Discussion
MM. J. Albarran 344
Pasteau.. 344
Tédenat.. 344
Desnos... 344
Kapsammer 344
Furtado.. 345
Cavalcanti..................................... 345
Albarran....................................... 345
Pedro Albarran — Cystite grippale hémorrhagique 345
Discussion
MM. J. Albarran.................................... 345
Pasteau.. 345
Kapsammer — Fracture spontanée des calculs dans la vessie.......... 345
O. Pasteau — Traitement des ruptures de l'urèthre périnéal — Cure radicale du rétrécissement traumatique de l'urèthre 346
Tédenat — Traitement de la tuberculose de la prostate 346
Clôture 354

Troisième partie — Communications non lues en séance

Ramon Guiteras — La prostatectomie dans l'hypertrophie prostatique, au point de vue de la chirurgie américaine.................... 355
Henrique Bastos — Deux graphiques de polyurie expérimentale 371

ERRATUM

Page 12, ligne 9, au lieu de *ou petits kystes* il faut lire *ou petits kystes*.

fate de cuivre, on instillera une seringue pleine de solution (1 %) au nitrate d'argent.

Tout cela se rapporte à l'urétrite chronique gonococcique. Mais, lorsqu'on a affaire à une urétrite microbienne, ou à une urétrite aseptique, on fera, pendant une à deux semaines, des lavages urétrovésicaux antiseptiques d'un mélange à parties égales de solution (1:2.000 ou 1:1.000) au permanganate de potasse et de solution (1:30.000, ou 1:25-20.000) au sublimé corrosif. Enfin, comme adjuvant, on prescrira 6-8 capsules d'arhéol par jour (et des médicaments toniques s'il s'agit d'un sujet affaibli ou lymphatique, etc.).

N. B. que si, malgré l'application de tout ce qui vient d'être mentionné, continuent à exister de rares gonocoques, etc., alors il faut avoir recours à l'urétroscopie, etc...

Table

Barthélemy Guisy — L'urèthrite chronique et son traitement .... I 240
Nolé — Id. 198
Harrison — Intervention chirurgicale dans les néphrites médicales 54
Pousson — Id. 142
Legueu — Traitement chirurgical de l'hypertrophie de la prostate 58
Freudenberg — Id. 88
Kalliontzis — Calculs urinaires 194
Kapsammer — Diagnostic fonctionnel des reins. 209

XV Congrès International de Médecine

Lisbonne — 19-26 Avril 1906

Section X

Médecine et Chirurgie des Voies Urinaires

2.me FASCICULE

LISBONNE
Imprimerie Adolpho de Mendonça
1907

www.ingramcontent.com/pod-product-compliance
Lightning Source LLC
La Vergne TN
LVHW020604180726
843502LV00002B/350
* 9 7 8 2 3 2 9 2 4 4 5 1 8 *